赵凯　刘树权　高莹　主编

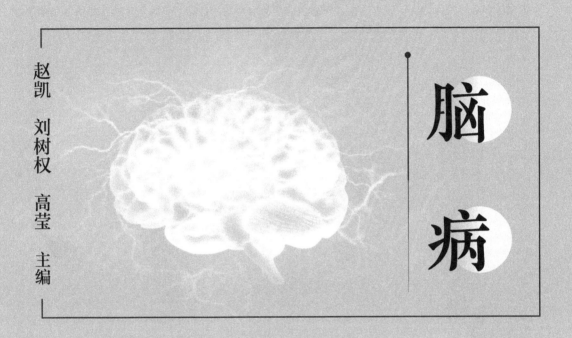

脑病

U0307296

全国百佳图书出版单位

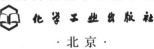
化学工业出版社
·北京·

内容简介

本书在系统介绍脑病发病理论和诊疗原则的基础上，对临床常见的十余种脑病的中西医结合疗法及预后与康复等进行了详细论述，包括西医内科、外科治疗，中医处方用药、中成药、针灸、推拿等多种疗法，此外，作者还将近年来脑病治疗取得的新进展，尤其是本医院相关的脑病治疗特色经验融入本书，为脑病专科医务工作者提供了有益的参考，促进了脑病中西医诊疗的发展。

图书在版编目（CIP）数据

脑病/赵凯，刘树权，高莹主编. —北京：化学
工业出版社，2023.7
　ISBN 978-7-122-43166-0

　Ⅰ.①脑⋯　Ⅱ.①赵⋯②刘⋯③高⋯　Ⅲ.①脑病-
诊疗　Ⅳ.①R742

中国国家版本馆CIP数据核字（2023）第051719号

责任编辑：李少华　　　　　　　　　　　　责任校对：李雨晴
装帧设计：溢思视觉设计／程超

出版发行：化学工业出版社（北京市东城区青年湖南街13号　邮政编码100011）
印　　装：北京建宏印刷有限公司
787mm×1092mm　1/16　印张$32\frac{3}{4}$　字数642　千字　2023年9月北京第 1 版第 1 次印刷

购书咨询：010-64518888　　　　　　　　　售后服务：010-64518899
网　　址：http://www.cip.com.cn
凡购买本书，如有缺损质量问题，本社销售中心负责调换。

定　　价：198.00元　　　　　　　　　　　　　　　　版权所有　违者必究

本书编写人员名单

主　　编	赵　凯　刘树权　高　莹
副 主 编	王　鑫　孟宪生　岳利峰　刘　悦　王　懿
其他编写人员	王　琦　富克非　唐广海　秦卫英　芦　琳
	常大伟　刘剑扬　雷洪亮　张　丽　张爱冰
	礼　海　刘　锋　李　楠　曹　旭　丁海军
	邓秀君　刘金瑛　章　萌　于玉英　郑玉玲
	李晨晨　樊佳新　王　蕾　邵晓姣　王晓宇
	李婷婷　马贤德　初孟霞　朱　娜

编写说明

国粹医药，博大精深，泽被华夏，惠济苍生。中华民族传统医学是我国重要的、独具特色的医疗卫生及健康保健资源。

"天覆地载，万物悉备，莫贵于人。"人命之重，重于千金。健康是人的生存之本，生存、发展皆以健康为前提。各类大脑疾病会使人脑这一重要器官陷于瘫痪，带给患者及其家庭巨大的痛苦。

为了进一步提高医务工作者的诊疗水平，推广和普及脑病医疗技术的应用，力争让脑病患者享受更有效及优质的治疗方案，我们编撰《脑病》一书。精选中风、失眠、眩晕、头痛等十余种临床常见脑病进行了详细论述，内容涉及中医方药、针灸康复、中医养生"治未病"、自制药物，影像检验、现代药物、外科治疗等诸多方面，内容深入浅出，理论联系实际，具有实用性。图书出版旨在为临床从业人员提供可借鉴的脑病治疗和研究学习经验，对临床实践有所裨益。

治学求知需以修德为根本，作为医疗工作者更应以"医德"作为自身立命之支点。"君子尊德性而道问学，致广大而尽精微，极高明而道中庸"。此是为人与治学的至境，是学医的最终理想。至诚的德行为本，而德性的养成则以求知问学为途。

学习中医经典及中国传统文化，需要有溯本求源的执着。"凡欲为大医，必须谙《素问》、《甲乙》、《黄帝针经》、明堂流注、十二经脉、三部九候、五脏六腑、表里孔穴、本草药对、张仲景、王叔和……并须精熟。如此乃得为大医。"践行中医，需要不懈临证的坚持。"纸上得来终觉浅，绝知此事要躬行"，从温故之继承，到豁然而知新，中医药源自中国，润物细无声，终将福泽世界。

以下人员对本书的编写提供了重要的支持和帮助，一并致谢：

安静波	曹俊峰	车鑫霞	陈 军	陈 霞	崔敬军	富丽岩
富作平	高 伦	管延刚	郝青松	何永强	胡单强	姜德远
姜洪涛	蒋天红	金 华	金 越	荆鸿雁	李东梅	李 俭
李嗣祺	李 檀	李 颖	林长伟	刘 斌	刘立新	刘长伟
柳丰慧	罗艳丽	吕 佳	马 龙	朴智勇	齐雅芳	盛 力
师 今	石 磊	史学斌	孙 安	孙雪莲	孙咏梅	谭俊杰
田剑威	王丽滨	王丽鹂	王 强	王 冉	王素岩	王艳菊
徐秋兰	许允发	玄峰哲	闫海光	叶长军	张 迪	张 贺
张家齐	张敬伟	张 松	张 童	张 欣	赵春兰	赵 艳
赵英敏	周 雪	朱玉贤	朱玉岩			

编者

2023 年 3 月

目录

第二章　本院特色药物和疗法的临床应用及研究

第九章　影像方面的发展与研究

第一章

脑病理论和治疗方式

 ## 第一节 脑出血

一、概述

（一）概念、发病特点及流行病学调查

1. 概念

脑是人身三宝(精、气、神)汇注之处，以精气为体，神明为用，为至清之府，喜静谧而恶动扰，一旦受侵，可造成多种病变，甚至危及生命。脑出血是指非外伤性脑实质内血管破裂而引起的出血，具有发病急、病情重、变化多、进展迅速、病死率高、致残率高的特点。

2. 危害性

我国出血性卒中的发病率为69.6/10万人年，约占全部脑卒中的28.2%，病残率高达40%。据相关文献报道：脑出血在脑血管病中占的比例为14%～48%，其病死率为40%～60%，存活者中70%～80%有残疾，40%为重残，严重危害人们健康，给社会和患者家庭带来了沉重的经济负担。近年来，随着人们生活方式、饮食结构的改变及社会老龄化等因素影响，脑出血发病率呈现上升及年轻化趋势。

3. 致病因素和临床表现

脑出血好发群体为中老年人，男性略多。主要原因与高血脂、高血压、血管退行性病变及吸烟等因素有关。临床症状主要表现为呕吐、头痛、运动障碍及语言障碍等。根据2000年全国脑血管专题研讨会对脑卒中的分期标准，将脑出血分为急性期、恢复期和后遗症期。

（二）"中风"名称之源流

脑出血属中医学"中风"范畴，是传统中医病名，又名"卒中"，以猝然昏仆、不省人事、半身不遂、口眼㖞斜、语言不利为主症，因其起病急骤，症见多端，病情变化迅速，与自然界善行数变之风邪特征相似，"若风暴之疾速""风性善行而数变"，故中医医家取类比象为中风，是临床常见的神经系统疾病。

中风病的名称在不同的历史时代有不尽相同的认识。《黄帝内经》里面已认识到重症脑出血病位在头，如"大怒则形气绝，血菀于上，使人薄厥。"张仲景首创"中风"为疾病名，《金匮要略·中风历节病脉证并治》云："夫风之为病，当半身不遂，或但臂不遂者，此为痹。脉微而数，中风使然。"且将中风的症状描述为"邪在于络……肌肤不仁……邪入于脏，舌即难言，口吐涎"等。这里论述的中风与现代临床上所论的中风症状一致。明代李时珍提出"脑为元神之腑"学说，对脑的作用有了较深刻的认识，"元神"即人的真神、主神，元神主宰人的一切活动，为今天的脑中风奠定了坚实的理论基础。明代李中梓《医宗必读》提出"闭证""脱证"的概念。清代王清任在《医林改错》中进一步认识到脑的作用，脑为生命之中枢，脑主神明，统管思维、运动、语言、功能协调等一切活动。

在西医学传入我国后，近代中医学者对中医学中风病进一步深化认识，在中西医汇通基础上，张锡纯《医学衷中参西录》中提出"脑充血"证和"脑贫血"证，使中风病的认识切合实质。中华人民共和国国家标准《中医临床诊疗术语》GB /T 16751—1997于1997年10月1日起实施，把中风明确区分为缺血性中风和出血性中风两大类，收载"出血性中风"的病名，至此出血性中风的病名诊断有了国家标准。

二、中西医发病基础

（一）中医病因病机

1. 病因

出血性中风病发生是在气血内虚的基础上，遇有劳倦，忧思恼怒，嗜食厚味，而引起脏腑经络阴阳失调，气血逆乱，直冲犯脑，形成脑脉痹阻或血溢脑脉的一种常见病。

关于本病的病因，历代医家众说纷纭，但大体可归纳为"本虚标实"。本虚者为肝肾阴虚和气血不足，标实者以风、火、痰、瘀为病因。多数医家认为脑出血的病位在肝、脾、肾三脏，致病因素为风、火、痰、气、瘀，病机是阴阳失调、气血逆乱。

致病因素方面源流：唐宋以前主要以"外风"学说为主，唐宋以后以"内风"立论。金元之后更突出了内风、火、气、痰的致病作用。张锡纯在《医学衷中参西录》中考虑本病成因是血与气并走于上，肝木失和，风自肝起，又加以肺气下降、肾气不纳、胃气又复上逆，于是脏腑之气化上升太过，而血上注于脑者，亦因其太过，致充塞其血管而累及神经。

不同发病时期各种因素致病之轻重区别：出血性脑卒中，乃离经之血瘀于脑府，使脑髓壅滞，致髓海失养，元神被困，脏腑失统，肢体失和。发病初期，病邪猖獗，标证大显，以痰、瘀、火、风为主。发病过程中，风痰上扰，火热迫血妄行是导致脑出血的始动因素。络破血溢，离经之血即为瘀血，阻碍气血运行，"气滞则血瘀""血不行则病水"，血化为水，水浊害窍，促进病情发展，故瘀血成为第二致病因素。

中经络者以痰证、瘀证多见，中脏腑者以火证、风证、痰证为主，瘀候相随。总之，基本在虚，其瘀贯穿于疾病的始终。

（1）内因方面　内因在中风的发病中占主要因素，人体阴阳失调，导致气血亏虚，五脏功能失调；再加上情绪的变化损伤五脏，气血运行受阻，血随气逆引发中风。引起中风的内因主要为七情内伤。

七情即喜、怒、忧、思、悲、恐、惊七种情志。正常情况下是不会导致发病的。但是，情绪变化幅度较大、人体无法承受其变化，长久不能保持平静，就会导致脏腑气血功能失调，气血运行受阻，血漏于脉外，导致中风的发生。

（2）外因方面

① 饮食失宜：饮食是摄取营养、维护生命活动的必要条件，但饮食失宜又是导致疾病发生的重要原因之一，也是导致中风的一个重要条件。《丹溪心法》中记载，过多食用肉类或辛辣食物会导致脾失健运，生湿生痰，进而生热，热极生风，窜犯经络，上阻清窍。

② 外邪侵袭：外邪，即六淫，风、寒、暑、湿、燥、火。对于中风而言，主要有风、寒、火、暑、湿几种因素，其中以风为主。

风为六淫之首，可兼夹寒邪或热邪，从口鼻或肌表侵袭人体，直中经络，上犯巅顶，扰动清空而发为中风；或风犯于上，扰于内，引动内邪而诱使中风发作。

寒邪即伤寒，若天气突然温度下降，人受其寒，寒性凝滞使人体气血津液运行不畅，寒性收引可使经络、筋脉收缩挛急。寒邪可循经上犯巅顶，发为中风；或大寒直中于头部，扰乱清窍而引发中风。

火邪为病，或外感六淫之火，或外感他邪而郁遏化火，或火邪逆传而内陷于心、肝，均可循经上蒙清窍，扰乱清空，发为中风。

湿邪外受，阻遏气机之宣发，影响头部气机的运行，亦可蒙蔽清空而发病。

③饮酒过度：过量饮酒易使血管内血液沉积而阻塞血脉，诱发中风；同时酒精又可导致血管痉挛，脑内部分供血不足，由此可发生脑梗死等缺血性疾病；酒精还可引起血管张力降低、血管壁的通透性增高和凝血功能障碍，从而诱发出血性中风。

2. 出血性中风的病机

中风的病位在心脑，与肝肾有着密切关系。中风的发病机理是正邪相搏，邪气反缓，正气即急，久而不除，脑之血脉受邪，造成血脉瘀阻，阴阳失衡，营卫失调，腠理空疏。概而言之，不外乎风(肝风、外风)、火(肝火、心火)、痰(风痰、湿痰)、虚(阴虚、气虚)、气(气逆)、血(血瘀)六个方面，其中肝肾阴虚为其根本。

(1) 肝阳暴亢，风火上扰　《内经》认为与中风的关系最为密切的脏腑为肝，出血性中风最主要的病机为"肝阳暴亢，风火上扰"。清代张伯龙在《雪雅堂医案·类中秘旨》阐述本病"皆由木火内动，肝风上扬，以致血气并走于上，冲激前后脑气筋，而昏不知人，倾跌猝倒，肢体不用诸症"。提出了本病的病机是肝阳暴亢，气血逆乱，血冲脑脉，外溢而出。

(2) 肾气亏虚　出血性中风病好发于年长之人，年老则肾气衰。肾主藏精，主骨生髓，充养脑髓。肾精足则脑髓得养，脑络畅行则脑神旺盛，脏腑功能协调。肾藏精化气，元气之所系，肾精气虚则元气生成不利，气化无力，血流不畅，脉道滞涩，易化痰瘀。清代王清任认为元气支撑着人体行动，元气充足则活动有力，元气虚则运动无力，元气绝则死矣。

(3) 气虚血瘀　《金匮要略》认为中风是由于络脉空虚，风邪入中而致，治疗上主张驱散风邪，补益正气。《医林改错》云："元气既虚，必不能达于血管，血管无气，必停留而瘀"。王清任创补阳还五汤，开益气活血法治疗中风的先河。

(4) 阴虚风动　清代叶天士认为中风的病机为"精血衰耗，水不涵木……肝阳偏亢，内风时起"。张山雷在《中风斠诠》指出"阴虚阳亢，水不涵木……冲激脑神经，导致顷刻瞀乱，神志迷蒙，或失知觉，或失运动"，提出了出血性中风的病机为血冲脑，取得了本病病机研究上的突破性进展。

(5) 痰浊内闭　出血性中风者多伴随神昏窍闭症状，其病机多为痰蒙清窍。赵献可《医贯》云"痰从何来，痰者水也，其源发于肾……五脏之病，俱能生痰……痰之化无不在脾而痰之本无不在肾"。可见痰湿之成，多责于脾肾虚。肾气虚则气化失司，脾气虚则健运乏力，聚湿而生痰浊。痰浊凝滞阻塞脑脉，致使络损血溢，而发为出血性中风。

（6）瘀血内阻　离经之血即为瘀，唐宗海在《血证论》一书中强调"凡系离经之血与荣养周身之血已瞑绝不合……此血在身不能加于好血，而反阻新血之化机，故凡血证总以祛瘀为要"。提出急性出血性中风属中医血证，其最基本病机是瘀血阻滞。出血性中风好发于老年人，年老则肾气虚，元气不足，气虚则行血无力；肾精亏虚，精难化血，血少脉空，血行滞涩而致瘀。

（二）脑出血的病理基础

脑出血介导的脑损伤按照其病理机制主要分为原发性损伤和继发性损伤。

原发性损伤是指血肿扩大导致的机械性损伤，其过程为血肿形成并扩大后脑组织发生破坏、颅内压升高致脑血流量下降，造成脑部缺乏足够的血液供应，导致血脑屏障被破坏、脑水肿以及神经功能障碍。

继发性损伤的过程为血肿发生占位效应后，凝血酶被大量释放，导致脑组织细胞以及脑微血管内皮细胞发生损伤，引发细胞毒性脑水肿及血管源性脑水肿，并通过其受体介导半胱氨酸蛋白酶级联反应，促进细胞凋亡。

此外，红细胞发生裂解释放血红蛋白，并降解为血红素，在血红素氧合酶的作用下最终分解为铁、胆绿素及一氧化碳(CO)。大量活性铁的释放诱导羟自由基形成并导致脂质过氧化，造成血脑屏障结构受损及通透性的增加，同时引起N^+-K^+-ATP酶失活，离子转运障碍，大量的水钠滞留于细胞内，产生血管源性脑水肿和细胞毒性脑水肿。胆绿素在催化作用下很快转化为胆红素，大量胆红素的堆积会对神经系统产生毒性。CO加重脑出血后的脑损伤。在脑出血后的原发性和继发性损伤过程中都会引起血脑屏障破坏、脑水肿、神经细胞凋亡及其功能障碍。

脑出血后形成脑水肿甚至脑疝是脑出血致死、致残的常见原因，也是脑损伤的重要标志。脑出血的占位效应是造成其病理生理变化的主要原因。血肿占位效应会导致患者高颅压综合征，诱发脑血管循环障碍、代谢紊乱、血脑屏障损伤、血液分解产物释放大量活性物质、血管运动麻痹等情况，损害患者的脑组织，导致血肿周边出现水肿带。对周围组织产生直接压迫，局部微血管缺血性痉挛，组织坏死，导致神经功能缺失，并可使血肿周围神经束和脑组织受压造成移位甚至形成脑疝。缺血水肿区造成脑组织缺血、缺氧、水肿等病理改变，这些改变是产生一系列临床症状和体征的病理基础，以此恶性循环，而且血肿本身更是瘀血的客观存在，正所谓"离经之血为瘀血"，血肿越大，瘀血越重。

（三）脑出血的发病关键

脑出血发生之前，患者大都存在高血压、高血脂、糖尿病等相关疾病，已经存在宏观或微观的瘀血表现。血液流变学研究表明，脑出血患者本身的确存在血液浓、黏、凝、聚的病理变化。脑出血后患者的血液流变学多项指标均高于正常，反映了脑出血患者存在全身的血瘀证。又由于患者在各种诱因下，血管破裂，引起颅内出血，进一步加重了瘀血。

（四）脑出血的病理过程

脑出血后局部脑组织会发生如下的病理变化：①血液流变学变化。受伤部位脑血管可在直接、反射性损害或在致炎因素的作用下引起收缩。由于组织缺血缺氧，血管内膜损伤、肿胀，使血脑屏障通透性也增加。②细胞毒性物质释放与再损伤。颅内出血后，导致大剂量凝血酶的迅速形成和释放，对细胞有直接的损伤作用，产生细胞毒性水肿和神经组织坏死，引起脑组织严重缺血缺氧；脑出血后，血凝块形成，大量红细胞破碎，高铁血红蛋白释放，白细胞和血小板聚集，释放大量致炎性因子，以及由此而产生的自由基，可以使脑组织发生瀑布样炎性损伤和微循环的进一步损害，自由基的产生造成脑更加广泛的继发损害。由此我们不难看出，脑部出血所形成的占位性病变和由此而引起的微循环障碍、病理性毒素损伤是最终出现脑组织损伤的主要原因。

祖国医学认为，血蓄于脑是出血性中风发生后的病理中心，脑出血之所以危重，也就是因为血液蓄积于脑中。中医学认为"离经之血即是瘀血"，治疗上"宜活血不宜止血""瘀血不去，新血不生"，在其病理机制上"血不利则为水"，这一认识与脑出血后形成明显的脑水肿有极大相似。总之，血瘀作为一种致病因素和病理产物，在脑出血的发生、发展过程中起着关键作用，只有正确认识血瘀在出血性中风中的作用和地位，才能及时、恰当、合理地运用活血化瘀法治疗脑出血。

诸邪胶结、化毒伤脑是脑出血病理过程的必然结果，也是脑髓损伤难以修复的重要原因。由于机体气血逆乱，脉络破裂，血溢脉外聚为瘀血，继而化水生湿，瘀血、湿浊、水肿阻塞脉络、留滞脑髓，阻遏气机，化火生毒，毒邪熏蒸脑髓，神机受损，进一步加重病情。

内毒的来源主要有三个方面：其一，机体在代谢过程中产生的各种废物如乳酸可导致代谢性酸中毒而损伤脑络；其二，人体正常所需的生理物质，由于代谢障碍而转化为内毒，如脑组织缺氧时，丙二醛含量增高，而超氧化物歧化酶活性降低，出现氧自由基连锁反应，乳酸堆积而损伤脑络；其三，生理性物质由于缺氧而成内毒，如钙离子内流，导致钙超载引起神经元损伤。现代研究进一步表明，炎症细胞浸润、兴奋性氨基酸的释放、钙超载、酸中毒、电解质紊乱、自由基释放、血红蛋白、铁离子、胆红素、一氧化碳、凝血酶等均可视为"毒"，损伤脑络。脑出血发病早期，大量中性粒细胞和巨噬细胞聚集在血肿周围，释放各种炎性因子，如肿瘤坏死因子及白介素等，致血肿周围脑组织缺血、缺氧，介导脑损伤，促进脑水肿的发生。脑出血后血肿周边脑组织缺血缺氧，因损伤了细胞膜导致钙离子大量向细胞内转移，钙离子在细胞线粒体内病理性积聚，加重了脑组织损伤。血肿的主要成分是红细胞，红细胞裂解后可释放大量血红蛋白，血红蛋白最终降解为铁离子、胆红素和一氧化碳。大量铁离子在脑组织沉积，铁超载导致脑组织中活性氧水平大幅升高，随后产生大量自由基共同参与氧化应激反应，导致神经细胞变性和坏死，并破坏脑基膜的完整性，引起机体血脑屏障破裂和脑水肿。故氧自由基的生成及其引起的脂质过氧化也是脑组织损伤的重要机制。

三、治疗

规范治疗和综合管理能明显降低病死率，改善脑出血的结局，可帮助患者改善症状、控制病情，对于减少死亡率，降低致残率，提高生存质量尤为重要，也是对预后的保障。现代医学治疗主要以外科手术、脱水降颅压、营养脑神经保护脑细胞、改善代谢、防止并发症为主。

脑出血损伤脑组织加重水肿、变性，升高颅内压，在临床治疗期间，我们需要对患者半暗带处脑细胞给予充分保护，才能缩短血肿、水肿消退时间，避免患者脑细胞再次受损，进而加快神经功能恢复。

目前西医治疗脑出血的主要方法有抗血小板治疗改善止血来抑制血肿扩大、急性期的降压处理减轻血肿周围水肿以及包括去血肿的颅骨切除术、脑室内置管引流的外科降低颅内压、微创穿刺血肿清除术的外科手术等。而联合应用中药、针刺疗法，可以达到疏经通络、活血化瘀的效果，保证患者经脉畅通，促使其充分发挥自身所具备的生理功能；除此之外，还能扶正、祛邪，从根本层面治愈患者疾病，缩短患者神经功能恢复周期。

脑出血治疗应多学科联合治疗，因其诊断与治疗具有一定的复杂性，涉及多学科，特别是神经内外科均构建出多个诊断、评估、治疗和康复体系，不同体系的侧重点不同。另一方面，随着经济的发展和生活水平的提高，临床医师和患者不仅关注出血性卒中后生存率，而且更加重视神经功能恢复和远期生活质量。以往囿于检测技术的限制，难以对疾病进行精准描述，无法真正制定个体化诊断与治疗方案，患者预后差异较大。

如何借助诊断与治疗技术的进步，最终实现出血性卒中诊断与治疗的精准化、个体化，是未来关注重点。

临床上急性脑出血治疗包括内科药物治疗和外科手术治疗两种。

（一）脑出血内科药物治疗

（1）止血药的应用　脑出血发病属动态过程，大多认为在6h内，出血量的大小与病情及预后有直接的关系。而对于高血压脑出血患者是否应用止血药物，一直存在争议。脑出血急性期应用止血剂重组激活因子（rFVⅡa）可有效预防血肿的扩大，但对于远期预后相关的3个月死亡率、致残率无明显效果。有研究将841位发病4h以内患者随机分组，安慰剂组268例，低剂量组（rFVⅡa 20μg/kg）276例，高剂量组（rFVⅡa 80μg/kg）297例，终点事件是90d死亡率、残疾率（改良Rankin评分）。研究结果表明，24h内出血量，3组增加比例分别是：安慰剂组26%，低剂量组18%，高剂量组18%，高剂量组出血量增加者明显减少。与安慰剂组相比，低剂量组新增出血量减少2.6mL，高剂量组减少3.8mL，尽管应用止血药血肿扩大有所减少，但3组临床预后并无明显差别，心肌梗死、脑梗死等动脉血栓事件，高剂量组明显增加。Mayer等将血肿体积增加＞30%或＞6mL定义为血肿扩大。

随着医学影像技术的发展，目前CTA或CT增强上的斑点征已经可以对急性脑出血血肿扩大进行诊断和预测。"斑点征"就是指在CTA或CT增强上血肿内部出现的增强灶，伴或不伴有对比剂的外渗。研究表明，高血压性脑出血后建议尽早行CTA及增强CT检查，CTA及增强CT的斑点征与早期血肿扩大的发生及程度有关，可以作为脑出血早期血肿扩大的可靠预测指标，具有较高的敏感性和特异性。

（2）脱水降颅压减轻脑水肿　急性期颅内高压与ICH高病死率、高致残率密切相关，严重影响患者预后。血肿的占位效应、血肿周围的脑水肿、梗阻性脑积水及由此导致的脑疝，导致患者死亡。目前，临床上治疗颅内高压的药物主要有甘露醇、甘油果糖及人血清白蛋白、利尿药等。

美国卒中协会指南推荐，在监测颅内压的情况下，可以使用渗透性利尿药、脑室置管脑脊液引流术、神经肌肉阻滞药及过度换气以调控颅内压，将脑出血患者的脑灌注压控制在50～70mmHg可能对预后有益。

欧洲卒中指南推荐，对于需要行机械通气的患者、影像学证实逐渐加重的脑水肿诱发颅内压增高及导致神经功能进行性恶化的患者，有必要进行颅内压监测。

上述两个协会的指南均推荐短时间内选择性使用甘露醇、高渗盐水及短时间过度换气以维持脑灌注压＞70mmHg。在应用上述治疗方法降低颅内压的同时，应充分注意治疗过程中可能出现的不良反应，如应用甘露醇可能导致低血容量、高渗状态、肾功能衰竭及反跳性颅内压增高。因此，在应用甘露醇时推荐将血清渗透压维持在300～320mmol/L。另外应用高渗盐水可能导致肾功能损害、充血性心力衰竭、肺水肿、静脉炎、静脉血栓、高氯性酸中毒症以及脑水肿反跳。

甘露醇为高渗性脱水药，可清除氧自由基、抑制神经细胞膜的氧化，具有起效快、作用持久的特点。但是该药使用时间过长易导致疗效减弱、电解质紊乱、肾功能损害以及反跳作用，其早期使用不当可加重脑出血。研究表明半剂量（125mL/次）甘露醇或改用其他降低颅内压药物，可以提高安全性。

甘油果糖药性较平缓，对肾脏毒性较小，适用于轻症患者以及肾功能不全者。对于出血量较多、病情较重者，可以采用甘露醇（125mL/次）联合甘油果糖的方案。对老年患者以及伴有肾功能不全者、甘露醇禁用者，可以采用甘油果糖联合利尿药的方案，治疗过程中，均应严密监测电解质，以免出现电解质紊乱。对于病情较重，营养不良出现低蛋白患者，可静脉滴注人血清白蛋白，一方面补充白蛋白，另一方面又起到脱水降颅压的效果。

（3）脑保护药的应用　对于脑出血继发损伤的干预，目前临床上使用的药物包括神经保护药等。如常用的神经节苷脂、依达拉奉等。该类药物可抑制自由基和游离脂肪酸的释放，解除神经细胞及血管内皮细胞的氧化损伤，减轻血管痉挛及钙超载，从而维持血脑屏障的正常作用，减轻脑水肿，抑制脑缺血再灌注损伤，最终促进脑功能的恢复。

（4）亚低温治疗　一直是降低颅内压、减轻脑水肿的重要措施，主要通过抑制脑代谢、维持血流、保护血脑屏障、减少钙离子内流等减轻脑水肿，减少脑细胞结构的破坏，促进细胞间信号传递的恢复，促进脑细胞功能的恢复。

（5）脑出血的血压管理　脑血流量与脑灌注压成正比，与脑血管阻力成反比；脑灌注压与平均动脉压成正比，与颅内压成反比。在正常状态下，当血压升高时，脑血管收缩，限制过多的血液流入颅内；反之，当血压下降时，脑血管扩张，阻力下降。脑血管的这种自动调节反应被称为Bayliss效应。由于上述效应的存在，平均动脉压在一定范围内(60～160mmHg)波动时，不足以引起脑血流量的改变。

对于慢性高血压患者，由于其血管壁硬化，血管舒缩功能差，导致自动调节的上下限均高于正常，此类患者较能耐受高血压，不能耐受低血压，只要血压较平时降低30%，就可以引起脑血流量的减少。理论上，降低脑出血急性期升高的血压，可以抑制血肿增大，减轻血肿周围的水肿，从而改善患者的临床预后。

脑出血急性期，血压可出现不同程度的升高，数日后可有下降现象。相对于缺血性卒中，出血性卒中患者的血压更高，下降幅度更小。脑出血急性期出于机体的自我保护，患者血压应激性升高，以提高脑灌注压，但也使再次出血的发生率大大提高，是影响患者预后的主要因素，因此急性期血压的控制就显得尤为重要。以往的研究认为，脑出血后的血压升高是一种代偿性反应，其主要原因是颅内压升高，故控制血压应以脱水降颅压为首选，收缩压<180mmHg和舒张压<105mmHg时不必降压，否则易致脑血流量下降，造成脑缺血、缺氧，加重脑水肿。但最近研究显示，更积极的降压治疗获益更大。脑出血急性期收缩压低于150mmHg，9%患者血肿扩大，而收缩压控制在160～180mmHg，30%患者血肿扩大。ATACH实验和INTERACT实验数据表明积极降压治疗，将收缩血压控制在140mmHg以下，可减少再次出血，同时不会影响脑灌注。因为在血肿周围区域，细胞代谢减慢，需氧量减少，对缺氧的耐受增强。

（6）中医治则治法　中医治疗出血性中风可有效缓解患者的神经功能缺损，改善患者预后及生活质量。本病主要病机以风、火、痰、瘀互结蒙蔽清窍为主。火热内炽，侵破血分，火性炎上，血随火热上逆，夹痰流窜经络，蒙蔽清窍；因火热所致的出血，形成瘀血，留于脉内致血脉运行不畅，又加重出血。清代名医唐荣川血证论有言："盖血初离经，清血也，鲜血也，然既是离经之血，虽清血、鲜血亦是瘀血""凡离经之血，与荣养周身之血，已睽绝不合"，正是说明此理。此疾病后期及恢复期的病机则以多虚多瘀为主。血溢脉外压迫脑髓，阻碍气血运行，脉络不通则气滞、血瘀、痰凝，脑髓失于气血荣养，功能受损则不能发挥生理功能而出现意识障碍、肢体偏瘫、偏身麻木、口眼㖞斜、舌强言謇、二便失禁等。强调止血后必须逐除瘀血，防止瘀血久积变生其他疾病。以祛瘀为要的治血法，异于西医在治疗出血症中见血止血的治标法，制伏病根，探求病因，正是中医辨证论治精华所在，充分体现了中医治病必求其本的原则。

中医治疗脑出血的常用治法有活血化瘀法、平肝息风法、益气活血法、凉血通腑法、痰瘀同治法及添精补髓法。活血化瘀法贯穿着整个脑出血的治疗过程，不管是在脑出血的早期还是在以虚为主的恢复期，都用活血化瘀类药物，正如古人所说："瘀血不去，则出血不止，新血不生"，此血在身，不能加于好血，而反阻新血之化生，故凡血证总以祛瘀为要。

但是因脑出血患者在发病后24h内发生血肿扩大的可能性约占50%，且这个时期的血肿扩大是患者神经功能恶化最重要的原因，所以在此期间是否使用活血化瘀药物存在分歧。对此，彭伟献指出，此期的治疗重点在于活血与止血治疗的相互配合，从而达到止血不留瘀的效果。治疗时可用大黄、水牛角、三七、炒蒲黄、血余炭、藕节等制成颗粒，在发病后24h内多次服用，达到凉血、散瘀、止血的目的。而像虻虫、水蛭、麝香等走窜力强的活血药物，因不利于止血，不宜在此期使用。

① 平肝息风法：《素问·至真要大论》云"诸风掉眩，皆属于肝"。认为内风的产生与肝的关系最为密切。历代医家多有以平肝息风之法治疗而见效者；肝主疏泄，是调节机体气血运行与平衡的重要枢纽，当肝的枢机作用失常，使气机逆乱，气血上犯于脑，则发为脑出血，正如《素问·调经论》所述："血之与气并走于上，则为大厥，厥则暴死，气复反则生，不反则死"。若脑出血后，肝风未息，气血容易再次上冲犯脑，引起再出血。高血压是脑出血最主要的危险因素，且多见肝风之证，所以平肝息风法多用于治疗高血压性脑出血。

② 益气活血法：脑出血后，继发性脑水肿在24h内即可形成，且体积持续增加，增加速度在第4～5天达到最高峰，直到第9～15天才停止扩大。脑水肿作为脑出血后继发性脑损伤的重要原因，水肿大小与患者的神经功能恢复和预后密切相关，严重时可导致患者死亡。中医认为"血不利则为水"，瘀血、痰饮、水浊互结，形成脑内蓄血和蓄水，发为脑水肿。在这期间，治疗的重点在于抑制水肿的增加，促进吸收，尽量减轻继发性脑损伤。治疗多以瘀水同治，使络窍自通，神机自复。《素问·至真要大论》中认为治疗疾病的最主要手段就是"疏其气血，令其条达，而致和平"，运用益气活血法治疗中风，首见于《金匮要略》中张仲景所创立黄芪桂枝五物汤，用于卫阳亏虚、经脉不利所致肢体麻木或活动不利等中风早期症状。清代医家王清任在《医林改错》中提出"元气既虚，必不能达于血管，血管无气，必停留而瘀"，强调治疗在补气的基础上配合活血化瘀药以促进气血运行、经脉通达，并创立补阳还五汤益气活血法治疗中风，至今仍为临床医家治疗中风所常用。临床上多用活血化瘀类药物与五苓散配合使用，行活血利水治疗。

③ 凉血通腑法：出血性中风急性期常有舌謇语塞、意识昏蒙、喉间痰鸣、腑实便秘等"窍闭神昏、热结肠腑"症状。本病病机的主要矛盾是痰热腑实，痰热阻滞，腑气不通。张元素首创三化汤将通腑泄浊运用到中风治疗，刘完素认为"中风内有便溺阻格"者，可予三化汤以及大承气汤、调胃承气汤。王永炎院士率先提出通腑化痰的治疗方法，他认为脑络瘀阻导致营卫失和，卫气壅滞而化生火毒进一步损伤脑络，在治疗上宜解毒通络。解毒以去除损害因素，通络以畅通气血的渗灌，是中风病治疗的核心环节。通腑化痰对中风病急性期的良好疗效是其发挥了畅利枢机，疏导蕴结之热毒、痰浊的作用，为内生之毒的清除打开了门户之故。李旭升在临床中总结经验得出凡遇中风闭

证，无论是否大便秘结，通腑泄浊药和豁痰开窍药合用均能取得满意疗效，并且在出血急性期越早运用疗效越好，能够提高抢救成功率。

脑出血后50%以上的患者会出现便秘，且便秘越严重则神志状况和预后越差。中风急性期的便秘多为痰瘀交阻、中焦郁滞化热所致，因而导通大便能降低颅内压、消除脑水肿，使半身不遂、意识障碍好转。中医认为脑与肠均属于六腑，且经络相连，治疗时可取"上病下治"的方法，正如《内经》所言"病在上者下取之""气反者，病在上，取之下"。现代医学也认为脑与肠通过脑肠轴和脑肠肽相互影响，治疗脑出血时改善肠内环境可以提高疗效。通腑法多与活血化瘀法、化痰醒神法等配合使用，通腑泻下不可一味下之，必须辨证通腑，如采用平肝通腑、化痰通腑、温阳通腑及滋阴通腑等方法。通腑化痰法的早期使用可明显促进脑血肿的吸收，改善患者神经功能，对患者的远期功能恢复有积极意义。

④ 痰瘀同治法：中风病的病机复杂多变，历代医家常以风、火、痰、瘀、虚、毒等论述，在治疗上确定了痰瘀同治法则。血瘀证和痰证在中风患者证候分布中占有重要地位，是中风病的两大主要病理因素，血瘀证和痰证常相兼为患，痰瘀互结是中风病的基本病机，并贯穿疾病的始终。这一结论为临床确立痰瘀同治的基本治疗大法提供了有力的依据。

⑤ 填精补髓法：任继学教授对脑出血的病因病机提出了"髓虚毒损"学说，认为脑出血是各种原因直接或间接影响脑髓的营养，削弱其防御能力，造成脑髓虚损，失于濡养的脑内血管因支撑力下降，刚而不柔，易于破裂，在此基础上，若有外因引起气逆上冲，血随气上，溢于脑脉之外则引起脑出血。离经之血即为瘀，脑出血后瘀、热、痰、毒互为因果，进一步损伤脑络，所以脑出血的病机关键为"髓虚毒损"，治疗时应使用有添精补髓功效的药物治疗本虚之证。

（7）中药制剂防治脑出血临床研究

① 单味中药研究及配伍规律：研究发现，灯盏花具有降低血管阻力、增加脑血流量、缓解血管痉挛等作用，在恰当的时机对其进行干预，能有效促进血肿的溶解吸收。大黄可明显改善脑出血急性期大鼠脑组织的水肿，从而减轻脑组织的损伤。脑出血血肿周围神经细胞凋亡较多，中药三七能明显减少血肿周围细胞凋亡，从而起到保护神经元、减轻脑损伤的作用。脑出血后立即给予三七会加重脑水肿，脑出血后第3天使用三七能对脑出血后损伤的脑组织起到保护作用。

常用配伍药物规律有活血化瘀加平肝息风法，常用药物有羚羊角、钩藤、石决明、生牡蛎、生赭石、龟甲等；大黄、黄连、黄芩、栀子、知母、水牛角、生地黄、赤芍、牡丹皮等；活血化瘀加豁痰开窍法，常用药物有胆南星、天竺黄、瓜蒌、半夏、川贝母、远志、石菖蒲、郁金等；活血化瘀加益气法，常用药物有大黄、芒硝、葶苈子、泽泻等。

② 复方制剂研究：随着研究的深入及现代药剂学技术的不断进步，现在越来越多的静脉复方制剂运用于脑出血急性期的治疗。

临床常用的清开灵注射液具有较强的抗血肿作用，可明显改善临床症状。在临床研究中清开灵治疗组比常规治疗对照组神经功能得到明显改善。醒脑静注射液合并生脉注射液能减轻脑水肿，有效降低脑组织的损伤，促进神经功能的恢复。丹参注射液的治疗组与常规治疗的对照组对比，治疗组的血肿吸收量明显大于对照组。中药灯盏花的提取制剂灯盏花素注射液具有保护出血大鼠脑损伤的作用，用药后大鼠神经功能评分明显增加，出血灶周围炎症因子明显减少，脑细胞的凋亡率明显降低。

③ 中药灌肠研究：脑出血出现高致残率、病死率与其并发症的控制不良有关，如高热、高血压、烦躁、再出血等。研究显示，脑出血后高热发生的时间越早，持续的时间越长，预后及生活质量越差，再次发生脑出血的概率越高。持续高热可能影响患者的血压稳定性，势必加重患者病情，影响神经功能恢复，甚至危及患者生命。平稳退热，控制体温、血压在合理范围，能加速脑出血患者的恢复，改善其临床预后。中药灌肠的退热起效更快、完全退热时间更早、退热效果更好，说明配合应用清热解毒、理气通腑中药灌肠，能较好地控制急性脑出血引起的发热，并且维持退热效果更持久。急性期脑出血患者，大多神志不清，不能自主进食，并且为了减轻应激性溃疡，也需要禁食。中药灌肠既能通利大便、排出积滞，急则治其标；又能使药物通过肠道黏膜吸收，调理全身炎症变化，巩固退热效果，缓则治其本。如采用大承气汤加减灌肠能促进胃肠道平滑肌蠕动，清除肠源性内毒素，从而达到降温之目的。对于脑出血发热患者，中药灌肠作为一种补充治疗手段，符合"简、便、廉、验"的特点，操作简便，适合临床运用。

脑出血急性期的患者多伴有不同程度的吞咽功能障碍及不同程度的意识障碍，口服中药汤剂较为困难，近年来的临床实践发现中药灌肠疗法操作简单、用药及时，且临床疗效显著。有研究表明，在西医常规治疗的基础上加用逐瘀化痰通腑汤灌肠，可起到减轻脑水肿、改善微循环的作用。

（8）我院治疗脑出血疾病的研究成果　我院研制的力生吸血胶囊对脑出血术后血肿吸收疗效优秀。对于大量脑出血或脑室内出血引起阻塞性脑积水的患者，临床通常需要进行颅内血肿清除术，一些患者术后往往有残存血肿或再出血，此时应用力生吸血胶囊可促进血肿吸收。力生吸血胶囊包含水蛭、大黄、三七等。水蛭的主要功效为破血、散瘀。水蛭中含水蛭素、肝素、抗血栓素，可加速血肿溶解液化，有延迟或阻隔血液凝固的作用。大黄祛瘀活血通腑泄热，可减轻脑水肿，降低颅内压。三七为活血止血良药，对凝血机制和血液流变学指标具有双向调节作用。三药合用，共奏活血化瘀止血之功效，从而使血肿提前吸收，减轻了对脑细胞的损害，减少神经功能缺损。

我院王冉采用具有通腑泄热活血化瘀作用的通下活血汤治疗急性出血性中风。研究如下。

病例来源：2000年5月～2002年5月的住院病例。符合纳入标准的患者按来诊的顺序先编号，查随机数字表按编号的顺序给出相应的随机数字，单号为治疗组，双号为对照组。治疗组63例，其中男33例，女30例；平均年龄(41.6±16.3)岁；病程(15.2±8.3)h。对照组65例，其中男28例，女37例；平均年龄(38.7±17.4)岁；病程(12.7±6.2)h。两组患者的性别、年龄、病程及神经功能缺损评分经均衡性分析，P值均大于0.05，具有可比性。

中医诊断标准：参照1996年国家中医药管理局脑病急症协作组制定的《中风病诊断与疗效评定标准》《中风病病名诊断标准》；西医诊断标准参照1995年全国第四届脑血管病会议修订的标准：常于体力活动或情绪激动时发病；发作时常有反复呕吐、头痛和血压升高；病情进展迅速，常出现意识障碍、偏瘫和其他神经系统局灶症状；多有高血压病史；腰穿脑脊液多含血和压力增高；全部患者均经头颅CT或MRI检查提示脑出血。纳入病例标准：年龄在30岁以上，70岁以下；急性脑出血发病在72h以内；首次发病或过去发病未留下神经功能缺损；符合西医脑出血诊断标准及中医中风病诊断标准者。排除病例标准：硬膜下出血、硬膜外出血，脑肿瘤、脑外伤、脑栓塞引起的出血；70岁以上，妊娠或哺乳期妇女，对本药过敏者；合并肝、肾、造血系统和内分泌系统等严重原发性疾病，精神病患者。

治疗及观察方法：治疗组口服通下活血汤，药用生大黄、水蛭各15g，蒲黄10g，赤芍15g。肝阳亢盛加天麻、钩藤；痰湿壅盛加竹茹、胆南星；肝肾阴虚加枸杞子、山茱萸；嗜睡昏迷加安宫牛黄丸；失语加远志、木蝴蝶；肌张力强加桑枝、桂枝、全蝎。每日1剂，水煎成100mL，每日两次口服或鼻饲。对照组不予中药治疗。两组在治疗期间，降颅压、营养脑细胞、抗炎、降压及对症治疗基本相同，共治疗4周。治疗2周及4周后复查颅CT，治疗前及结束后进行神经功能缺损评分。

疗效评定标准：应用1995年全国第四届脑血管病会议脑卒中神经功能缺损程度积分标准进行评分，[(治疗前积分－治疗后积分)/治疗前积分]：100%为总疗效，>91%为基本治愈，46%～90% 为显效，18%～45% 为有效，<17% 为无变化。

治疗结果：两组患者治疗前后均未发现明显的不良反应。治疗组治愈10例，显效20例，有效24例，无效9例，总有效率86.7%；对照组治愈6例，显效15例，有效18例，无效26例，总有效率60.0%。两组比较，χ^2=12.552，$P<0.01$，有显著差异，治疗组疗效优于对照组。

讨论：脑出血后的病理生理改变主要与血肿和脑水肿等有关，而不是出血本身。可采用釜底抽薪、活血通下的方法治疗本病。方中水蛭味咸，色黑，气腐，性平，善入血分，其原为噬血之物，故善破血，其气腐，其气味与瘀血相感应，不与新血相感召，故单破瘀血而不伤新血，能破血逐瘀，通经，利水道，可增加脑动脉血流量，降低血管阻力，对血管壁有直接的扩张作用，加速脑血肿的吸收。大黄味苦，气香，性凉，能入血分，破一切瘀血，其力沉而不浮，以攻决为用，《本经》谓其能"推陈出新"；可改善血液循环，促进新陈代谢，并能减轻脑水肿，降低颅内压，加速神经功能的恢复。炒蒲黄味淡微甘微辛，性凉，《本经》谓其"止血又消瘀血"，能促进血液凝固，体外实验对人血有促凝血作用，并能使家兔凝血时间明显缩短，作用显著而持久。赤芍味苦，微寒，入肝经，清热凉血，散瘀止痛，具有抑制内源、外源凝血系统和凝血酶的作用。诸药合用，共奏通下活血、促进血肿吸收之功效。总之，通下活血汤治疗急性出血性中风不仅有显著的疗效，而且还有深厚的理论基础。

我院田剑威根据脑出血脑组织病理损伤机制，采用通腑化痰汤以通腑化痰醒神，治疗急性脑出血，研究如下。

病例来源：将2012年1～6月在沈阳市第二中医医院急诊科的住院患者共110例分为2组，治疗组55例采用常规治疗基础上加口服（灌肠）自拟通腑化痰汤，对照组55例只采用常规方案治疗，疗程为14天。

诊断标准：中医标准参照《中风病诊断与疗效评定标准》(试行)。西医标准参照《中国脑血管病防治指南》(试行)。

入选标准：①发病在48h以内；②第1次发病；③头部CT示出血总量在20mL以下；④符合中医诊断标准属中经络（痰热腑实证）；⑤符合脑出血西医诊断标准。

排除标准：①出血量>30mL；②中医诊断为中脏腑；③合并严重全身系统疾病及凝血障碍性疾病；④排除外伤性脑出血。

临床疗效评定：参照脑卒中患者临床神经功能缺损程度评分标准及临床疗效评定标准。基本治愈指功能缺损评分减少91%～100%；显效指功能缺损评分减少46%～90%；有效指功能缺损评分减少18%～45%；无效指功能缺损评分减少或增加在18%以内；恶化指神经功能缺损评分增加18%以上或死亡。

分组：治疗组为通腑化痰汤+常规治疗组；对照组仅为常规治疗组。

治疗方法：对照组给予以下治疗。①心、电、血氧、血压监测，保持安静，卧床休息；②根据患者一般状态予吸氧，根据患者气道通畅程度及时行气管插管或早期给予气管切开；③给予营养脑细胞、醒脑开窍药物静滴；④颅内压患者给予甘油果糖氯化钠注射液和（或）20%甘露醇，每次250mL或150mL，每日2～4次静脉滴注；⑤患者合并有感染时应使用抗生素；⑥维持血压在理想范围；⑦保证患者基本营养，防止出现下肢静脉血栓、压疮、误咽及水、电解质、酸碱失衡等合并症。

治疗组在对照组治疗基础上，经口服、鼻饲或保留灌肠通腑化痰汤 [处方组成：半夏15g，茯苓15g，陈皮15g，甘草10g，胆南星12g，枳实12g，厚朴10g，竹茹12g，赭石18g，生地黄20g，大黄10g，芒硝10g（兑服）]保留灌肠，每次150mL（由沈阳市第二中医医院煎药室、制剂室统一煎药提供，中药制剂号院制0036），每日1～2次；口服或鼻饲，每次100mL，每日2次，连续14天。

结果：神经功能缺损方面，治疗组总有效率为90.9%，对照组总有效率为74.5%，两组比较差异有统计学意义（$P<0.01$），说明治疗组临床疗效优于对照组。

两组治疗前后CT检测比较：治疗组部分吸收20例，全部吸收35例；对照组部分吸收30例，全部吸收25例。治疗组临床疗效优于对照组。两组比较差异有统计学意义（$P<0.01$）。

讨论：本实验各组病例患者中医辨证均为痰热腑实证，主要症状大多出现于中风发病后的3～7天。主症为半身不遂、痰多、口舌㖞斜、舌强不语、大便不通、腹部胀满、呃逆、口气秽臭。舌脉多为舌红，苔黄厚腻、脉滑实等。由于肝风内动、风阳上扰之痰热闭窍证、痰热瘀阻证、气虚血瘀证转化而来。由于患者突然发病，卧床，气机壅滞，情志不遂，气机郁滞，多食肥甘厚味阻塞气机而诱发。病机为腑气不通，痰热内阻。

通腑化痰汤重用大黄、芒硝加强疏导之力，通阳明腑实，通因通用，荡涤全身痰热，使邪有出路，气机通畅，上焦元阳回敛，同时也降低腹压及颅内压，就是所谓“上病下治”。陈皮、茯苓、半夏、胆南星、竹茹清痰热同时醒脑，枳实、厚朴行气导滞，赭石、生地黄清热滋阴、镇肝潜阳，上药合用共奏良效。用药之后邪气得去，腑气得通，清阳以升，浊阴以降，则气血得以输布，经脉通畅，有利于出血性卒中患者的恢复。

（9）针灸康复治疗　我国传统医学针灸和康复理疗对治疗神经系统功能的恢复取得了良好的治疗效果，因为神经系统是可逆的，通过对穴位的刺激可以提高患者的神经功能恢复程度。气血两亏、劳损、湿痰致血瘀而使经络受阻产生的语言障碍及活动障碍，要以"活血化瘀、益气温经"为治疗原则。但是一直以来关于出血性中风针灸治疗是否会引起再出血或加重出血，针灸早期介入治疗是否越早越好尚存在疑虑和争议。因此中风病针灸时机的选择是影响针灸疗效的一个重要因素。

多数临床研究认为针刺穴位具有双向良性的调节作用，合理治疗不会加重出血或引发再出血，采用针灸进行早期治疗有利于提高疗效。龚雪琴对我国针灸治疗脑出血的临床研究现状进行循证医学评价，结论为针灸加药物治疗优于目前常用的药物治疗。石学敏运用"醒脑开窍"针刺法治疗脑出血与其他非手术疗法比较，发现"醒脑开窍"针刺法疗效优于其他针刺法及单纯中药疗法，不但不会加重病情，反而对早期逆转病情及后期康复发挥重要作用，而且应用越早疗效越好。郑健刚通过针刺急性脑出血模型大鼠内关、合谷、曲池、足三里、阳陵泉等穴位能明显增加脑出血后脑局部血流量，减轻脑水肿对脑组织的压迫，保护神经细胞免受损伤。

康复理疗是以神经系统功能的组建可逆转原理为基础进行治疗，可以有效地改善神经的压迫情况，同时还可以防止肌肉萎缩，及时改善关节的活动状态，进而恢复其活动功能。康复治疗中的推拿手法通过对穴位的推、点、揉等起醒脑开窍作用，按揉内关、足三里、关元、血海等具有疏肝养肾、养心健脾的功能，对脑出血患者机体有调节作用，可以改善局部循环，对患者抑郁情绪等有改善作用。针灸在治疗脑出血患者中可以促进脑出血吸收，减轻脑水肿，对脑细胞起保护作用。相关研究中选取内关穴进行针灸治疗，有增加心肌供氧、改善局部脑循环的作用；选取足三里具有活血、养血的作用，能达到缓解脑络瘀阻、血瘀气虚，改善预后的效果。

我院吕佳医生结合多年临床经验，探讨自拟醒神通络饮、针灸、穴位按摩联合高压氧进行中西医结合治疗高血压脑出血的临床效果，现介绍如下。

研究对象与方法：选取2015年3月至2017年3月沈阳市第二中医医院收治的高血压脑出血早期患者136例为研究对象，按照随机数字表法分为对照组和观察组。

① 对照组：患者68例，其中男48例，女20例；年龄50～80岁；发病时间1～24h，平均(8.3±1.2)h；出血部位分别为基底节区40例、额叶16例、颞叶7例、枕叶5例；出血量10～30mL，平均(16.5±2.7)mL。

② 观察组：患者68例，其中男45例，女23例；年龄50～80岁；发病时间1～24h，平均(8.0±1.3)h；出血部位分别为基底节区43例、额叶15例、颞叶6例、枕叶4例；出血量10～30mL，平均(17.2±2.5)mL。

两组患者的一般资料经统计学处理，无显著差异($P>0.05$)，具有可比性。患者签署知情同意书，本次治疗方案经院伦理委员会批准。

　　诊断标准：符合《各类脑血管疾病诊断要点》《中医病症诊断疗效标准》中有关高血压脑出血的标准，并结合症状、体征、头颅CT、MRI等临床评估确诊。

　　纳入与排除标准如下。

　　纳入标准：①年龄50～80岁；②首次发病；③有高血压病史；④在体力活动或情绪激动时发病；⑤平素多眩晕、麻木，发病时常出现反复血压升高、恶心呕吐、头痛，舌质胖淡、舌苔白腻，脉沉滑或沉缓，中医辨证为肝肾阴虚风动证；⑥脑出血发生在1～24h，出血量30～70mL；⑦意识清醒、生命体征稳定，能够配合治疗

　　排除标准：①颅内多发蛛网膜下腔出血；②存在针灸禁忌证、耐受、依从性差者；③合并体温过低、全身衰竭状态、严重肝肾功能不全、心脏病、精神病、糖尿病者；④血管畸形破裂、外伤等其他诱因引起脑出血者；⑤妊娠期、哺乳期妇女；⑥排除有颅内及全身感染、凝血功能障碍者。

　　中止剔除标准：①治疗过程中配合差者；②中途自行退出本研究者；③因病情恶化需接受紧急手术者；④出现严重并发症者；⑤资料不全影响研究结果判定者。

　　治疗方法：两组患者均给予抗脑水肿、抗感染、降低颅内压、控制血压、吸氧、维持电解质平衡、营养神经、护胃等常规综合治疗 根据出血量给予2～4次/天，甘露醇(国药准字H11020861，华润双鹤药业股份有限公司)200mL静脉滴注，24h内静脉滴注尼莫地平注射液(国药准字H19999405，天津金耀药业有限公司)，10mg/d，连用7天后改为40mg口服或胃管注入，3次/天 对照组在常规综合治疗的基础上给予高压氧治疗，采用本院新型高压氧氧舱，压力0.15～0.20MPa，加压20min，空气加压面罩吸氧80min，中间休息10min，减压20min，1次/天，连续治疗3周为一个疗程。观察组患者则在对照组基础上加用自拟醒神通络饮内服、针灸、穴位按摩外治联合治疗

　　① 自拟醒神通络饮组方：天麻15g，炒决明子20g，制何首乌9g，川芎15g，水蛭6g，蒲黄12g，黄芩15g，大黄6g，三七8g，牡丹皮9g，胆南星4g，石菖蒲9g，豨莶草15g，羚羊角4g，甘草6g。随症加减，出血甚者加入花蕊石、血竭；阴虚甚者加入太子参、麦冬；瘀血甚者加入桃仁、红花；脑水肿甚者加入茯苓，每日1剂，水煎服，连续治疗3周为一个疗程

　　② 针灸：取穴可选头维、神门、风池、内关、合谷、曲池、手三里、太冲、三阴交、足三里、阳陵泉、养老、天鼎 屈伸不利甚者配中渚；痛者配关冲；肿胀甚者配八邪；言语不利者加玉液、金津；口眼㖞斜者加下关、颊车，平补平泻，留针30min，5次/周，连续治疗3周为一个疗程。

　　③ 穴位按摩：头部取百会、太阳、四神聪；上肢取肩中俞、肩髃、外关、合谷、

曲池、肘髎、极泉；下肢取阳陵泉、委中、环跳、足三里、犊鼻、梁丘、解溪、太冲、申脉等穴。对上述穴位给以点、揉、按、压，力道由轻至重，以患者感觉到麻、酸胀为度，每次按摩30min，5次/周，连续治疗3周为一个疗程。

观察指标：①采用头颅CT观察治疗前后患者血肿吸收情况，按照ABC/2法计算血肿体积变化；②用神经功能缺损程度评分量表(NIHSS)评价治疗前后患者神经功能缺损程度变化；③GCS评分即根据格拉斯哥昏迷量表对与对昏迷情况相关的睁眼反应、口语反应、运动反应等评价，GCS分数愈高，意识愈清醒；④采用美国Williams等研制的脑卒中专用生活质量量表(SS-QOL)对治疗前后与生活质量相关的物质功能、日常生活、心理功能、社会功能四大方面进行评分，根据轻重给予1～5分，生活质量越高，得分越高；⑤治疗前后采集清晨空腹静脉血5mL，以3000r/min离心后吸取上清液后置于-80℃低温保存待检。采用双抗体夹心酶联免疫吸附法检测血清白介素-1β(IL-1β)、脑源性神经营养因子(BDNF)水平，严格按照说明书操作。

疗效判断：参照《中医病症诊断疗效标准》进行。痊愈即临床症状消失，血压达到正常值，血肿消失；显效即临床症状明显改善，舒张压下降≥10mmHg并达到正常值，血肿量减少≥10mL；有效即临床症状均有好转，舒张压下降<10mmHg，肿量减少≥5mL；无效即各方面无明显改善甚至加重。

结果：两组高血压脑出血早期患者有效率对比观察组的有效率高达92.6%，与对照组的76.5%相比显著升高，差异性显著(χ^2=8.441，$P<0.05$)。见表1-1。

表1-1　两组高血压脑出血早期患者临床疗效对比

组别	例数	治愈	显效	有效	无效	有效率/%
观察组	68	30	15	19	4	92.6
对照组	68	17	10	25	16	76.5

两组高血压脑出血早期患者治疗前后血肿吸收、神经功能改善程度、意识状态评分对比观察组患者经治疗后的血肿吸收、神经功能改善程度及意识状态评分显著优于对照组，差异性显著($P<0.05$)。见表1-2。

表1-2　两组高血压脑出血早期患者治疗前后血肿吸收、神经功能改善程度、意识状态评分对比($x\pm s$)

组别	例数	血肿吸收/mL	神经功能改善/分	GCS/分
观察组	68			
治疗前		23.47±6.34	26.20±8.27	5.77±1.05
治疗后		6.02±1.47[ab]	11.45±3.96[ab]	13.65±1.16[ab]

续表

组别	例数	血肿吸收 /mL	神经功能改善 / 分	GCS/ 分
对照组	68			
治疗前		23.26 ± 6.41	26.14 ± 8.23	5.80 ± 1.14
治疗后		12.73 ± 2.16^{a}	16.02 ± 5.11^{a}	9.37 ± 1.02^{a}

注：同组比较，$^{a}P < 0.05$；组间比较，$^{b}P < 0.05$。

两组高血压脑出血早期患者血清IL-1β、BDNF水平比较治疗前，两组患者血清IL-1β、BDNF水平无显著差异($P > 0.05$)，治疗后两组患者的IL-1β水平均显著降低，BDNF水平显著升高，以观察组患者的变化程度更为明显，差异性显著($P < 0.05$)。见表1-3。

表1-3　两组高血压脑出血早期患者治疗前后血清 IL-1β、BDNF 水平比较 $(x \pm s)$

组别	例数	IL-1β / (ng/mL)	BDNF/ (ng/mL)
观察组	68		
治疗前		35.26 ± 3.17	2.34 ± 0.35
治疗后		18.44 ± 0.32^{ab}	3.42 ± 0.60^{ab}
对照组	68		
治疗前		35.20 ± 3.24	2.37 ± 0.33
治疗后		26.71 ± 1.52^{a}	2.98 ± 0.48^{a}

注：同组比较，$^{a}P < 0.05$；组间比较，$^{b}P < 0.05$。

两组高血压脑出血早期患者治疗前后生活质量SS-QOL评分比较治疗前，两组患者SS-QOL各项评分无显著差异($P > 0.05$)，治疗后观察组患者与生活质量相关的物质功能、日常生活、心理功能、社会功能等方面评分显著高于治疗前及对照组患者，差异性显著($P < 0.05$)。见表1-4。

表1-4　两组高血压脑出血早期患者治疗前后生活质量 SS-QOL 评分比较 $(\bar{x} \pm s，分)$

组别	例数	物质功能	日常生活	心理功能	社会功能
观察组	68				
治疗前		21.69 ± 3.77	31.56 ± 4.73	20.23 ± 3.16	20.45 ± 3.09
治疗后		28.12 ± 4.36^{ab}	45.29 ± 5.26^{ab}	28.63 ± 5.49^{ab}	27.81 ± 5.63^{ab}
对照组	68				
治疗前		21.73 ± 3.84	31.49 ± 4.82	20.30 ± 3.21	20.42 ± 3.14
治疗后		23.15 ± 4.20^{a}	40.11 ± 4.37^{a}	23.22 ± 4.26^{a}	25.56 ± 4.41^{a}

注：同组比较，$^{a}P < 0.05$；组间比较，$^{b}P < 0.05$。

讨论：临床上针对早期脑出血急性期患者提倡辨证给予通腑化瘀、息风化瘀、开窍醒神等治法。本文所用自拟醒神通络饮，组方中天麻可平肝解郁、息风止痉；决明子性味咸寒，功能平肝潜阳、息风止痉；何首乌长于补肝肾、益精血；川芎为血中气药，功可活血行气、祛风止痛；水蛭味咸，专入血分，有走窜通达、破血行血、疏逐搜剔的特点；蒲黄收涩止血、活血祛瘀；黄芩泻火解毒、清热燥湿，善治上焦热毒，与大黄合用，增强清泄瘀热、泄浊解毒之功；三七重在化瘀止血；牡丹皮益阴生津、滋阴凉血、清热止血；胆南星、石菖蒲豁痰开窍、息风止痉；豨莶草利水消肿；羚羊角长于平肝息风、清肝明目、散血解毒；甘草调和诸药。全方组方精炼，化瘀与止血兼顾，通瘀散血而不破血，凉血止血而不留瘀，共奏醒脑开窍、通络止血之效。

电针、头针和体针的干预治疗可以改善动物模型脑部的血液供应，可以调节基因表达及蛋白合成，还能够减轻急性脑卒中后的炎症反应、减少细胞凋亡、促进神经细胞再生，使中枢神经系统受损神经细胞的功能得到恢复。本文针灸选穴，头维穴乃足阳明、少阳两脉之会，为治头痛要穴，针刺之重在清阳明、少阳之热，疏泄头面气机，疏经活血。现代医学认为，针刺头维穴可明显扩张脑部血管，提高脑部血液灌注，改善脑部血液供应。百会为百脉朝会之所，乃诸阳之会，为脑病的首选穴位，针刺之功可醒脑开窍、清上元之浮阳。百会穴可保护受损神经元，调节脑神经细胞功能，增加脑血流量，改善脑血液微循环，恢复脑组织功能。神门是手少阴心经的穴位之一，针刺之长于泻火除烦。风池为祛风止痛之要穴，是足太阳、足少阳之会，针刺之功具有祛风散寒、行气活血之效。内关穴为八脉交会穴之一，针刺之重在促进气血运行、调理心气。现代研究认为，内关穴深层为正中神经走行，针刺之利于加快神经和肌肉的修复，从而加强脑卒中后手指功能恢复。合谷、曲池、手三里为多气多血之阳明经腧穴，针刺之可益气生血、活络止痛，现代医学认为，针刺上述穴位可强化感觉运动皮质之间的相互功能联系，促进脑功能重组，利于脑神经功能的恢复。太冲是足厥阴经之原穴，为降压要穴，肝脉上达巅顶，泻太冲可降肝经之逆气，平息肝阳上亢之病机；三阴交为足三阴经交会穴，以滋养肝肾之阴，具有补肾滋阴、抑阳上亢的作用；足三里为足阳明经合穴，可资助生化之源，化生气血，扶正固脱；太冲与三阴交、足三里相配可健脾疏肝、清热息风；临床报道证实，针刺太冲、三阴交、足三里等穴位能有效调节血压，可降低脑出血早期收缩压水平，对稳定血肿、改善神经功能有积极意义。阳陵泉是筋之会穴，针刺之有活血舒筋、疏调经脉之效，善治各种痛证；针刺天鼎可清燥存阴、降逆泻火、疏经通络、消肿止痛；养老穴为治疗脑血管病后遗症的要穴，针刺之可舒筋活络、清头明目；上穴共用，共奏醒脑开窍、平肝息风、宣通经气、活络舒筋、化瘀止痛之效。按摩头部百会、太阳等诸穴重在疏经活血、疏泄头面气机,旨在醒脑开窍;按摩上肢、下肢诸穴则重在祛除风湿,疏通经络,调节气血,利于促进患者上肢、下肢尤其是偏瘫部位的血液循环,防止关节肌肉的痉挛,促进运动功能恢复和生活质量提升。

本次研究结果显示,自拟醒神通络饮、针灸、穴位按摩联合高压氧协同治疗早期高血压脑出血可显著减轻患者血肿程度,提高神经功能及生活质量,其临床效果优于单纯高压氧治疗。另外,治疗前患者血清中IL-1β呈高表达,而BDNF水平呈高表达,这说明高血压脑出血患者存在一定的炎性脑组织损伤。血清IL-1β作为炎性因子其水平与高血压脑出血患者脑水肿变化有关,其能够破坏血脑屏障,增加其通透性,导致发生血管性水肿,还可能致脑血肿周围伴随出现炎症反应,加重脑出血患者脑损伤程度。BDNF作为神经营养因子,能够调节神经系统发育、维持神经元存活和神经细胞的再生、修复,在脑出血患者中表达增加旨在发挥神经元保护作用,避免氧化应激损害。本研究中,随着病情好转,血清IL-1β水平均显著降低,BDNF水平显著升高,这进一步证实IL-1β、BDNF水平变化与高血压脑出血病情严重程度有一定相关性,也可以证实本次治疗方案起效的作用机制可能在于通过调控IL-1β、BDNF水平以抑制脑血肿周围的炎症反应,减轻脑水肿,发挥神经元保护作用,避免神经功能损害。综上所述,自拟醒神通络饮、针灸、穴位按摩联合高压氧协同治疗能显著减轻早期脑出血患者血肿程度,提高神经功能及生活质量,疗效肯定,凸显出中西医结合治疗的优势,其机制与调控IL-1β、BDNF水平以抑制脑血肿周围的炎症反应、减轻脑水肿、发挥神经元保护作用、避免神经功能损害有关。

(二)脑出血外科治疗

外科手术治疗是目前治疗脑出血的重要手段,手术可以清除血肿,解除血肿对脑组织的压迫,降低颅内压,减轻和防止脑疝的发生,改善出血后缺血、缺氧等一系列严重的病理改变。研究表明规范的外科治疗效果胜过传统的内科疗法。随着新兴技术的发展,微创等先进技术不断涌现,手术的治疗效果越发安全有效。不同的手术适应证、差异化的手术时机以及所选术式的差别,都会对疗效产生重大影响。

任何手术方式的选择,都必须正确地把控手术适应证,患者的血肿位置、意识状态、发病到入院的时间、血肿大小以及有无严重心脏病、肝肾功能衰竭等合并症都是影响疗效和愈合的重要因素。其中意识状况最为重要,意识状态与大脑功能损伤的轻重密切相关。出现以下危及生命情况应尽快外科手术干预:①小脑出血直径>3cm者,如神经功能继续恶化、脑干受压、脑室梗阻引起脑积水；②脑叶血肿距离脑表面1cm内且出血体积大于30mL者（颞叶血肿大于20mL，幕下血肿达10mL），如大脑皮质、壳核及幕下血肿。较深部位如丘脑以及脑干的血肿则效果较差。手术的目的在于清除血肿，减少血肿对脑组织的进一步损伤，尽可能挽救更多缺血可逆的细胞。③病情演变：病情急剧恶化，迅速陷入昏迷者，手术效果不佳。④意识状态：意识清醒多不需手术，如发病后意识障碍进行性加重，以及入院时浅昏迷者，手术治疗是很有必要的。但对于大多数脑出血患者，外科治疗的效果不确切，目前没有足够的证据表明，超早期开颅术能改善功能结局或降低死亡率。STICH Ⅱ研究表明：早期手术治疗不会增加6个月死亡率和残疾程度，对于自发性表浅脑出血不伴破入脑室者，早期手术可能临床症状好转相对内科治疗更明显。

1. 大骨瓣开颅血肿清除术

传统的大骨瓣开颅血肿清除术，术式创伤大，对神经功能的损伤较重，预后欠佳，且手术时机尚有分歧。微创穿刺术创伤小、对神经损伤轻，在高血压脑出血治疗中发挥着越来越重要的作用。但微创穿刺有严格的手术指征，比如高凝状态的患者及血肿不集中、呈分叶状的患者均不适合微创穿刺术治疗。

颅内穿刺引流术等微创手术方法因其损伤小、操作简单、疗效确切等优点得到了广泛开展，但该类手术仍存在无法彻底清除血肿的弊端。常规的西医治疗对于残余血肿的吸收没有明确的促进作用。补阳还五汤是治疗中风病的经典方剂，具有"补气、活血、祛瘀、通络"之效。闫海光医生通过对近6个月行颅内穿刺引流术后服用补阳还五汤的脑出血患者进行影像学观察，来探讨补阳还五汤对脑出血术后残余血肿的吸收有何作用。

资料和方法：选择2010年10月至2011年3月收治的脑出血行颅内血肿穿刺引流术后残余血肿量约10mL的患者共60例，出血部位均位于幕上，术前出血量介于25～50mL，且存在正气亏虚之证。将这60例患者随机分为对照组及治疗组各30例。对照组男性17例，女性13例，平均年龄56.5岁，术前平均出血量35.2mL。治疗组男性19例，女性11例，平均年龄55.8岁，术前平均出血量37.3mL。两组患者从性别、年龄、术前出血量等各方面比较差异无统计学意义（$P>0.05$），具有可比性。

治疗方法：两组患者均于发病后48h内应用YL-1型颅内血肿粉碎穿刺针在局麻下行颅内血肿穿刺引流术。对照组患者于术后给予尿激酶溶血引流、降颅压、促进脑代谢、营养支持、防治感染及并发症等常规西医治疗。治疗组患者在上述常规西医治疗的基础上于术后3～5天经口或经胃管鼻饲中药补阳还五汤，并根据辨证施治的原则给予加减。方剂如下：黄芪120g，当归尾6g，赤芍5g，地龙3g，川芎3g，红花3g，桃仁3g。用法为每日一剂，每剂加水1000mL，煎煮30min，去渣取汁，早、晚饭后温服100mL。若半身不遂以上肢为主者，加桑枝、桂枝以引药上行；半身不遂以下肢为主者，加牛膝、杜仲以引药下行；日久效果不显著者，加水蛭、虻虫以破瘀通络；口眼㖞斜者，合用牵正散以化痰通络；语言不利者，加石菖蒲、郁金、远志等以化痰开窍；痰多者，加制半夏、天竺黄以化痰；脾胃虚弱者，加党参、白术以补气健脾；偏寒者，加熟附子以温阳散寒。两组患者均于术后每隔1周分别进行一次头部CT检查，观察周期为1个月。

评价指标：通过头CT按照多田氏公式（T=π/6×长径×短径×血肿层数）计算出每名患者在各个观察时期颅内剩余的血肿量，再计算出整个组的平均血肿吸收量。

结果：两组患者术后均未出现再出血。术后通过CT计算两组患者残余血肿均逐渐吸收，但在各个观察时期治疗组的血肿吸收量均大于对照组。二者差异明显，有统计学意义（$P<0.05$）。见表1-5。

表1-5　对照组和治疗组平均血肿吸收量比较（$\bar{x}\pm s$）

组别	术后平均残余血肿吸收量			
	术后1周	术后2周	术后3周	术后4周
对照组（$n=30$）	1.82±0.28	3.95±0.37	6.57±0.32	8.71±0.31
治疗组（$n=30$）	2.41±0.33[*]	4.73±0.35[*]	7.42±0.26[*]	9.66±0.32[*]

注：与对照组相应值比[*]$P<0.05$。

讨论：补阳还五汤出自清代王清任的《医林改错·卷下·瘫痿论》。方中"黄耆（芪）四两生　归尾二钱　赤芍一钱半　地龙一钱去土　川芎一钱　桃仁一钱　红花一钱"。①黄芪味甘，气微温，气薄而味浓，可升可降，阳中之阳也，无毒，专补气，入手太阴、足太阴、手少阴之经。功效：补气固表，利尿托毒，排脓，敛疮生肌。用于气虚乏力，食少便溏，中气下陷，久泻脱肛，便血崩漏，表虚自汗，气虚水肿，痈疽难溃，久溃不敛，血虚萎黄，内热消渴。②当归尾性味甘、辛，温。归肝、心、脾经。功效：补血活血，调经止痛，润肠通便。用于血虚萎黄、眩晕心悸、月经不调、经闭痛经、虚寒腹痛、肠燥便秘、风湿痹痛、跌仆损伤、痈疽疮疡。③赤芍性味苦，微寒。归肝经。功效：散瘀，止痛，凉血，消肿。治瘀滞经闭，癥瘕积聚，腹痛，胁痛，衄血，血痢，肠风下血，目赤，痈肿。④地龙性味咸，寒。归肝、脾、膀胱经。功效：清热息风，镇痉，平喘，通络，解毒，利尿。主治热病惊狂、小儿惊风、咳喘、头痛目赤、咽喉肿痛、小便不通、风湿关节疼痛，半身不遂等。外用涂丹毒、漆疮等。⑤川芎性味辛，温。归肝、胆、心包经。功效：活血行气，祛风止痛。用于月经不调，经闭痛经，癥瘕腹痛，胸胁刺痛，跌仆肿痛，头痛，风湿痹痛。⑥红花性味辛，温。归心、肝经。功效：活血通经、散瘀止痛。用于经闭、痛经、恶露不行、癥瘕痞块、跌打损伤。⑦桃仁性味苦，甘平。归心、肝、肺、大肠经。功效：活血祛瘀，润肠通便。用于经闭，痛经，癥瘕痞块，跌仆损伤，肠燥便秘。

此方治半身不遂，口眼㖞斜，语言謇涩，口角流涎，大便干燥，小便频数，遗尿不禁。本方所治之症可因素体气虚，不能行血，以致脉络瘀阻，筋脉肌肉失去濡养，而半身不遂、口眼㖞斜；气虚血滞，舌体失养，而见语言謇涩，口角流涎；气虚失于固摄，而小便频数，遗尿失禁；舌淡、苔白、脉缓亦为气虚佐症。王清任认为中风病诸症皆为"气虚血瘀"所致，治当以补气为主，以活血化瘀、疏通经络为辅。方中重用生黄芪，大补脾胃之元气而激废痿，以气行血，瘀祛络通，为君药。当归尾长于活血，且有化瘀而不伤好血之妙，用为臣药。赤芍、川芎、桃仁、红花助当归尾活血祛瘀，为佐药；地龙通经活络，力专善走，周行全身，以行药力，为使药。本方配伍特点：重用黄芪，既滋生脾胃化源又兼护经络真气，使营卫之气鼓动血脉，补气以行瘀。活血通络之药量较小，使全方祛瘀而不伤正，体现了补气为主、化瘀为辅的立方宗旨。诸药合用，使气旺血行以治本，祛瘀通络以治标，标本兼顾，则气旺、瘀消、络通，诸症痊愈。

西医疗法中手术是清除血肿的根本手段，颅内血肿穿刺引流术因其诸多优点已经广泛应用于脑出血的治疗中，但术后仍有残余的血肿未吸收，随着对传统中医药研究的深入，作为治疗中风病的经典方剂，补阳还五汤已经越来越多地被应用于脑出血的治疗中。程秀兰认为在西医治疗的基础上加服补阳还五汤，能使脑出血患者颅内血肿的吸收速度明显加快，改善其预后。刘东波等认为对行颅内血肿穿刺引流术后的患者，应用补阳还五汤对促进其后遗症的恢复较常规西医治疗有显著的优越性。张爱华认为补阳还五汤中君药黄芪具有减轻脑水肿的作用，抗细胞缺氧的损害，改善血液循环，并有抑制黄嘌呤氧化酶活性及清除自由基的作用。

通过本研究发现，针对脑出血穿刺引流术后残余的血肿，应用补阳还五汤后血肿的吸收速度要明显快于常规的西医治疗，两组比较差异有显著性（$P < 0.05$）。促进血肿吸收在中医治法中归于"行血祛瘀"，根据"气为血之帅""气行则血行，气滞则血瘀"之理，"补气"当为"行血"之先。补阳还五汤中独重用补气之要药黄芪，意在使气旺血行，当归尾亦有化瘀之效，辅以赤芍、川芎、桃仁、红花，诸药共同作用，以达到瘀祛络通、加速血肿吸收、改善远期疗效的目的。而且通过辨证施治原则，对脑出血术后常

见的各种并发症对症加减用药，亦可取得更好的治疗效果。对于补阳还五汤的应用时机目前尚无统一意见，传统观念认为应在恢复期使用，因其具有活血之效，有引起再出血的风险。但随着对活血化瘀药物的重新认识以及大量临床经验的积累，主张早期用药的学者越来越多，如李彬、王合森、赵匀德等都认为活血化瘀药物对凝血机制具有双向调节作用，因此对出血急性期也适用，不会造成出血倾向，并且他们早期应用活血化瘀药物治疗脑出血都收到了明显的效果。本研究结果亦显示所有应用补阳还五汤的患者在术后均未发生再出血事件。但对于病情危重、胃肠吸收功能较差的患者，应用中药汤剂无法充分发挥作用，反而可能加重胃肠道负担，宜在病情稳定后开始用药。

2. 小骨窗开颅微创血肿清除术

通过CT定位后，选取距出血点最近的部位行3cm左右的小骨窗开颅，其优点是操作简便，直视下清除血肿较为彻底，时程较短，损伤相对较小。但对于出血部位深、血肿较大、已出现脑疝的患者，由于骨窗较小，存在减压不充分、视野较窄、彻底止血困难、再出血风险大等不足。因此，本术式对病情不太重、出血较少的浅表皮质血肿较为适宜。

3. 神经内镜血肿清除术

经内镜血肿清除术是通过影像学或立体定向技术，开一小骨窗或钻一孔，穿刺到出血部位，清除血肿。其优势是术野明亮清晰，损伤小，止血较为彻底，用时短。张福征等研究结果显示，使用该术式的28例患者中27例有效，23例预后良好，仅1例患者死亡。范广明等关于神经内镜微创手术与小骨窗开颅显微手术治疗幕上高血压脑出血的临床效果对比的研究，结果显示内镜组血肿清除率、预后良好率高于对照组，并发症发生率低于对照组($P<0.05$)，但术中出血较大时止血困难，视野狭小，操作空间有限，辅助器材保持无菌条件困难，术后感染风险较大，而且对术者要求较高，经过长期的显微外科技术培训才能熟练掌握。

4. 立体定向血肿引流术

为减少开颅血肿清除术造成的神经损伤和手术相关性再出血，可使用微创立体定向血肿清除和内镜下血肿清除术，在这两种操作的同时应用溶栓药也已成为当前研究的焦点之一。本术式是通过影像技术定位穿刺到血肿部位，然后冲洗血肿腔，注射尿激酶，最后置管引流。优点是步骤简便、手术快、对脑组织损伤轻、不需全麻。缺点是血肿清除率较低，止血相对困难，而且管腔易被凝血块堵住。所以，该术式对血肿较小、病情不重，尤其是血肿已液化的病例较适用，但对出血多、已形成脑疝者疗效差。

5. 神经导航辅助微创手术

通过计算机把患者术前CT和术中血肿的实时定位相结合，术中精准、动态、实时定位术区和血肿的位置关系。具有定位精准、安全有效、耗时短、损伤不大等优点。但设备昂贵，操作复杂，专业性强，使其临床应用受到很大限制。陈俊瑜等采用神经导航引导下硬通道多靶点穿刺引流治疗高血压脑出血48例，操作简便、定位准确、手术风险低、损伤小、安全性高，可降低患者死亡率及致残率。

6. 实时超声引导内镜下血肿清除术

结合内镜和超声技术，根据血肿部位，在颅骨上钻两孔，一个为超声探测孔，另一个为内镜孔，超声医师利用超声波的探头为术者提供实时的导航以指导手术。第一步，经内镜孔利用超声技术确定血肿的位置以决定内镜插入的方向和深度，第二步，利用超声探头经超声探测孔引导内镜插入到血肿的中心部位，第三步，用人工脑脊液冲洗血肿腔，观察到血肿清除彻底后空腔是一种低回声信号，这有利于检测残余血肿(残余血肿为高回声信号)。叶远良等采用普通B超辅助神经内镜手术治疗中等量高血压脑出血，结果显示B超组血肿穿刺成功率为95.2%，血肿清除率为(93.4±3.4)%，术后6个月GOS(4.0±0.9)分，均优于常规组。

参考文献

[1] GBD 2016 Stroke Collaborators.Global, regional, and national burden of stroke, 1990-2016: a systematic analysis for the Global Burden of Disease Study 2016[J]. Lancet Neurol, 2019, 18: 439-458.

[2] 丁凤，多慧玲．中风胶囊对实验性脑出血大鼠保护机制的研究 [J]. 中华中医药杂志，2007, 22(2): 111.

[3] 郭岩，刘艺，刘彩丽，等．脑出血急性期的血压调控新进展 [J]. 中华老年心脑血管病杂志，2014(6): 664-666.

[4] 胡明娴，胡光蔚．穴位按摩联合针灸对高血压脑出血后偏瘫临床观察．陕西中医，2017, 39(6): 525-527.

[5] 黄如训，郭玉璞．2000 年广州全国脑血管病专题研讨会脑卒中的分型分期治疗 (建议草案)[J]. 中国神经精神疾病杂志，2001, 27(1): 73-75.

[6] 周仲瑛．中医内科学 [M]. 北京：中国中医药出版社，2009.

[7] 任应秋．中医各家学说 [M]. 上海：上海科学技术出版社，1980.

[8] 张仲景．金匮要略方论 [M]. 北京：人民卫生出版社，1963.

[9] 毕淑珍．活血化瘀法治疗出血性脑卒中急性期 30 例 [J]. 中医研究，1995, 8(5): 33-34.

[10] Mracsko E, Veltkamp R .Neuroinflammation afterintracerebral hemorrhage[J]. Front Cell

Neurosci, 2014, 8(8): 388.

[11] Obermeier B, Daneman R, R ansohoff R M. Development, maintenance and disruption of the blood-brain barrier[J]. Nat Med, 2013, 19(12): 1584-1596.

[12] 钱采韵，赵馥，苏镇培，等. 102 例脑卒中病人血液流变学 4 项指标观察初步报告 [J]. 中华神经精神疾病杂志，1985(3): 154-156.

[13] 白世功，刘越清，李兰英，等. 活血化瘀剂治疗高血压急性脑出血的临床探讨 [J]. 实用中西医结合杂志，1994, 7(12): 713- 714.

[14] 马永泰. 王友教授辨治脑出血急性期经验 [J]. 四川中医，2001, 19(2): 5.

[15] 张文生，姜良铎. 从毒论治初探 [J]. 北京中医药大学学报，1998, 21(5): 2-3.

[16] Moxon-Emre I, Schlichter L C. Neutrophil depletion reduces blood-brain barrier breakdown, axon injury, and inflammation after intracerebral hemorrhage[J]. J Neuropathol Exp Neurol, 2011, 70(3): 218-235.

[17] Wu H, Wu T, Xu X, et al.Iron toxicity in mice with collagenase-in- duced intracerebral hemorrhage[J]. Journal of Cerebral Blood Flow & Metabolism, 2010, 2011(31): 1243-1250.

[18] Han N, Ding S J, Wu T, et al. Correlation of free radical level and ap- optosis after intracerebral hemorrhage in rats[J]. Neurosci Bull, 2008, 24(6): 351-358.

[19] 欧明亮，姜锦林，陈军辉，等. 高血压脑出血的中西医结合治疗疗效评价 [J]. 时珍国医国药，2012, 23(2): 459.

[20] Lewis B, Morgenstern M, Chair J. Guidelines for the management of spontaneous intracerebral hemorrhage [J]. Stroke, 2010, 41: 2108-2129.

[21] 杨兴勇. 出血性脑卒中急性期的中医治疗 [J]. 现代中西医结合杂志，2009(15): 1773-1774.

[22] Yang J, Liu M, Zhou J. Edaravone for acute intracerebral haemorrhage[M]. Edaravone for acute intracerebral haemorrhage (R eview)，2011.

[23] Feng Z, Gao C, Jianmin Z. Edaravone reduces brain oedema and attenuates cell death after intracerebral haemorrhage in mice[J]. Brain Injury, 2009, 23(4): 353-357.

[24] 王松龄，赵彦青，张社峰，等. 综合治疗高血压性脑出血 (急 性 期) 的研究 [J]. 中国科技成果，2010, 11(1): 38-39.

[25] Salman R A S, Law Z K,Bath P M, et al. Haemostatic therapies for acute spontaneous intracerebral haemorrhage[J]. Cochrane Database Syst Rev, 2018, doi: 10. 1002/14651858. CD005951. pub4.

[26] Cordonnier C, Demchuk A, Ziai W, et al. Intracerebral haemorrhage: current approaches to acute management[J]. Lancet, 2018, 392(10154): 1257-1268.

[27] Stepan A, Mayer M, Nikolai C.Efficacy and safety of recombinant activated factor Ⅶ for acute intracerebral hemorrhage[J]. N Engl J Med, 2008, 358: 2127-2137

[28] Mayer S, Brun N, Begtrup K. Recombinant activated factor Ⅶ for acute intracerebral hemorrhage[J]. N Engl J Med, 2005, 352: 777-785.

[29] Delgado J, Yoo A, Stone M.Systematic characterization of the computed tomography angiography spot sign in primary intracerebral hemorrhage identifies patients at highest risk for hematoma expansion: The spot sign score[J]. Stroke, 2009, 40: 2994-3000.

[30] Demchuk A, Dowlatshahi D, Rodriguez-Luna D.Prediction of haematoma growth and outcome in patients with intracerebral haemorrhage using the CT-angiography spot sign(PREDICT): A prospective observational study[J]. Lancet Neurol, 2012, 11: 307-314.

[31] 高岩，张兆辉 . 甘露醇对早期高血压性脑出血继续出血影响的 Meta 分析 [J]. 疑难病杂志，2011, 10(10): 735-738 .

[32] 余健，陈宏尊，崔振华 . 甘露醇应用剂量和时间对高血压脑出血患者神经及肾功能的影响 [J]. 中国基层医药，2012, 19(17): 2579.

[33] 杨蓉，吴艳伟，朱旭 . 脑出血急性期脱水治疗临床观察 [J]. 现代诊断与治疗，2008, 19: 54-55.

[34] Yang J, Liu M, Zhou J.Edaravone for acute intracerebral haemorrhage [M].Edaravone for acute intracerebral haemorrhage(Review), 2011.

[35] Feng Z, Gao C, Jian min Z.Edaravone reduces brain oedema and attenuates cell death after intracerebral haemorrhage in mice[J]. Brain Injury, 2009, 23(4): 353-357.

[36] Li G, Xu R, Ke Y.Effect of subhypothermia therapy on coagulopathy after severe head injury[J]. Chin Med J(Engl), 2008, 121(22): 2350.

[37] Carlberg B,Asplund K,Hgg E． Course of blood pressure in different subsets of patients after acute stroke[J]. J Cerebrovasc Dis, 1991, 1(5): 281-287 .

[38] Hwang S, Kim J, Kim H.Antihypertensive treatment of acute intracerebral hemorrhage by intravenous nicardipine hydrochloride: Prospective multicenter study[J]. Korean Medsci, 2012, 27(9): 1085.

[39] Alqadri S, Qureshi A.Management of acute hypertensive response in patients with intracerebral hemorrhage[J]. Curr Atheroscler Rep, 2012, 14(4): 322.

[40] Adnan I, Qureshi A, Daniel F.Intracerebral haemorrhage [J]. Lancet, 2009, 373: 1632-1644.

[41] Qureshi A.Antihypertensive treatment of acute cerebral hemorrhage(ATACH): Rationale and design[J]. Neurocrit Care, 2007, 6: 56-66.

[42] Anderson C, Huang Y, Wang G.Intensive blood pressure reduction in acute cerebral haemorrhage trial (INTERACT): A pilot randomised trial[J]. Lancet Neurol, 2008, 7: 391-399.

[43] Butcher K, Jeerakathil H, Demchuk A.The Intracerebral hemorrhage acutely decreasing arterial pressure trial[J]. Stroke, 2013, 3: 620-626.

[44] Craig S, Anderson D, Emma H.Rapid Blood-pressure lowering in patients with acute intracerebral hemorrhage[J]. N Engl J Med, 2013, 368: 2355-2365.

[45] 宋祖荣，胡建鹏 . 中风病中医病因病机及其治法研究进展 [J]. 中医药临床杂志，2013, 25(5): 463-465.

[46] 王冠，郭家奎，曹德晨，等 . 亚低温治疗稳态期患者中医证候研究 [J]. 新中医，

2013, 45(4): 24-26.

[47] 彭伟献，陈远园 . 从脑出血的病理变化过程探讨活血化瘀法在出血性中风中的应用 [J]. 中华全科医学，2015, 13(5): 831-833, 844.

[48] 胡龙涛，蔡芳妮，王亚丽 . 中风病病因病机探析 [J]. 中西医结合心脑血管病杂志 ,2017, 15(7): 883-885.

[49] Venkatasubramanian C, Mlynash M, Finley-caulfield A, et al.Natural history of perihematomal edema after intracerebral hemorrhage measured by serial magnetic resonance imaging[J]. Stroke, 2011(42): 73-80.

[50] 唐容川 . 血证论 [M]. 北京 : 人民军医出版社，2007.

[51] 张勇，杨利生，李媛 . 通腑法治疗出血性中风的探讨 [J]. 陕西中医，2005, 26(2): 138-139.

[52] 李澎涛，王永炎，黄启福，等 . "毒损脑络" 病机假说的形成及其理论与实践意义 [J]. 北京中医药大学学报，2001, 24(1): 1-6.

[53] 李旭升 . 通腑泄浊法治疗急性出血性中风的临床体会 [J]. 中国社区医师：医学专业，2011, 13(10): 213.

[54] 宋·史崧整理 . 灵枢经 [M]. 北京 : 学苑出版社，2008.

[55] 刘云芳，黄赛忠 . 基于脑肠互动学说探讨脑出血急性期肠腑病变机制 [J]. 天津中医药，2018, 35(4): 274-277.

[56] 王健，赵建军，任吉祥，等 . 髓虚毒损脑病病机关键的提出及在出血性中风的应用 [J]. 长春中医药大学学报，2013(4): 715-718.

[57] 赵德喜，赵建军 . 从 "病证结合" 谈出血性中风急性期的治法 [J]. 中华中医药学刊，2013, 31(9): 1829-1831.

[58] 曹忠义，高颂 . 活血化瘀法对急性脑出血血液流变学及颅内血肿吸收的影响 [J]. 中国中医急症，2001, 10(1): 24.

[59] 顾卫，谭峰，吴海科，等 . 醒脑静合息风化痰通络汤治疗急性脑出血临床观察 [J]. 中国中西医结合急救杂志，2003, 10(1): 62-63.

[60] 李洁霞 . 中西医结合治疗高血压性中小量脑出血 36 例 [J]. 中国中西医结合杂志，2004, 24(7): 649- 650.

[61] 杨宏勇，孙晓萍，冀彦丽，等 . 中风 I 号方治疗脑出血性脑水肿 30 例疗效观察 [J]. 江苏中医药，2002, 23(8): 10-11.

[62] 张文学，王敏 . 活血化瘀为主治疗脑出血 72 例 [J]. 山东中医药大学学报，2001, 25(1): 39.

[63] 沈卫平，王志贤，樊鋈，等 . 超早期应用复方丹参注射液结合西药基础疗法治疗脑出血的临床观察 [J]. 南京中医药大学学报，1997, 13(1) 15- 17.

[64] Wrotek S E, Kozak W E, Hess D C, et al.Treatment of fever afterstroke: conflicting evidence[J]. Pharmacotherapy, 2011, 31(11): 1085-1091.

[65] Van Asch C J, Luitse M J, Rinkel G J, et al.Incidence, case fatality, and functional outcome

of intracerebral haemorrhage over time, according to age, sex, and ethnic origin: a systematic review and meta-analysis[J]. Lancet Neurol, 2010, 9(2): 167-176.

[66] Dietrich W D, Busto R, Valdes I, et al. Effects of normother mic versus mild hyperthermic forebrain ischemia in rats[J]. Stroke, 1990, 21(9): 1318-1325.

[67] 李冉 . 大承气汤灌肠促进腹部手术后胃肠功能恢复的疗效评价 [J]. 中国继续医学教育 , 2016, 8(13): 196-197.

[68] 国家中医药管理局脑病急症协作组 . 中风病诊断与疗效评定标准 (试行)[S]. 北京中医药大学学报, 1996, 1(19): 55.

[69] 全国第四届脑血管病学术会议 . 脑卒中患者临床神经功能缺损程度评分标准 (1995) 及各类脑血管疾病诊断要点 [S]. 中华神经科杂志, 1996, 29(6): 379.

[70] 徐兆山 . 水蛭在内科临床的应用概况 [J]. 实用中医内科杂志, 1990, 4(3): 21.

[71] 李力强, 周崇伦 . 单味大黄治疗急性期脑出血的近期疗效观察 [J]. 实用中医内科杂志, 1994, 8(2): 13.

[72] 沈映君 . 中药药理学 [M]. 上海 : 上海科学技术出版社, 1995.

[73] 王玉琴, 马立昱 . 赤芍对血液凝固 - 纤溶系统酶活性的影响 [J]. 中西医结合杂志, 1990, 10(2): 101.

[74] 国家中医药管理局脑病急症协作组 . 中风病诊断与疗效评定标准（试行） [S]. 北京中医药大学学报, 1996, 19(1): 55.

[75] 中华医学会 . 临床诊疗指南 : 神经病学分册 [M]. 北京 : 人民卫生出版社, 2006.

[76] 陈青棠 . 脑卒中患者临床神经功能缺损程度评分标准及临床疗效评定标准 [J]. 中华神经科杂志, 1996, 29(6): 381-382.

[77] 国家中医药管理局医政司 . 中医临床诊疗方案 : 22 个专业 95 个病种（合订本） [M]. 北京 : 中国中医药出版社, 2011.

[78] 吴东升 . 脑出血死亡的相关临床因素分析 [J]. 承德医学院学报, 2008, 25(4): 382-384.

[79] 黄建龙, 李云辉, 林中平 . 大黄蛭丹汤治疗高血压脑出血术后急性期疗效观察 [J]. 中华中医药学刊, 2010, 28(8): 1783-1785

[80] 周晓东 . 中医针灸配合康复理疗治疗脑出血的临床效果 [J]. 中医临床研究, 2016, 8(14): 103-104.

[81] 马树田, 方晓阳 . 针灸早期介入出血性中风治疗的困惑与思考 [J]. 医学与哲学, 2006, 27(7): 70-72.

[82] 龚雪琴 . 针灸治疗脑出血的循证医学评价 [J]. 成都中医药大学学报, 2013(3): 113-116.

[83] 石学敏 . "醒脑开窍" 针刺法治疗脑卒中 [J]. 中国临床康复, 2003, 7(7): 1057-1058.

[84] 郑健刚, 杜元灏, 石学敏 . 针刺对急性脑出血模型大鼠局部脑血流量的影响 [J]. 中医杂志, 2004, 45(9): 666-667.

[85] 邵文娜, 邵佳凯, 崔海 . 针刺治疗高血压性脑出血的研究进展 [J]. 中国中医急症,

2019, 28(3): 557-559.

[86] 杨从纯. 针刺联合康复理疗治疗脑出血的效果评析 [J]. 当代医药论丛, 2018, 16(21): 64-65.

[87] 中华神经科学会, 中华神经外科学会. 各类脑血管疾病诊断要点 [J]. 中华神经科杂志, 1996, 29(6): 379-380.

[88] 国家中医药管理局. 中医病证诊断疗效标准 [M]. 南京: 南京中医药大学出版社, 1994.

[89] 中华神经科学会, 中华神经外科学会. 脑卒中患者临床神经功能缺损程度评分标准 [J]. 中华神经科杂志, 1996, 29(6): 381-383.

[90] 李春盛. 急诊科诊疗常规 [M]. 北京: 中国医药科技出版社, 2013.

[91] Williams L S, Weinberger M, Harris L E, et al. Development of a stroke-specific quality of life scale[J]. Stroke, 1999, 30(7): 1362-1369.

[92] Han Q Q, Jin W, Xiao Z F, et al. The promotion of neurological recovery in an intracerebral hemorrhage model using fibrin-binding brain derived neurotrophic factor[J]. Biomaterials, 2011, 32(12): 3244-3252.

[93] 秦峰, 蔡辉. 针刺治疗中风病作用机制研究进展 [J]. 环球中医药, 2015, 8(12): 1536-1541.

[94] 刘晓莹, 邹伟, 于学平. 针刺"百会"透"曲鬓"对 ICH 大鼠脑水含量及 IL-1β mRNA 表达的影响 [J]. 中医药信息, 2018, 25(2): 79-82

[95] 向诗余, 许佳一, 吕皓月, 等. 针刺下极泉及内关穴治疗中风后手功能障碍疗效观察 [J]. 中国中医急症, 2011, 20(4): 530.

[96] 吴涛, 陈靖轩, 安鹏飞, 等. 电针对颅脑损伤大鼠脑组织中 AQP-4 表达的影响 [J]. 辽宁中医杂志, 2017, 44(6): 1311-1315.

[97] 郑笑男, 张铎, 李平. 针刺对脑出血急性期血肿周围脑组织中凋亡细胞及其百分率影响的时效关系 [J]. 世界中医药, 2018, 13(2): 423-427.

[98] Wei P, You C, Jin H, et al. Correlation between serum IL-1 beta levels and cerebral edema extent in a hypertensive intracerebral hemorrhage rat model[J]. Neurol Res, 2014, 36(2): 170-175.

[99] 宋晓洁, 冯伟平, 韩雪娇, 等. IL-1β 及 BDNF 水平变化与高血压脑出血患者脑水肿的关系 [J]. 现代生物医学进展, 2016, 16(31): 6144-6147.

[100] 景文记, 任红岗, 赵伟, 等. 经侧裂—岛叶入路治疗高血压基底节区脑出血的体会 [J]. 中华神经外科杂志, 2012, 28(1): 53-54.

[101] 邓发斌, 游潮. 高血压脑出血手术治疗临床疗效分析及评价 [J]. 现代预防医学, 2011, 38(18): 3822-3855.

[102] 贾伟一, 张舜. 高血压脑出血的综合治疗进展 [J]. 中国实用医刊, 2013, 40(11): 114-115.

[103] 徐志伟. 高血压脑出血外科手术治疗与保守治疗的适应症的疗效和预后 [J]. 中国

卫生标准管理，2015, (6): 33-134.

[104] Lewis B, Morgenstern M, Chair J.Guidelines for the management of spontaneous intrace-rebral hemorrhage [J]. Stroke, 2010, 41: 2108-2129.

[105] Mendelow A, Greqson B, Rowan E.Early surgery versus initial conservative treatment inpatients with spontaneous supratentorial lobar intracerebralhaematomas (STICH Ⅱ): Arandomised trial[J]. Lancet, 2013, 4: 397-408.

[106] 王建清，陈衔城. 高血压脑出血手术时机的规范化研究 [J]. 中国微侵袭神经外科杂志，2003, 8(1): 21-24.

[107] 王雪原，杨树源，黄楹，等. 经额血肿穿刺引流术治疗基底节脑出血手术时机探讨 [J]. 天津医药，2011, 39(12): 1116-1119.

[108] Kaneko M, Tanaka K, ShimadaT, et al. Long-termevaluationofultra-early operation for hypertensive intracerebral hemorrhage in 100 cases[J]. J Neurosurg, 1983, 58(6): 838-842.

[109] 王清任. 医林改错 [M]. 上海：上海科学技术出版社，1966: 31-32.

[110] 程秀兰. 补阳还五汤加减治疗脑出血 126 例 [J]. 陕西中医. 2009, 30(2): 195.

[111] 刘东波，赖添武，陈志斌，等. 补阳还五汤对高血压脑出血术后恢复的影响 [J]. 现代中西医结合杂志，2009, 2(6): 620.

[112] 张爱华. 黄芪在脑出血中应用 50 例疗效观察 [J]. 中国误诊学杂志，2002, 2(9): 1351.

[113] 李彬. 活血化瘀治疗原发性急性脑出血的临床观察 [J]. 天津中医学院学报，1999, 18(1): 12-13.

[114] 王合森，赵习德. 脑出血急性期的活血化瘀治疗研究概况 [J]. 中国中西医结合杂志，1990, 10(11): 694-696.

[115] 符俊骐，史克珊. 高血压脑出血外科治疗现状及进展 [J]. 海南医学，2012, 15(9): 116-118.

[116] 张福征，王才永，张磊，等. 神经内镜与开颅手术治疗高血压脑出血的疗效比较 [J]. 中华神经外科杂志，2015, 31(1): 19-21.

[117] 范广明，张文，毛振立. 神经内镜微创手术与小骨窗开颅显微手术治疗幕上高血压脑出血的临床效果 [J]. 解放军医药杂志，2017, 29(1): 90-93.

[118] 杨川，勾俊龙，毛群，等. 立体定向手术与内科治疗中小量基底核区高血压性脑出血的对比研究 [J]. 中国微创外科杂志，2014, 4(5): 442-444.

[119] 陈俊瑜，胡飞，岑波，等. 神经导航引导下硬通道多靶点穿刺引流治疗高血压脑出血 48 例疗效分析 [J]. 华中科技大学学报·医学版，2017, 46(1): 72-75.

[120] Real-time ultrasound-guided endoscopic surgery for putaminal hemorrhage, Hirokazu Sadahiro, Japan, J Neurosurg, 2015, 18(36): 1-5.

[121] 叶远良，周涛，杨振，等. 普通 B 超辅助神经内镜手术治疗中等量高血压脑出血的临床研究 [J]. 中国微侵袭神经外科杂志，2017, 22(2): 74-75.

第二节　中风先兆

一、概述

（一）概念、发病特点

中风先兆又名"小中风""小卒中"，中医对其早有认识，历代中医文献均有不同的记载。《素问·调经论篇》载有："形有余则腹胀，泾溲不利。不足，则四肢不用，血气未并，五脏安定。肌肉蠕动，名曰：微风。"《景岳全书·杂证谟·眩运篇》也有记载："至于中年之外，多见眩仆卒倒……不知忽止者，以气血未败，故旋见而旋止，即小中风也。"提出小中风的概念及其特点，将中风先兆证命名为"小中风"，且认为与眩晕、麻木相关，与现代医家对中风先兆证以眩晕、麻木为主症的认识基本一致。宋代方勺在《泊宅编》中记载："风淫未疾，谓四肢……悉归手足故也，而病势有轻有重，故病势轻者曰小中风。"首先提出"小中风"之名，且据病情轻重区分小中风与中风。金代刘河间正式创立中风先兆之名，首先提出"中风先兆"之名，其曰："中风者，具有先兆之证"。朱丹溪谓："眩晕者，中风之渐也。"李中梓曰："平人手指麻木，不时眩晕乃中风之先兆，须防治之。"

本病的发生进展正如中风病"如矢石之中的，若暴风之疾速"，其临床症状又可在短时间内迅速缓解，且无后遗症，相当于西医的短暂性脑缺血发作。

短暂性脑缺血发作(transient ischemic attack，TIA)是临床常见的脑血管疾病，起病急，主要症状为短暂性或者一过性眩晕、偏身感觉及运动功能障碍、失语、单眼视力障碍等，持续时间一般为数分钟到1h，但是通常不会超过24h。TIA主要涉及多种因素所引起的椎－基底动脉或颈动脉短暂性供血不足，进而造成脑组织相应的出现局灶性缺血、缺氧的神经功能障碍或视网膜功能障碍，本病具有突然发生、持续时间短且可以完全缓解，但是容易反复发作等特征。

（二）TIA疾病的认识过程

1856年，William首先描述了一位妇女在5年内反复发作左侧肢体无力。在此之后有多种描述这种短暂性发作临床现象的名词如"脑间歇跛行""小卒中""短暂脑功能不全"等。

1951年美国神经病学家Fisher首次提出是由于某种因素造成的脑动脉一过性或短暂性供血障碍，导致相应供血区局灶性神经功能缺损或视网膜功能障碍。

1975年，美国国立卫生研究院重新修订出版了第2版《脑血管病分类》，并且采用了TIA的经典定义：TIA是一种短暂的局灶性神经功能缺陷，持续时间多变，一般为2～15min，不超过24h，起病迅速，推测由于血管原因所致。每次发作后，不留任何症状和体征。症状局限于由某一支动脉供血的大脑区域或眼部。典型症状包括偏瘫、偏身感觉异常、构音障碍、吞咽困难、复视、口周麻木、失衡和单眼失明等。

影像学技术的不断发展也在不断挑战着TIA的经典定义。20世纪末的CT研究证实，症状持续时间大于1h的TIA患者经常能够在CT上找到新发的缺血病灶，大量MRI研究也证实，临床诊断的TIA患者经常可以看到相应的缺血灶。

2002年Albers在《新英格兰杂志》提出了新定义：TIA是短时间发作的神经功能障碍，由局灶性脑和视网膜缺血所致，临床症状持续时间不超过1h，并且没有急性梗死的证据，如果临床症状持续存在，并有与梗死特征相符的影像学异常，则诊断为卒中。TIA新定义强调，当患者发生急性脑缺血症状时，必须作为急症处理。

传统观点认为，TIA病变为良性过程，发作时间短暂，不留后遗症。是否真是如此呢？

近年来，越来越多的研究发现，TIA并非"良性的""可逆的"，它与脑梗死的病因及危险因素均相似，且病情进一步发展可导致脑梗死的发生，严重影响患者的身心健康及生活质量。研究表明，如TIA患者未给予系统治疗则其1年内进展为脑梗死的风险为正常人群的10倍，3年内脑梗死的发病率高达25%～35%。因此，目前临床上也越来越重视TIA的早期诊治、早期干预，以有效预防脑梗死的发生、改善患者的预后。中医学在中风先兆的治疗中具有多靶点、不良作用少等优势。

（三）古代医家论述中风先兆

关于中风先兆的描述，首见于《素问·调经论》："形有余则腹胀……血气未并，五脏安定，肌肉蠕动，命曰微风。"明确指出麻木不仁、手足不用、肌肉蠕动等症状为中风先兆证，自此后世多数医家沿用此名称，中风先兆证作为病证名称得以确立。金代刘河间在《素问·病机气宜保命集》道："中风者，俱有先兆之证，凡人如觉大拇指及次指麻木不仁，或手足不用，或肌肉蠕动者，三年内必有大风之至……宜先服八风散、愈风汤、天麻丸"，指出中风先兆的常见症状及治疗方药。元代朱丹溪提出："眩晕者，中风之渐也"。清代王清任在《医林改错》中详细记载中风先兆34种症状，集中论述了其一过性的特征，从而对中风先兆证的发生有了进一步把握。明代李用粹在《证治汇补·预防中风》中也强调："平人手指麻木，不时眩晕，乃中风先兆。"清代孙德润《医学汇海》云："凡人觉大指次指麻木不仁，或手足少力，或肌肉跳动，此皆中风之先兆也"。张德明总结其临床表现主要有：久患眩晕，头胀目赤，耳聋目胀，健忘，手足麻木，肌肉跳动，言语謇涩，自觉头重脚轻等，并指出医生必须防微杜渐，遵仲景之"上工治未病"的思想，防患于未然。

西医学20世纪六七十年代提出短暂性脑缺血发作（TIA）的理论。中风先兆与TIA极为相似，可以说二者在一定意义上是相统一的。中风先兆与中风的病因病机大致相同，是一个由量变到质变的过程。宋代方勺所著《泊宅编》提到："凡人中风，悉归手足故也，而病情有轻重，故病轻者俗称小中。"根据病势提出了轻于中风的小中风的概念，比西方医学认识到脑卒中发病的先兆是短暂性脑缺血发作(TIA)要早得多。后有清代沈金鳌《杂病源流犀烛·卷十二六淫门·风》曰："又有小中，小中者何？其风之中人，不至如脏腑血脉之甚，止及手足者是也"。以"小"来描述病情相对中风较轻的"小中"特点，主要为肢体远端的功能障碍，未出现意识障碍。明代张景岳《景岳全书·杂证谟·眩晕篇》曰："头眩有大小之异……以气血未败，故旋见而旋止，即小中风也"。提出了小中风的概念及其特点，将中风先兆证称为"小中风"，与西医学"小中风"的认识基本相符，主要与眩晕、麻木等症状有关。张锡纯对中风先兆证进行了详细划分，提出"脑充血联兆"与"脑贫血联兆"概念，认为脑卒中先兆有充血和缺血两种病理改变。至此，对中风先兆有了更为科学的全面的认识。

二、中风先兆的发病机制

（一）TIA 的危险因素

TIA是预防脑卒中发生的黄金时机。流行病学调查发现，许多危险因素与TIA/脑卒中的发生密切相关。分为两大类，一类是不可干预因素，如年龄、性别、遗传、种族；另一类是可干预因素，如糖尿病、冠心病、高血压。

（1）高血压是脑卒中的最重要危险因素之一，长期高血压尤其是收缩压升高与脑卒中的相关性比心肌梗死更为显著。缺血性脑血管病患者高血压的预防及治疗应遵循时间治疗原则，在降低血压水平的同时兼顾血压的节律，最大限度保护靶器官。

（2）糖尿病患者发生TIA或者缺血性脑卒中的概率增高，目前大都还是一级预防证据，缺少二级预防证据。

（3）在导致卒中的所有原因中，心脏病占62%。所有类型的心脏病都与卒中密切相关，如心脏瓣膜病、非瓣膜性心房颤动、冠心病、心肌梗死、二尖瓣脱垂等，都会增加TIA和脑卒中的发病率。心脏病是脑卒中肯定的危险因素，美国的一项研究表明，约四分之三的缺血性脑卒中死亡患者伴有心脏病。

（4）动脉粥样硬化是导致颈内动脉狭窄的重要危险因素，而血脂是动脉粥样硬化形成的关键原因。第15届欧洲脑卒中年会上重点强调降血脂对预防脑卒中的发病和复发的重要作用，并提醒公众保持健康的饮食和良好的生活习惯，以减少脑卒中和后遗症的发生。降脂治疗的主要目的应该放在减低LDL-C上，针对不同的人群给予不同的目标值。

（5）1969年McCully就发现高半胱氨酸尿症和胱硫醚尿症患者早期即可发生全身动脉粥样硬化和血栓形成。目前，已有多种研究资料表明，同型半胱氨酸（Hcy）不仅与冠状动脉粥样硬化性心脏病有关，也是TIA/脑卒中的一个独立危险因素。约有42%的脑卒中患者血清Hcy水平增高，而在普通人群中，Hcy增高者不到5%。叶酸和维生素B_{12}缺乏可能是导致高同型半胱氨酸血症的原因之一。

（6）炎性反应脑血管病的病理基础是动脉粥样硬化，而炎症反应在动脉粥样硬化的形成和发展过程中起到至关重要的作用，超敏C反应蛋白（hs-CRP）作为炎症反应的常用标志物，其含量升高与脑梗死、脑出血等脑血管疾病相关，是一个独立的危险因素。1999年ROSS首先提出动脉粥样硬化的炎症学说，指出动脉粥样硬化是一种特殊的慢性炎症性反应。血管壁的慢性炎症性反应是动脉粥样硬化性疾病发生的重要病理过程。

高血压、高血脂、高血糖都是动脉粥样硬化的危险因素，饮食偏嗜、形态丰腴人群是中风先兆的好发群体。现代医学认为TIA发作以后，应严格控制"三高"，减少TIA的复发率。《简明医彀·卷之二·中风·预防中风》中也论述过："膏粱之士，肥甘醇酒……致头目眩晕，痰盛气虚，手足指节麻木、软弱，面如虫行，口眼牵掣，肌肉瞤动，臂膊、臀髀不仁，语言颠错，胸膈迷闷，神思不清，口渴便秘，小便赤少，此皆中风阶梯。"另外，清代姜天叙在其著作《风劳臌膈四大证治·中风》中亦描述"每见中风之人，必中年以后，或肥盛之躯。"提示喜食肥肉、嗜好烟酒、体态肥胖等人群是中风先兆的好发群体。

（7）大量研究表明，纤维蛋白原是冠心病、脑卒中和周围动脉疾病的重要危险因素。现已证实，纤维蛋白原参与血栓形成的主要病理过程，血浆纤维蛋白原升高已成为缺血性脑卒中的危险因素。有资料表明，纤维蛋白原＞5g/L时，血栓形成的危险增加4倍。因此，纤维蛋白原水平可作为老年脑梗死患者的独立危险因素，可作为评估病情严重程度和预后的指标。

有很多学者强调，TIA是一种综合征而不是一种独立疾病。TIA并不是最终诊断，在临床处理时应首先诊断病因而不是直接治疗。根据发病机制，现在一般将TIA分为血流动力学型、微栓塞型和梗死型三个类型，其中微栓塞型根据栓子来源又可分为心源性栓塞型和动脉-动脉栓塞型。为判断TIA的病因、分型及鉴别诊断，应选择一些必要的实验室及影像学检查。

（二）西医发病机制

在西医方面，目前 TIA 的发病机制比较推崇的有：微栓子学说；血流动力改变学说；炎症学说；血管痉挛学说；盗血综合征学说。

1. 微栓子学说

随着对其机制的深入研究，目前比较认可微栓子学说，即血流分层平流现象可使来自心脏或者动脉的血栓反复地带到同一血管分支，形成微血栓并反射性刺激小动脉痉挛，导致脑部区域性缺血，反复出现刻板样雷同症状，栓塞血管内皮细胞受到刺激可分泌大量溶栓酶，使小栓子溶解，血管再通，临床症状缓解。颈内动脉或椎－基底动脉也可以由于硬化、斑块破裂产生微小血栓，进而引起脑动脉的阻塞而引发 TIA，在栓子流向远端后其血流可恢复而使患者的症状消失。

微栓子的形成与动脉粥样硬化（atherosclerosis，AS）、血液成分改变、血流动力学异常、体重、微血栓的形成、脑血管痉挛、炎症、内分泌、遗传、代谢、饮食等疾病状态、生活习惯、体质因素密切相关。动脉粥样硬化是 TIA 最主要的发病原因之一，它会导致颈动脉及脑动脉狭窄，使输送血液和氧气的通道变窄，从而导致脑局部区域发生缺血、缺氧。不稳定的 AS 斑块会附着在血管狭窄处，若斑块破裂生成栓塞，栓子随血流到达头部，则为 TIA。

2. 血流动力改变学说

血流动力改变学说则认为在脑动脉狭窄或血管痉挛时，患者血压降低或不稳定，出现病变血管灌注不足，导致局部脑缺血，继而引起神经功能缺损症状，但当血压恢复正常后，病变血管血流得以恢复，神经功能缺损症状随之完全缓解，同时血液黏稠度增加也会引起血流动力学异常而致 TIA 发生。

王坚苗认为，动脉粥样硬化可导致管腔狭窄，当管腔狭窄大于60%时，由于某些原因使管内压力下降，缺乏弹性的血管不能自动调节而使局部脑血流下降，或者因低灌注致狭窄的血管明显缺血，还有可能伴随全血黏度增高、红细胞变形能力下降及血小板功能亢进等，血流动力学改变促使微循环障碍，使其无法保持局部恒定的血流量。由于低灌注时间长，还尚未引起梗死，临床表现为 TIA。

3. 炎症学说

炎症介质作为 TIA 的危险因素之一，逐渐被医学界认可。血管内皮损伤过程中的炎症反应可造成机体内的细胞释放炎性介质和细胞黏附分子，从而加重内皮损伤。有文献表明，炎性标记物超敏C反应蛋白参与了血管动脉粥样硬化斑块的发生、发展、不稳定及破裂的各个阶段，也能够预测脑梗死的进展及预后。

4. 血管痉挛学说

最初认为血管痉挛是引起TIA的主要原因，后来有人提出动脉硬化较重时，血管并不容易出现痉挛，因此这一学说饱受争议，但目前仍被认为是可能的发病机制之一。而且越来越多的临床研究及动物实验证实脑血管可以发生痉挛，如蛛网膜下腔出血、外科手术、脑血管造影、脑栓塞时均可发生。当动脉粥样硬化管腔狭窄时，血压持续升高，管壁不平，形成湍流，湍流加速可刺激血管壁引起脑内较大的肌性血管痉挛，狭窄严重处出现一过性闭塞，致局部脑组织一过性缺血、乏氧，表现TIA。随着血流平稳、湍流减慢，痉挛缓解，相应临床症状亦消失。

5. 盗血综合征学说

盗血综合征是指各种原因引起的颅内或颅外血管及主动脉弓和附近的大动脉狭窄或闭塞，相应血管远端的压力下降产生虹吸作用，致邻近其他脑动脉血液通过交通动脉代偿其供血，而出现相对供血减少的症状和体征。有研究表明当颈内动脉狭窄程度在70%～89%时多表现为TIA。

在TIA的发生发展过程中，血小板释放、黏附、聚集及血栓形成起到重要的作用。因此，目前最主要的治疗是"双抗"和稳定斑块，可用阿司匹林、氯吡格雷、阿托伐他汀钙片。抗血小板治疗是西医治疗TIA的关键，这是目前脑卒中二级预防的重要组成部分。阿司匹林是临床上使用多年且具有循证依据的抗血小板聚集药，对防止微栓塞的形成起到确切的作用，可以有效降低TIA复发，防控缺血性脑梗死的发生。但是长期使用阿司匹林等抗血小板聚集类的药物会出现牙龈出血、脑出血、上消化道出血等出血事件。中医药治疗不良反应比较少，而且其具有多靶点的作用，可通过多种途径作用于AS形成的各个环节，从而改善脑循环、清除自由基、保护脑组织。

（三）中医病因病机

中风先兆突然起病，变化多端而速疾，可在短时间内缓解，但易反复发作。此类患者多是由于常年体弱，久病难愈，正气渐亏，并有肝肾不足，气血两亏，加之素有瘀血痰浊内停，在内伤积损的基础上，复因劳逸失调、情志不遂、饮酒饱食或外邪侵袭等，引起内风旋动、血随气逆、夹痰夹瘀、横窜脉络，从而发生眩晕、麻木诸症。故本病总属本虚标实之证。肾虚为本，内风、痰浊、瘀血为致病之标，病位在脑，与肾、肝等脏密切相关。

1. 五脏六腑失调与发病

《医学真传》谓："人之一身，皆气血之所循行。气非血不和，血非气不运"。气血与五脏相通，当从整体出发进行认识。人体之气的生成开始于肾，释放于肝，升降于脾，宣散于肺，贯行于心，敷布于经络，内而三焦，外而肢体百骸，以供生理之用；心主血脉，心气是血液运行的基本动力，心能行血，维持脉道的通畅，将血液输送到全身，发挥血液的濡养作用。《素问·五脏生成论》谓："诸血者，皆属于心"；肺朝百脉，主一身之气，血的运行有赖于肺气的敷布和调节；肝藏血，储存血液及调节血量；脾胃为气血之海，气血生化之源，十二经脉之长。土位居中，火上，水下，左木，右金，左主乎升，右主乎降，五脏各安其位，各司其职，则气血通畅，此为生理之常。若年过半百，五脏之气过盛或衰损，若心气不足，则子盗母气，肺气郁闭，则肺金克木，肾气亏虚，水不涵木，以上则出现肝无疏泄之能，阳动而生风；若肝肾阴虚，脾之气血生化之源不足，阴血不足，致风阳上扰，虚风暗煽；心肺肝之气出现亏损，则血运无力，气滞血液运行不畅，符合"瘀血生风"的思想。著名中风专家张学文教授认为因虚致瘀、瘀阻脉络为中风发病之根本，瘀血贯穿于病变之始终，并创造性提出颅脑水瘀论，认为瘀血是中风先兆的重要致病因素。气血的失调致风动于内，恰遇诱因触动，如情绪刺激、饮食劳倦等，正气又不能抗邪，行在血脉中之内，风引动宿有痰浊、瘀血，随逆乱之血横行于周身血脉，所结之凝块即可扰动清窍，阻塞经脉时出现中风先兆如眩晕、肢麻、肢体无力等症状。诱因消除，因正亏不甚，风势渐减，瘀血痰浊逐渐失去动因，所结凝块逐渐减小甚或消散，清窍复明，经脉再通。中风先兆忽发忽止、变化多端的症状表现符合"风邪"致病的特点。"风者善行而数变"，其贯穿于小中风起病、加重、缓解的全过程。

2. 元气渐衰促使病发

王清任明确指出："皆是元气渐亏之症。"当重视本虚。元气者秉受天阳清、静、明之气，充填胸中宗气，又一日三餐食饮水谷精微，两相合化而为真灵之气，系生命之活力。缘中风先兆症多发生于老年或老年前期。《内经》："男子五八，肾气衰，发堕齿槁""年四十而阴气自半"。可见中老年人的衰老是从肾虚开始，故本病多见于中老年人，多有隐喻病因。人处繁杂世间何曾不遇坎坷曲折，所志所愿不遂而致郁，郁乃人生大忌，暗耗元气，渐成虚气留滞，内损精血津液，此为变生痰浊及旋动内风之源。

若论气之始源，早在三千年前东周时期《太始天元册》记述太虚寥廓大公，混沌为道、为一、为自然，五运终天布化真灵。嗣后真阴抱阳，冲气为和，为一切对立事物正反、黑白、顺逆、邪正，互相关联而消长对称，是辨证交替统一的最贴切的符号系统。

一阴一阳之谓道，生生化化而万物生长化收藏，于人类生长壮老已。以阳化气、阴成形，形立神生。冲气为气之总名，阳气主动而动极必静；阴气主静而静极复动，有动静之理必有动静之气。元气渐亏，气少则动力不足，必有气机阻滞，所谓虚气留滞。出入升降失常则湿浊运化力薄，血行不畅阻络发生本虚标实的病机病势，临床见到中风先兆症，警示中风发病与复中的危险性的出现。

三、中风先兆的临床表现

（一）中医学对中风先兆临床表现的认识

中风先兆与中风的表现类似，但较中风轻微，不易引起注意。所谓有诸内必形诸外，但中风先兆表现复杂多样，非止一端。中风先兆诊断标准亦可根据全国第六次中医脑病专业委员会学术会议制定的《中风先兆证诊断与疗效评定标准》。中风先兆主症：阵发性眩晕，发作性偏身麻木，短暂性言语謇涩，一过性全身瘫软，一过性晕厥，瞬时性视物昏瞀，步履不正。次症：头胀痛，手指麻，筋惕肉𥆧，神情呆滞，倦怠嗜卧。

中风先兆与中风病有着密切的联系，一部分中风先兆患者可发展为中风病。因此有效防治中风先兆可以阻止其进展为中风病。有关类似中风先兆的认识，古代医学家对此早有论述，如朱丹溪指出"眩晕者，中风之渐也"。《证治汇补》云："平人手麻木，不时眩晕，乃中风之兆，须预防之"。《仁斋直指方论（附补遗）》指出："夫圣人治未病之病，知未来之疾，此其良也。其中风者，必有先兆之证，觉大拇指及次指麻木不仁，或手足少力，或肌肉微掣也，此先兆也，三年内必有大风之至。"还有文指出："人于四旬之外，或肥或瘦，平素又无它症，忽然或左或右，平中界开，或麻木不仁，或热痹疼痛，或背上如冰，寒热往来，拘挛不快，手足颤抖，但饮食如旧，此半身不遂之未到耳，慎宜保重，思患预防，即服半身不遂药，看其左右、察其病源而调之，容或有可痊之机矣。"都说明了祖国医学认识本病较早，同时对本病的预防治疗等也积累了很多宝贵经验。

（二）西医学对中风先兆临床表现的认识

脑部的血流供应是由颈动脉系统和椎-基底动脉系统两个系统完成的。前循环TIA的症状常见的有：对侧单侧肢体无力或轻度偏瘫，可伴有对侧面部轻瘫，系大脑中动脉与大脑前动脉皮质支分水岭区缺血的表现。特征性症状和体征包括眼部症状和Horner征交叉瘫。眼部症状表现为眼动脉交叉瘫：病变侧一过性黑矇，对侧偏瘫及感觉障碍。主侧半球受累出现失语，常表现为外侧裂失语综合征。后循环TIA的症状：常见的有眩晕、平衡失调，大多数不伴耳鸣，为脑干前庭系统缺血的表现。少数可伴耳鸣，是内听动脉缺血累及内耳。特征性症状：跌倒发作、短暂性全面性遗忘、双眼视力障碍。

美国新指南强调了持续时间不再是诊断的关键，认为TIA应定义为脑、脊髓或视网膜局灶性缺血引起的，未伴发急性脑梗死的短暂性神经功能障碍。结合临床实践，中风先兆具有以下特点：其一，患者年龄多在40岁以上，既往多有肝阳上亢、肝肾不足、消渴或气血虚损病史、烟酒嗜好及饮食不节史。其二，近期内反复发作一过性、可逆性症状如下：①突然出现头昏目眩、视物旋转，甚则头晕欲仆，恶心呕吐或头脑发胀、头重脚轻、摇晃不稳；②突然感到一侧或两侧肢体麻木、抽动、拘急、感觉减退、软弱无力或一侧肢体蚁行感；③突然出现语言謇涩，甚则失语、失读；④突发视物黑矇或失明、复视、幻视；⑤突发吞咽困难或口眼㖞斜、不自主口角流涎或口眼抽搐；⑥突然出现全身异常疲惫，倦怠懒言、嗜睡；⑦突发一过性嗅觉异常；⑧突发一过性肢体矛盾运动，如一手穿袜子一手脱袜子；⑨突发一过性体像障碍，如感到三条腿或抱着孩子等；⑩反复口舌咬伤等。其三，脉象当弦硬而长或滑数，少数患者可见沉细脉，两侧脉象弦数不一。舌质多晦暗。

中风先兆证是常在中风前发生的一组综合征。中风总体上死亡率高，治疗效果欠理想，经济负担大，如果对其在先兆状态就予以确定和干预，防止或延缓其发生，将有很大的现实意义。在脑卒中的治疗中，国内外都首推卒中单元疗法，即指改善卒中患者的医疗管理模式，专为卒中患者提供药物治疗、肢体康复、语言训练、心理康复和健康教育、提高疗效的组织系统。

四、诊断思路

美国心脏病协会指南诊断TIA的思路分为以下五步。

① 确定是否为TIA：依据TIA的特征性临床表现做出TIA的诊断。

② 鉴别真性TIA和假性TIA：需排除Todd麻痹、偏瘫型偏头痛、晕厥、Meniere综合征、脑肿瘤、硬膜下血肿、血糖血压异常等。

③ 区分导致TIA的供血动脉系统：依据颈内动脉系统和椎-基底动脉不同的缺血综合征做出诊断。

④ 明确TIA的病因及发病机制。

⑤ 评估危险因素。美国心脏病协会的这个诊断思路强调的是将TIA作为一个综合征而非一个独立的疾病来对待。

五、卒中风险评估

大量研究表明 TIA 患者短期内发生缺血性卒中的风险明显升高，可见，对 TIA 患者发生卒中的风险进行评估，能够及时而有效地指导治疗工作，从而发挥不可忽视的重要作用。主要从以下几点对 TIA 进行风险评估。

（一）风险评估量表

所有诊断为 TIA 的患者均需尽快进行卒中风险评估。目前，公认的较为成熟有效的临床风险评估量表有如下三种：加利福尼亚评分、ABCD 评分以及综合上述二者特色的 ABCD2 评分。2007 年，Hankey 比较了 ABCD、加利福尼亚和 ABCD2 评分系统对 TIA 后 2 天、7 天、90 天发生卒中的危险概率，得出结论 ABCD2 是目前最有效的预测系统，并且提示新模型可帮助医师鉴别高危患者，以便采取最佳的卒中预防措施。此量表风险评估只能作为判断患者病情严重程度的辅助手段，严格意义上必须联合其他的检查结果如血常规、电解质、肾功能、胆固醇、血糖水平以及心电图等才能进行综合评价。

（二）影像及超声学检测分析

伴有大血管病变的 TIA 患者，其卒中的发生率较高。此外，颅内大血管病变亦可能为一项高危因素。值得重视的是，年轻的 TIA 患者，在排除大血管异常的前提下，建议行超声心动图检查，用于排除室壁血栓、动脉瘤、心肌扩张及瓣膜病变等。

六、短暂性脑缺血发作的治疗策略

（一）关于 TIA 患者是否收出院

现认为如下患者在发病 24 ～ 48h 需收入院：对于初发 TIA 患者、进展型 TIA 患者、症状持续时间大于 1h、症状性颈内动脉狭窄大于 50%、已知的心脏来源的栓子（如房颤）、已知的高凝状态、加利福尼亚评分或 ABCD 评分的高危患者。

（二）TIA 的急诊处理

急诊处理 TIA 患者首先应该尽可能地恢复脑血流灌注。采用的方法有去枕平卧，允许性高血压和静脉补液。简单地改变头位，从 30°降至 0°，大脑中动脉平均血流速度能增加 20%。另外一个重要措施是允许性高血压，避免使用抗高血压药物。有研究报道早期低血压提示卒中的预后较差。对于确诊为 TIA 的患者，抗血栓治疗开始的越早越好。

（三）抗血小板治疗

抗血小板药物可以通过抑制血小板激活和聚集，阻止动脉粥样硬化基础上的血栓形成，从而降低脑缺血发作的可能性，起到预防 TIA 或卒中发生造成脑组织损伤的作用，是心脑血管疾病一级和二级预防的一线用药，应用最广泛的有阿司匹林、氯吡格雷等。IST 和 CAST 两项大型随机临床对照研究均显示缺血性卒中急性期 48h 内给予阿司匹林口服能显著降低 2 周内的复发率和死亡率，且不增加出血性卒中风险。ATC 荟萃分析证实小剂量阿司匹林（75 ～ 150mg）即可发挥抗血小板作用，并适合长期使用，但是在发病急性期建议初始剂量至少为 150mg。胃肠道症状是阿司匹林最常见的不良反应，口服可直接刺激胃黏膜引起上腹不适及恶心呕吐，长期使用易致胃黏膜损伤，引起胃溃疡及胃出血。

（四）抗凝治疗

在合并房颤的 TIA 患者中需进行长期抗凝治疗。目前对于急性期抗凝在非心源性 TIA 患者中的作用鲜有报道，研究主要集中在抗凝对缺血性脑梗死的作用。Berge 和 Sandercock 对几个评价肝素或低分子肝素在缺血性脑梗死中的作用的试验进行了 Meta 分析，发现早期抗凝由于使出血等风险增加可能没有益处。但仍然不能确定 TIA 患者是否可受益于早期抗凝，因为他们发生出血的风险低而发生卒中的风险较高。

（五）溶栓治疗

对于 TIA 发展为卒中的患者需要行溶栓治疗。通过随机对照试验研究表明，溶栓治疗具有时间依赖性，越早溶栓效果越好。因此，在急诊室或院内对 TIA 患者的密切观察是非常必要的。

（六）关于 TIA 的非急性期处理

对于非心源性栓塞导致的 TIA，美国胸科医师学会（American College of Chest Physicians，ACCP）指南推荐使用抗血小板药物。阿司匹林 25mg 联合缓释双嘧达莫 200mg，bid，氯吡格雷 75mg，qd 都是初始治疗的选择。在具体使用时应从花费、耐受性、可取性等多个方面考虑。对于近期具有心肌梗死、急性冠脉综合征、冠状动脉支架术，推荐使用氯吡格雷加阿司匹林。心源性栓塞，例如房颤、感染性心内膜炎等导致的栓塞，华法林的疗效明显优于阿司匹林。对于具有房颤的患者，若近期发作有 TIA，推荐使用长期的口服抗凝药（目标 INR 为 2.5，范围为 2.0 ～ 3.0）。对于具有抗凝禁忌的心源性栓塞的患者，推荐的阿司匹林剂量为 75 ～ 325mg/d。

七、祖国医学对中风先兆的治疗

（一）古代医家疗法

叶天士在《临证指南医案》一书中列出四种中风先兆的治法，即滋阴柔肝法、封固护阳法、填补肾精法、化痰息风法。此四法在历代医家治疗中风先兆的辨证论治过程中都得到了很好的体现。

《景岳全书》中记载了张景岳对于中风先兆的辨证论治经验。大剂参附峻补元气，以先其急，随用地黄、当归、甘杞之类，补填真阴，以培其本。他指出治疗中风先兆应在确保无痰气阻滞的情况下先补元气，后补真阴。

顾松园在其著作《顾松园医镜》中提出对于"大指次指麻木或不用者"等中风先兆，以"肾水虚六味、左归，真火衰八味、四圣之属。脾虚归脾、六君之属"的治疗方法。

脉象是一种生物信息的传递现象，它可以反映疾病的部位、邪气的进退、正气的盛衰。通过分析患者的脉象，能够辨析病情、判断预后及提供临床治疗依据。张锡纯认为中风病皆有征兆：是脉弦硬而长，或寸盛尺虚，或大于常脉数倍，而毫无和缓之意。孙志宏著《简明医彀》，其《卷之二·中风·预防中风》谈到中风先兆患者"脉多弦滑，虚软无力"，根据左脉、右脉的不足，分别服用四物汤和四君子汤。冯兆张在《冯氏锦囊秘录·杂症大小合参·卷八·风门》中提出：一旦出现手脚不利、口眼喝斜、语言謇涩等表现，并且脉象浮滑、虚软无力，那么中风发病便指日可待。

清代汪宏的《望诊遵经》是对前人望诊经验的全面总结，阐述了望诊的要领、原则、方法以及人体的生理气色表象与病理状态之间的关系，论述了身体各部位的望诊内容以及其对望诊的诊断意义，有很强的实用性。《望诊遵经·卷下·眼目气色条目》中记载："瞳黄唇白，面红中有青点者，中风之先兆也。"此条指出通过望诊也可确诊中风先兆。

明代李中梓在其代表作《病机沙篆》中记载，出现中风先兆应服用十全大补汤加羌活。同时期的医家亦提出中风先兆的发生应责之于火邪和痰邪，治疗应做到泻火解毒、清热化痰。王肯堂在《证治准绳·分别阴阳》中谈道：中风先兆的治疗先以降心火为主，服用清心汤或泻心汤，"心火降则肝木自平矣"；若出现"中风牙关紧急，浆粥不入"，先服用三一承气汤，然后按法治之。孙志宏认为中风先兆并伴有火盛的患者，应服用防风通圣散，次服愈风汤、搜风顺气丸。

清代医家注重内外风并治的理念。吴谦在《医宗金鉴》中论述了中风先兆的内生先兆、外中先兆的鉴别及治疗，"羌活愈风汤治外中，手足无力语出难，肌肉微掣不仁用，大秦艽汤参再添，官桂黄杜防己，知积柴荷蔓菊前，苍麻半朴杞地骨，调理诸风症可安"。吴尚光在《理瀹骈文·续增略言》中记载预防外中服用羌活愈风汤，预防内生服用清热化痰汤。对于应用药剂药性方面，沈金鳌认为：治疗中风先兆，要用平和之剂给予调理，平时应注意防房劳、暴怒、郁结，调气血、养精神。

（二）分期治疗

第一步急性期以化痰通络，重用虫类搜风为主，第二步缓解期以补肾，升清降浊为法，体现"急则治其标，缓则治其本"中医思想，彰显了中医辨证论治的特点。在治疗的过程中，运用中药对患者的高血压、高血糖、高血脂等高危因素进行干预，整体调节，控制危险因素，预防其向完全性卒中进展。

1.急性期

急性期主要表现是症状突然发生，持续时间相对较长，且发作频繁，1个月内可多次发作，综合舌脉等，将其归纳为急性期，本期主要病因病机为肝肾阴亏，引动肝风，触动痰浊，蒙蔽脑窍为主。此期多因长期嗜食酒甘，脾胃受损，运化失司，水湿不化，痰湿内生，遇情志不遂，肝气郁滞，日久化火伤阴，阳亢化风，引动痰湿为患。本病病位在脑，脑位居上位，为精明之府，脑脉呈网状纵横交错，是全身气血最盛之处，痰湿浊毒阻滞脉络，致络脉失养或气血运行不通，导致中风先兆发生。而痰湿为阴邪，其性黏滞，故非阳明之物峻攻有效，故需虫药入络搜风剔络，化痰祛湿，以毒攻毒。按照"急则治其标"原则，治以化痰通络、虫药息风为主。

2.缓解期

缓解期症状持续时间相对较短，且每月发作次数较之前明显减少，时间超过1年，且未转变为完全性脑卒中。本期发病日久，正气亏虚，气机逆乱，清浊升降失常为主。《素问》云："清气在上，则生飧泄，浊气在下，则生䐜胀"，清浊升降失常，则机体功能紊乱，变生他病。正气亏虚，中气升降失常，清轻之气血无以上濡脑窍经络，秽浊之痰、瘀等毒邪阻滞脉络，致一过性头晕，意识不清等。肝肾同源，阴阳互滋互制，肝胆共同疏泄全身气机，阴阳相应，引领心肾相交，尚能调理脾胃之气，故肝胆为气机升降之本，脾胃居中焦，为气机升降枢纽，故肾虚无以滋养肝胆，致气机出现紊乱。气为血之帅，气行则血行，气虚则血运无力，停滞脉络为瘀毒。瘀可致水，瘀血阻滞水道，水液运行障碍，或渗于脉外，或停滞于经络，变生痰湿，二者又可交结，互为影响。故气、血、水成为本期致病的关键因素，三者可相互为因。宗气及元气的生成，均离不开肾，先天之精化生为元气，肾纳之气与肺之清气生成宗气。故肾虚致宗气元气生成不足，形成一系列的病理变化。可见，本期是在肾虚的基础上，病程日久，脏腑受损，复因他邪诱发，气机逆乱，气血不合而发。故在治疗上以补肾升清降浊之法为主。

（三）非药物疗法——针刺疗法

头针治疗疾病历史悠久，早在《内经》就有关于头针治疗各种疾病的记载。针灸从古至今一直是我国医学具有特色并且行之有效的治病手段，针灸更是中风病的优选方法。古代医家就有采用针灸法治疗中风先兆的临证经验。

《素问·调经论第六十二》针对"肌肉蠕动"的这一症状，首次用针刺方法防治其进一步发展，曰："形有余则泻其阳经，不足则补其阳络"。《灵枢·热病》中对针灸取穴依据的记载："病在分腠之间，巨针取之……病先取于阳，后入于阴"，认为阳气是人体生命活动的根本，中风初起时，病位在分腠之间，病邪先犯阳经，针刺应浅刺阳经腧穴以补阳气祛邪外出。

唐代医家孙思邈的《备急千金要方·卷第八·论杂风状第一》曰："夫诸急猝病多是风，初得轻微，人所不悟，宜速与续命汤，依腧穴灸之"。认为该病初得轻微，提出了针、灸、药结合的方法防治中风，这种方法也为后世医家所效仿。同时在《千金翼方》中，他也详细记载了灸百会、风池、大椎、肩井、曲池、间使、足三里七穴的方法治疗中风先兆，上述穴位除间使外，均为阳经腧穴，这也印证了《黄帝内经》中"先取其阳"的主张，灸七穴的方法在后来的《普济方》《针灸大成》等著作中亦被收录。宋代窦材更加肯定了灸药结合的方法防治中风先兆证，所著《扁鹊心书·中风》主张"先灸关元五百壮，五日便安。次服保元丹一二斤，以壮元气；再服八仙丹、八风汤则终身不发"。明清时期医家也多主张以针灸进行治疗，如杨继洲在《针灸大成》指出："宜急灸三里、绝骨四处各三壮，后用生姜、薄荷、桃柳叶四味煎汤淋洗"。清代吴亦鼎《神灸经纶·卷三》中认为，常灸风池、百会、曲池、合谷等穴，可以扶正祛邪、活血散风，预防中风的发生。《太平圣惠方》中，认为灸双侧足三里穴与绝骨穴各三壮，再用生葱、薄荷、桃叶、柳叶四种材料煎汤淋洗灸疮，可达到驱逐风气从创口内出的效果，这种方法可以被视为是最早的"瘢痕灸"治疗中风先兆证了。元代罗天益《卫生宝鉴·卷八·中风灸法》中编汇了历朝医家对中风先兆证的治疗经验，晚年的他用灸百会、风池的方法治愈了自己的中风先兆证，从而更加确立了灸法在预防中风中的地位。

后世《针灸甲乙经》及《针灸大成》等文献中记载头部腧穴治疗全身疾病的内容更加丰富。头针疗法源自古人针灸头部腧穴治疗疾病而逐渐被许多医家所推崇。早在两千多年前《素问·骨空论》篇记载："头痛身重，恶寒，治在风府。"《灵枢·五乱》曰："起乱于头则厥逆，头重眩仆，取之天柱。"晋代皇甫谧的《针灸甲乙经》中有很多腧穴治疗疾病的记载，如"咽喉难言，天柱主之。"《灵枢·邪气脏腑病形》中云："十二经脉，三百六十五络，其气血皆上于面而走空窍"，且"头为诸阳之会"，说明头与人体经络系统有极其密切的联系。十二经脉中，六条阳经及足少阴、足太阴、足厥阴经都关系于头部。十二经别皆上达于头面，使头与十二经脉之间发生了直接或间接的联系。头部有气街，到达于头部的经气皆通于脑。因此针刺头部的经络腧穴既能调节十二经脉，又能疏通头部气血，可对脑和肢体的功能失调起到重要的治疗作用。所谓调气即激发经气，对患者头部特定部位针刺并适当地留针有利于经气来复，作用类似于治疗脏腑疾病选用募穴，可以疏通患者肢体经络气血，促进整体功能状态的协调平衡。

头针治疗为脑源性疾病的特效疗法，其治疗中风偏瘫的疗效已得到充分肯定，目前认为头针对头部穴区的刺激可以通过这一容积导体产生一种"场"或"针场"，将生物电效应传导至大脑皮质，与脑神经细胞自发神经变化传递到大脑皮质一样对大脑皮质有刺激作用。这种作用可改变大脑皮质神经细胞兴奋性，纠正抑制的泛化，说明针刺头部腧穴能改善脑卒中后上肢运动功能障碍。其机制可能是头部刺激可以反射性增加相应皮质部位血流量，改善大脑局部血液循环，从而改善皮质缺血缺氧状态，促进了皮质功能恢复。同时，刺激头部可以调节大脑神经细胞兴奋性，可以不断将针刺信息传入中枢神经，以兴奋脑细胞，提高神经系统自我修复和代偿能力。头针治疗脑卒中具有一定的临床疗效。近年来，研究者从脑血流、脑电图、脑诱发电位、血液流变学、脂代谢、神经肽、自由基、免疫学等方面探讨了头针治疗脑卒中的作用机制，认为头针具有改善脑血流和脑功能、调整脑神经电活动、调节免疫等作用。

体针治疗的作用大体上说包括疏通经络、调和阴阳、扶正祛邪。而中风先兆总的病机是本虚标实，本虚为阴阳气血失调，标实为风、火、痰、瘀，或上述因素相互夹杂为患。如因某种原因出现一方的偏盛或偏衰即成为病理状态，这种偏盛或偏衰发生在脑，则会出现元神失用，进而经络不通，肢体运动不灵。疏通经络是针灸最基本和最直接的治疗作用，通过针刺头、体部腧穴能够使经气调达，脉络通畅，肢体运动恢复。调节阴阳是针灸治疗最终要达到的根本目的，"阴胜则阳病，阳胜则阴病"，针对人体这一主要病理变化，运用针灸方法调节阴阳的偏胜偏衰，从而恢复"阴平阳秘"的健康状态。规范的针灸治疗中风先兆的方法，是以辨证论治为前提，以经络辨证为依据；主要采用循经取穴、对症取穴；选用三部配穴法、阴阳配穴法、经验配穴法；依照针灸准则，施以适宜的补泻手法。近代针灸教材大多遵循传统经典的针灸治疗方法，此法亦是国内外针灸临床治疗中风的主流。

我院张童医生通过对比头针、体针联合中药汤剂干预TIA与阿司匹林加静脉滴注药物降低完全性中风的发病率的疗效，探讨通过中医综合干预TIA以预防中风病的中医综合治疗新方案。

将60例确诊为TIA（短暂性脑缺血发作）的患者随机分为两组，即治疗组（30例）和对照组（30例）。治疗组采用头针、体针联合中药汤剂治疗，对照组采用西药阿司匹林加静滴药物治疗。按要求治疗1个月。分别观察治疗前、治疗后10天、治疗后20天、治疗后1个月、随访第2个月两组对于降低TIA（短暂性脑缺血发作）发作频率、症状改善情况、完全性中风的发病率疗效。

治疗方法如下：治疗组采用头针与体针疗法配合。头针疗法取穴按照《中国头皮针穴名国际标准化方案》中顶中线、顶旁1线、顶旁2线、顶颞前斜线、顶颞后斜线。操作：穴位皮肤常规消毒；术者手持毫针以15°沿头皮刺入25mm至帽状腱膜下，根据辨证，实证用单式徐疾泻法，虚证行单式徐疾补法，虚实不显用快速捻针法。单式徐疾泻法：毫针沿头皮迅速进针至帽状腱膜下，留针10min，捻转针柄数转，缓慢起针，使针孔皮肤隆起呈丘状而出。单式徐疾补法：毫针沿头皮缓慢进针至帽状腱膜下，紧压穴位1min，留针10min，捻动针柄数转，迅速出针。快速捻针法：毫针沿头皮快速进针至帽状腱膜下，以200次/分的频率、15°～30°角度持续而均匀地捻转2min，留针15min，常规压迫针孔，以防出血。疗程为1个月，每周治疗5次。

体针疗法：取穴。①主穴：合谷、太冲。配穴：阴虚阳亢，配太溪、风池、照海；气虚血瘀，配气海、血海；痰瘀互结，配丰隆、足三里；眩晕，配百会、神庭；语言謇涩，配廉泉、哑门；半身不遂，上肢配肩髃、曲池、外关，下肢配髀关、伏兔、阳陵泉、悬钟。②操作：穴位皮肤常规消毒：术者手持毫针直刺进针，进针深度20～50mm，得气后行捻转补泻法（虚实补泻），持续捻转2min，留针15min，常规压迫针孔，以防出血。③疗程：一个月，每周治疗5次。

辨证运用中药：证型及方药。①肝肾阴虚、风阳上扰证：方用白芍20g，生地黄15g，何首乌30g，女贞子15g，龟甲15g，天麻10g，钩藤15g，生龙骨30g，怀牛膝15g，炙甘草10g。②气虚血瘀、脉络瘀阻证：方用黄芪40g，白术15g，当归10g，川芎15g，赤芍10g，桃仁10g，红花10g，熟地黄15g，鸡血藤30g，炙甘草10g。③痰瘀互结、阻滞脉络证：方用半夏12g，白术15g，天麻10g，胆南星10g，石菖蒲10g，郁金10g，川芎15g，当归10g，赤芍10g，生地黄12g，炙甘草10g。服法及疗程：每日一剂，水煎取汁300mL，每次100mL，每日3次，治疗1个月。合并用药：规定在观测期内，所有受试者当合并有其他危险因素如高血压、高血脂、高血糖、房颤时，允许使用针对该危险因素的控制性药物。禁止使用针对TIA的其他相关性药物治疗如抗血小板药物、抗凝药物等。

　　对照组采用阿司匹林加静滴舒血宁药物治疗作为对照组。效应指标：①主要指标：TIA发作频率、TIA治疗有效率、中风发生率。②次要指标：中风病发生病死率。③TIA疗效判定标准。参照全国脑病协作组第二次会议通过的《中风先兆诊断与疗效评定标准》（1993年11月）研究结果表明：两组治疗前1个月内TIA发作次数比较，$P >$ 0.05，无显著差异，具有可比性。

　　研究结果表明：治疗组在治疗期间内前10天TIA发作次数即有明显减少，与本组治疗前相比，$P < 0.05$，具有统计学意义；在第20天、第1个月以及随访第2个月后TIA发作次数均有明显减少，与本组治疗前相比，$P < 0.01$，具有统计学意义。而对照组在治疗期间前10天内TIA发作次数减少不明显，与本组治疗前相比，$P > 0.05$。无统计学意义；从第20天开始TIA发作次数与治疗前相比才有明显差异，$P < 0.05$。在治疗期间内，治疗组在每一阶段及随访2个月时TIA发作次数与对照组比，$P < 0.05$，均有显著性差异；其中第1个月相比，$P < 0.01$，具有统计学意义。

　　对照组有3例患者在治疗过程中发生脑梗死，发生脑梗死率为10%，而治疗组在治疗期间无脑梗死发生，发生率为0。两组中无一人死亡。两组脑梗死发生率经χ^2检验$P < 0.05$，具有统计学意义，以上说明中医综合干预治疗TIA方面，优于阿司匹林加药物静点的对照组。两组病例临床疗效比较两组治疗后治愈率分别是10.0%和3.3%，具有显著性差异，$P < 0.05$；总有效率分别是96.7%和83.3%，具有显著性差异，$P < 0.05$。表明头针、体针联合汤药临床疗效优于对照组。

（四）中医药治疗中风先兆

　　中药汤剂治疗中风先兆证型主要以风痰阻络、肝风内动、气虚血瘀为主，各医家在此基础上不断延伸，治以经验方或自拟方均取得了较好的疗效。

　　我院玄峰哲医生总结临床经验自拟平肝息风汤治疗中风先兆42例，取效良好。自拟平肝息风汤药用川牛膝30g，赭石15g，生龙骨、牡蛎各15g，茵陈、生麦芽、玄参、桑寄生各15g，山药、续断、柏子仁、丹参、黄柏各10g。热盛加黄芩、龙胆各15g；阳亢明显加龟甲10g，石决明25g；阴虚加知母15g。水煎取汁300mL，每日分3次口服。10剂为1个疗程，观察2个疗程。治疗结果参照《中医常见病证诊疗常规》，显示治愈即临床症状消失、全部正常有36例；好转即临床症状减轻6例，实验室检查数值有所下降，高血压患者血压均有下降，有3例未降至正常，高血脂者有1例未降至正常，血黏度高者有3例未降至正常，但均有下降。治愈率为86.7%，好转率13.3%。

　　玄医生认为故临证时，对年龄在40岁以上，经常出现头痛、眩晕、肢麻以及一时性语言不利等症，多为中风先兆，要注意治疗，除生活调摄外，针对病因病机给予药物防治是非常重要的。"诸风掉眩皆属于肝",盖肝为木脏,于卦为巽,巽原主风,且中寄相火,征之事实,木火炽盛,亦自有风。此因肝木失和,风自肝起,又加以肺气不降,肾气不摄,冲气、胃气又复上逆,于是脏腑之气化皆上升太过,血之上注于脑,随之有中风之危。是以方中重用牛膝以引血下行,此为治标之主药;而复深究患者本源,用赭石、生龙牡镇肝息风,降胃降冲;玄参清肺气;柏子仁滋阴润肺,肺中清肃之气下行,自能镇制肝风;桑寄生、山药、续断补肝肾、敛肺气;茵陈为青蒿之嫩者,得初春少阳生发之气,与肝木同气相求,泻肝热兼舒肝郁,实能顺肝木之性,使不抑郁;丹参活血化瘀,瘀去气畅郁舒,血液循环顺畅;黄柏以清其虚热,使滋阴而不生热。诸药共奏潜阳息风、滋补肝肾之功。现代药理研究证实,牛膝煎剂后,血压立即下降,1h内始终低于给药前水平。牛膝有降血黏作用,据实验报道,川牛膝有降低大鼠全血黏度、血细胞比容、红细胞聚集指数的作用,并能增长大鼠凝血酶原时间和血浆复钙时间。丹参降血脂,降血黏,改善动脉硬化及血流动力学,临床早已证实,并已制成针剂、口服液、片剂,广泛应用于临床。诸药合用有改善动脉硬化、降血压、降血脂、降血黏功效。

齐雅芳医生使用镇肝息风汤联合西药治疗中风先兆,获得满意疗效。研究采用随机平行对照法,在沈阳市第二中医医院脑病病区选择住院患者72例。按照病例号码抽签方法随机分为两组。两组均连续治疗15天为1个疗程。对照组应用小牛血清去蛋白静点,口服阿司匹林肠溶片及阿托伐他汀钙片;治疗组在上述治疗基础上,加用镇肝息风汤(药物组成:怀牛膝50g,生白芍30g,生龟甲30g,生龙牡80g,天冬25g,玄参25g,川楝子10g,茵陈10g,甘草10g,麦芽10g,水煎200mL,早、晚口服,一日一剂)。连续两个疗程后进行疗效判定和统计分析。结果显示:治疗组临床疗效治疗组优于对照组。见表1-6。

表1-6 两组治疗结果

组别	n	显效	有效	无效	总有效率/%	组间比较
治疗组	36	21	13	2	99.44(34/36)	$\chi^2=4.1806$
对照组	36	13	15	8	77.77(28/36)	$P=0.041 < 0.05$

齐雅芳医生采用镇肝息风汤主要针对中风先兆病机进行辨证治疗,病机无外乎气血亏虚,内风夹痰浊瘀血,上扰清窍,横逆四肢,致脑窍闭塞,主要是由肝阳暴亢和风阳上扰引起,因此临床治疗主要平肝、息风、潜阳等。镇肝息风汤由川楝子、甘草、生白芍、怀牛膝等,方中重用牛膝引血下行,此为治标之主药;龙骨、牡蛎、龟甲、芍药镇肝息风;赭石降胃、降冲。玄参、天冬清肺气,肺中清肃之气下行,自能镇制肝木。至

其脉之两尺虚，当系肾脏真阴虚损，不能与真阳相维系。真阳脱而上奔，并挟气血以上冲脑部，故又加熟地黄、山茱萸补肾敛肾。川楝子清肝火和泻郁热；怀牛膝补益肝肾；甘草和生白芍温经通络。各方药联合使用具有平肝息风、潜阳功效，镇肝息风汤加减治疗中风先兆疗效确切，对治疗和预防脑中风疾病具有非常重要作用。

八、中风先兆证的预防

"治未病"始见于《素问·四气调神大论》："是故圣人不治已病治未病，不治已乱治未乱"，首次提出"治未病"的概念。孙思邈认为"上医医未病之病，中医医欲病之病，下医医已病之病"，即"未病""欲病""已病"三个层次，并且强调"消未起之患，治病之疾，医之于无事前。"预先采取措施，防止疾病的发生、发展与传变，未发生预防优于发病后救治，做好中风病的一级、二级预防，及早发现和干预中风先兆，通过针灸、中药等治疗，效果显著，能有效降低中风发生率。

《杂病源流犀烛·中风》篇云："平时宜预防之，第一防房劳，暴怒郁结，调气血，养精神，又常服药以维持之，应乎可安"。《证治汇补·中风》篇云："宜慎起居，节饮食，远房事，调情志。"王清任《医林改错》突出描述了一过性先兆症状的危害性，强调指出"因不痛不痒，无寒无热，无碍饮食起居，人最易疏忽"，提醒人们应积极治疗先兆症状，避免病邪由浅入深，酿生大患。总之，中风先兆是临床常见的中医内科急症，危害之重，当重视预防，使疾病在渐而未深、微而未甚的阶段就及时制止，不失为上策。依据中风先兆的发病原因和机制，一旦确诊，必须立即给予药物治疗，迅速改善脑病变部位的血液供应，防止病程发展。

（一）未病先防（养生预防期）

就是在未病之前，通过养生，防患于未然，古人在《证治汇补》中指出："平人手指麻木，不时眩晕，乃中风先兆，须预防之，宜慎起居，节饮食，远房帏，调情志"。这为我们今天预防中风先兆提出了指导性作用。现代医学研究也表明，中风先兆的发病与高血压、心脏病、颈椎病、糖尿病、血脂异常、肥胖以及吸烟和过度饮酒有着一定的关系。所以改变不良生活方式，增强人体正气，预防以上诸症的发生，避免和消除能导致本病发病的各种因素是预防中风先兆的首要措施。这一时期一般无需治疗，做到平时起居有常，饮食有节，劳逸适度，重于养生，并且要定期体检，经常测量血压，掌握自己的健康指数，对预防中风先兆都有积极作用。另外对于形体肥胖或有中风家族史者从中青年时期更应注意养生保健，预防为主。

（二）欲病早治（高危因素期）

消除中风先兆的高危因素，及时治疗其他病如高血压、脑动脉硬化、心脏病、糖尿病、颈椎病、脉管炎等，都是造成脑中风的危险因素，所以要积极采取措施，进行预防性对症治疗、控制病情，防微杜渐，以杜绝中风先兆的发生。平时生活规律化，根据不同情况，在饮食上要低糖、低盐、低动物脂肪、低胆固醇，多吃蔬菜水果，戒除烟酒，适度运动，保持心情舒畅，对预防本病都有积极作用。

（三）既病防变（中风先兆发病期）

中风先兆症多发生在中年以上，临床表现为突然发生的眩晕、头痛、头麻，突然感到一侧脸部或手足麻木，多见大指、示指，也可见于其他指（趾）及整个肢体、四肢不定处痉挛，肌肉掣动，握物无力或困难，有的为舌麻、唇麻或一侧上下肢发麻，突然一侧肢体无力或活动不灵活，时发时停，嗜睡，一过性晕厥或言謇，偏身麻木无力，步态不稳等表现，并伴随血压升高等症状。中风先兆的诊断：年龄在30岁及以上，有4个主证中的3个，兼见上述症状1个或多个，排除其他原因引起的上述症状，即可诊断为中风先兆。中风先兆的辨证论治：中风先兆的病机不外血瘀、阴虚、阳虚、肝火、心火、肝风、痰湿、气逆几型，其中以肝肾阴虚为本，以血瘀为标，临床可分为以下4型。

（1）气虚血瘀型　眩晕，肢麻，气短乏力，自汗，面色萎黄或暗淡无华，步态不稳，握物无力，或有心悸，舌淡紫，苔薄白或腻，或见舌体活动不灵活，脉弦细滑，或细涩无力。治疗以补气活血、通经活络为主，方药以补阳还五汤为主方。

（2）肝阳上亢型　眩晕，肢麻，头痛头胀，耳聋耳鸣，心烦失眠，眼皮、人中颤动，肌肉掣动，面红，目赤，口苦，舌红苔黄，脉弦长而有力。治疗以镇肝息风、滋阴潜阳，方药用镇肝息风汤加减，佐以活血化瘀通络之品。

（3）痰浊阻络型　眩晕，皮肤麻木不仁，或耳聋耳鸣，头痛，头重，胸闷，心悸，易怒，关节活动不利，或痰多，舌胖腻，苔浊腻或白厚而润，脉弦滑等。治疗以燥湿化痰、健脾和胃为主，佐以活血化瘀。方药用半夏白术天麻汤加活血化瘀通络之品。

（4）肝肾阴虚型　眩晕，头痛，耳聋耳鸣，手指麻木，烦躁少寐，双眼昏花，视物不明，或眼睛干涩，四肢痉挛拘急震颤，兼见面部烘热，手足心热，午后颧红，口燥咽干，腰膝酸软，舌红干少津，苔少，脉细数弦。治疗以滋阴降火、柔肝滋肾、育阴潜阳为主，佐以活血化瘀。方药用杞菊地黄汤加活血化瘀通络之品。另外，在急性期必要时可配合西药治疗，疗效更佳，恢复更快，根据病情可选用如苦碟子静脉给药，但用药时间不宜过长。

（四）愈后防复（恢复期）

就是指在病愈或病情稳定之后要注意预防复发，一般患者初愈后，即使症状完全消失，也应根据情况在医生指导下，继续巩固治疗一段时间，待完全康复后，针对患者不同情况要定期到医院进行检查，并经常测血压，防治三高（血压、血脂、血糖），合理饮食、适当运动，戒烟、戒酒，并采取综合措施，促使脏腑组织功能尽快恢复正常，达到邪尽病愈、病不复发的目的。

近年来，中风先兆证在临床研究与实验机制研究上都取得了一定的进展，亦存在一些问题：①中风先兆的诊断、辨证分型无统一标准；②目前缺乏随机、对照、多中心、大样本、前瞻性的规范化临床研究，特别是对于中风先兆的病理过程和现代疗效机制的研究，为提高针刺临床疗效提供依据；③针灸疗法虽效果显著，但其疗效机制有待进一步研究，针刺手法、选穴、疗程有待进一步标准化；④针灸疗法效果有目共睹，临床上应用不多，应大力推广，同时配合中药、推拿、穴位贴敷、穴位注射、耳针等联合治疗，应利用现代科技研究切实可行的客观标准方案。正确的生活方式是预防中风的关键。《素问·上古天真论》："上古之人，其知道也，法于阴阳，和于术数，食饮有节，起居有常，不妄作劳，故能形与神俱，而尽终其天年。"因此，中风病的预防除干预治疗之外，高危人群养成良好的起居饮食习惯也至关重要。

从古代文献中发现，在预防中风方面，关于灸法的描述更为丰富且疗效显著，针刺则更多地用于中风既病防变上。现代医学把中风的原因主要归纳为血液成分改变、血管壁病变和血流动力学改变等危险因素。除了继承传统的针灸疗法外，现代中医增加了头针、温针灸、电针等手段，从更微观的角度观察针灸对于中风先兆的影响，更加丰富了针灸的内容。

参考文献

[1] 黄金华，金平，吴章松，等 . 短暂性脑缺血发作患者症状发作次数和持续时间与早期卒中风险的相关性 [J]. 国际脑血管病杂志，2018, 26(7): 528-532.

[2] 徐蕾，龚涛 . 缺血性脑卒中和短暂性脑缺血发作的诊断 [J]. 中华全科医师杂志，2012, 11(4): 246-247.

[3] 毕齐，李晓晴 . 小卒中，大麻烦 [N]. 中国医学论坛报，2008(10): C4.

[4] Albers G W, Caplan L R, Easton, et al.the TIA Working Group.Transsient ischemic Attack: proposal for a new definition[J]. N Engl J Med, 2002, 347: 1716-1731.

[5] 毕齐，王立锋，李晓晴 . 亚临床卒中 -TIA- 小组中研究档案 [N]. 中国医学论坛报，2008(10): C3.

[6] 王晓霞，白洁．不同剂量阿托伐他汀联合氯吡格雷治疗短暂性脑缺血发作的疗效及对预后的影响 [J].中国实用神经疾病杂志，2016, 19(15): 115-116.

[7] 周发明，王成谋，陈光辉．短暂性脑缺血发作患者 ABCD2 评分和血浆纤维蛋白原水平与近期预后的关系 [J].中国老年学杂志，2016, 36(8): 2004-2005.

[8] 吕祥龙，李婧．短暂性脑缺血发作后缺血性脑卒中的危险因素 [J].临床神经病学杂志，2017, 30(4): 271-274.

[9] 黄娟，彭熙炜，廖君，等．中医药治疗急性缺血性脑卒中的用药规律分析 [J].湖南中医杂志，2017, 33(1): 115-116.

[10] [唐] 王冰．黄帝内经素问 [M].北京：人民卫生出版社，1963.

[11] 张德明．中风先兆证治浅析 [J].光明中医，2009, 24(6): 1138-1139.

[12] 邹忆怀，王永炎．中风先兆证病因病机及防治的初步探讨 [J].北京中医药大学学报，1995, 18(5): 12.

[13] 沈金鳌．杂病源流犀烛 [M].北京：中国中医药出版社，1996.

[14] [明] 张介宾．夏之秋校注．景岳全书 [M].北京：中国中医药出版社，1994.

[15] 王宏宇，张维忠，龚兰生，等．高血压合并动脉硬化与大动脉缓冲功能关系的研究 [J].中华心血管病杂志，2001, 29: 206-209.

[16] 全国糖尿病研究协作组调查研究组．全国 14 省市 30 万人口中糖尿病调查报告 [J].中华内科杂志，1981, 20: 678-683.

[17] 马长生．脑卒中预防的原则与进展——心内科医师必备知识 [J].中国医刊，2007, 42(1): 2.

[18] 张小妮，王归真，王俊明，等．高龄老年组腔隙性梗死血脂特点 [J].实用医技杂志 2004, 11(4): 411-412.

[19] 张继红，李雪松，陈晶．高同型半胱氨酸血症与卒中关系 [J].中国卒中杂志，2008, 3(10): 716-720.

[20] 付文全．CRP 在检测动脉粥样硬化类疾病中的应用进展 [J].中国医学文摘内科学，2002, 23(1): 105.

[21] 刘春红，王宏，马雅静．纤维蛋白原对缺血性脑卒中的影响 [J].中国动脉硬化杂志，2004, 12(4): 477-478.

[22] Gilesm F, Rothwell P M. Prediction and prevention of stroke after transient ischemic attack in the short and long term[J]. Expert Rev Neur other, 2006, 6(3): 381-395.

[23] 曹杉杉，林傲蕾，孙莉，等．短暂性脑缺血发作对后续脑梗死早期神经功能恶化的影响及机制 [J].中华医学杂志，2018, 98(13): 992-997.

[24] 马震，吉中国，吕京光．CTPI 和 CTA 在椎底动脉系统 TIA 诊断中的互补性 [J].医学与哲学 (临床决策论坛版)，2009, 30(10): 32-34.

[25] 李春，黄波，韦朝阳．短暂性脑缺血发作病因研究进展 [J].解放军预防医学杂志，2018, 36(02): 279-282.

[26] 王坚苗，张苏明．短暂性脑缺血发作的新认识 [J].国外医学 (脑血管疾病分册)，

2005(02): 110-115.

[27] 魏衡，周瑞，尹虹祥，等 . 炎性标记物联合 ABCD ～ 3-Ⅰ 评分对短暂性脑缺血发作后短期进展为脑梗死风险的预测研究 [J]. 中华临床医师杂志（电子版），2016, 10(22): 3315-3319.

[28] 郭红敏，曾莲意，刘素英 . 短暂性脑缺血发作患者的经颅多普勒检测及评价 [J]. 卒中与神经疾病，2000(01): 54-55.

[29] Yoji Nagai, Kazuo Kitagawa, Manabu Sakaguchi, et al.Significance of Earlier Carotid Atherosclerosis for Stroke Subtypes.2001, 32(8): 1780-1785.

[30] 崔莉红 . 阿司匹林、阿托伐他汀联合氯吡格雷治疗短暂性脑缺血发作的临床疗效分析 [J]. 实用心脑肺血管病杂志，2016, 24(7): 108-110.

[31] 陈龙霏，李修壮，王平，等 . 消栓通络经验汤剂辨治短暂性脑缺血发作(气虚血瘀证)的临床研究 [J]. 中国中医急症，2016, 25(10): 1981-1984.

[32] 陈鹏辉 . 从内风形成与性质浅谈中风发病 [J]. 江西中医学报，2006, 18(4): 19-20.

[33] 廖志成，蔡扬，王闰平，等 . 浅谈中风病的病因：痰湿与瘀血 [J]. 光明中医，2013, 28(7): 1453-1454.

[34] 邹忆怀 . 中风先兆病因病机及防治的初步探究 [J]. 北京中医药大学学报，1995, 18(5): 12-14.

[35] 王一战，范吉平，谢颖桢，等 . 基于数据挖掘的中风先兆证证候规律研究 [J]. 吉林中医药，2017, 37(2): 136-140.

[36] 徐娜，杨宇峰 . 明清医家论中风学术思想探析 [J]. 长春中医药大学学报，2019, 35(1): 9-12.

[37] 肖诗鹰，王玉来 . 中风先兆证诊断与疗效评定标准 [J]. 北京中医学院学报，1993, 16（6）: 66

[38] 王维治 . 神经病学 [M]. 北京：人民卫生出版社，2006.

[39] Bray J E, Coughlan K, Bladin C.Can the ABCD Score be dichotomized to identify high risk patients with transient ischemic attack in the emergency department[J]. Emerge Med J, 2007, 24: 92-95.

[40] 傅景华 . 中医四部经典·黄帝内经素问 [M]. 北京：中医古籍出版社，1996.

[41] [唐] 孙思邈 . [宋] 林亿校正 . 刘更生点校 . 备急千金要方 [M]. 北京：华夏出版社，1993.

[42] 杜嘉，孙忠人，夏铭徽 . 古代针灸预防中风的处方规律研究 [J]. 针灸临床杂志，2011, 27(5): 12-13.

[43] [宋] 窦材 . 李晓露点校 . 扁鹊心书 [M]. 北京：中医古籍出版社，2007.

[44] 杨波，张晓君，潘洪涛 . 针刺四关穴对颈内动脉血管阻力指数及血流量的影响 [J]. 针灸临床杂志，1997, 13(4): 44-45.

[45] 廉玉麟 . 中国针灸 100 要穴临床妙用 [M]. 赤峰：内蒙古科学技术出版社，2000.

[46] 陈全叶 . 镇肝息风汤加减治疗中风先兆临床分析 [J]. 基层医学论坛，2012, 16(26):

3486-3487.

[47] 王旭，祁宝昌，鞠维娜 . 短暂性脑缺血发作患者脑动脉狭窄与相关危险因素的临床分析 [J]. 中风与神经疾病杂志，2016, 33(10): 916-919.

[48] 国家中医药管理局脑病急症协作组 . 中风先兆证诊断与疗效评定标准 [J]. 北京中医学院学报，1993, 16(6): 426.

[49] 赵立军，柴丽丽 . 炎性因子监测联合四种评分法对短暂性脑缺血发作后近期缺血性脑卒中风险预测的价值 [J]. 海南医学，2016, 27(24): 4020-4023.

[50] 张仕娟，宋玉宁，李乃坤，等 . 急性脑梗死患者发生阿司匹林抵抗的危险因素 [J]. 山东医药，2016, 56(15): 62-64.

[51] 杨成，钱捷，唐迅，等 . 阿司匹林单独或与氯吡格雷联合用药治疗缺血性脑卒中及短暂性脑缺血发作疗效和不良反应的 Meta 分析 [J]. 中华流行病学杂志，2015, 36(12): 1430-1435.

[52] 郭锐 . 葛根素配合中医辨证治疗短暂性脑缺血发作的疗效评价 [J]. 中医临床研究，2013, 82(11): 82-83.

[53] 张晋岳 . 恩必普软胶囊联合拜阿司匹林肠溶片治疗短暂性脑缺血发作的临床疗效观察 [J]. 山西中医学院学报，2010, 11(04): 57-58.

第三节　脑梗死急性期

一、脑梗死概述

脑梗死是严重危害人类健康的主要疾病之一，具有发病率高、病死率高、致残率高、复发率高的"四高"特性。脑梗死依据发病机制的不同分为脑血栓形成、脑栓塞和腔隙性脑梗死等主要类型。约75%的脑梗死是由于急性血栓形成或其他部位的血栓转移，导致局部脑血管闭塞造成的。由于脑血栓形成的病因基础主要为动脉粥样硬化，因而产生动脉粥样硬化的因素是发生脑梗死最常见的病因。通常脑梗死急性期是指发病1个月内，这一阶段恢复或改善缺血组织的灌注成为治疗的重点，应贯彻于治疗全过程。

脑梗死是指局部脑组织包括神经细胞、胶质细胞和血管，由于血液供应缺乏而发生的坏死。根本原因是供应脑部血液的颅外或颅内动脉发生闭塞性病变而未能获得及时、充分的侧支循环，使局部脑组织的代谢需要与可能得到血液供应之间发生超过一定限度的供不应求现象所致。脑血管急性闭塞后，依侧支循环形成的时间和程度，闭塞血管的供血区可能发生全区梗死或部分梗死。脑动脉粥样硬化所致的颈内动脉系统血栓形成是造成此病的主要原因，因病变的血管部位不同可出现肢体活动障碍、言语障碍、意识障碍、精神情感障碍、视野缺损等相应的临床症状和体征。按病程和病情分以下4种类型（表1-7）。

表1-7　脑梗死按病程和病情分型

分型	症状
可逆性缺血性神经功能缺损	患者症状、体征持续超过24h，但在2～3周内完全恢复，不留后遗症
缓慢进展型	在起病后1～2周症状仍逐渐加重，脑缺血和水肿的范围继续扩大，直到出现对侧完全偏瘫，意识障碍，甚至脑疝
进展型	局限性脑缺血症状逐渐加重，呈阶梯式加重，可持续6h至数天
大面积梗死型	为数较少，但症状出现快，如颈内动脉或大脑中动脉主干等大动脉的急性血栓形成，往往伴有明显脑水肿，颅内压增高，患者对侧偏瘫，意识障碍，很快进入昏迷，有时发生脑疝

二、脑梗死急性期西医治疗

（一）溶栓治疗

梗死脑组织周边存在半暗带是缺血性卒中现代治疗的基础。溶栓治疗主要是在脑组织缺血缺氧后，但脑组织还未形成明显坏死前，尽早开通血管，建立有效血供循环，挽救受损脑细胞，减少脑组织的不可逆性损伤，减少神经缺损，降低脑梗死的致病、致残率。溶解血栓、恢复血供是最合理的治疗方法。溶栓治疗有一定的"时间窗"，有研究认为，3～6h内溶栓治疗是十分有效的，也就是脑梗死超急性期。我国脑血管病防治指南推荐发病3h内应积极采用静脉溶栓治疗。对符合条件的急性脑梗死患者首选重组组织型纤溶酶原激活剂(reteplase，rt-PA)。目前已有大量循证医学证据确切表明，rt-PA可显著减少患者的残疾程度，改善生活质量。对无条件采用rt-PA的患者，可用尿激酶替代。许文勇等比较了rt-PA和尿激酶在静脉溶栓时间窗内对急性期脑梗死的疗效及安全性，认为rt-PA静脉溶栓治疗急性脑梗死效果更明显，可有效改善患者神经功能，优于尿激酶治疗。曹姣娥和邓可发现，对急性期脑梗死患者静脉应用rt-PA安全、有效。

脑出血仍然是rt-PA治疗最严重的不良反应，通过多因素分析提示，溶栓过程中平均动脉压≥105mmHg(1mmHg=0.133kPa)的患者发生出血的风险是正常的10.8倍，提出溶栓启动后24h内控制平均动脉血压水平在105mmHg以内可降低脑出血事件。

（二）分类抗栓治疗

1. 抗血小板治疗

急性脑梗死多为大动脉粥样硬化型。血小板的聚集、活化，在脑梗死急性期的发生、发展中至关重要。因此，抗血小板治疗已成为脑梗死急性期治疗的重要措施之一，脑梗死急性期未行溶栓治疗者应尽早给予抗血小板药物治疗。脑梗死急性期抗血小板药物的治疗作用是通过有效减少血小板的活化，阻止血小板黏附、聚集，抑制血栓进一步形成，改善脑血流量和供氧量，对脑梗死的区域有溶通作用。抗血小板治疗常用的药物有阿司匹林、氯吡格雷、奥扎格雷等，药物的临床疗效均已获得临床验证。联合抗血小板治疗急性脑梗死比单用抗血小板药效果更优，但需结合患者个体差异，充分评估出血风险。

2. 降纤治疗

血浆纤维蛋白原是脑梗死急性期血栓形成的重要因素之一。通过降纤治疗能降解纤维蛋白原，增加纤溶活性，抑制红细胞聚集，增加红细胞的血管通透性及变形能力，从而抑制血栓形成作用。脑梗死早期针对高纤维蛋白原血症患者可积极降纤治疗。目前临床常用的降纤药有巴曲酶和降纤酶。国内一些研究显示，巴曲酶可显著降低纤维蛋白原水平，治疗急性脑梗死有效，症状改善快且较明显，不良反应轻。同样，研究证实，降纤酶能够有效降低纤维蛋白原水平，延长凝血酶原时间，治疗脑血栓形成急性期疾病效果显著。但两者均应注意纤维蛋白原降至 130mg/dL(1.3g/L) 以下时的出血倾向。

3. 抗凝治疗

脑梗死急性期抗凝治疗已在临床广泛应用多年。抗凝治疗可防止凝血酶原转变为凝血酶，从而减少血栓形成，但对已经形成的血栓无直接治疗作用，所以目前我国脑血管病防治指南不推荐抗凝治疗作为急性脑梗死的常规用药。抗凝治疗常用的药物有普通肝素及低分子肝素。一般情况下，出现心源性脑栓塞或长年卧床的脑梗死患者预防深静脉血栓形成和肺栓塞的情况，考虑抗凝治疗。

4. 联合抗栓治疗

联合应用抗栓药物是目前临床工作者的研究热点。除了常用的联合抗血小板治疗以外，还有研究者在纤维蛋白原值＞3g/L 前提下，联合应用抗血小板聚集药物(奥扎格雷钠)和降纤药物(巴曲酶)能较有效阻止脑梗死进展，且不会引起出血性并发症。

（三）神经保护剂应用

神经保护是目前脑梗死急性期治疗的研究热点。急性脑缺血导致脑细胞能量代谢异常，随后出现一系列缺血瀑布反应。在脑细胞缺血早期，神经元发生去极化，钙离子内流导致兴奋性氨基酸大量释放，而蛋白酶、磷脂酶氧化镁、蛋白激酶C、腺苷三磷酸酶被激活，神经细胞自身稳定性丧失，结构破坏。随后自由基的释放，加之再灌注伴随的炎症反应等将进一步加强缺血后微循环障碍，神经细胞的破坏。针对上述不同的环节，有不同的神经保护剂，主要有钙通道阻滞剂、兴奋性氨基酸受体拮抗剂、自由基清除剂和生长因子等。使用神经保护药可减轻缺血，改善脑代谢，清除自由基，延迟神经细胞死亡，争取时间恢复脑灌注。目前国内临床研究较多的神经保护剂有依达拉奉和丁苯肽。有学者报道，自由基清除剂依达拉奉治疗脑梗死急性期患者临床效果显著，可改善患者的神经功能缺损症状。李兆月通过临床对照研究发现，丁苯酞作为新型抗脑缺血药物具有独特和明显的治疗急性缺血性脑梗死作用，能有效改善脑梗死预后。

1. 促红细胞生成素治疗脑梗死

促红细胞生成素（EPO）是由肾脏分泌的一种糖蛋白类激素，具有抗细胞凋亡、抗炎、抗氧化作用。EPO可促进红细胞系祖细胞的分裂，并使其分化成为成熟红细胞，有效增加循环血液中的红细胞数量，改善了机体的血液携氧能力，有利于损伤血流的重建，从而进一步促进患者缺血半暗带的恢复，减少机体的脑损害症状。此外，EPO还具有抗氧化作用，其可减轻脑缺血后产生的自由基对大脑的损害，增加神经细胞中胆碱乙酰转肽酶的活性，减轻机体缺血缺氧时的炎症及应激反应，从而起到保护神经细胞的作用。

2. 奥拉西坦及依达拉奉治疗脑梗死的药物经济学分析

奥拉西坦与依达拉奉都是治疗脑梗死的药物，奥拉西坦是通过磷酰乙醇胺与磷酰胆碱互相作用，提高大脑组织核酸与蛋白质的组成，从而改善脑部神经和损伤。依达拉奉是保护制剂，不但可以清除掉体内过多的氧自由基，对被氧化的脂质起到抑制作用，还能起到保护脑梗死受伤的其他脑部组织，增加缺血脑周围的血液流通时间，对脑梗死有很好的治疗作用。

3. 依达拉奉联合血栓通治疗老年性脑梗死的临床疗效研究

依达拉奉是治疗急性脑梗死常用的自由基清除剂，血脑屏障的通透性达到50%～65%，可抑制花生四烯酸代谢，减轻脂质过氧化反应，改善脑缺血缺氧，并具有良好的缺血再灌注损伤保护作用，还能提高具有神经功能保护作用的萘乙酸的水平。

血栓通为中药制剂，主要成分为三七皂苷。三七皂苷具有通脉活络的功效，能够抗血小板聚集，改善脑缺血再灌注期间的脑水肿具有十分明显的效果。研究表明，血栓通具有良好的脑保护作用，能够促使脑血管扩张，改善脑内血循环，并且能够通过降低机体耗氧量来提高机体对缺氧的耐受力。

4. 注射用长春西丁治疗急性脑梗死的作用机制

长春西丁是从夹竹桃科小蔓长春花提取出来的一种生物碱，经合成、筛选出一系列衍生物从而开发出来的阿扑长春胺酸乙酯制剂，易透过血脑屏障进入脑组织，长春西汀具有高脂溶性，是一种很好的脑循环和脑代谢促进剂，增加脑耗氧量，改善脑代谢，保护神经，改善精神、神经症状，改善脑功能。此外，作为脑血管扩张药，能增加血管平滑肌松弛信使C-GMP的作用，抑制磷酸二酯酶活性，能够抑制血小板聚集，降低血液黏度，增加红细胞的变形能力，改善微循环及血液流动性，还能够促进脑部组织摄取葡萄糖等，另外还能选择性地增加脑部血流量，增加脑耗氧量，改善脑代谢。

长春西丁对急性脑梗死作用机制有以下几种。

① 增加局部脑血流量，它能抑制磷酸二酯酶活性，作用于血管平滑肌的PDE+受体，双向调节血管张力，改善血供，增加血管平滑肌环磷酸鸟苷浓度，选择性增加脑血流量，降低阻力。

② 改善脑代谢，该药能增加脑动静脉血氧含量，促进血红蛋白的氧释放量，改善脑组织代谢，促进脑组织摄取与利用葡萄糖，减少缺血缺氧的乳酸的生成，清除粥样硬化斑块。

③ 对脑缺血缺氧的保护作用，该药能抑制过氧化脂质的生成，清除氧自由基，保护神经细胞，防止缺氧状态下神经细胞、神经递质兴奋中毒性损害。

④ 改变血液流变学性质，能提高红细胞变形能力，降低血黏度，调节脂质，抑制血小板聚集。

⑤ 调节神经递质的释放和转化，抑制钙离子通道，减轻脑内钙离子聚集，直接保护神经元，抑制缺血及毒素对神经纤维的损伤，防止脑缺血再灌注损伤。

（四）其他疗法

1. 血压管理

我国的急性卒中指南中不推荐急性脑梗死期1～2周内进行降压治疗或降压过快。王大力等对脑梗死急性期进行口服降压治疗，把血压控制在<140/90mmHg，结果显示，急性期患者加重比例较高，且对患者3个月预后效果无明显提高，提示脑梗死急性期应根据个体血压的影响因素来进行有效的个体化血压管理。

2. 高血氧治疗

高血氧治疗是指通过吸入高压力、高浓度的纯氧，改善脑组织的缺氧状态，减轻脑水肿，挽救缺血半暗带，促进神经功能康复。段应芳通过临床对照研究证实，高压氧治疗对急性脑梗死有较好的治疗效果，但应注意严格掌握适应证和禁忌证。

3. 亚低温疗法

脑梗死急性期亚低温治疗方法可降低脑组织的能量代谢，减轻脑水肿，抑制氧自由基产生，抑制兴奋性神经递质对神经元的损害凋亡，从而起到保护脑组织的作用。于天霞等观察了亚低温疗法对脑梗死急性期近期和远期疗效，结果发现，亚低温提供了有效的脑保护治疗，安全有效。

4. 早期康复治疗

脑梗死急性期的早期康复是指在发病2周内开始的康复治疗。早期康复训练在脑梗死急性期的治疗中越来越得到重视，神经系统的可塑性和功能重组理论是康复治疗中枢神经系统损伤最重要的理论基础。刘荣梅认为，脑梗死的治疗不单是药物治疗，早期康复治疗脑卒中后偏瘫治愈率高。康复训练方法主要包括良肢位的设计（即抗痉挛体位摆放）、关节活动度的维持训练、搭桥训练、平衡训练、步行训练以及患者家属根据自己认识帮助患者活动等。除了常用的康复训练方法，近年来，运动想象疗法由于简便易行，能充分调动患者积极主动参与康复训练，更容易被患者和家属接受，是脑卒中后瘫痪肢体康复治疗的重要新进展之一。

5. 扩容治疗

分水岭脑梗死是临床上的一种常见疾病，根据其具体的成因，可以将其分为两种情况，即脑内分水岭、皮质分水岭。脑内分水岭梗死主要指患者的大脑前动脉、中动脉之间的表浅区域发生了梗死，通常患者的肢体会出现瘫痪情况。皮质分水岭梗死，其又可以分为皮质前型、后型两种。患者脑内的两条主动脉交界处发生了梗死的情况，即为皮质分水岭脑梗死。目前，在临床上，对分水岭脑梗死的患者治疗，多采用阿司匹林口服药物，或者动脉支架手术治疗等方式。对脑分水岭梗死患者，施以口服药物，以及静脉滴注治疗后，对其再进行羟乙基淀粉扩容治疗，可以有效降低患者体内的细胞聚集，有效实现扩容，从而有效改善患者血流不畅的情况，利于患者康复。

（五）外科治疗

临床上脑梗死急性期患者常伴有占位效应，进而出现神经功能恶化，有脑疝风险者，内科治疗无效时，为了挽救生命，可行开颅去骨瓣减压术。去骨瓣减压手术能减轻颅内高压，增加脑灌注，并改善缺血，但手术的最佳时间窗、能否减轻缺血脑组织的局部损伤以及术后患者的生存质量等问题还有待进一步临床研究。目前，临床上外科手术主要有以下几种方法：①颅内血管重建，包括颅外-颅内动脉吻合术、颅外-颅内动脉架桥吻合手术、大网膜颅内移植术和颅外-颅内血管连通术等；②颈动脉内膜切除术和大脑中动脉血栓摘除术；③介入治疗，包括经皮血管扩张成形术和血管内支架成形术；

④大面积脑梗死去骨瓣减压术。上述方法均有不同的适应证，临床上主要依据患者的症状和病变部位等采取不同的治疗方式。

三、脑梗死急性期中医治疗

中医学认为脑梗死病因不外乎内伤损伤、劳欲过度、饮食不节、嗜食肥甘厚味、情志所伤、气虚邪中。其病机总属阴阳失调，气血逆乱。病理性质多属本虚标实。其发病率、致残率、复发率高，严重影响人类的身心健康和生活质量。按发病率217/10万计算，全国估计有600万左右中风患者。目前，全国每年用于治疗脑血管病的费用估计在100亿元以上，加上各种间接经济损失，每年因本病支出接近200亿元人民币，给国家和社会造成沉重的经济负担。在这种情况下，中医治疗本病具有广阔的前景，发挥了积极作用，对本病的临床报道很多。

脑梗死急性期病因病机复杂，治疗方法也具有多样性，中医药治疗脑梗死有悠久的历史和确实的临床效果。在结合中医辨证论治，根据不同个体的情况辨证施治的同时综合利用中医药疗法提高脑梗后患者的生活质量。临床现多采用中药汤剂治疗、中成药治疗、针灸治疗、推拿治疗，各种治疗虽都能对中风急性期患者起到治疗作用，但是又各有侧重。

（一）中药汤剂治疗

1. 中风急性期经典方药

主要分为5个证型，即风痰入络证、风阳上扰证、阴虚风动证、闭证和脱证。其中风痰入络证，治以祛风化痰通络，方用真方白丸子加减治疗；风阳上扰证，治以平肝潜阳、活血通络，方用天麻钩藤饮加减；阴虚风动证治以滋阴潜阳、息风通络，方用镇肝息风汤加减；闭证治以息风清火、豁痰开窍，方用桃核承气汤加减或羚角钩藤汤加减和涤痰汤加减；脱证治以救阴回阳固脱，方用参附汤合生脉散加减。

2. 中风急性期个人经验用药

富作平以祛风解表药为主组方（荆芥、防风、桂枝、羌活、细辛、地龙、川芎、郁金、牛膝、远志、枸杞子、水蛭、钩藤等）治疗缺血性中等急性期80例，总有效率96.25%。其总有效率、显效率均优于西药对照组。韩玲在常规治疗基础上，加用清热化瘀汤（熟地黄、水牛角、赤芍、水蛭、三七、地龙、生地黄、石菖蒲）治疗缺血性中风急性期瘀热阻窍证患者33例，在降低患者血压、胆固醇、甘油三酯，改善患者日常生活能力及生活质量方面均优于常规治疗组。

（二）中成药治疗

脑梗死的治疗在传统中医和现代医学之间最明显的区别是针灸和中成药的使用。有大量研究资料表明，在常规治疗缺血性脑卒中的同时，合理加用中医制剂，可起到降低患者的血液黏稠度、抑制血小板聚集、改善脑血液循环及血液高凝状态、扩张血管、增加动脉血流量、改善脑侧支循环作用、保护脑细胞等作用。中医药治疗在脑梗死急性期的临床工作中作为辅助治疗方法应用广泛。作为现代医疗方法的有效补充，中医药治疗在大量临床经验和小样本临床观察方面均提示对脑梗死患者的治疗和预后有帮助。由多种中药(如丹参、三七、川芎、银杏叶、葛根、红花等)提取成分制成的中成药制剂在临床中应用广泛，起到了抗血小板聚集、降低血黏度、抗凝、改善脑血流等作用。其中最常用的剂型包括注射剂和片剂。因其疗效显著，价格低廉，现在临床得到广泛应用。

1. 灯盏花素注射液

脑梗死如不能及时灌注或保护治疗，可使梗死灶周围仍存有的半暗带神经元死亡，加重神经功能缺损。灯盏花素是从灯盏花中分离出的一类黄酮类成分。药理研究表明，灯盏花具有以下作用：①增加脑血流量，降低血管阻力，提高血脑屏障通透性。②对抗二磷酸腺苷引起的血小板聚集及高黏滞血症。③抑制缺血性脑血管病患者的脂蛋白异常。④有效改善缺氧期脑细胞的稳定性。⑤在一定程度上保存细胞，清除游离基的功能，减轻游离自由基对脑细胞的损伤，提高脑组织缺血缺氧的耐受性。冯志武等研究表明，灯盏花素注射液结合常规治疗对降低血脂、改善血液流变学、促进脑梗死患者神经功能的恢复等有明显疗效。

2. 清开灵注射液

清开灵注射液是安宫牛黄丸的改造剂型，由牛黄、水牛角、珍珠母粉、黄芩、金银花、栀子、板蓝根组成，具有镇静安神、清热解毒的作用。现代药理研究认为本品尚有抑制血小板聚集、增加纤溶酶活性、降低血液黏度、清除自由基、减少脑细胞坏死等作用。张晓朦等系统性评价清开灵注射液治疗急性缺血性中风的临床疗效，共收纳8篇文献，共计633例患者，经Meta分析得：清开灵注射联合西医常规疗法治疗缺血性中风具有很好的疗效，可以提高总有效率，降低死亡率。

3. 华佗再造丸

华佗再造丸为祛风化痰类胶囊，主要由当归、川芎、冰片、白芍、红参、五味子、马钱子、红花、胆南星组成，具有活血化瘀、化痰通络、行气止痛的功效。经过药理学研究和临床观察证明，具有保护中风患者的脑细胞免受损害、修复其受损的脑细胞以及激活脑细胞代偿功能的作用，还对神经干细胞的增殖、分化和迁移有促进作用。夏伟等检索国内外最新华佗再造丸临床试验报告文献42篇，最终有10篇随机对照试验满足纳入标准，共942例缺血性脑卒中患者，经Meta分析显示，华佗再造丸治疗缺血性脑卒中试验组优于对照组，且差异有统计学意义。

4. 血塞通注射液

血塞通注射液是中药三七的注射液，主要成分为三七总皂苷，由人参皂苷和三七皂苷组成，具有益气、化痰祛瘀、活血化瘀等作用。近年的一系列研究表明，血塞通具有改善微循环、抗炎、清除自由基、保护神经细胞等作用。能够促进患者缺血脑组织的细胞功能恢复，有效改善神经功能，缓解脑部梗死情况。

依达拉奉是一种自由基清除剂，促进脑细胞正常氧化功能的恢复，保护脑部血管，属于对脑梗死治疗的一线药物，它能够清除氧自由基，降低患者脑细胞和神经细胞的损伤，对缓解患者的血管痉挛具有重要的意义，通过两种药物联合应用能够有效帮助患者改善相关病症，对促进病症的恢复具有重要价值。

5. 川芎嗪注射液

川芎嗪具有活血、化瘀、降低血小板的表面活性、抑制血小板聚集、防止血栓形成的作用，并且对已形成的凝聚块有解聚的作用。有改善微循环、增加脑动脉和冠状动脉血流量、降低心肌耗氧量、扩张小动脉的作用。有药理学研究表明：川芎嗪具有抗氧化、钙拮抗、阻断缺血再灌注损伤、改善血液流变、神经保护、抑制细胞凋亡、明显镇静等作用。

6. 红花黄色素注射液

红花具有活血通络的作用。《唐本草》中记载其："治口噤不语，血结，产后诸疾。"《本草纲目》记载其："活血，润燥，止痛，散肿，通经。"《本草正》中记载其："达痘疮血热难出，散斑疹血滞不消。"临床常用于有血瘀诸证，如冠心病、脑梗死等。

红花中包含的色素为红花红色素和红花黄色素，是从红花的花瓣中提取出的天然色素。研究表明，红花黄色素具有改善胰岛素抵抗、改善脑供血等多种药理功能。

研究表明，红花黄色素注射液可以增强血管内皮生长因子（VEGF）表达，而VEGF已被证实具有强大促血管内皮细胞增殖的作用，通过增加组织缺血区内新生血管的数量，从而减小组织梗死的面积。

7. 疏血通注射液

疏血通注射液是水蛭、地龙精制提取的动物类中药制剂。《本草纲目》记载：水蛭味咸、性平，为破血逐瘀良药；地龙味咸，性寒，功擅活血化瘀通络。二者共用有活血化瘀通络的功用。现代药理学认为水蛭有抑制血液凝固、降低血浆纤维蛋白原、降低血脂、降低血液黏滞度等作用。疏血通从水蛭、地龙中提取，保留了生物活性成分。动物实验结果提示本品可延长小鼠凝血时间，降低血小板聚集和黏附率；抑制二磷酸腺苷、花生四烯酸和凝血酶诱导的血小板聚集，抑制大鼠体内外静脉血栓的形成；增加栓塞的股动脉血流量。

8. 醒脑静注射液

醒脑静是由麝香、郁金、栀子、冰片等组成的中药制剂，具有开窍通络、祛瘀止痛的功效。研究证明，本药能够清除氧自由基，抑制炎性因子水平，减轻脑组织缺血-再灌注损伤，促进神经细胞修复；同时，还能改善脑部血循环，减轻局部水肿，保护缺血的神经。

9. 银杏达莫注射液

银杏达莫注射液为复方制剂，具有活血散瘀、通脉活络的作用。其中银杏总黄酮具有扩张冠脉血管、脑血管，改善神经损伤症状和记忆力功能。双嘧达莫抑制血小板聚集，并可抑制血小板释放。作用机制为：能阻断和抑制脑血管内皮细胞膜上的 α - 受体，降低血管阻力，扩张血管；还能有效地降低血小板的聚集性，增加红细胞的 ATP 和 cAMP 含量；同时，提高红细胞的变形能力，从而有效地改善微循环，增加缺血、缺氧组织的血液，达到改善微循环、纠正组织缺血缺氧的目的。

（三）中西医结合治疗脑梗死的思路与方法

中西医结合治疗急性脑梗死的思路与方法具体分为四个方面。

1. 病症结合法

就是西医辨病与中医辨证论治相结合的方法，也是开展最早、最为普遍的一种方式，可以分为诊断与治疗两个方面。

（1）诊断方面结合　在临床诊断时把西医辨病和中医辨证相结合，形成"双重诊断"必须运用中西医结合两套方法采集临床资料，中医重视舌、脉，西医有许多理论检测方法，可与中医互补。

（2）治疗方面的结合　中西医结合治疗急性脑梗死要掌握时机，灵活运用中西医各自的治疗方法和手段。例如：在血栓性脑梗死急性期治疗应以西医为主，中医为辅，有溶栓适应证的患者，应按"时间窗"要求及早给予溶栓治疗，并给予脑保护剂，待病情稳定之后，加以中药，恢复期则以中医为主，辅以适量西药，同时配合针灸康复治疗。需要强调的是中西医结合并不是1＋1的中药与西药结合，而是根据病症分期、分型的辨证论治，全身调整，合理用药，这样才能收到良好的效果。

2. 中西医融合法

中西医融会贯通，应用现代科学方法对中医理论进行深入研究和剖析，全面阐述它的本质，然后将它与现代医学理论有机结合起来，形成一个高于中西医现有水平的中西医结合的新理论，这是一个漫长的过程。

3. 综合诊治法

主要对一些顽症、难症采用中西医结合治疗或针药并施的方法，有的还参与一些外敷、按摩等，以提高治疗效果，临床运用什么方法或哪些方法联用，应视患者具体情况而决定。

4. 循证医学

临床医生在医疗实践中，经验的积累是进展缓慢的，并存在局限性，而循证医学方法可较快的获取信度高的成功或失败疗法的证据，可以事半功倍，为此中西医结合临床领域中也应这么做，陈可冀教授提出是否可称为中西医结合循证医学，用以提高中西医结合的临床诊断和治疗质量。

四、我院在中西医结合治疗脑梗死方面的研究

（一）中药汤剂结合西医疗法

我院姜德远医生通过观察补阳还五汤与常规西药结合治疗脑梗死患者的疗效，选取于2014年8月～2015年9月来我院就诊的脑梗死患者38例。病程0.5～3年，平均（1.8±0.6）年；将其随机分为观察组和对照组，每组各19例。两组患者一般资料比较差异无统计学意义，具有可比性。研究方法如下：对照组患者采用常规西药进行治疗，包括阿司匹林首剂量300mg，100mg/d维持治疗；右旋糖酐40静脉注射1次/天；阿托伐他汀钙20mg/d，治疗过程中配合必要的抗高血压药进行治疗。3次/天，治疗20天为1个疗程，连服3个疗程。在对照组患者的基础上，观察组患者加用补阳还五汤，方药组成：生黄芪50g，当归尾15g，桃仁10g，红花15g，赤芍15g，白芍15g，葛根15g，地龙10g，大黄10g，川芎15g，丹参15g，枸杞子30g，鸡血藤10g，石菖蒲15g。言语不利的患者，加远志、郁金；下肢瘫软者加用续断、桑寄生、牛膝、杜仲；肢体麻木

者加用木瓜、防己、伸筋草；阴虚明显者加熟地黄、石斛。1剂/天，水煎分两次口服，上述治疗20天为1个疗程，连服3个疗程。分析比较两组患者的临床疗效、症状改善和恢复时间等。观察组的总有效率为94.74%，对照组的总有效率为68.42%，观察组明显高于对照组（$P < 0.05$）。补阳还五汤联合常规西药治疗脑梗死的临床效果更好，有效缩短了患者的症状改善时间和恢复时间。

我院诊疗中根据益气活血法自拟方剂治疗进展性脑梗死。进展性脑梗死（Progressive Cerebral Infarction，PCI）是指发病后6h至1周内患者临床症状和体征仍在逐渐加重的脑梗死，此类患者占卒中的发病率为20%～40%，较一般卒中有较高的致残率和致死率，是影响患者预后的重要原因之一，具体如下。

张家齐医生应用益气活血法配合疏血通注射液治疗进展性脑梗死。将140例患者随机分为治疗组和对照组，治疗组90例以益气活血法配合疏血通治疗；对照组50例以疏血通治疗。治疗方法中风证及患者虚证的问诊。主症：半身不遂，口眼㖞斜，手足麻木，口中流涎，舌偏，语謇，不语，神志恍惚，神昏。兼症：眩晕头痛，面红目赤，心烦易怒，尿赤便秘，面色㿠白，气虚乏力，烦躁耳鸣，手足心热，舌质淡，苔薄白，脉弱。治疗组应用补气活血为治法的中药抗栓通脉方。方药如下：黄芪50g，丹参30g，地龙15g，全蝎5g，牛膝15g，鸡血藤25g，桃仁10g，红花10g，当归10g，桑枝10g，炙甘草5g，杜仲12g，续断12g，水煎服，每日一剂，连用15天。用药前2周与治疗期间停服其他各种治疗本病药物，同时应用疏血通注射液6mL，加入0.9%氯化钠注射液250mL中静脉输注，每日一次，15天为一个疗程。对照组应用疏血通注射液6mL加入0.9%氯化钠注射液250mL静脉输注，每日一次，15天为一个疗程。结果治疗组总有效率85.55%，对照组总有效率68.00%，治疗组疗效明显好于对照组（$P<0.05$）。结论中医益气活血法配合疏血通注射液均能改善脑梗死患者的生存质量，有助于神经功能缺损的恢复，且联合应用疗效更明显，是治疗脑梗死的有效方法之一。

师今医生用自拟方联合常规西药治疗脑梗死后血管性痴呆，选取2012年7月～2014年7月在我院接受脑梗死后血管性痴呆治疗的患者94例为研究对象，其中男性43例，女性51例，年龄54～78岁，平均年龄64.2岁，所有患者均在脑梗死5个月后出现了痴呆的症状，且连续发病超过了2个月，随机分为观察组和对照组。治疗方案为：两组患者均给予常规的西药治疗，治疗的药物有阿司匹林、尼莫地平等药物，同时配合高血脂、高血压和冠心病等原发病治疗，防止脑梗死的再次发生。观察组患者在上述治疗的基础上给予中药治疗，治疗的药方为生黄芪30g，银杏叶5g，石菖蒲15g，熟地黄20g，山药20g，麦冬20g，丹参15g，天麻10g，白术15g，茯苓25g，白果5颗，用水煎至400mL，每日一剂乃于晚餐后服用两组患者均连续治疗2个月。对两组患者生活自理能力改善有效率情况进行详细的记录，以供统计和分析患者生活能自理且大小便能自行进行为显效；患者生活能部分自理，大小便可能出现失禁为有效；患者生活不能自理，且大小便失禁则为无效，总有效率＝显效率+有效率。观察组与对照组患者生活自理能力改善有效率分别为95.7%、87.2%，观察组优于对照组（$P < 0.05$）。研究表明，在对脑梗死后血管性痴呆患者实施治疗的过程中，中西医结合治疗的运用可以提高患者生活自理能力改善的有效率，具有显著的效果，值得临床推广。

（二）中药注射剂的应用

1. 葛根素注射液

葛根素从豆科植物野葛或甘葛藤的干燥根中提取得到的一种异黄酮类化合物，是其主要有效成分，其化学名为8-β-D-葡萄吡喃糖-4'，7-二羟基异黄酮，分子式$C_{21}H_{20}O_9$，相对分子质量为416，其制剂葛根素注射液自1993年正式被批准应用于临床治疗，常被临床用于辅助治疗冠心病、心绞痛、心肌梗死、视网膜动静脉阻塞突发性耳聋及缺血性脑血管病、小儿病毒性心肌炎、糖尿病等疾病。药理表明这种物质具有扩张血管，使心肌的耗氧量降低，抑制血小板的聚集，并可以对抗异丙肾上腺素造成的升压现象，是一种血管扩张药。有研究表明，JAK2/STAT3信号通路参与了脑缺血再灌注损伤过程；通过抑制JAK2/STAT3信号通路的异常激活可能是葛根素神经保护作用机制之一。刘亚强葛根素减轻右侧永久性大脑中动脉闭塞术后血-脑脊液屏障损害，减轻脑水肿，减小脑梗死体积，抑制MMP-9和上调claudin-5表达可能是葛根素保护血-脑脊液屏障的分子机制。黄亚光葛根素可能通过调控AMPK-mTOR-Ulk1信号通路抑制自噬的过度发生，从而减轻脑缺血再灌注损伤。薛强等人研究发现在模型大鼠缺血半暗带区域，葛根素100mg/kg、50mg/kg和25mg/kg剂量均能显著促进微血管Bcl-2蛋白表达，抑制Bax、Caspase-3和Cleavedcaspase-3蛋白表达；显著降低微血管内皮细胞凋亡率；减轻半暗带脑组织病理损害程度。同时减少脑梗死面积百分比，改善大鼠的神经功能。

杨文富医生观察降纤酶加葛根素注射液治疗急性脑梗死的临床疗效，结果表明降纤酶与葛根素注射液合用后明显降低FIB，降低血黏度，抑制血栓形成，提高临床疗效，减轻急性脑梗死患者的致残率。必须注意的是在临床应用中应监测患者的凝血功能，防止继发出血的可能。

2. 生脉饮注射液

生脉散始见于金代医家张元素的《医学启源》，而后李东垣在其《内外伤辨惑论》

指出："圣人立法，夏月宜补者，补天真元气……故以人参之甘补气，麦门冬苦寒泻热补水之源，五味子之酸清肃燥金，名曰生脉散"从而使其组方和功效得到很好的完善。本方由人参片、麦冬、五味子三味中药组成，为益气养阴生脉之代表方。《医方集解》中记载："人有将死脉绝者，服此能复生之，其功甚大"，很好地体现了该方的疗效。方中人参片为君药，大补元气，益肺生津止渴；臣药麦冬甘寒养阴、清热生津且润肺止咳，人参片、麦冬相伍，其益气之功显著。佐以五味子之酸收、敛阴止汗，配人参片则补固正气，伍麦冬则收敛阴津。三药一补一清一敛，起到益气生津，敛阴止汗之功效。生脉散是治疗气阴两虚的代表方，在心血管疾病、糖尿病等疾病的治疗中有着很好的疗效。周代伟等人研究发现，生脉注射液预处理和后处理可减轻大鼠局灶性脑缺血再灌注损伤，可能与其通过上调Bcl-2表达、下调Bax表达从而降低细胞凋亡的发生有关。

（三）针灸治疗

针灸治疗简而言之就是用针具刺激穴位、经络、痛点等达到治疗疾病的目的。针刺的工具流传到现代一共有几十种，但是目前最常用的还是毫针。毫针具有其独特的优点，体积小、方便携带、操作简便、给人体带来的损伤较小，可以人为调整治疗过程所需要的不同深度和强度，从而达到治疗目的。

针灸是中医治疗脑梗死的特有方法，不论是急性期或是恢复期均可选用针灸治疗脑卒中。中风的针灸治疗自古都有文献记载，其历史源远流长，在数千年的临床实践中历代医家积累了丰富的经验。在《内经》中便有记载"泻其有余，补其不足，阴阳平复，用针若此，疾于解惑"，《针灸甲乙经》"偏枯，四肢不用，善惊，大巨主之"。杨继洲《针灸大成》中记载："中风口眼㖞斜取听会、颊车、地仓；手弱不仁，拘挛不伸选手三里。"针灸可改善脑的血液供应，增加脑血流量，促进梗死区血液循环，及时建立病灶处的侧支循环，减轻病变部位缺血缺氧状态，减轻脑组织的损害，提高神经系统自我修复和代偿能力。

对于急性期脑梗死的治疗，针灸疗法对于脑梗死患者出现的突发性晕厥、肢体偏瘫、口眼㖞斜、不能言语等症状有突出疗效，已被广泛在临床中使用。根据其针刺部位，针刺工具等不同，目前主要分为头针、体针、电针、磁针等不同刺法。不同针刺方法适时选取不同腧穴治疗有助于脑卒中患者的全面康复。

1. 头针

20世纪70年代初，头针开始被用于临床，并取得了一定的疗效，其有利于促进脑梗死患者神经功能缺损的恢复，减轻神经功能损害程度，从而改善患者的症状，降低致残率。王金海等检索PunMed、EMbase、CNKI等数据库中关于头针治疗缺血性脑卒中的相关随机对照试验，最终纳入27篇，共2741例患者，采用RevMan5.2软件进行Meta分析，结果显示：头针结合药物治疗效果明显优于单纯药物组；在改善神经功能缺损方面，头针结合常规治疗明显优于单纯常规治疗。陈旭彬等对120例急性期脑梗死患者，随机分为实验组与对照组，实验组除采用药物治疗外，还使用头针进行治疗。治疗后实验组总有效率（94.45%）明显高于对照组（64.42%），72h后实验组血管内皮生长因子水平高于对照组，差异有统计学意义。

2. 体针

体针被普遍应用于临床，是目前针灸治疗脑梗死患者的常规选穴。张捷等根据"通督调神"的治疗脑病总纲原则，选取人中、百会、大椎、至阳、命门辅以通里、内关等穴治疗中风，以使脑髓通达，恢复督脉对其他经脉气血的统帅作用，使经脉气血运行通畅，进而疏通痹阻之脑脉。傅丽超等将96例脑梗死急性期患者随机分为治疗组和对照组各48例，对照组采用纯西医治疗，治疗组以体针为主，14天后对比两组患者的疗效和血流动力学变化，结果表明治疗组疗效优于对照组；治疗后两组患者的全血高切黏度、全血低切黏度和血浆黏度3项指标均有所下降，与治疗前相比差异有统计学意义，说明针灸辅治脑梗死急性期的临床疗效优于单纯西医治疗。

3. 电针

近年来，电针的应用也更为普遍，其主要是针灸刺入人体穴位得气后在针体上连通微量电流波，有效刺激人体穴位。电针疗法在治疗脑缺血后功能恢复已被广泛采用，其疗效也得到临床的认可。郑薏等选取36只局灶性脑缺血再灌注损伤后的SD大鼠，用电针针刺大鼠患侧肢体"曲池""足三里"等穴30min，分别于干预后第3天、第7天对3组大鼠进行神经行为学评分，免疫组化检测大鼠缺血周围皮质与纹状体区vimentin表达，结果显示电针能明显促进局灶性脑缺血再灌注大鼠缺血周围皮质纹状体区vimentin的增殖，改善脑缺血大鼠的神经功能缺损及运动功能。张纯等选取90例急性期脑梗死患者分为实验组和对照组，实验组除强化降脂、抗血小板等基础治疗外加以电针治疗，针刺百会、四神聪、曲池、手三里、合谷、足三里等穴。连续治疗4周后，实验组神经功能缺损评分、FMA评分、Barthel评分均优于对照组，差异有统计学意义。

4. 磁极针

磁极电针是一种新兴针具，它是将磁石的磁场效应、电脉冲和毫针的针刺作用有机结合在一起，大大地增强了针刺的生物效应，进而发挥防治疾病效果的新型针具。临床观察中发现，磁极针在患者体内针感产生快，针刺的感应强，刺激效应时间长，比普通毫针效果更加显著。雷正权等将120例脑卒中偏瘫患者随机分为磁极针治疗组和体针对照组各60例，两组除针具不同外，其余治疗措施均一致，治疗前后检测凝血和纤溶系统指标，结果显示磁极针治疗组能改善缺血性脑卒中患者的凝血和纤溶系统指标。

（四）推拿治疗

推拿疗法在中风病中的应用古已有之。一直以来临床医生根据患者病情、患病部位采用相应的推拿手法进行治疗，以改善症状。现代研究发现只要中风患者生命体征稳定，神经系统症状不再进展以后48h就可以开始康复训练，这就为推拿手法的早期介入提供了依据。

1. 不同手法推拿

董赟等采用通督推拿法治疗60例脑卒中痉挛性瘫痪患者，实验组采用拿揉风池穴，按揉大杼、膈俞，双手掌根从上到下按揉膀胱经第一侧线等方法治疗，对照组采用常规针刺治疗，2个疗程，共20次。两组均采用Ashworth分级法，Fugl-Meyer评定法对治疗前后肌张力、肢体运动功能进行评定，结果表明对照组患者肌张力、肢体运动功能较治疗前无明显变化，实验组治疗差异有统计学意义。李慧兰等治疗偏瘫痉挛状态的推拿手法多以揉、拿、为主。临床上缓解痉挛的手法还有点穴法、推法、搓法、叩击法、分筋理筋手法等，在施治过程中要因人而异，适当调整手法。使轻重得当，刚柔相济，以达到调和气血、舒筋活络的目的。李振华用韵平衡舒筋手法治疗脑梗死后手痉挛患者，分试验组和对照组各30例，经治疗试验组总有效率高于对照组。

2. 不同穴位推拿

潘化平等进行疏经通督推拿治疗，沿督脉及膀胱经，按压夹脊穴及膀胱经大椎、肾俞、大肠俞、命门、环跳、承扶、足三里、解溪、太冲诸穴，拿委中、承山、昆仑、太溪、肩内陵、曲池、合谷诸穴。吴振国等通过推拿关节的腧穴，作用于解溪、太溪、昆仑、犊鼻、血海、阳陵泉、阴陵泉、秩边、环跳等穴。

3. 结合其他推拿

潘花平等采用推拿结合Bobath技术为主的物理治疗，促进分离运动，进行躯干肌、髋关节及膝关节控制训练，坐位平衡及中心转移训练，平衡杠内步态训练，以及日常生活活动能力训练等康复手段治疗。刘佳等采用针灸推拿结合银杏酮酯滴丸治疗脑梗死患者42例，针灸采用平补平泻法。7天为1个疗程，共治疗2个疗程。经治疗后针灸结合推拿治疗组总有效率（97.62%）高于单纯口服银杏酮酯滴丸组（71.43%），差异有统计学意义。

中医综合治疗在脑梗死急性期能获得良好的疗效，通过不同中医疗法的优化组合，能有效提高患者功能恢复率和降低脑梗死后的致残率，因而在临床上已被广泛采用作为治疗脑梗死的常规治疗，为临床医生治疗方案的确定提供了多种选择，又能在降低患者痛苦的同时减轻患者的经济负担。

附　中风病后遗症期

（一）概念

中风后遗症是指中风经过6个月治疗后仍未痊愈，留有以半身不遂、语言不利、口眼㖞斜、肢体偏瘫、麻木、疼痛、肢冷、痉挛等临床症状为主要表现的病证。病轻者使人丧失工作能力，重者生活不能自理，严重者反复发作乃至死亡，给患者及家庭带来极大的痛苦，因此关注中风后遗症的临床研究具有极大的临床实用价值。有资料表明中风患者的神经功能缺损症状在2～3年后仍有改善的可能。目前西医康复治疗对中风后遗症的疗效较确切，但对肢体麻木、发冷及肢体痉挛等临床表现仍缺乏有效的治疗措施，而中医治疗具有多靶点、多途径的优势。

（二）中西医治疗原则

我们的常规治疗针对中风后遗症患者的病因入手，保持脑供血正常，从而希望达到治疗中风后遗症的目的，但中风后神经损伤，已然不能支配身体运动神经，长时间的神经麻痹会使肢体肌肉渐渐萎缩，难以支撑平常肢体所做的运动，从而使患者瘫痪在床，其中肩手综合征（SHS）常在中风后3个月内发生，发病率1.5%～70.0%，是仅次于跌倒和精神错乱的并发症，由于肌肉萎缩和关节僵直，常规康复治疗后仅约20%患者可完全恢复，严重影响患肢功能和患者独立生活能力。因此，康复运动可以帮助患者持续运动，神经依然调节，肌肉因常运动也不会萎缩，是在临床上可以支持的帮助中风后遗症恢复肢体功能的办法。

中风后痉挛性瘫痪主要是指一侧肢体肌力减退、活动不利或完全无法自由活动的一种疾病，患者生活无法自理。临床治疗原则主要是缓解患者局部疼痛、改善其局部血供，改善肢体水肿程度及肌张力增强等症状。

祖国传统中医对脑中风后遗症的疗效确切，如补阳还五汤、中医针灸治疗等，均可改善患者的神经功能，提高患者的生活质量。因此中医治疗中风偏瘫后遗症成为目前相关临床重点研究方向。中医学认为中风后遗症基本病机包括气虚血瘀、脉络瘀阻、血行不畅等，治疗应坚守补气血、通经络、清痰火原则，常以活血、益气、通络为主。按期分经针灸治疗第一期取督脉及手足阳明经为主，以起到调节患者高低级中枢神经，激发肌力、肌张力的作用；第二期以手少阳、手太阴兼手太阳、足太阳、足少阴经为主，起到破坏二期患者上肢屈肌与下肢伸肌的协同运动模式，诱发分离动作的积极治疗作用；第三期以手太阳、手少阳、足少阳、足太阳经为主，重在调血，以强化患者上下肢整体协调运动功能，强化分离动作；第四期以手足阳明、少阳经为主，调和气血，促进肢体自由活动功能恢复，起到巩固疗效的作用。

（三）我院在中风后遗症治疗中的特色疗法

我院孙荣丽医生应用活血化瘀方联合针灸治疗对脑梗死后遗症患者脑血管血流动力学及神经功能影响进行了研究。

针灸是常规康复理疗措施，通过刺激穴位，可显著改善患者脑动脉血流动力学，提高预后。活血化瘀方是纯中药方剂，该方由黄芪、当归、丹参、桃仁等组成，具有活血化瘀，理气活血的作用。我们对收治的脑梗死后遗症患者应用活血化瘀方及针灸治疗，获得较理想的治疗效果。以下为研究过程。选取2016年1月至2017年1月沈阳市第二中医医院收治的脑梗死后遗症患者120例作为研究对象，其中61例对照组患者接受针灸治疗；9例观察组患者接受活血化瘀方联合针灸治疗。治疗方法2组患者均接受低脂低盐饮食，给予语言指导、肢体功能训练及日常营养支持等。对照组患者接受针灸治疗：选取神庭、百会、本神、脑户、率谷、脑空穴及患侧上肢手三里、内关、外关、肩髃、曲池穴位，患侧下肢足三里、三阴交、梁丘、血海、解溪、环跳、丰隆、委中穴位，1次/天，留针20～25min，共10天。而后用电针治疗1次/天，留针20～25min，共20天。观察组患者接受活血化瘀方联合针灸治疗：①针灸同对照组。②活血化瘀方为：黄芪120g，当归6g，丹参14g，桃仁3g，红花4g，川芎4g，地龙5g，赤芍6g。随症加减，下肢瘫痪加水蛭10g，穿山甲11g；语言障碍患者加远志12g，石菖蒲15g，全蝎10g。清水煎熬，分服，1次/天，每次80mL，连续用药30天。疗效判定标准：①脑血流动力学：在治疗前及治疗30天采用北京乐普生EBYNGA检测仪监测患者脑部平均血流速度、左侧椎动脉血流量、右侧椎动脉血流量、基底动脉血流量情况。②应用NIHSS量表及MMSE量表对患者神经功能进行评价。NIHSS量表检测内容包括意识水平及程度、意识指令、凝视、视野、构音障碍、共济失调等，单项评分0～9分，分数越高表示患者神经功能受损越严重。MMSE量表检测内容有定向力、记忆力、注意力、执行力、语言表达能力、回忆能力，单项评分1～10分，分数越高表示患者认知能力恢复越好。③中医证候积分：对脑梗死后遗症主症（头晕目眩、语言謇涩、半身不遂、患侧麻木、舌苔白腻）进行评分，单项主症0～3分，分数越高表示该项症状越严重。④临床疗效：痊愈，NIHSS评分降低>90%，MMSE评分提高>40%。显效，NIHSS评分降低>50%，MMSE评分提高>20%。有效，NIHSS评分降低>30%，MMSE评分提高>10%。无效，NIHSS评分降低≤30%，MMSE评分提高≤10%。治疗有效率=（痊愈例数+显效例数+有效例数）/总例数×100%。

本研究结果显示，观察组患者脑部平均血流速较快，左侧椎动脉血流量、右侧椎动脉血流量、基底动脉血流量较多；提示活血化瘀方联合针灸能显著改善脑梗后遗症患者脑血管血液流变学，预防血瘀。观察组患者NIHSS评分较低，MMSE评分较高。提示活血化瘀方联合针灸能提高患者认知能力及行为能力，优化神经功能。观察组患者头晕目眩、语言謇涩、半身不遂、患侧麻木、舌苔白腻症候积分较低；表明活血化瘀方联合针灸能有效改善脑梗死后遗症。观察组患者临床治疗有效率较对照组高；表明活血化瘀方联合针灸是治疗脑梗死后遗症的有效方法。综上所述，活血化瘀方联合针灸能显著改善脑梗死后遗症患者脑部血流动力学，优化神经功能，提高治疗有效率。且整个过程简便易行。

我院李桂芬医生按期分经电针联合补阳还五汤治疗中风偏瘫后遗症，为提高中风偏瘫后遗症患者治疗效果，改善其日常生活能力，本研究采用按期分经电针联合补阳还五汤治疗，取得较为满意的效果。

治疗方法采用按期分经电针联合补阳还五汤治疗，参照Brunnstrom技术将患者进行分期，对于第Ⅰ、Ⅱ级的一期患者，取督脉、手足阳明经穴，如百会、手三里、合谷、伏兔、曲池、四神聪、水沟、丘墟透照海、解溪、足三里；对于第Ⅲ、Ⅳ级的二期患者，手取少阳、手太阴、手太阳、足太阳、足少阴经，并取上肢的外关、阳池、天井、四渎、列缺、鱼际、天宗、肩髃；对于第Ⅴ级的三期患者，取手太阳、手少阳、足少阳、足太阳经穴，并取患者上肢的天井、阳池、肩贞、腕骨、臑俞、天宗，下肢则取血虚透照海穴、阳陵泉、委中、承山、殷门；对于第Ⅵ级的四期患者，取少阳经及手足阳明经穴，并取上肢的天宗、天井、合谷、曲池、阳池，下肢则取解溪、伏兔、阳陵泉、悬钟、阴市、足三里。1次/天，持续治疗10天为1个疗程，每个疗程之间需要间隔5天。另外，采用补阳还五汤进行治疗，基础方为红花6g，桃仁6g，当归尾6g，地龙10g，赤芍10g，川芎10g，黄芪60g，诸药置入清水中煎煮，取汁200mL，口服，1剂/天，分早、晚两次服用，1个月为1个疗程，计划治疗2个疗程。本研究结果显示：

采用按期分经电针联合补阳还五汤治疗的研究组中医证候评分改善情况显著优于采用常规药物治疗的对照组；治疗后，2组NIHSS、Fugl-Meyer评分均较治疗前获得显著改善，并且研究组改善情况均显著优于对照组；另外，治疗后研究组生活能力改善情况显著优于对照组。提示按期分经电针联合补阳还五汤治疗中风偏瘫患者疗效显著，可快速有效改善患者症状，并且可改善患者神经和运动功能，促进患者预后生活质量的改善，值得临床推广和应用。

（四）总结

常规治疗针对中风后遗症患者的病因入手，保持脑供血正常，从而希望达到治疗中风后遗症的目的，但中风后神经损伤，已然不能支配身体运动神经，长时间的神经麻痹会使肢体肌肉渐渐萎缩，难以支撑平常肢体所做的运动，从而使患者瘫痪在床，因此，针刺及康复运动正对中风后遗症所需要的康健治疗，帮助患者持续运动，神经依然调节，肌肉因常运动也不会萎缩，是在临床上可以支持的帮助中风后遗症恢复肢体功能的办法，因此在治疗中风后遗症患者时需要中西医调理，同时也需要康复运动帮助患者恢复运动力，不至于身体萎缩失养。针对中风后遗症的功能障碍，使患者尽可能恢复到正常状态或者接近正常状态，消除或减轻了患者功能上的障碍，可最大限度恢复患者的生活和劳动力，对患者及家庭社会有着很大的裨益。中医药运用于中风的各个环节，辨证、分期给药及针刺治疗，具有改善微循环，保护脑细胞，促进神经功能重建，将它与现代医学结合，互补不足，在临床上也取得了令人满意的疗效。中医治疗讲究辨证论治和整体观念，讲究急则治其标，缓则致其本的治疗理念；西医治疗讲究定位定性，以及实验指标的检查和对症用药，虽然它们的讲究方法不一样，但两者的动态观点是一致的，也是长期并存的。

参考文献

[1] 渠井泉，渠长满，黄学.上海某社区脑卒中高危人群危险因素分析 [J].上海医药.
　　2018, 39(24): 35-42.

[2] 田代华，刘更生.灵枢经 [M].北京：人民卫生出版社，2005.

[3] 张仲景.金匮要略 [M].北京：人民卫生出版社，2006.

[4] 汪承芳，王宇宁，江晓敏，等.浅议益气活血、调补阴阳法在中风病中的应用 [J].
　　中医药临床杂志，2018, 30(3): 432-433.

[5] 李富田，阎春香，王传霞.补阳还五汤加减治疗中风后遗症 50 例 [J].中医临床研究，
　　2014, 36(35): 124-125.

[6] 凌丽，沈俊逸，耿赟，等.方邦江教授序贯防治中风病学术思想撷英 [J].世界中医药，

2014, 9(11): 1512-1514.

[7] 李慧，杨汝，谭宝莲，等．泻热化瘀方药治疗中风后遗症 112 例 [J]．中国中医急症，1998, 8(3): 114.

[8] 聂其霞，张丽萍．益气补肾法治疗中风后遗症 [J]．中国民间疗法，2001, 9(4): 24.

[9] 唐可清，田立．中风病机变化分期初探 [J]．陕西中医，1998, 19(1): 22-23.

[10] 潘晓蓉，沈敬一．辨证治疗中风后遗症 73 例临床观察 [J]．贵阳中医学院学报，1996, 18(3): 22-23.

[11] 周鸿图，蒋本尤，吴雪梅，等．辨证分型治疗中风后遗症 129 例分析 [J]．中医药学刊，2004, 22(2): 326-327.

[12] 韦玲，李蕾，梁雪玲，等．中西医结合治疗中风后遗症的优势 [J]．中国民族民间医药，2010, 19(22): 8.

[13] 费利军．中医药治疗中风后遗症近况 [J]．云南中医中药杂志，2006, 27(2): 51-53.

[14] 孙建华．盛灿若教授针灸治疗中风临证经验萃要 [J]．南京中医药大学学报，2006, 22(6): 386-388.

[15] 张婷，王芸．王樟连教授针灸治疗中风后肢体肌强直经验谈 [J]．福建中医药，2010, 41(2): 20.

[16] 莫天才，孙瑜，杨一帆．针刺治疗中风康复期患者肌张力的功能评价 [J]．中国医疗前沿，2013, 8(2): 76.

[17] 彭莉君，张存权，马晓萍，等．中风康复期中医特色护理体会 [J]．中国民族民间医药，2013, 22(15): 140-141.

[18] 郑鹏，徐晓红，张为民，等．推拿手法治疗中风后肘关节屈曲痉挛的临床观察 [J]．世界科学技术 - 中医药现代化，2013, 15(5): 1029-1031.

[19] Yetisgin A. Clinical characteristics affecting motor reco-very and ambulation in stroke patients[J]. J Phys TherSci, 2017, 29(2): 216-220.

[20] 汪建平，张伟玲，王建兵．指趾端刺结合放血治疗卒中后肩手综合征 36 例 [J]．河北中医，2014, 36(11): 1679-1680.

[21] 刘志华．通窍活血汤对脑梗死患者的疗效及血流变指标的影响分析 [J]．中医临床研究，2016, 8(6): 50-51.

[22] 吴秀贞．补阳还五汤配合针灸治疗脑中风后遗症 64 例疗效分析 [J]．中医临床研究．2015, 19(6): 50-51.

[23] 王玲，王亚玲．按期分经电针联合补阳还五汤治疗中风偏瘫后遗症 68 例疗效分析 [J]．内蒙古中医药，2013, 32(5): 38-39.

[24] 黄爱华．补阳还五汤治疗中风偏瘫后遗症临床疗效分析 [J]．中药药理与临床，2015, 19(3): 161-163.

[25] 陈一．补阳还五汤结合针刺治疗脑中风后遗症的临床疗效分析 [J]．内蒙古中医药，2014, 33(13): 1-2.

[26] 王炎．中风偏瘫的简易康复训练法 [J]．中华养生保健，2012, 2(4): 38-39.

[27] 姚秋丽，郑萍，邬继红. 穴位按摩对早期中风偏瘫患者抑郁状态的影响 [J]. 中华护理杂志，2012, 46(12): 1197-1198

[28] 刘东生，郭元琦，符文彬，等. 井穴刺络对针刺治疗急性缺血中风偏瘫增效作用的研究 [J]. 中华中医药学刊，2012, 26(2): 1042-1046.

[29] 谈健. 补阳还五汤联合偏瘫肢体运动疗法治疗中风后遗症随机平行对照研究 [J]. 实用中医内科杂志，2014, 19(2): 31-33.

[30] 许会忠. 针刺联合补阳还五汤治疗缺血性中风后遗症随机平行对照研究 [J]. 实用中医内科杂志，2015, 22(6): 137-138.

[31] 金迪，吕丹. 补阳还五汤配合针灸治疗脑中风后遗症 42 例 [J]. 辽宁中医杂志，2017, 34(6): 122-124.

[32] 马红梅. 针灸配合社区康复治疗中风后遗症临床研究 [J]. 世界最新医学信息文摘，2018, 18(90): 152.

[33] Fang J, Keeler C L, Chen L, et al.Effect of acupuncture and Chinese herbal medicine on subacute stroke outcomes: a single-center randomized controlled trial[J]. Acupunct Med, 2017: acupmed-2016-011167.

[34] Peng L, Zhang C, Zhou L, et al.Traditional manual acupuncture combined with rehabilitation therapy for shoulder handsyndr-ome after stroke within the Chinese healthcare system: a systematic review and meta-analysis[J]. Clin Rehabil, 2018, 32(4): 429-439.

[35] 徐晓今，黎凯，王幼奇. 针刺联合补阳还五汤治疗气虚血瘀型中风随机平行对照研究 [J]. 实用中医内科杂志，2014, 19(8): 138-140.

第四节　蛛网膜下腔出血

蛛网膜下腔出血(subarachnoid hemorrhage，SAH)是指脑底部或脑表面血管破裂后，血液流入蛛网膜下腔引起相应临床症状的脑卒中，占所有脑卒中的5%～10%，SAH分为外伤性和自发性，颅内动脉瘤是自发性SAH常见的病因，约占85%。SAH的主要临床表现为突发的迅速达到顶峰的剧烈霹雳样头痛，常伴有恶心、呕吐、颈部僵硬、短暂意识丧失。动脉瘤性蛛网膜下腔出血（aneurysmal subarachnoid hemorrhage，aSAH）是神经外科的急危重症之一，具有高致死率、高致残率，aSAH发生后早期脑损伤的治疗是关键。蛛网膜下腔出血也是猝死的重要原因之一，猝死患者约占前循环动脉瘤破裂患者的12%和后循环破裂动脉瘤患者的45%。蛛网膜下腔出血后脑血管痉挛为脑底大动脉的一支或多支由于动脉壁平滑肌的收缩或损伤引起其管腔狭窄。根据痉挛发生的时间可分为急性和迟发性。急性脑血管痉挛在SAH后立即出现，持续时间短，多在数十分钟或数小时缓解；迟发性脑血管痉挛(cerebral vascular spasm, CVS)发生在SAH后3～4

天，第二周达高峰，一般需3周左右恢复。迟发性CVS常引起严重的局部脑组织缺血或迟发性缺血性损伤，甚至导致脑梗死，成为致死和重残的主要原因。近年来随着发病机制的深入研究，治疗的种类和方法均有新的进展。

一、脑血管痉挛的病因

脑血管痉挛的病因：位于颅底Willis动脉环周围的颅内动脉瘤破裂常导致广泛的蛛网膜下腔出血，流入蛛网膜下腔的血液及其降解产物是导致脑血管痉挛的最主要原因。颅脑损伤、颅脑手术或血管内治疗，对血管的损伤、挤压及牵拉等因素也会导致脑血管痉挛。

1. 钾通道活性

脑血管平滑肌上存在多种具有不同功能特性和活性机制的钾通道，被激活后引起K^+外流和膜超极化，最终由于电压门控钙通道关闭，细胞内Ca^{2+}浓度降低，血管舒张。SAH后很可能由于血管平滑肌细胞去极化而导致血管收缩，成为SAH后血管功能障碍的一个重要因素。

2. 氧合血红蛋白

SAH后红细胞在脑脊液溶解并释放氧合血红蛋白，它具有如下作用：①在自身氧化过程中产生超氧阴离子自由基和脂质过氧化物，损伤生物膜，影响Na-K-ATP酶活性，提高内皮细胞渗透压，升高细胞内Ca^{2+}和1，4，5-三磷酸肌醇水平，使细胞去极化、血管痉挛；②可抑制血管内皮细胞释放内皮源性舒张因子，特别是对内源性NO具有清除作用；③能促进血管内皮产生内皮素；④与氧合血红蛋白螯合的铁离子是二价的铁离子，亚铁离子可促进自由基的产生，并与NO结合，干扰血管的舒张功能。最近研究发现，氧合血红蛋白在引起血管痉挛的同时，在脑血管平滑肌内出现Rho/Rho激酶和PKC的移位，其移动的范围和数量与氧合血红蛋白发挥作用的程度一致，提示氧合血红蛋白可能通过Rho/Rho激酶和PKC信号系统发挥收缩血管的作用。

3. NO学说

NO是强效的血管扩张剂，其含量减少或失去扩张效应会导致血管收缩，在脑血管的主要效应是使血管平滑肌细胞松弛。理论上SAH发生时多种机制可造成NO的水平降低。NO对血红蛋白有较高的亲和力，在SAH中被释放的血红蛋白会作为清除剂降低NO水平；SAH时NO生成可能减少，这是NO合成酶中的两种，即内皮型NOS、神经元型NOS活性下调或受抑制的结果。另外，CVS时诱导型NOS过度激活，造成自由基生成增加及氧化应激反应，也引起平滑肌受损导致血管收缩。因此，内皮型NOS、神经元型NOS亚型减少，诱导型NOS亚型增加可引起SAH后CSV的发生和进展。另外，NO可能逆转强效血管收缩剂ET-1的作用，并通过负反馈作用降低ET-1含量。NO生物利用率降低，ET-1水平增加或异常均可加剧CVS。亦有很多临床研究报道脑出血或脑梗死患者血清NO含量减少，相关因素为：①内皮衍生的舒张因子随年龄而减少，由于血管细胞因氧化应激甚而不能正常释放血管活性物质，与NO释放和NOS基因表达减少有关。②脑出血时血肿周围神经细胞的功能除受大块血肿的机械性影响外，还受衍生的血红蛋白代谢产物的影响，血红蛋白直接与NO结合以及通过激活过氧化物的产生使NO灭活。③发病多为老年人，平时即可能处于潜在的脑缺血缺氧状态，当血管突然闭塞或破裂时，这些区域氧的供给大幅减少，脑血流下降，L2精氨酸缺乏或NOS活性降低致使NO合成不足。④在这个过程中，过多氧自由基产生，超氧阴离子与NO反应生成过氧亚硝酸阴离子，明显缩短了NO的半衰期，加速了NO的分解。

4. 内皮素

内皮素(endothelin, ET)是日本学者Yanagisawa等于1988年从猪的主动脉内皮细胞分离纯化出来的由21个氨基酸组成的血管活性肽，它是一种EDCF，是目前所知的作用最强的长效血管收缩剂。内皮素受体拮抗剂在脑血管痉挛中的作用日益受到重视。ET包括ET-1、ET-2和ET-3，其中ET-1对脑血管平滑肌的作用最强。已发现的ET受体至少有三种，即ETa、ETb1和ETb2，它们位于血管平滑肌上，被激活后导致平滑肌细胞内Ca^{2+}浓度升高，平滑肌收缩。一般认为，正常情况下ET和NO保持动态平衡，共同维持血管的舒缩功能。

Yoshida等发现ET-1通过与兔动脉平滑肌细胞的ETRA结合引起血管收缩。ETRA激活后使Ca^{2+}内流及细胞内Ca^{2+}动员，细胞内Ca^{2+}浓度增加，同时激活磷脂酶A2和磷脂酶C、蛋白激酶C，促进Na^+-H^+交换，诱导c-fos原癌基因传录。细胞内Ca^{2+}浓度增加引起平滑肌收缩，最终引起血管收缩。

Ohkuma等应用免疫组化分析前ET原反义寡DNA治疗犬SAH后CVS时发现，空白对照组血管内皮细胞、平滑肌细胞和外膜ET1产物的表达弱而不规则，而SAH后2天、4天和7天脑血管内皮细胞、平滑肌细胞和外膜均可见到不同程度的免疫反应性ET1产物。

Shigeno等采用免疫组化染色发现正常基底动脉仅在内皮上可见散在的ET染色，而SAH后3天内层全层可见过度的免疫表达放射菌素D（非特异性ECE抑制剂）治疗组，

ET的免疫反应被抑制，SAH组表达明显，以上研究说明ET1与脑血管痉挛有明确的关系。

自Ecker首先通过脑血管造影证实人类SAH后发生CVS以来，人们认为血管SM痉挛是CVS的重要机制，但进一步超微结构研究CVS后发现严重的结构改变，常见于内皮层，如内皮细胞核和胞浆呈圆形，沿弹力层表面的细胞突起呈扁平状，内皮间紧连接消失，血小板附着于受损的内皮和裸露的弹力层，弹力层严重扭曲呈波纹状，并证实EC的损伤在SAH后CVS的发生过程中起主导作用。SAH后血管中的精氨酸血管紧张素、血管紧张素Ⅱ、凝血酶等物质浓度升高，通过动员细胞内钙离子和EC中PCK可引起ET1释放，同时SAH后NO的合成或释放受损。这样就打破了NO与ET之间的平衡，使ET介导了CVS的发生。脑出血时ET升高的原因可能有：全身应激反应。红细胞破坏释放氧合血红蛋白，刺激血管内皮细胞产生ET。局部因素如肾上腺素、凝血素增加等加速ET合成。颅内压升高，灌注压降低，所致缺血、缺氧可使ET释放合成增加。升高的ET作用于病灶区域，加之内皮损伤增加了血管对ET缩血管作用的易感性，血管收缩，进一步加重缺血、缺氧，并可能使侧肢收缩，加重病理改变，加重神经功能缺失，严重影响预后。

5. 自由基与氧化因素

反应性氧元素，尤其是超氧化物，认为在SAH后血管痉挛的病理生理中起一定作用，超氧化作用包括损害NO，DNA和破坏蛋白质，引起脂质过氧化反应和过氧化氢浓度升高。目前认为，氧化损伤在许多神经疾病中起一定作用，并将抗氧化治疗作为潜在研究手段，证实对治疗血管痉挛有效。

二、蛛网膜下腔出血后脑血管痉挛的西医治疗

1927年Moniz首次进行临床患者脑血管造影，1937年Dandy首次实施开颅手术夹闭颅内动脉瘤，1951年Ecker首次根据脑血管造影作出脑血管痉挛的诊断。脑血管痉挛即"颅内动脉的持续性收缩状态"。脑血管痉挛的诊断根据患者的临床症状及脑血管造影的影像，如果仅在血管造影时发现血管处于痉挛状态，患者没有相应的神经功能损伤症状，称为无症状性血管痉挛；如果患者出现神经功能损伤症状，则称为症状性血管痉挛，又称迟发性缺血性神经功能障碍（Delayed ischemic neurological，DIND）。脑血管痉挛常继发于脑卒中、蛛网膜下腔出血、颅内动脉瘤破裂，继而出现一系列神经、精神症状，甚至发生昏迷。CVS是SHA患者病情恶化、致残或致死的重要因素。SHA的最主要病因为颅内动脉瘤破裂，少见原因有脑血管畸形、药物治疗。

在脑血管痉挛的诊断上，自1982年经颅多普勒(TCD)问世以来，TCD以其操作容易、安全无痛、检测快捷、可床边检查、可重复检查和可术中检测等优点成为诊断CSV的主要方法之一，被广泛应用于临床。近年来，随着有关技术发展，TCD检查对SAH后CVS的诊断和相关研究不断取得新的进展。Aashd等应用TCD临床观察SAH引起的CVS，根据大脑中动脉（MCA）平均血流速度（MFV）对其进行临床分级：VMCA 120～140cm/s为轻度痉挛，VMCA 140～200cm/s为中度痉挛，VMCA>200cm/s为重度痉挛。为消除年龄和血流量的影响，以Lindegaard指数（即血管痉挛指数，LI为颅内MCA平均血流速度与颅外段颈内动脉平均血流速度比值）来区分血管痉挛程度，正常值为（1.7±0.4）。LI>3为轻度血管痉挛，LI>6为中度痉挛。此后，有很多学者将LI>3且VMCA或MFV>120cm/s作为诊断CVS的依据。

从20世纪80年代起，尼莫地平就被用于预防动脉瘤性SHA后CVS的发生，作为一种L型压力门控型钙离子通道阻滞剂，通过阻断钙内流，从而抑制血管平滑肌细胞和神经元收缩，预防延迟性脑缺血神经功能障碍(delayed ischemic neuroglial deficit，DIND)。血流动力学治疗包括控制血压、血容量、血液黏滞度、心排血量，从而调节脑血流量，包括治疗性和预防性措施。

（一）钙通道阻滞剂

目前多数观点认为，钙通道阻滞剂是防治SAH后CVS最重要且有效的药物，能够改善所有级别SAH伴发CVS。其中最重要的也是最常用的为尼莫地平注射液，一般治疗10～15天。此药可特异性地阻滞L型钙通道，选择性抑制去极化时产生的Ca^{2+}过量流入，扩张脑血管，增加脑血流供应，防止缺血状态下对脑细胞带来的损伤，使其保持正常的生理功能，是目前为止发现的选择性扩张脑血管作用最强的钙通道阻滞剂，已成为预防蛛网膜下腔出血后缺血性神经功能缺损的常规治疗药物。

（二）3H疗法

高血压(Hypertension)、高血容量(Hypervolemia)、高血液稀释度(Hemodilution)是改善SAH后CVS引起的脑供血不足和防治DIND的临床上较普遍应用且有效的3H疗法，但是诱导高血压和血流动力学的治疗在临床上较难掌握。常并发心肌缺血、心力衰竭、肺水肿、高血压脑病、动脉瘤再出血等。

（三）亚低温治疗

亚低温对SHA后CVS尚无直接治疗依据，但亚低温对脑缺血的保护作用已被充足的实验和临床所证实，在局灶缺血前后经全身亚低温治疗，能明显改善神经病学和组织病理学结果，这种保护作用的机制尚未被完全阐明。

（四）CSF 持续引流治疗

CSF 持续引流清除蛛网膜下腔积血、红细胞崩解产物以及缩血管活血物质，能有效预防血管痉挛的发生，并缓解痉挛程度，配合钙通道阻滞剂及 3H 治疗，可为血管痉挛提供、安全、有效的治疗方法。

（五）抗纤溶治疗

最常用的抗纤溶剂是 6- 氨基己酸，通常 24g/d，连用 3 天，3 天后改为 8g/次，1 次/天，维持 3 周或维持到手术前。然而，必须注意抗纤溶治疗可能会并发脑缺血，需同时联合应用钙通道阻滞剂。

（六）手术治疗蛛网膜下腔积血是导致 CVS 发生的根本原因

尽快清除血肿和治疗原发病是防治 CVS 的关键。早期手术（72h 内）能有效防止 SHA 后出血和 CVS 等并发症，改善预后。早期手术治疗的风险较大。晚期手术尽管相对安全，但由于 SAH 后早期的再出血发生率较高，部分患者可能会因再出血而死亡。因此目前多主张早期手术。

（七）介入治疗

SHA 的介入治疗包括：①经皮血管成形术 (FFA) 是治疗 SHA 的一种新方法。可用于对药物治疗无效的 CVS 患者。②血管内灌注药（PPV）是临床常用的治疗 CVS 的方法。

（八）ET-R 拮抗剂治疗

近年来，对 ET-R 拮抗剂在 CVS 预防和治疗中的作用进行了实验和临床研究，取得了一定的疗效。蛛网膜下腔出血后，ET-1 与一氧化氮的平衡被打破，引起血管痉挛，ET-1 起到缩血管作用，ET-1 受体拮抗剂可拮抗这种脑血管痉挛作用。克拉生坦增加冠状动脉血流储备，预防蛛网膜下腔出血引起的脑血管痉挛，蛛网膜下腔出血后的脑血管痉挛比例由 88% 降至 44%。

三、蛛网膜下腔出血与血脑屏障的研究

血脑屏障由脑血管内皮细胞 (BMEC)、基底膜以及毛细血管周围的星形胶质细胞突

起构成。大分子物质通过血脑屏障主要通过两条途径，即通过质膜微囊的跨细胞胞吞转运途径及通过紧密连接的细胞旁途径。脑血管内皮细胞是体循环和大脑间的第一道防线，具有缺少窗孔、最小限度的胞饮活性和存在紧密连接。毛细血管内皮紧密连接是血脑屏障最主要的调控者，限制溶质、离子和水在细胞间的运动。一个完整健全的血脑屏障可保持大脑脆弱的内环境稳定，在保护中枢神经系统免受伤害起着重要的作用。蛛网膜下腔出血后的脑损伤是一个在时间和空间上发生的复杂过程，这一过程在以后的几小时甚至几天内进一步发展。迟发性脑血管痉挛一直是蛛网膜下腔出血研究的重点，然而，研究显示，蛛网膜下腔出血后几分钟到数小时即可发生严重的脑水肿，并且造成患者死亡率显著升高。这种水肿独立于迟发性脑血管痉挛，提示急性期脑损伤机制在其中发挥重要作用。

血脑屏障的破坏在蛛网膜下腔出血后早期脑损伤过程中发挥重要作用，血脑屏障独特的功能和形态学与多种因素有关。除了内皮细胞、周细胞、星形胶质细胞、广义的血脑屏障还包括神经元和细胞外基质，这些全体被重新定义为神经血管单元，神经血管单元的单个成分协调工作，调节微血管通透性、离子梯度、营养摄取、毒物清除和脑血流动力学平衡，其中毛细血管内皮紧密连接是最主要的调控者，限制溶质、离子和水在细胞间的运动。

四、蛛网膜下腔出血的中医辨证及治疗

国内在用中药治疗SAH后CVS也有很多研究。中医学认为蛛网膜下腔出血是由于情志内伤，肝失条达，郁而化火，肝阳暴亢，肝风上扰清窍，脑脉痉挛拘急而成，此时离经之血尚未消散，形成瘀血阻滞脉络，血不循经而有再次出血之虞。中西医联合治疗为蛛网膜下腔出血的治疗提出了很多方案。

（一）SAH 后颅内压升高的治疗

蛛网膜下腔出血如果合并颅内血肿会造成占位效应，SAH造成的继发性脑缺血导致的脑组织水肿，这些因素都会造成患者颅内压升高。而颅内压高会进一步造成脑组织损伤及缺血，形成更严重的神经功能障碍，严重者可以造成患者死亡。针对蛛网膜下腔出血后高颅压的患者，西医主要采用甘露醇等高渗溶液脱水治疗；对于因颅内压增高导致的继发性脑室扩张，还需予以脑室外引流术治疗；严重的高颅压患者甚至需要行开颅去骨瓣减压治疗。中医学认为SAH为"血瘀"所致，而"活血化瘀"是治疗的关键。通过各种研究发现牛膝、大黄及钩藤等对SAH活血化瘀效果良好，可促进颅内压下降，大黄可减轻出血侧半球脑水肿，并改善脑出血后8～24h神经功能缺损，且大黄能促进

脑出血后血肿吸收，促进神经功能改善，具有逐瘀通经等作用，所以对降低颅内压有很好的效果。

（二）蛛网膜下腔出血后脑血管痉挛及脑缺血的治疗

蛛网膜下腔出血刺激患者脑血管可以造成严重的脑血管痉挛，造成脑组织供血减少，形成新的脑缺血症状。由于脑血管痉挛自行缓解周期需要10～14天，而脑缺血如果不能尽快纠正，会造成不可逆的脑组织功能障碍。在西医临床研究发现二氢吡啶类钙通道阻滞剂尼莫地平结合多种药物的治疗可以减轻血管痉挛。SAH后脑血管痉挛是由于气虚运血无力、血行不畅、瘀阻脑脉所致。尼莫地平结合中药方剂治疗SAH脑血管痉挛效果要强于单纯使用尼莫地平治疗，由于这些中药成分（如大黄、黄芩及黄连等）具有止血化瘀及清火热等效果，可以与尼莫地平形成良好的互补治疗作用。

（三）蛛网膜下腔出血继发脑积水治疗

蛛网膜下腔出血可以造成蛛网膜颗粒堵塞，影响蛛网膜颗粒对脑脊液的吸收，造成继发性交通性脑积水。某些中医学者认为脾脏亏虚、阳气不足、水湿泛溢脑窍是SAH后继发脑积水的病因，可采用健脾利水、温阳化气的方法治疗继发性脑积水。虽然该方法对继发性脑积水有一定的疗效，但同时认为中医治疗只能是脑积水外科手术的辅助，不能单独用于解决脑积水的问题。也有采用清热凉血、逐瘀泻浊、解毒息风辅助手术治疗脑积水，被证明有效果。这些研究可以看出，中医药对手术治疗继发性脑积水患者有促进恢复、减少并发症的效果。

（四）SAH合并肺感染治疗

SAH患者在发病时多伴有呕吐，大量呕吐物易误吸入呼吸道，造成上呼吸道阻塞及损伤；同时严重的蛛网膜下腔出血还会形成神经源性肺水肿，影响呼吸功能；很多SAH患者发病后伴随自身免疫系统抵抗力下降，以上因素的交互影响容易导致SAH患者出现严重的肺感染，影响患者的恢复及治疗，严重时甚至危及生命。针对严重肺感染等情况，西医临床主要采用促进排痰及敏感抗生素治疗，并辅以改善肺功能药物。中医认为脑卒中后的肺感染为痰热内盛的表现。李建武采用黄芩、白术等中草药配合抗生素治疗脑卒中继发性肺炎，比单纯抗生素治疗的效果要好。

（五）蛛网膜下腔出血合并消化功能损伤治疗

蛛网膜下腔出血患者发病后多存在消化系统并发症，最常见的症状是应激性溃疡及便秘等胃肠道消化功能紊乱表现。针对应激性溃疡的治疗，西医主要采用抑酸、保护胃黏膜、止血及胃肠减压等方法。中医治疗的关键是清热、活血、凉血、止血。中药中的黄连、甘草及牡丹皮等可以减少应激性溃疡造成的消化道出血。便秘也是SAH患者常见的症状，西医常规使用开塞露及灌肠等治疗。近来中医研究认为SAH急性期表现为痰热腑实证者居多，而"痰热壅盛、腑气不通"才是SAH脑卒中患者便秘的主要原因，应辅以通腑泻下的治疗方法。大黄的作用是通腑泻下，具有凉血解毒、泄热通肠、破痰逐瘀等功效，治疗SAH等脑卒中可以做到一药多用的效果。而且大黄既可以口服，还可以采用灌肠等方法，既解决了患者大便干结的症状，又能促进SAH患者的恢复。

（六）蛛网膜下腔出血患者严重头痛的治疗

持续性头痛是几乎所有SAH患者都存在的症状。SAH出血对于脑膜等的刺激作用是造成患者严重头痛的主要原因，往往需要大剂量止痛药治疗。大剂量止痛药物一方面不能有效缓解患者头痛，另一方面还会造成患者对止痛药物的依赖性。中医研究认为：SHA后，离经之血瘀阻脑络，日久化热伤阴，脉络失和而使头痛加重。治宜采用清热凉血、通络开窍为主。周德生等采用天麻钩藤饮等中草药治疗SAH患者持续头痛，可以缓解该类患者顽固性头痛。中药治疗SAH患者持续头痛，既可以增加临床医师的治疗手段，又可以减少患者对药物的依赖性。

SAH的治疗是一个包含多重因素的过程，单纯一个科室就囊括所有治疗领域的认识已经成为过去。中西医结合治疗SAH，越来越显示出治疗效果超过了单纯一个学科的治疗效果。随着更多中西医治疗理论及经验应用在SAH治疗中，现有SAH患者治疗中的众多难题都将得到解决。

五、蛛网膜下腔出血的预后

SAH的预后与病因、出血部位、出血量、有无并发症及是否得到适当治疗有关。颅内动脉瘤出血急性期病死率约为30%，存活者1/3复发，第2次出血病死率为30% ~ 60%，第3次几乎是100%。脑血管畸形引起的SAH预后较动脉瘤为好，病死率为10% ~ 15%，复发率也较低。

（1）出血量与预后　不良预后发生率与首次头颅CT所显示的出血量相关，出血量越大，病死率、致残率越高。第1周的死亡主要发生在有广泛SAH的患者中。Fisher's分级与预后的关系近似于出血量的半定量分类。脑室内出血的SAH患者预后最差。第1

周内死亡主要发生于Fisher 4级的患者。

（2）出血部位与预后　　出血部位对预后也有明显影响。出血常见于大脑半球凸面，但基底池出血时危险更大，当基底池前部发生SAH时不良预后率最高。天幕部位的出血对预后没有显著影响。

六、存在问题及展望

SAH后血管造影发现脑血管痉挛的发生率很高，但致死或致残的是足以产生临床症状的脑血管痉挛，即延迟性缺血性神经功能障碍。脑血管痉挛不能等同于DIND。有严重脑血管痉挛者并不一定产生DIND，相反亦然。DIND是SAH后的一种综合征，是多因素造成的，其中包括脑血管管径狭窄、脑水肿、脑肿胀、脑积水、脱水、血压降低和(或)心排出量减少等，其最后共同途径是脑血流量下降到引起脑缺血的临界水平以下，才能形成DIND。管径狭窄包括血管功能性收缩和管壁增厚。脑血管除非狭窄到其原管径的1/3以上才足以减少脑血流量。Schneck在动脉瘤性SAH患者中发现，有脑梗死者血管造影中62％有血管痉挛，无梗死者也有57％有血管痉挛。认为动脉管径狭窄超过原有管径的60％和有广泛脑血管痉挛才足以产生脑梗死。血管管径的微小变化即可产生严重的不良后果。CVS通过脑血流动力学改变引起脑灌注压下降和脑血流量(cerebral blood flow，CBF)减少，如局部血流量低于维持膜完整性的临界水平，则会导致脑梗死。另外，CVS也可通过继发性血管扩张引起脑血容量增加和脑肿胀。在CVS和ICP增高的共同作用下，进一步促进脑血管自动调节功能的损伤和脑缺血的出现，将降低生存质量，提高死亡率。

总之，SAH的诊治虽然已经取得了明显进展，特别是针对导致出血的病因的早期诊断及针对患者所设计的个体化治疗方案，及时实施抢救了大量患者的生命。因SAH而死亡或致残的患者由于神经内外科及急诊科医师相关认识水平及处理能力的提高已大为降低，但是顽固性血管痉挛的治疗手段亦有不少问题亟待解决。

参考文献

[1] 中国卒中学会组织. 中国脑血管病临床管理指南 [M]. 北京 : 人民卫生出版社，2019.

[2] Rinkel G J E.Management of patients with aneurysmal sub- arachnoid haemorrhage[J]. Current Opinion in Neurology, 2016, 29(1): 37-41.

[3] 国家中医药管理局脑病急症科研组. 中风病辨证诊断标准（试行）[J]. 北京中医药大学学报，1994, 17(3): 64-66.

[4] 国家卫生计生委脑卒中防治工程委员会.中国动脉瘤性蛛网膜下腔出血诊疗指导规范 (2016 年)[J].全科医学临床与教育，2016, 14(4): 363-368.

[5] Marshall S A, Nyquist P, Ziaiw C.The role of transcranial Doppler ultrasonography in the diagnosis and management of vasospasm after aneurysmal subarachnoid hemorrhage[J]. Neurosurgery Clinics of North America, 2010, 21(2): 291-303.

[6] 丁则昱，张倩，吴建维，等.床旁 TCD 监测对蛛网膜下腔出血后迟发性脑缺血价值研究 [J].中国卒中杂志，2015, 10(10): 841-848.

[7] Jabbarli R, Reinhard M, Shah M, et al.Early vasospasm after aneurysmal subarachnoid hemorrhage predicts the occurrence and severity of symptomatic vasospasm and delayed cerebral ischemia[J]. Cerebrovascular Diseases (Basel, Switzerland), 2016, 41(5/6): 265- 272.

[8] Choi H A, Bajgur S S, Jones W H, et al.Quantification of cerebral edema after subarachnoid hemorrhage[J]. Neurocritical Care, 2016, 25(1): 64-70.

[9] 王天男，陈洋，阴鲁鑫，等.高渗盐水和甘露醇在动脉瘤术后颅内高压中的应用 [J].局解手术学杂志，2020, 29(2): 138-141.

[10] 许小泰，尚娟，韩菊梅.蛛网膜下腔出血中医证治规律的研究 [J].世界最新医学信息文摘，2018, 18(18): 161-162.

[11] 刘佳，蔡敏，乐凡，等.大黄治疗脑出血的研究进展 [J].中西医结合心脑血管病杂志，2017, 15(22): 2837-2840.

[12] 王雪枫，李明军.自发性蛛网膜下腔出血和脑血管痉挛的相关研究 [J].养生保健指南，2021(29): 42.

[13] Weyer V, Maros M E, Kronfeld A,et al.Longitudinal imaging and evaluation of SAH-associated cerebral large artery vasospasm in mice using micro-CT and angiography[J]. Cereb Blood Flow Metab, 2020, 40（11）：2265-2277.

[14] Dinc N, Quick-Weller J, Tritt S, et al.Vasospasm of the basilar artery following spontaneous SAH-clinical observations and implications for vascular research[J]. Neurosurg Rev, 2019, 42（4）：983-989.

[15] Yamaki V N, Cavalcanti D D, Figueiredo E G.Delayed Ischemic Neurologic Deficit after Aneurysmal Subarachnoid Hemorrhage[J]. Asian J Neurosurg, 2019, 14（3）：641-647.

[16] 王晨，张蔚蔚，蕾娜.前列地尔联合尼莫地平治疗动脉瘤性蛛网膜下腔出血脑血管痉挛的效果分析 [J].中国实用乡村医生杂志，2021, 28(1): 44-46.

[17] 谢嵩泉，赵龙，彭姝婷，等.法舒地尔联合尼莫地平治疗脑动脉瘤性脑血管痉挛疗效及安全性的 Meta 分析 [J].实用医学杂志，2021, 37(7): 924-930.

[18] 张宇，马非凡，甘宁.阿托伐他汀钙片联合尼莫地平防治蛛网膜下腔出血迟发性脑血管痉挛 [J].饮食保健，2021(8): 67.

[19] 邓磊，张明伟.祛风活血通络法联合尼莫地平治疗动脉瘤破裂蛛网膜下腔出血脑血管痉挛的疗效研究 [J].智慧健康，2021, 7(5): 153-155, 158.

[20] Daou B J, Koduri S, Thompson B G, et al.Clinical and experimental aspects of aneurysmal subarachnoid hemorrhage[J]. CNS neuroscience & therapeutics, 2019, 25(10): 1096-1112.

[21] 周银生，吴然. 中西医结合治疗蛛网膜下腔出血后迟发性脑血管痉挛 36 例 [J]. 中国中医急症，2008, 17(10): 1451-1452.

[22] 巢敏，朱丽. 中西医结合疗法治疗蛛网膜下腔出血的效果观察 [J]. 中国当代医药，2016, 23(8): 156-158.

[23] Qi Wentao, Cao Demao, Li Yucheng, et al.Atorvastatin ameliorates early brain injury through inhibition of apoptosis and ER stress in a rat model of subarachnoid hemorrhage[J]. Biosci Rep, 2018, 38(3): 266-275.

[24] 马志山，何召峰. 中西医结合治疗脑动脉瘤破裂后脑出血的临床疗效及并发症发生率影响观察 [J]. 中华医学，2019, 11(24): 38-40.

[25] 李波幸. 中西医结合治疗脑卒中临床观察 [J]. 实用中医药杂志，2019, 35（11）：1340-1342.

[26] Wan Y, Hua Y, Garton H J L, et al.Activation of epiplexus macrophages in hydrocephalus caused by subarachnoid hemorrhage and thrombin[J]. CNS Neurosci Ther, 2019, 25(10): 1134-1141.

[27] 马小真，王德亮，张国庆. 消水饮治疗自发性蛛网膜下腔出血后交通性脑积水的临床疗效观察 [J]. 医学临床研究，2019, 36(4): 667-669.

[28] 姬令山，刘志华. 血肿消方联合基础疗法治疗瘤性蛛网膜下腔出血继发脑积水 30 例 [J]. 中医研究，2018, 31(12): 20-22.

[29] 李建武，贾锐. 中西医结合治疗脑卒中后坠积性肺炎对炎症因子的影响 [J]. 实用中医药杂志，2019, 35(7): 836-837.

[30] Cakir M, Ahiskalioglu A, Karadeniz E, et al.A new described mechanisms of intestinal glandular atrophy induced by vagal nerve/Auerbach network degeneration following subarachnoid hemorrhage：The first experimental study[J]. Clin Neurosci, 2019, 59: 305-309.

[31] 鲍英杰. 中西医结合治疗脑出血后应激性溃疡的效果研究 [J]. 中国民康医学，2018, 30(10): 77-78.

[32] 姚娟，徐彩梅，祝秋萍，等.脑卒中患者便秘的中西医防治进展 [J]. 中西医结合护理，2019, 5(4): 67-69.

[33] 高志清. 大黄保留灌肠治疗急性期脑出血的临床观察 [J]. 内蒙古中医药，2017(1): 58-59.

[34] Ravishankar N, Nuoman R, Amuluru K, et al.Management Strategies for Intracranial Pressure Crises in Subarachnoid Hemorrhage[J]. Intensive Care Med, 2020, 35(3): 211-218.

[35] 周德生，高晓峰，陈瑶，等. 基于真头痛理论辨治神经重症 [J]. 湖南中医药大学学报，2019, 39(12): 1425-1430.

第五节　慢性脑供血不足

一、概述

慢性脑供血不足是国内外近10年提出的新的病名，是一种以脑动脉循环障碍引起的，以头晕、头痛、失眠、健忘等为主症，但临床表现和影像学检查未发现器质性脑病变的一种疾病，是中老年的常见病、多发病，是脑卒中、痴呆等疾病发生发展过程中的重要环节。据统计，中老年人群中有2/3的人患有此病，如果不及时治疗，易导致老年性痴呆和脑梗死的发生。这些将导致功能性致残、生存质量下降、认知功能障碍甚至危及生命。基于此，对本病进行有效的防治尤显重要。

二、命名及症状

慢性脑供血不足是指各种原因导致大脑出现慢性的、长期的、广泛的血液供应减少40～60mL/（100g脑组织·min），引发脑部缺血缺氧而出现一系列脑部功能障碍为临床表现的疾病，是临床常见的缺血性脑血管病，多发于中老年人，主要表现为头晕(昏)、头痛、失眠、心烦、耳鸣、急躁易怒、记忆力减退、注意力不集中、健忘等，若不加以重视，逐渐发展，极易导致老年性痴呆症和脑梗死。

1991年，日本第16次脑卒中学会正式将其命名为慢性脑供血不足，1996年进一步制定了诊断标准。2000年日本脑卒中会议确定了新的诊断标准：①头痛、头晕、头沉、肢麻等自觉症状；②有支持脑动脉硬化的所见，伴有高血压病、眼底动脉硬化改变等，有时可闻及脑灌注动脉的血管杂音；③未见大脑的局灶神经体征；④CT/MRI扫描未见血管性器质性脑改变；⑤排除其他疾病导致的上述自觉症状；⑥年龄＞45岁；⑦脑循环确认脑血流低下；⑧数字减影造影(DSA)或经颅多普勒(TCD)提示脑灌流动脉有闭塞或狭窄改变。以上①～⑤点是必备条件。而近年来随着头部MRI等影像学检查的广泛应用，在高血压、糖尿病等患者中发现所谓"无症状性腔梗和(或)白质脱髓鞘"者较多，国内有学者建议在诊断标准中改为CT/MRI无血管性器质性脑改变或有无明确体征的腔梗和(或)轻度白质脱髓鞘改变。随着临床研究的增多其诊断标准也在不断更新。

三、病理及病因

西医学认为，慢性脑供血不足的主要病因是脑大动脉、中动脉的动脉粥样硬化(可有不同程度的斑块形成致血管狭窄)、播散性小动脉硬化和微动脉的玻璃样变。而年龄、性别、高血压、糖尿病、血脂异常、吸烟及肥胖等是导致脑动脉硬化的传统危险因素；高同型半胱氨酸血症、代谢综合征及颈椎病是近期提出的重要危险因素，并且颅内外周血管改变的危险因素有差异，其次是血流动力学改变及血液成分改变(如血液黏稠性的增加)。各种原因的脑循环障碍均可引起，长期的慢性脑供血不足使脑组织产生慢性缺血，从而产生不同程度的病理损伤，使认知功能下降，严重者出现痴呆。慢性脑供血不足导致的脑组织病理学改变包括皮质萎缩、皮质和海马神经元变性、白质疏松、胶质细胞增生和毛细血管床的改变等。中医学方面，慢性脑供血不足是现代医学病名，中医学没有相应的病名，由于症状复杂，目前很难归之于某一中医病名范畴之下。而头晕、头痛、失眠、健忘是慢性脑供血不足最常见的症状，因此可以将本病归属为上述病证范畴。中医学认为慢性脑供血不足的病因与情志失调、饮食不节、劳倦过度及年老内伤虚损、脏腑功能减退等因素有关，最终导致人体阴阳失调，肝肾阴虚，肝阳上亢，脑窍失养。因肝肾之阴渐亏，精血衰耗，水不涵木，木少涵养则肝阳亢盛，体内阴阳平衡失调，气机升降失职，痰湿内阻，浊气上逆，病程日久，瘀血阻络，产生风、火、痰、瘀等病理变化。故其病机分虚、实两端，以气血亏虚、肝肾阴虚、髓海不足为本，以风火痰瘀为标，为本虚标实之证，病位在脑，与心、肝、脾、肾密切相关。

四、治疗

（一）西医治疗

近年来对慢性脑供血不足的治疗，现代医学多以改善血液流变学、控制血压、增加脑细胞活性等药物治疗，如阿司匹林、氟桂利嗪等。大量研究显示阿司匹林用于脑卒中的治疗有效，并可预防缺血性脑卒中再发，是脑卒中二级预防的首选药物。氟桂利嗪为钙通道阻滞剂，能阻断钙离子内流，抑制血管平滑肌和内皮细胞的收缩，有效缓解脑血管在各种因素下引起的脑血管痉挛，而增加脑血流量，改善大脑供血。氟桂利嗪可以扩张脑血管，其脂溶性较高，易通过血脑屏障，其活性物质在颅内组织分布优于其他钙通道阻滞剂。

（二）中医治疗

中医药对慢性脑供血不足的防治有独特的优势，近年来有较多的临床研究。中医多根据病因病机的不同采用相应的方法治疗，辨证施治是祖国医学的治疗大法。有人认为"无虚不作眩""无瘀不作眩"。其病在脑，损及血管，气虚帅血无力成瘀，瘀血阻于脑腑，清窍失养而发本病。本病属本虚标实，采用益气活血法，选用补阳还五汤加减治疗。补阳还五汤重用黄芪补气，使气旺推动血行，配合活血通络之品，使瘀血得去，络通而不伤正，体现了活血与行气合用的配伍形式，气血兼顾，加速瘀血的消散。有人认为本病由于肝阳上亢，风阳升动，上扰清空，其病机总属肝阳上亢，扰动清窍。

中医学治病主张辨证论治，西医学则重视病理生理变化，如将二者结合应用，则能取得更好的临床疗效。

 # 第六节　椎－基底动脉供血不足

一、概述

椎－基底动脉供血不足(vertebrobasilar insufficiency，VBI)是临床常见病、高发病，其发生发展与动脉粥样硬化、交感神经障碍、体液因子变化、血液流变学异常等多种因素有关。VBI病名的提出始于1946年，在Kurib与Adams对基底动脉闭塞的临床与病理研究报告中所提及，当时泛指椎－基底动脉缺血性脑血管病。我国1995年全国第四届脑血管学术会议通过的脑血管疾病中，增加了VBI，将其作为一单独疾病诊断列项。对于VBI的诊断，从1985年以来，由于现代科技的不断进步，头部磁共振成像(MRI)、磁共振血管成像(MRA)、经颅多普勒超声(TCD)、颅外超声等检查仪器的出现和应用，使得对于VBI患者通过无创和快速的方法进行脑血管病变的检查以及对卒中发病机制的判断成为可能。

鉴于VBI反复发作的眩晕、恶心、耳鸣、视物旋转、构音障碍、吞咽困难、复视等症状对患者生活质量造成的严重影响，近年来临床愈发重视该病的诊断与治疗。

二、发病机制

对VBI的病因和发病机制主要有以下几种集合说法。

(1) 脑血管病变　椎动脉管壁动脉粥样硬化造成的椎－基底动脉系统狭窄或痉挛是导致VBI的重要原因。血清抵抗素是可能促进脑卒中的危险因素之一，其为一种炎性因子，其由脂肪细胞分泌，具有抑制脂肪细胞形成及促胰岛素抵抗的作用，可致使内皮细胞功能障碍，引发血管细胞黏附分子及单核细胞趋化蛋白的表达，增加急性期炎症反应产物，可加速脑部血管动脉粥样硬化或血管痉挛的病理过程。

(2) 颈椎退行性改变　Strek P等选取130例VBI患者，通过放射学检查显示所有患者的颈椎棘退变性，如椎间盘病变或骨赘，使用双面扫描通过彩色多普勒超声检查椎－

基底动脉，定义血流异常患者数量与颈椎放射学证实的患者总数之间关系的相关系数为41.5%，研究结果表明了椎动脉血流速度的病理性减少与颈椎退行性变化有关。

（3）血流动力学改变　血液中的各种细胞、血小板、纤维蛋白原、脂蛋白等升高，均可诱发血液浓度增高，易导致血栓形成。金忠棋等通过研究发现颈型颈椎病患者的血流动力学检查中各项指标显著升高，且患者的临床症状随着血流动力学的改善而改善，表明该项指标的改变是诱发本病的原因之一。

三、治疗原则

VBI的发生机制包括椎-基底动脉粥样硬化、血液成分及血液流变性改变、椎动脉起源变异/发育不良、微栓子形成等，上述病理生理改变均可导致微血管痉挛、外周血管阻力增加、组织器官血流灌注量下降，进而引发VBI相关临床症状。因此，VBI的西医治疗原则为解除动脉痉挛、改善脑组织微循环、提高脑组织供氧，以改善和恢复脑细胞功能，降低眩晕等症状发作频次与严重程度。中医认为，VBI属"眩晕病"范畴，该病源于肝、脾、肾，故治疗应以补虚泻实、调整阴阳为主。

四、西医治疗

（一）对症治疗

急性发作期的治疗，包括绝对卧床、避光、避免头部运动、控制水分和食盐的摄取（水1500mL以下，食盐约1.5g/d），应用镇静药、扩血管药及神经营养药。

（二）病因治疗

必须在确定诊断的前提下进行治疗，一般用血管扩张剂及钙通道阻滞剂，如西比灵、敏使朗、培他定、尼莫地平、脑益嗪等，有改善内耳和脑循环作用，后期常选用血管扩张剂如金纳多、山莨菪碱、丹参等静脉滴注，以改善微循环、降低血黏度、解除小血管痉挛。

（三）药物治疗

1. 钙通道阻滞剂

以盐酸氟桂利嗪胶囊为代表的钙通道阻滞剂是当前临床常用的治疗药物，该类药物可在进入血脑屏障后选择性阻断钙离子内流，发挥扩张脑血管、改善脑组织及前庭供血作用；同时，钙通道阻滞剂在阻断5-羟色胺（5-HT）释放过程中也扮演着重要角色，可进一步解除脑血管痉挛，达到治疗目的。有学者将盐酸氟桂利嗪用于75例VBI患者的治疗，患者临床总有效率达到93.33%，且椎-基底动脉供血情况得到明显改善，印证了该类药物能理想改善脑组织微循环作用。

2. H₁ 受体激动剂

H_1受体激动剂属组胺类药物，可在抑制血小板聚集、扩张椎-基底动脉系统的同时，预防血栓形成并大幅提升心脑循环及周围循环血流量。一项药理学研究显示，H_1受体激动剂还可促使前庭、耳蜗血流量增加，有效控制内耳性眩晕症状。作为H_1受体激动剂的代表药物，倍他司汀在VBI的治疗中得到了广泛应用，且在与丹参注射液、银杏叶提取物注射液的对比中，倍他司汀表现出了更为迅速的起效速度以及更为理想的治疗效果。

3. 前列腺素 E₁

作为一种广泛存在于体内的生物活性物质，前列腺素E_1类药物在糖尿病神经病变、心脑血管疾病的治疗中备受关注，其改善血流动力学、血液流变学效应也已得到一致肯定。通过抑制血栓烷A_2（TXA_2）释放，前列腺素E_1能够有效调节血小板释放、抵抗血小板聚集、降低血液黏稠度，从而逆转VBI进程。

4. 血栓烷抑制剂

以奥扎格雷钠为代表的血栓烷抑制剂常用于急性血栓性脑梗死和脑梗死伴运动障碍的治疗，该类药物可通过抑制TXA_2释放、促进前列环素（PGI_2）生成，达到扩张血管、抑制血小板聚集目的，对于脑组织能量代谢的改善以及脑内微循环的调节均具有积极作用。

（四）手术治疗

1. 椎动脉重建术

既往观点认为，对于药物保守治疗效果不佳的患者而言，进行椎动脉重建术不失为一个理想选择，其本质为VBI生理代偿机制不足的人为补充，而目的在于移植或重建椎动脉，以恢复椎动脉灌注，纠正动脉供血不足。一项动物实验证实，椎动脉-颈总动脉端侧吻合重建能够在保证小脑组织供血的基础上取得良好的远期疗效；亦有学者将这一方法用于老年VBI患者的治疗，患者预后较为理想。与此同时，V1～V3段椎动脉狭窄均适合枕动脉与椎动脉环椎部吻合，进一步拓宽了这一术式的适应范围。

2. 椎动脉减压术

椎动脉减压术主要包括横突孔切开减压与钩椎关节切除，其中，前者适合横突孔狭窄变形或动脉壁增厚、软组织压迫及椎动脉牵拉所致VBI，后者的适应证以钩椎关节肥大所致椎动脉周围交感神经压迫、痉挛、狭窄为主。亦有学者在椎动脉减压术的基础上提出椎间融合或椎管扩大成形术方案，以同时保持颈椎稳定、解除脊髓压迫或缓解颈椎管狭窄。需要注意的是，该术式操作难度偏高且适应证较为狭窄，目前临床应用尚不广泛且相关报道较为缺乏。

3. 支架成形术

支架成形术是当前临床最为常用的 VBI 手术治疗方案，其治疗思路主要为：通过将球囊或扩张性支架置入椎动脉狭窄部位以通畅管腔血流、改善临床症状。一项前瞻性对照分析结果显示，与单纯药物治疗相比，支架成形术的短期疗效并不明显，考虑与后循环血管严重狭窄有关，而 1 个月后，接受支架成形术治疗的患者，其总有效率达到 95.83%，此时对照组总有效率仅为 89.19%，且治疗 6 个月后再住院率亦较高，印证了支架成形术在恢复总体脑循环、改善患者远期预后方面的积极意义。

4. 椎动脉外膜剥离术

除椎动脉重建、椎动脉减压、支架成形外，椎动脉外膜剥离术也有着小范围应用。其治疗机制主要基于一项体外研究：椎动脉冰冻切片示，其含肽能神经主要分布于外膜区域，而缩血管肽能神经对血管支配能力的增强被认为是引发血管痉挛、狭窄继而导致动脉供血不足的重要原因。但这一术式的远期疗效与安全性仍有待验证。

五、椎 – 基底动脉供血不足在中医学中病名的更迭

椎–基底动脉供血不足在中医中属于"眩晕"范围。关于眩晕，在历代汗牛充栋的文献中有关该疾病的相关病名记述颇多，莫衷一是，曾以许多不同的称谓出现。如在《黄帝内经》中，出现过"掉眩""眩冒""眩仆"等不同称谓。《本经》中记载此病名以"眩运""眩动运"等。《伤寒杂病论》中，有"眩""头眩""目眩""冒眩"等多种对于眩晕的描述。一直到宋金元时期，眩晕病的名称有了进一步的规范和明确。《三因极一病证方论》一书中，首次应用"眩晕"一名，论述了本病的证治要点："夫寒者，一多使挛急疼痛，昏不知人，挟风则眩晕。"《仁斋直指方》中，第一次对眩晕给出了较为确切的定义："眩言其黑，运言其转，冒言其昏，眩运之与眩冒，其义一也。"在这以后，眩晕一名落实，并且开始出现于后世的各医学著作当中。至明末清初时，本病的称谓基本上统一，即沿用至今的"眩晕"。

（一）眩晕的相关病变脏腑

眩晕病位在脑，涉及肝、心、脾、肺、肾脏，但主要责之于肝、脾、肾三脏。

1. 眩晕与肝

生理上，肝脏主藏血，司疏泄，喜条达伸展而恶抑郁。肝脏体本属阴而功用阳，素体肝阳偏亢或长期情绪抑郁之人，体内肝阳易化火而生风内动，风邪为阳邪，主升主动，向上达于头部则扰清空，发为眩晕；若暴怒猝发，甚则可引起晕厥。王叔和所著《脉经》中示："病先发于肝者，头目眩，胁痛支满。"《素问·六元·正记大论》云："木郁之发，太虚埃昏……木不识人，善暴僵仆。"由脾胃虚弱、邪留久日耗伤阴血或失血过多、情志不舒抑郁化火等，均可导致肝体阴血亏虚，血无所充，不能上荣于脑，则"上虚则眩""上气不足，脑为之不满……头为之苦烦，目为之眩"。

肝为木脏，肾属水脏，肝木的伸展条达有赖肾水的涵养。肾内储含元阴，母虚子亦虚，其不足则易使肝阴受累而不足，阴不足则不能抑阳，肝阳有余则上亢为病，发为眩晕。清代叶天士在其著作《临证指南医案》中指出："脉弦动，眩晕耳聋……肾阴弱，收纳无权，肝阳炽，虚风蒙窍"。

2. 眩晕与脾

脾脏主运化谷食水饮，化生气血精津液，资先天且为"后天之本"；主升清，喜燥而恶湿。若有饮食不节、忧思过度、湿邪所困、药物损伤等因素，以致脾脏亏虚，升清之能不能正常发挥，水谷精微上荣不能，则清窍空虚，失于濡养，故眩晕。《证治汇补》中有："脾为中州……元气下陷，清阳不升，此眩晕出于中气不足也。"若脾土虚弱失于健运，不能运化湿浊，聚为痰饮，中焦阻滞，使清阳塞滞以至于不能上达于脑，则发为眩晕。如《证因脉治》云："清阳之气窒塞不通，而为恶心眩晕矣。"若脾虚受邪，飧泄不止，亦可发为眩晕。《素问·气交变大论》言："岁木太过，风气流行，脾土受邪……眩冒巅疾。"若"后天之本"虚弱，水谷精微化生不足，不足以资养先天，亦可导致肾虚而发眩晕。

3. 眩晕与肾

肾藏精，主骨生髓，内寓真阴真阳，为人体生命之本，脏腑阴阳之根。《灵枢·海论》说："脑为髓之海。"肾精充足则髓海得养。若先天禀赋不足，或后天失养；久病损伤肾脏，或纵欲不节而致肾虚精少，不能生髓上充于脑，以致脑失滋养而枯萎，神机不用发为眩晕。《灵枢·海论》有云："脑为髓海……髓海不足，则脑转、耳鸣、胫酸、眩冒，目无所见"。此外，有因疾病误治而损伤肾阳而致亏虚者，阳虚不能制水，水气上泛巅顶，扰乱清空而致眩晕。例如《伤寒论》中有太阳病发汗太过而致少阴病之眩晕者。

眩晕一病涉及肝、心、脾、肺、肾脏，但主要责之于肝、脾、肾三脏，此三脏病变时常相互为患，可谓眩晕发生发展的根本原因和病理基础。

（二）中医学对眩晕病因病机的认识

眩晕病的病因病机早在《黄帝内经》中就可寻到多处记载，至汉代，《伤寒论》和《金匮要略》中概述总结了分型论治及方药，后世又逐渐形成了外邪致眩和内伤致眩。

1. 外邪致眩

《素问·气交变大论篇》："岁木太过，风气流行……甚则忽忽善怒，眩冒巅疾。"指出了风气太过，上犯头部，扰乱清窍而致眩。《寿世保元》云："脉风浮寒紧……风则有汗，寒则掣痛，暑则热闷，湿则重滞……此四气乘虚而眩晕也。"描写了几种外邪导致眩晕的特点。风为百病之长，善行走窜而又变化多端，其性轻扬而易于侵袭人体上部。故风邪或风挟其他邪气入侵，头部首先受之，脑窍被扰而发为眩晕。临证治疗外邪所致眩晕时，应以治风为导向。

2. 内伤致眩

（1）因风致眩 风自外受，也可内生。内风来源于机体本身的病理变化。中医有"无风不作眩"之说，其来源要追溯于《素问》："诸风掉眩，皆属于肝。"肝主风，风性动摇，虚实皆能致病，可风行独自上扰，或夹痰、夹瘀扰乱清空，发为眩晕。因此内风致眩多要责之于肝木生风而起。

（2）因火致眩 元代朱丹溪倡导痰火致眩。其《丹溪心法》曰："头眩，痰挟气虚并火"。《症因脉治》云："若肝肾之真阴不足……此阴火上冲，而为虚火眩晕之症。"论述了虚火可致眩晕。清代杨乘六认为，互为表里的肝胆两经风火，均可致眩晕，他在《医宗己任编》中说"眩晕之病，悉属肝胆两经风火。"

（3）因痰致眩 论道因痰致眩，首推始于张仲景，在其著作中，多处论证阐述了对眩晕的证治，认为痰饮作为致病因素是眩晕的主要发病原因之一。如《金匮要略》云："心下有支饮，其人苦冒眩""隔间有水，眩悸者，小半夏加茯苓汤主之"等。此后的医家，也都对痰饮致眩的理论颇为重视。如《丹溪心法·头眩》："无痰则不作眩。"《寿世保元》："痰饮走于肝，则眩晕不仁，胁肺胀满。"痰饮是脏腑的病理产物，又能成为致病因素，其致病变化多端，可与风、火、虚、瘀相兼而发，故眩晕一病的发生与痰饮关系密切。

（4）因虚致眩 因虚致眩一说，《内经》中有其肇端，在《灵枢》中有记："髓海不足则脑转耳鸣，胫酸眩冒"。《慎斋遗书·头晕》中，阐述了有关肾虚、脾虚、血虚、肺虚而致眩晕的证治。"无虚不作眩"之说也同样出现在《景岳全书·眩运》中："眩运一证，虚者居其八九"。

（5）因瘀致眩　虞传在其《医学正传·眩运》提出跌仆外伤引发的"血瘀致眩"，开因瘀致眩之肇端。除外伤外，气滞、气虚、血热或寒等均可使血行不畅、瘀滞，清窍神机失用而发眩晕。对此，王清任提出了用通窍活血汤治疗瘀血所致的眩晕，使血气畅则"瞀闷"除。唐容川《血证论·瘀血》也有云："瘀血攻心，心痛，头晕"。

（三）中医辨证施治

由于此病病程长，迁延难愈，时有发作，而中医药针对这些特点具有独特方法且经济价廉、安全有效、不良反应少，值得进一步研究。

（1）气血两虚症状　眩晕日久，面色苍白，唇甲不华，心悸眠少，气短懒言，纳差，动则加剧，劳累即发；舌质淡，苔白，脉细弱。治宜补益气血。

（2）肝阳上亢症状　头昏目眩，烦躁易怒，目胀胁痛，面部潮红，口苦咽干，症状与情绪被动有关；舌红，苔黄，脉弦。治以平肝息风，滋阴潜阳。代表方：天麻钩藤饮加减。常用药有天麻、钩藤(后下)、石决明(先煎)、生栀子、生黄芪、怀牛膝、桑寄生、盐杜仲、菊花、白芍、夏枯草、龙胆、羚羊角(冲服)、生龙骨(先煎)、生牡蛎(先煎)等。《临证指南医案·眩晕门》云："诸风掉眩，皆属于肝，头为六阳之首，耳目口鼻皆系清空之窍，所患眩晕者，非外来之邪，乃肝胆之风阳上冒耳，甚则有昏厥跌仆之虞。"故治应平肝潜阳。钩藤、生龙骨、生牡蛎、天麻、菊花平肝潜阳。诸药合用，攻补兼施，肝肾得养，髓海充足，诸症自除。

（3）肝肾阴亏症状　眩晕日久不愈，发作较频繁，发作时耳鸣较重，听力减退明显，多伴有双目干涩，视力减退，精神萎靡，腰膝酸软，失眠多梦，健忘，五心烦热，舌红苔少，脉细数。治以滋阴补肾，填精益髓。代表方：杞菊地黄丸加减。常用药有熟地黄、山茱萸、枸杞子、菟丝子、黄精、杜仲、龟甲(先煎)、鳖甲(先煎)。若阴虚火旺，症见五心烦热、舌红苔少、脉细数者，可加盐知母、盐黄柏、地骨皮、牡丹皮、秦艽等。

（4）痰浊中阻症状　眩晕头重，胸闷恶心，脘痞纳差，呕吐痰涎或见嗜睡，神乏肢困，舌苔白腻，脉滑。治法：健脾化痰。代表方：半夏白术天麻汤加减。常用药有半夏、炒白术、天麻、陈皮、化橘红、旋覆花(包煎)、生赭石(先煎)、广藿香、厚朴、炒苍术、石菖蒲、郁金、砂仁(后下)、白豆蔻(后下)、胆南星、竹茹、甘草、大黄。眼干目眩加决明子、青葙子。

（5）瘀血阻窍　瘀血是本病的主要病理产物，瘀血不去，新血不生。症状：眩晕头痛，痛有定处，甚者如针刺刀割，噩梦易醒，神疲体倦，或眩晕伴呕吐，心悸怔忡，健忘；舌紫，苔薄白，脉涩。治法：活血通窍。

我院盛力医生观察定眩活血汤联合天麻素注射液治疗椎-基底动脉供血不足性眩晕临床疗效如下。将116例患者随机分为两组，治疗组60例予以定眩活血汤联合天麻素注射液治疗，对照组56例单用天麻素注射液治疗。定眩活血汤组成：虻虫3g，水蛭3g，桃仁15g，大黄10g，半夏15g，茯苓10g，陈皮10g，天麻10g，葛根15g，蔓荆子10g。阳亢者加钩藤10g，石决明15g，气血两虚者加黄芪30g，当归15g；肝肾阴虚者加熟地黄15g，枸杞子15g。结果发现治疗组总有效率为98.3%，明显优于对照组，两组比较，差异有统计学意义（$P < 0.05$）。与治疗前比较，两组在增加脑血流速度、降低血黏度等指标方面均有效（$P < 0.05$ 或 $P < 0.01$），但治疗组对上述各指标的改善明显优于对照组，两组比较，差异有统计学意义（$P < 0.05$ 或 $P < 0.01$）。综上，定眩活血汤联合天麻素注射液治疗椎-基底动脉供血不足性眩晕，能明显提高治疗眩晕症状的疗效，降低全血黏度及纤维蛋白原，增加脑血流量、改善脑循环，疗效确切。

六、中医治疗

多数研究均指出，单纯应用中药治疗难以有效缓解急性期症状，故中药常作为西药的辅助治疗。半夏白术天麻汤、滋阴息风汤、泽泻汤、补中益气归脾汤与西药联合应用，均被证实较单纯给予西药的疗效更为理想，其中，半夏白术天麻汤可明显改善患者血液流变学指标，滋阴息风汤可有效缓解患者眩晕、心悸、失眠等临床症状，而泽泻汤、补中益气归脾汤分别在抗动脉粥样硬化、调节血压方面发挥了重要作用。除丹参、银杏叶提取物注射液外，天眩清、血塞通、疏血通注射液也是当前临床常用的VBI辅助治疗药物，上述药物可分别通过提高椎-基底动脉血流速度、扩张脑血管、改善血液流变学等机制，强化西药治疗效果，改善患者临床症状。

附 眩晕

一、眩晕的简介

眩晕是因机体对空间定位障碍而产生的一种运动性或位置性错觉。据统计以眩晕为主诉者在神经内科门诊中占5% ～ 10%，眩晕是神经内科常见的一种疾病，其患病率和发病率随着社会压力的增大呈上升趋势。随着年龄的增加，眩晕发病率增高，大于50岁的患者占60%，与老年人动脉粥样硬化、颈椎骨质增生有关。眩晕可由眼、本体感觉或前庭系统疾病引起，也可以由心血管疾病、脑血管疾病、贫血、中毒、内分泌疾病及心理疾病引起，它涉及多个学科，患者有明显的外物或自身旋转感，常伴有恶心、呕吐，常突然发病并伴有明显的恐惧感，多见于急诊。据统计脑供血不足性眩晕占中老年各种眩晕的六成以上。

中医辨证认为有痰、火、虚、瘀等多方面原因。脑供血不足性眩晕属祖国医学"眩晕"范畴。眩晕的病因纷杂繁多，历代医家对此已有详细论述。《素问·至真要大论》曰"诸风掉眩皆属于肝"，揭示了肝肾亏虚、风阳上扰致眩的发病机制。此外，尚有"上气不足，脑为之不满""髓海不足"等原因所造成的头晕目眩。历代医家有"无虚不作眩""无风不作眩""无瘀不作眩"之说。明代虞传则以"血瘀致眩"立论指出瘀血内阻、脑络滞涩、脑府失荣而发眩晕。清代陈修园荟萃各家之说，钩玄提要，指出"风""火""痰"为眩晕之"病象"，脾肾虚亏为眩晕之"病根"，将虚实、标本熔为一炉。郑绍周等认为本病属本虚标实证，因脑为髓海、肾主骨生髓，年老肾虚则髓海不足，故本虚以肾虚为主，肾虚则水液运化失常，更兼过嗜肥甘，以致内生痰浊，继则血运不畅而成血瘀，故标实以痰、瘀为主。刘小艾等认为脑供血不足性眩晕以脾气虚弱、痰浊阻络、升降失常者为最多见，因脾居中州，主运化是气血生化之源、气机升降之枢纽，一旦脾气虚弱，升降失司，脾的运化功能就会受到影响，从而产生气血津液代谢失调造成痰湿停聚，气机不利，脉络瘀滞。脾失健运，痰浊内生，升降失司，脏腑阴阳气血失调，是产生脑供血不足性眩晕的重要病机。尽管本病有多种病因，但本病尚有其时代性。近现代多位医家根据时代特点对本病有其独特认识。毛书琴等认为脑供血不足性眩晕是因中老年人气血亏损、阴阳失调、气血不畅、不能荣脑所致，故气血亏虚是脑供血不足的重要病机。孔宪彬等认为本病以虚证居多，其病变脏腑以脾、胃为重点，病机为脾胃虚弱，不能运化水谷，气血失其源，致使气血亏损，脑髓失养。由以上各家学说可以看出，在现代社会眩晕以气血亏虚型为主。

二、眩晕的分类及处理原则

从中枢性眩晕和周围性眩晕及精神心理性眩晕三方面介绍其常见疾病的临床表现及基本诊治原则，旨在鉴别眩晕的病因，并及时准确地进行有效处理或转诊相关亚专科，使患者能够得到及时有效的救治。

（一）周围性眩晕

周围性眩晕（外周性眩晕）是指由于前庭神经末梢感受器（球囊、椭圆囊、半规管）、前庭神经或前庭神经节病变引发的眩晕，一般认为，是在前庭神经核团以下的前庭通路病变。根据流行病学研究结果，常见疾病包括良性阵发性位置性眩晕（耳石症）、梅尼埃病、前庭神经炎，少见疾病包括与中耳病变相关的疾病。

1. 常见外周眩晕

（1）良性阵发性位置性眩晕（benign paroxysmal positional vertigo，BPPV） 病史中患者出现短暂的、有头位方向性变动相关的眩晕，伴有眼球震颤。通过特殊的位置性试验检查，可以发现特异性眼球震颤，通过特异性手法复位治疗，大多数患者的眩晕和眼球震颤消失。大多无耳聋、耳鸣症状。

（2）梅尼埃病 病史中患者出现发作性眩晕、波动性耳聋、耳鸣和耳胀满感四联症表现，大多单耳发病，生活方式的调整：应鼓励所有梅尼埃病患者减少盐分摄入，每日的最大摄入量为2g，如能耐受则为每日1.5g。避免咖啡因制品，减少巧克力摄入，尽可能避免烟草和酒精类制品。一些患者可能对某些食物过敏，故需要了解相应的过敏原，并进行治疗或尽可能避免；部分患者存在季节性变态反应，应避免或减少与花粉等过敏原的接触。部分针对梅尼埃病患者的免疫治疗可以减少眩晕发作频率和严重程度。排除其他眩晕疾病后，镇静、利尿等药物治疗有效。已有很多研究表明，倍他司汀可以有效控制梅尼埃病患者的眩晕症状。新近一项长期、多中心、双盲、随机、安慰剂对照研究表明，倍他司汀与安慰剂相比，并不能减少梅尼埃病的眩晕发作；新近系统评价发现，有低质量的证据表明，在减少不同原因导致的眩晕发作方面，倍他司汀具有正面作用。总之，尽管有系统分析认为文献不符合高质量研究方法，但大部分研究支持倍他司汀可减轻梅尼埃病的眩晕症状。利尿剂用于梅尼埃病的治疗已有多年。循证医学（Cochrane系统评价）研究认为，没有足够的证据表明利尿剂可以有效缓解临床诊断梅尼埃病患者的眩晕、听力下降、耳鸣和耳闷胀感。但新近系统综述分析显示，多个低证据级别的研究报道，口服利尿剂在梅尼埃病的药物治疗中可能是有益的，可以改善眩晕发作的频率，但缺乏改善听力的可信证据。目前认为，利尿剂是所有梅尼埃病患者相对安全的治疗选择之一。

（3）前庭神经炎 上呼吸道感染史，患者发作性眩晕症状重，有时伴有剧烈眼球震颤；具有自限性，建议康复训练，激素治疗有效，不建议抗病毒药物治疗。

（4）中耳相关的疾病——中耳炎

① 分泌性中耳炎：有上呼吸道感染史或航空史，伴有耳聋、耳鸣、耳痛，检查发现中耳积液。

② 化脓性中耳炎：有反复患耳流脓病史，检查发现患耳鼓膜穿孔或外耳道、鼓室内有脓性分泌物，合并迷路瘘管、迷路炎、乳突炎时，出现眩晕和眼球震颤。此时应警

惕脑膜炎、小脑脓肿等颅内感染，尤其反复流脓患者，突然流脓症状减轻或消失，并出现头痛、发热时眩晕症状加重。

③ 耳硬化症：一般为双耳进行性"加重的"耳聋、耳鸣、头晕，耳镜检查示双耳鼓膜多表现为正常，可以有Schwartze征，听力多表现为传导性耳聋，骨导听力可有Carhart切迹，随病情发展可表现为混合性聋或神经性聋。

④ 上半规管裂：耳聋、耳鸣、听觉过敏，Tullio现象。耳镜检查阴性，听力检查为传导性耳聋，颞骨CT有阳性特征性表现。

2. 周围性眩晕的急诊处理原则

对于首次就诊的周围性眩晕患者建议对症治疗，可以短期使用前庭抑制剂，控制眩晕症状后进一步检查以确诊；剧烈呕吐的患者可予止吐治疗，常用药物有地芬尼多、茶苯海明、甲氧氯普胺、异丙嗪等。对于有反复发作病史的患者，既往已有明确诊断，应根据病因进行针对性治疗。

(1) 良性阵发性位置性眩晕　具体发病机制不清，可能与内耳微循环障碍、椭圆囊神经上皮退行性改变、全身钙离子代谢紊乱等多种因素有关。首先建议手法复位治疗；耳石复位是针对其发病机制假说的特异性治疗方法，而原则上药物并不能使耳石复位。已有的随机对照研究表明，耳石复位的治疗效果优于单独使用前庭抑制剂。在明确合并其他耳科或系统性病变时，如梅尼埃病、特发性突聋、偏头痛、糖尿病、骨质疏松等，或治疗后患者仍有明显的头晕、平衡不稳等症状时，可酌情给予药物辅助治疗，有助于改善症状。手术治疗包括半规管阻塞术和单孔神经切断术。适应证为诊断清楚、责任半规管明确、经规范的耳石复位等综合治疗至少1年仍无效且活动严重受限的难治性患者。

(2) 梅尼埃病

① 鼓室注射糖皮质激素：由于梅尼埃病可能与变态反应或免疫调节有关，因此糖皮质激素对梅尼埃病患者具有治疗价值。

② 低压脉冲治疗：经外耳道给予脉冲式正压是一种较新的梅尼埃病治疗方法，主要设备为Meniett仪（Medtmnic，美国），通常先行鼓膜置管，其机制不清，可能与压力促进内淋巴吸收有关。

③ 鼓室注射庆大霉素：大量研究表明，鼓室注射庆大霉素可有效控制大部分（80%～90%）梅尼埃病患者的眩晕症状，听力损失发生率为10%～30%。目前国内外鼓室注射庆大霉素的方法包括固定法、滴定法、改良滴定法、单次注射法等，尚无统一标准。我们推荐使用"改良滴定法"，即使用较低浓度庆大霉素（20mg/mL），进行2

次鼓室注射（间隔1周），之后观察是否出现"效果"，即"单侧前庭功能减退"症状或注射耳听力下降（纯音测听500Hz、1kHz、2kHz的平均听阈上升≥15dB）。若在第2次注射后1周内出现"效果"，则不进行后续注射；如未出现，则进行第3次注射，并再次观察"效果"，若出现，则停止再次注射，若无，则进行第4次注射；最多注射次数为4次。该方法治疗顽固性单侧梅尼埃病，眩晕控制率达90%，听力下降发生率为20%。鼓室注射庆大霉素需要注意的事项：a.某些线粒体基因突变患者对氨基糖苷类药物敏感，注射庆大霉素有致聋风险，注射前应详细询问家族史并充分告知风险，有条件者可行相关基因检测。b.鼓室注射庆大霉素期间，应监测听力变化。c.双侧梅尼埃病、年龄大于65岁的老年患者是鼓室注射庆大霉素的禁忌证。总之，循证医学证据（Cochmne系统研究）表明，庆大霉素鼓室注射是控制梅尼埃病眩晕症状的有效方法，但可能存在听力下降的风险。内淋巴囊手术（包括减压术和乳突引流术）对75%的药物治疗无效的梅尼埃病患者有短期（大于1年）及长期（大于2年）疗效，内淋巴减压术和乳突腔引流术的眩晕控制率相似。内淋巴囊手术的并发症发生率低，目前仍被视为药物或保守治疗无效患者的一线手术方式。目前三个半规管阻塞术治疗梅尼埃病对于顽固性梅尼埃病（尤其是没有实用听力的患者）是一种有效的治疗方法，但应注意该手术有一定听力下降的风险。

④ 前庭神经切断术：可以通过多种手术路径切断前庭神经，该手术较内淋巴囊手术有更高的眩晕控制率，但术后前庭功能完全丧失。随着新的治疗方法的出现以及对前庭功能保护的重视，该术式现在很少使用。

⑤ 迷路切除术：该手术是所有梅尼埃病治疗方法中最具破坏性的，目前已经很少使用。

（3）前庭神经炎　患者可用激素和止晕药治疗。

（4）中耳炎　患者请耳鼻喉科医生会诊，一旦发现化脓性中耳炎合并颅外、颅内并发症，急诊行外科手术治疗。

（二）中枢性眩晕

中枢性眩晕是中枢前庭通路病变导致的。中枢前庭通路包括从前庭核团开始，到动眼神经核，中脑的整合中枢，前庭小脑、丘脑以及颞顶叶的多感觉前庭皮质区。

1. 中枢性眩晕的病因和临床症状

中枢性眩晕病因比较复杂，如血管病（包括脑梗死和脑出血等）、外伤、炎症、脱髓鞘疾病、中毒、神经变性病以及肿瘤等。常见症状包括眩晕、恶心、呕吐以及其他脑干的症状与体征，比如吞咽障碍、共济失调、眼球震颤、动眼神经麻痹、视野缺损、突然发病的感音神经性听力减退、肢体或脑神经无力或感觉障碍、下肢病理征阳性、意识障碍甚至晕厥等。不合并脑干小脑疾病相关症状而以孤立性眩晕为临床表现的中枢性眩晕很少见，但临床上最容易漏诊，一旦漏诊则后果凶险。急诊眩晕疾病鉴别中需要格外重视。

2. 中枢性眩晕的辅助检查

临床怀疑中枢性眩晕者应该立即进行头颅CT检查。头颅CT能够排除脑出血、蛛网膜下腔出血（少数以眩晕起病）、部分脑梗死和肿瘤等。怀疑后循环缺血者应尽快完善头颅磁共振弥散加权成像（MRI+DWI）以及磁共振血管造影（MRA）或CT血管造影（CTA）或数字减影技术血管造影（DSA），如果没有条件可以暂时行经颅三维多普勒替代。其他检查包括血脂、血糖、电解质、毒物筛查以及脑血管病的相关检查等。必要时腰椎穿刺脑脊液检查，排查炎性或脱髓鞘性疾病等。

3. 中枢性眩晕的处理

除了对症治疗，中枢性眩晕的处理原则为针对病因治疗。炎症和脱髓鞘疾病应考虑给予糖皮质激素、免疫球蛋白、抗生素等治疗；肿瘤需要请神经外科协助诊治；脑出血应管控血压，降颅内压，存在三、四脑室梗阻者应行脑室外引流，小脑出血可以考虑外科清除血肿。后循环缺血是常见中枢性眩晕的病因，改善脑血循环的药物如天麻素、银杏叶制剂、倍他司汀等药物有助于改善患者症状。急诊科医生一旦怀疑患者为后循环缺血，应该高度重视，并交由神经内科医生处理。作为接诊的急诊科医生首先应该重视此类患者的气道管理，维持气道通畅，防止误吸。其他治疗方案一般包括静脉溶栓、血管内取栓、支架植入手术、抗栓、他汀类用药、扩容等，大面积小脑梗死者可以考虑去骨瓣减压治疗。

（三）精神疾病相关性眩晕

精神疾病相关的眩晕/头晕是一个不断更新的概念，曾有不同的命名，如恐惧性姿势性眩晕、视觉性眩晕、持续性位置感觉性头晕，近年来更多称为慢性主观性头晕。其特征以慢性非旋转性头晕为主要表现形式，亦可表现为不为外人觉察的主观不稳感，同时对运动刺激敏感性增高，不能耐受精细视觉或复杂的视觉刺激，前庭功能检查没有代偿不全的证据，患者通常有易患的人格特质，如敏感、焦虑、情绪不稳定、神经质。部分患者有精神疾病的家族史以及可问及的心理应激因素。精神疾病相关性眩晕/头晕的诊断要建立在充分的病史询问、查体及辅助检查的基础上，排除中枢性眩晕、周围性眩晕及全身系统性疾病后，方可慎重作出诊断。常见精神心理性眩晕以头晕/眩晕为主诉的精神疾病包括惊恐障碍、躯体形式障碍、广泛性焦虑障碍、抑郁症、精神分裂症、强迫症等。

（1）惊恐障碍　患者表现惊恐发作时多首诊急诊，其他类型的精神疾病多有慢性长期头晕/眩晕的症状，症状反复波动，急诊就诊较少。惊恐发作是指在日常生活中无特殊的恐怖性处境时，感到突如其来的惊恐体验，强烈的紧张、恐惧、难以忍受的不适感、失控感。伴有心悸、呼吸困难、头晕、窒息感、濒死感，以及显著的自主神经症状。惊恐发作可以见于焦虑障碍的患者，也见于精神分裂症、强迫症、抑郁症等其他精神疾病，也可见于甲亢、低血糖、心脏疾病等躯体疾病，应注意鉴别。精神疾病导致的惊恐发作常起病急骤，突发突止，症状10min达高峰，发作很少超过1h，可自行缓解。反复的惊恐发作（1个月内至少3次），具有不可预测性，缓解期如常，排除其他疾病后可以诊断为惊恐障碍，又称急性焦虑发作，是一种以反复发作的惊恐发作为主要原发症状的焦虑障碍。

（2）惊恐发作的处理　静脉缓慢注射地西泮或口服阿普唑仑、氯硝西泮、劳拉西泮可以缓解急性症状。过度换气的患者，可以把纸卷卷成桶状罩住口鼻，减少过度换气导致的碱中毒。后续维持治疗可以转诊精神专科进行长期抗焦虑治疗。

（四）全身疾病导致的眩晕

根据目前的认识，可以导致眩晕的全身疾病包括脑血管疾病、脑肿瘤、心血管疾病、内分泌疾病、血液病、肾脏疾病等。对于全身疾病导致的眩晕，其原因需要具体分析。比如脑血管疾病导致的眩晕需要着重注意后循环问题，而内分泌疾病、血液病和肾脏疾病导致眩晕的病因并不清楚。

1. 原因不明

原因不明是相对的概念。可能是非眩晕专科医生认识的不足，也可能是疾病在某一阶段，尤其是早期，或者是眩晕专业的发展水平，对于患者的病症，暂时无法给出肯定的诊断。原因不明者，需要在排除危及生命等重要事项后，调整不良生活方式，观察随访。

2. 急诊眩晕的查体内容与流程

（1）必查体项目

① 生命体征监测，包括血压、呼吸、脉搏、体温。

② 观察并评估患者的意识状态。眩晕患者的意识状态评估是十分重要的，是周围

性和中枢性眩晕鉴别的关键。

③ 眼部检查

a.眼球运动：检查者将目标物（棉签或指尖）置于受试者眼前30～40cm处。嘱患者固定头位，眼球随目标方向移动。一般按左→左上→左下，右→右上→右下的顺序，依次检查六条眼外肌的运动功能。

b.自发性眼震：嘱患者固定头位，眼球随目标方向移动。一般从正中开始，分别向左、右、上、下的顺序进行检查。

④ 脑膜刺激征：包括颈强直、Kernig征、Brudzinski征。阳性体征提示脑膜炎、蛛网膜下腔出血和颅压增高等。

⑤ 病理反射：包括Babinski征、Oppenheim征、Gordon征、Hoffanann征。阳性体征提示锥体束病损，大脑失去对脑干和脊髓的抑制作用。

⑥ 肌力与肌张力。

a.肌力：嘱患者做肢体伸屈动作，检查者从相反方向给予阻力。

b.肌张力：嘱患者肌肉放松，检查者根据触摸肌肉的硬度以及伸屈肢体时感知肌肉对被动伸屈的阻力作判断。

⑦ 其他密切相关的脑神经检查如三叉神经、面神经、舌咽及迷走神经、舌下神经。阳性者应考虑颅内病损的可能性。

（2）推荐的查体项目

① 耳部检查：观察耳郭有无出疹、红肿、牵拉痛等，耳道有无异物、耵聍栓塞、红肿、耳漏、疖肿等。尤其当患者有头痛或者既往有耳道流脓史而近期无耳漏时，应警惕耳源性颅内并发症或脑脓肿。

② Dix.Hallpike检查及Roll test检查：当生命体征检查正常、重要的实验室检查阴性时，可依据主诉进行耳石症的体位试验，便于指导和安排后续的治疗和转诊方向。主要包括Dix.Hallpike检查、Roll test检查。

（3）平衡功能检查　包括常用的检查：Romberg（昂白征）试验、Mann（曼氏征）试验和单足站立试验等。

（4）音叉检查　音叉检查是判断听力损失性质的常用方法之一，包括韦伯试验（Weber's test）、任内试验（Rinne's test）和施瓦巴赫试验（Schwalbach's test）。可用于鉴别传导性或感音神经性听力损失。

（5）HINTS检查　HINTS检查由三部分组成：头脉冲试验（head Impulse test），又称为甩头试验（head thrust test，HIT）；眼震（nystagmus）；眼偏斜试验（testofskew）。

（五）我院对眩晕的治疗

我院朱玉岩医生对颈性眩晕进行了临床研究如下。

颈性眩晕在骨科较为常见，主要是由于颈部病变引起椎动脉供血不足所致的眩晕，临床常伴有恶心、呕吐、头痛等症状，其发病特点是与颈部活动或体位改变等活动密切相关的发作性眩晕，病情严重的患者会出现对侧肢体的轻瘫和颅内神经症状，严重影响患者的正常工作与生活。尽早对颈性眩晕患者采取治疗方法，控制患者的病情，可有效减轻患者的症状和体征。研究证明，采用针刺结合天麻素注射液可有效缓解颈性眩晕的症状和体征，具有改善脑部血液循环、疏通全身经脉的作用。本次研究针对颈性眩晕患者采用针刺结合天麻素注射液进行治疗，取得良好的效果。

颈性眩晕是一种极为普遍的慢性疾病，严重影响脑部正常的供血功能，多数患者在颈部活动或晨起会出现颈部疼痛和眩晕等症状，病情严重的患者会出现肢体麻木，严重影响患者正常的工作与生活。现代医学将颈性眩晕发病机制大致归为以下三个方面。

第一，机械的压迫，当颈部的椎动脉超出原有的受压值时，会出现增生的钩椎关节、寰枢关节错位等机械性刺激，导致椎动脉内狭窄，血液流速过慢，引起患者出现眩晕。

第二，由于颈部软组织的劳损导致周围的肌肉、筋膜等软组织内的压力增高，当患者颈部活动时会刺激颈部交感神经、枕小神经以及枕大神经兴奋，在一定程度上会加快血管收缩，导致患者出现头痛、恶心等症状。

第三，血管退变引发眩晕。此类发病的患者大多是老年人，主要原因是老年患者因自身功能退化的影响，出现动脉管壁硬化、血管弹性降低，引发椎动脉粥样硬化，从而导致椎管内管腔过细，出现头痛、眩晕，增加患者的痛苦。随着中医学在临床领域中的不断发展以及人们对健康观念的逐渐提高，越来越多的颈性眩晕患者采用中西医结合的方法进行治疗，主要是由于绝大多数的患者受自身疾病因素的影响出现肝肾不足、气血亏虚、劳倦内伤等现象，在临床上通常为颈性眩晕患者采用针刺结合推拿手法进行治疗，效果较好，主要原因是：针刺能有效调节椎体下方的脊神经，一方面有利于脊椎间的间隙变大，增加椎管内的血流量，改善脑部的血液循环，另一方面有利于缓解局部肌肉痉挛，改善周围组织出现水肿、充血的症状，并在患者的颈部周围针刺百会、四神聪等穴位，可加快血液供应，提高患者的治疗效果，与此同时，天麻素注射液还具有止痛、镇静以及扩张脑血管的作用，帮助患者调节头部经脉、全身气血运行情况，缓解颈部不适症状，内关宽胸理气，从而有效改善患者脑部血液循环，疏通全身经脉，患者恢复较好。而单纯为患者采用天麻素注射液进行治疗，虽能有效调节椎-基底动脉的供血情况，减轻患者的眩晕、头痛症状，但不能从根本上改善患者体内的气血运行情况，导致患者出现气血亏虚现象，增加患者痛苦。

本次实验结果显示：观察组在临床总有效率为97.37%，明显高于对照组临床总有效率65.79%，表明对患者采用针刺结合天麻素注射液进行治疗，可有效提高临床治疗效果，减轻患者出现的眩晕、头痛等症状，对照组在治疗后各项积分显著低于观察组，表明针刺结合天麻素注射液能有效降低患者的症状，提高患者生活质量。综上所述，对颈性眩晕患者采用针刺结合天麻素注射液进行治疗时疗效明显，值得临床推广。

参考文献

[1] 江淑红，祝明浩，韩杰，等．针刀闭合性松解术联合手法治疗颈性眩晕的临床疗效及对椎 - 基底动脉血流速度的影响 [J]．针灸临床杂志，2015, 31(3): 8-11.

[2] 王小平．脑供血不足的病理生理与临床 [J]．脑与神经疾病杂志，2000, 8(2): 125.

[3] 郑绍周．中药治疗椎 - 基底动脉供血不足性眩晕经颅多普勒的变化 [J]．河南中医，2000, 20(4): 37.

[4] 刘小艾，白雷利．化痰健脾方药治疗椎 - 基底动脉供血不足性眩晕 32 例 [J]．陕西中医 2005, 26(7): 647-648.

[5] 毛书琴，白洁．补阳还五汤治疗椎 - 基底动脉短暂缺血性眩晕 30 例 [J]．中国中西医结合杂志，1997, 17(9): 559.

[6] 孔宪彬，任永慧．中药结合电针治疗椎 - 基底动脉供血不足性眩晕 89 例 [J]．华北煤炭医学院学报，2005, 5(7): 335.

[7] 钟卓霖，胡建华，翟吉良，等．伴随颈椎病颈性眩晕的手术治疗 [J]．中华医学杂志，2015, 95(25): 2014-2017.

[8] 李小鑫，孙全义，贺永雄．交感型颈椎病的麻醉科介入治疗研究 [J]．生物骨科材料与临床研究，2015, 12(2): 47-49.

[9] 王非，张京兰，潘微．针刺四神聪穴为主对颈性眩晕患者中医证候量表评分的评价 [J]．时珍国医国药，2015, 26(6): 1426-1427.

[10] 常飞燕，谢晟，李中实，等．利用三维伪连续脉冲动脉自旋标记测量颈性眩晕相关的脑血流量改变的初步研究 [J]．中华放射学杂志，2014, 48(1): 25-28.

[11] 江淑红，祝明浩，韩杰，等．针刀闭合性松解术联合手法治疗颈性眩晕的临床疗效及对椎 - 基底动脉血流速度的影响 [J]．针灸临床杂志，2015, 31(3): 8-11.

[12] 王威权．异丙嗪联合甘露醇血塞通治疗颈椎病所致眩晕症的效果 [J]．临床医学，2015, 35(12): 56-58.

[13] 田向东，谢国庆，王庆甫，等．针刀疗法联合星状神经节阻滞术治疗颈性眩晕作用机制探讨及临床疗效观察 [J]．中国中医基础医学杂志，2014, 20(12): 1681-1683.

[14] 金坚．手法推拿联合针灸治疗老年颈性眩晕的效果及对椎 - 基底动脉血流动力学的影响 [J]．中国老年学杂志，2014, 34(9): 2403-2405.

[15] 肖修平，朱建东.针刺结合天麻素注射液治疗颈性眩晕 38 例疗效观察 [J]. 亚太传统医药，2016, 12(1): 109-110.

[16] 张运来.针刺配合天麻注射液治疗颈性眩晕临床观察 [J]. 实用中医药杂志，2013(10): 815-816.

[17] 栗秀初，孔繁元，黄如训.眩晕的临床诊断和治疗流程建议 [J]. 中国神经精神疾病杂志，2003, 29(4): 314.

[18] 徐江涛，袁增华，臧严华.椎 - 基底动脉供血不足 84 例 [J]. 人民军医 . 1996, 1: 35.

[19] Grote Meyer K H .Abnormal horological parameters in vertebrobasilar sufficiency [J]. Acta Nenrol Stamd, 1990, 81(4): 1520.

[20] 徐江涛，唐丽君，王者晋，等.椎 - 基底动脉供血不足 40 例血流动力学分析 [J]. 中国综合临床，1999, 15(1): 25.

[21] 陈敏哲 . 654-2 治疗椎 - 基底动脉供血不足疗效观察 [J]. 临床荟萃，2000, 15(12): 550-555.

[22] 雷载权 . 中药学 [M]. 上海：上海科学技术出版社，1995.

[23] 王钧默 . 中药药理学 [M]. 上海：上海科学技术出版社，1989.

[24] 黄兆宏，金之谨，何耕兴.葛根素对牛动脉内皮的作用 [J]. 老年病学杂志，1992, 12(6): 35.

[25] 曾贵云，张丽英.葛根黄酮对高血压及冠心病患者血浆儿茶酚胺含量的影响 [J]. 中华医学杂志，1979, 12(8): 479.

[26] 陈淳，王家莉，季承博，等.抵抗素与脑梗死及其危险因素的相关性研究 [J]. 诊断学理论与实践，2015, 14(03): 279-282.

[27] Stręk. P, Reroń. E, Maga. P, et al.A possible correlation between vertebral artery insufficiency and degenerative changes in the cervical spine.1998, 255(9): 437-440.

[28] 陈健，金忠棋，周君富，等.颈椎退变性眩晕患者的血液流变学变化及加味补阳还五汤对其治疗作用的研究 [J]. 中国中医骨伤科，1995(01): 4-9.

[29] 单希征 . 眩晕与平衡障碍及其研究进展 [J]. 中国医学文摘 (耳鼻咽喉科学)，2007(02): 86-88.

[30] 丛品 . 眩晕的诊断思路方法及研究进展 [J]. 中医药学刊，2001(04): 348-349.

第七节　血管性痴呆

一、概述

血管性痴呆(vascular dementia，VaD)是一种发生在各种脑卒中相关因素导致的脑细胞功能退化基础上，从轻度认知障碍到痴呆不同程度的临床综合征。其主要发病人群为老年人，是临床上较常见的一种疾病。现今中国进入老年社会，且将在很长一段时间里呈逐渐加重趋势。而随着人们生活水平的提高，脑卒中和心脏病的发病率也不断增加，脑血管病的井喷式增长，使人们对于VaD的研究越来越重视。目前，脑卒中后痴呆的含义有两种：①脑卒中是引起痴呆的主要直接原因；②当部分患者在早期已经有阿尔茨海默病(Alzheimer's disease，AD)的潜在病理改变时，痴呆因为脑卒中而加速的发生被称为脑组织老化复合缺血损伤。VaD的产生与脑卒中的危险因素，如高血压、高脂血症、糖尿病以及高同型半胱氨酸(homocysteine, Hcy)血症等呈正相关，也与年龄、遗传及其他导致大脑缺血缺氧的疾病（贫血、睡眠呼吸暂停综合征、颈动脉狭窄）密切相关。VaD虽无有效治疗手段，但被认为是可以有效防治的一种痴呆综合征，且这种可防治性主要针对早期阶段。因此，如果能在早期阶段即血管性认知功能障碍时给予积极干预，不仅可取得良好的治疗效果，还可延缓其成为不可逆痴呆状态的进程。故针对VaD的研究，从危险因素、病因、病理类型、发病机制以及影像学表现显得十分必要。

二、危险因素

由于VaD是在脑血管病的基础上发生的，可以推断任何直接或间接引起脑血管病的危险因素均可成为VaD的危险因素。另外，还有一些危险因素可以使脑血管病进展成为VaD的概率增加，这也应引起重视。然而，无论是脑血管病还是VaD，预防远远比治疗更加重要。因此，对VaD的流行病学研究显得尤为重要。目前，关于VaD发生的危险因素主要有以下几种：人口社会学因素、血管病因素、遗传性因素等。

（一）人口社会学因素

关于VaD的社会学因素，曲艳吉等对1980～2011年发表的关于中国VaD流行病学的研究进行总结分析发现，VaD的发病率从60～64岁的0.14/(100人·年)升高到80岁的0.57/(100人·年)，且文盲VaD的发病率高于小学和初中以上者[0.26/(100人·年)比0.23/(100人·年)，0.15/(100人·年)]。随着人们工作、生活压力越来越大，心理因素对疾病的影响也逐渐引起人们的重视。而抑郁是否是VaD的危险因素一直存在争议。洪震等在对上海部分城乡地区VaD的发病率及危险因素的研究中发现，积极参加各种有关认知功能的活动有助于保持学习能力和增强认知。可见，积极主动的生活方式可能对认知有保护作用。另外，中国的PM2.5污染已很严重，且随着城市的发展、雾霾和沙尘暴的肆虐，生存环境有进一步恶化的趋势，因此PM2.5也成为脑血管病的重要危险因素之一。

（二）血管病因素

VaD的发生是建立在脑血管病基础之上，因此血管病及其相关因素成为VaD的重要危险因素。曹雯炜等提出，贫血、高血压、糖尿病、短暂性脑缺血发作和冠心病史与VaD的发生有关，它们使VaD的患病风险显著增加2～5倍，是VaD的独立危险因素。另外，Hcy是蛋氨酸代谢的中间产物，其代谢异常可致高Hcy血症。Mccally在对因遗传性Hcy尿症而死亡的儿童尸检中发现，其体循环内存在广泛的动脉血栓形成及动脉粥样硬化的病理表现，由此提出了高Hcy是导致动脉粥样硬化性血管性疾病的假说。梅正树在对Hcy水平与VaD相关性的研究中发现，Hcy水平与VaD程度呈正相关。此外，大样本的队列研究证实，高脂血症与老年性痴呆(包括VaD)的发生呈正相关。而他汀类药物可使VaD患者发生血管性认知功能障碍的风险降低39%。在吸烟与VaD发病相关性的调查中发现，年龄超过60岁，烟龄超过40年的人群，VaD的患病率是不吸烟者的3.5倍。少量饮酒是VaD的保护性因素，但每日大量饮酒与VaD的发生呈正相关。另有研究证实，脑萎缩、脑小血管病引发的脑白质病变在VaD的发病中也扮演了重要角色。

（三）遗传性因素

目前，关于遗传基因与VaD关系的研究尚处于起步阶段，尚无定论。但有研究认为，只有少数VaD的发生与纯粹的基因遗传有关，大部分仍可能是基因和其他危险因素相互作用的结果。除遗传性外，高纤维蛋白原血症、高尿酸血症、慢性肾病、服用激素、微量元素、肥胖等也被认为是VaD的危险因素，但仍需要进一步研究证实。

三、病因及病理分型

（一）病因

目前，关于VaD病因的研究较多，可归纳总结为以下几个方面。①缺血缺氧性低灌注。脑皮质、基底核及其他对缺血缺氧敏感的重要脑区，若长时间处于缺血缺氧环境之下，会发生神经元迟发、缓慢的坏死、凋亡甚至缺失，致使出现不同形式的认知障碍。临床可见VaD患者反复发生短暂性脑缺血，并出现记忆力的迅速减退及性格、情绪的变化。而其他可能引起脑灌注不足的原因(如心力衰竭、心律失常)，也可造成VaD患者病情的迅速进展。②皮质下脑白质病变。各种原因导致的皮质下白质内小动脉玻璃样变性，管壁纤维样增厚，呈脱髓鞘改变，使神经元与皮质下之间的联系发生障碍，从而出现相应的认知功能障碍。③出血性疾病。出血性疾病通过对脑实质的直接破坏和间接压迫，阻塞了脑脊液的循环通路，从而产生不同程度和类型的痴呆。④其他炎症性脑血管病(包括中枢神经系统血管炎、中枢神经系统脱髓鞘疾病、非特异性炎症以及结核、梅毒、真菌、寄生虫感染等)。它们均可引发脑缺血及脑梗死，进而出现相应的痴呆症状。

（二）病理分型

① 多发性脑梗死性痴呆：是 VaD 的最主要类型(39.4%)，其主要表现为梗死灶数目多或体积大，病理常见双侧多发性脑梗死(指发生在大脑动脉环及主要大动脉的梗死)，且常伴有一定程度的皮质萎缩。该类型患者多有局灶功能缺损，如偏瘫、偏盲、语言障碍、假性延髓麻痹、强哭强笑、病理征阳性等症状及体征。②关键部位梗死性痴呆：是指与高级皮质或边缘系统等相关的脑内关键部位病变引发的梗死性疾病导致的痴呆，现被认识到的关键部位有丘脑、角回、扣带回、海马、基底核等。③分水岭梗死性痴呆：是指脑内各个脑叶或脑组织之间相邻的、大血管供血区之间较薄弱区脑组织缺血性坏死导致的痴呆，主要类型有皮质型(影像上多表现为基底朝外的楔形或C形病灶)和皮质下型(影像上多表现为条状或束带状病灶)。④出血性痴呆：颅内各种出血性疾病后直接或间接导致的痴呆称为出血性痴呆，而各种颅内出血类型(如脑实质出血、脑室出血、硬膜下出血、蛛网膜下腔出血等)均可成为血管性痴呆的病因。⑤皮质动脉硬化性脑病引起的痴呆：患者常伴有高血压及动脉硬化病史，影像上表现为两侧大脑白质斑片状、点状或弥漫性互相融合的低密度区，以侧脑室前后角最为明显，严重者白质均可受累，病灶的特点为双侧对称。

四、发病机制

目前，关于 VaD 的神经生化机制有两种学说：①胆碱能传导环路损伤。胆碱能突触是一种记忆突触，任何原因导致的胆碱能环路任何位点损伤均可引起记忆及学习功能的障碍。②突触的改变。记忆及学习功能的神经生理学基础是突触及突触之间的传递。而发生于脑血管病后的脑组织缺血缺氧性损害可以诱发相关部位的突触改变，所以这可能是导致 VaD 患者学习、记忆功能障碍的原因之一。

钙调素、钙调素依赖性蛋白激酶Ⅱ的作用被证实，是参与大脑记忆形成和储存的分子机制之一。而降钙素、内皮素1有缩血管及神经细胞毒性作用，可加重脑缺血，还可能对脑神经元或神经胶质细胞造成直接损害，故也是构成VaD的分子机制之一。痴呆患者的脑中存在活化的小胶质细胞、炎性介质、C反应蛋白、补体因子等炎性因子，且多数在出现痴呆临床症状前就已升高，说明炎症反应在VaD的发病机制中起重要作用。

载脂蛋白E4、对氧磷酶1、固醇反应元件结合蛋白1、脂蛋白受体相关蛋白是与胆固醇相关的基因，它们通过不同位点作用于血浆胆固醇及低密度脂蛋白，加速动脉硬化的形成，从而促进VaD的发生。而血管紧张素转换酶、内皮型一氧化氮合酶、纤维蛋白原等是与血管相关的基因，该类基因多直接作用于血管壁，调控血压或增加血栓形成的风险，从而促进VaD的发生。另外，与氧化应激和炎症反应相关的基因包括亚甲基四氢叶酸还原酶蛋白(TT型)、谷胱甘肽S转移酶ω1、血小板内皮细胞黏附因子1、白介素-6，它们的作用位点与氧化应激有关，因启动细胞膜损伤而促进VaD的发生。过氧化物酶体增殖物激活受体是与葡萄糖代谢相关的基因，它可广泛参与脂肪的生成及代谢、葡萄糖代谢、炎症反应、血压调整等多种生物学过程，从而促进VaD的发生。

五、影像学表现

CT显示无症状脑梗死者发生痴呆的风险是无脑卒中或梗死者的近3倍，说明VaD与脑损伤显著相关。磁共振成像额叶及颞叶皮质下、内囊前肢与膝部、尾状核及丘脑梗死者，其放射冠和基底核区的梗死面积及海马沟回间距、侧脑室体部宽度指数可作为发展为VaD的预测指标。有研究采用彩色多普勒超声颈内动脉、椎动脉血流量指标进行检测，发现其可较准确地反映VaD患者脑血流灌注的改变，是一种研究VaD的有效方法和手段。VaD患者的彩色多普勒超声主要表现为被检血管的血流速度明显减慢，脉搏指数升高，频谱异常，其中VaD的严重程度与血流速度明显相关。有研究将脑梗死合并脑白质疏松的患者行弥散张量成像检查，且在T2加权像中存在损伤的部分患者，应用简易智能状态检查量表、蒙特利尔认知测评量表及临床痴呆量表进行认知功能评估，结果发现平均弥散系数与智能程度明显相关。因此，预测弥散张量成像可作为VaD的实验性和前瞻性观察指标。Yoshikawa等在对比AD与VaD患者的单光子发射计算机体层摄像表现时发现，VaD患者的大脑前部平均血流量明显下降，而AD患者的大脑后部平均血流量下降明显，故认为单光子发射计算机体层摄像是区分AD与VaD的重要手段。质子磁共振波谱分析是另一种可以用于鉴别AD与VaD的手段。陈双庆等研究发现，VaD患者皮质下N-乙酸门冬氨酸峰值降低，而AD患者多表现为海马N-乙酸门冬氨酸/肌酸比值降低，因此这可用于区别两者。

六、治疗

（一）预防治疗

VaD 的预防治疗主要是对脑血管病危险因素的预防，其包括戒烟、戒酒、限制进食动物性脂肪或含胆固醇较高的食物，多吃蔬菜、水果，适当吃些含碘的食物、控制糖和盐的摄入，适当运动，尽可能地让患者进行力所能及的工作与学习，多与社会联系，同时还有降脂治疗、口服抗血小板聚集药物等二级预防药物的使用。

（二）西医治疗

胆碱酯酶抑制剂的研究主要集中在多奈哌齐、加兰他敏、利凡斯的明这三种药物上。国内的一项 Meta 分析显示，多奈哌齐对 VaD 的治疗明显优于其他药物。另有研究发现，加兰他敏在治疗由 AD 引起的痴呆和由脑血管病引起的痴呆时同样有效。目前，关于利凡斯的明治疗 VaD 的有效性研究较少。但有研究发现，利凡斯的明对于可能伴有 AD 的 VaD 的认知功能改善有效。美金刚是 N-甲基 D-天冬氨酸受体抑制剂的代表。目前，对其研究较多，美金刚可以通过拮抗或上调海马 N-甲基 D-天冬氨酸受体 2B 表达而达到改善认知功能的作用，还可以通过增加脑源性神经因子保护海马神经元，增加细胞外信号调节激酶，改善学习、记忆能力。目前，尼莫地平、尼麦角林、丁苯酞、奥拉西坦是被证实可以被 VaD 患者使用的药物，有较好的安全性及有效性。

（三）中医治疗

1. 中医辨证论治

痴呆病变部位在脑，但与五脏均有明显的内在联系。①从肾脏论治。VaD 发生的本源之一是肾精亏虚。清代程国彭《医学心语》中提到，"肾主智，肾虚而智不足"。有医者自拟"补肾活血健脑汤"治疗 VaD，结果发现其可显著改善脑代谢并使智力提高。②从肝脏论治。有医家认为，当人至老年，肝气开始出现衰竭、易怒、七情失调，最终肝气郁结，阳亢阴虚，这也是 VaD 的主要病机之一。③从肺论治。《灵枢·天年》谓："肺气衰，魄离，故言善误"，腑滞浊流是 VaD 发病的病机之一，其病位在与肺相表里的大肠。④从心论治。古文《灵兰秘典论》中提到，"心者，乃君主之宫，谓五脏六腑之大主也……神明从此出焉"。因此医家认为，心为五脏六腑之大主，神之所出与心密不可分。⑤从脾论治。脾主升清，乃为后天之本，主导血津液代谢，使认知和意识活动正常。

络主血脉，提示络病是与血流和血管相关的疾病。人体的脉络乃是血气津液通贯全身各处的重要枢纽，所以医家认为，络病可能与VaD密切相关。古代《医林绳墨》谓：
"健忘、若愚、若痴而不知事体者，宜予开导其痰，芩连二陈汤可用之"。现代许多医家
也认为，涤痰化瘀是治呆要法。

2. 中医专方专药治疗

① 补阳还五汤加减：补阳还五汤是益气化瘀、通络活血的方药。清代医家王清任
所著《医林改错》中对其组方及功用有详细描述，该方由生黄芪、红花、地龙、当归、
川芎、赤芍、桃仁构成，有通络祛瘀、活血补气之功效。

② 天麻钩藤饮加减：天麻钩藤饮是用于平息内风的方剂，在《杂病论治新义》中
有其记载。该方由天麻、黄芩、杜仲、钩藤、栀子、茯神、桑寄生、益母草、夜交藤、
川牛膝组成，具有息风平肝、活血益肾的功效。

③归脾汤加减：《景岳全书·不寐》谓："劳倦思虑太过者，必致血液耗亡，神魂无
主"。该方由人参、白术、黄芪、甘草、枣仁、远志、茯苓、龙眼肉、当归、木香、姜
枣组成，具有宁心安神、健脾以资化源的功效。

④ 半夏白术天麻汤加减：半夏白术天麻汤出自程忠龄《医学心悟》，为治风痰眩晕
之名方。其由半夏、天麻、白术、茯苓、橘红、甘草、生姜、大枣组成，具有健脾补
气、利水渗湿的功效。

⑤ 黄连解毒汤：唐代王焘所著的《外台秘要》中记载了黄连解毒汤，它由黄连、
栀子、黄芩、黄柏4种草药组成，为清热解毒的代表方。目前研究发现，其通过调节性
T细胞产生抗动脉硬化的作用。

⑥ 当归芍药汤：医书《金匮要略》中有当归芍药汤用于妇科疾病的记载，该方由
芍药、当归、茯苓、川芎、白术、泽泻等加减组成，有活血养血、健脾化湿利水的功
效，可改善老年人的机体学习记忆能力及运用能力，并增强其机体免疫功能。

⑦ 地黄饮子：地黄饮子出自金元四大家之首刘完素的《黄帝素问宣明论方》，用
于治疗下元虚衰、痰浊上泛。该方由熟地黄、山茱萸、巴戟天、血竭、麦门冬、肉苁
蓉、茯苓、远志、五味子、石菖蒲等组成，具有滋肾阴补肾阳、开窍化痰、安神明智
的功效。

⑧ 智灵汤：智灵汤由红参、何首乌、土鳖虫、山茱萸、石菖蒲、枸杞子、胆南星、
天麻、川芎、水蛭、白术、知母等组成，具有大补元气、宁神益智、活血化瘀、息风化
痰、醒神开窍的功效。

古往今来，诸多医家选择方剂各有侧重，针对不同痴呆类型辨证施治，在各种成方
的基础上加减或合用，取得了良好的治疗效果。另有研究指出，一些中成药(如清宫寿

桃丸、至宝三鞭丸等），本身具有填精补肾益髓的功效，用于 VaD 患者后发现有不同程度改善神经细胞代谢与功能的作用。

3. 针灸

学者通过总结近年针灸防治 VaD 的方法及疗效，发现毫针、电针、头针、舌针、耳针、针药结合、穴位注射等多种针灸方法对于防治 VaD 均有确切疗效。故证实针灸在 VaD 的治疗上占有较大优势，现已被临床广泛应用。其有效的作用机制可能为，通过提高大脑皮质兴奋性、改善血流动力学、调节血管活动物质等多种途径，改善 VaD 患者的日常生活能力及自理能力。

参考文献

[1] 矫增金，陈民 . 论老年性痴呆病因病机 [J]. 辽宁中医药大学学报，2016, 18(6): 58-60.

[2] Caamano-Isorna F, Corral M, Montes-Martinez A, et al.Education and Dementia: A Meta-Analytic Study[J]. Neuroepidemiology, 2006, 26(4): 226-232.

[3] 谢宁，谢芳，姚辛敏，等 . 老年性痴呆从五脏论治的临床研究进展 [J]. 湖北中医杂志，2017, 39(10): 59-62.

[4] 郑昌岳 . 经络刮疗对老年痴呆症的临床观察 [D]. 福州：福建中医药大学，2016: 1-9.

[5] 贾孟辉，贺晓慧，王景岳，等 . 试论"经络搭桥法"防治早期老年痴呆症 [J]. 时珍国医国药，2008, 19(3): 743-744.

[6] 许丽华，张敏，闻子叶，等 . 老年痴呆患者家庭照顾者负担与压力现状及影响因素 [J]. 中国老年学杂志，2016, 36(12): 3025-3027.

[7] 代俊峰，肖俭，李帅，等 . 针刺联合康复训练对老年性痴呆患者康复效果的影响 [J]. 中医药临床杂志，2019, 31(02): 317-319.

[8] 凌慧芬，孙丽凯，杨剑霞，等 . 基于老年综合评估的延续护理方案在老年痴呆患者中的应用 [J]. 护理学杂志，2018, 33(12): 76-79.

[9] 章军建，王涛 . 混合性认知损害 —— 一个临床新概念 [J]. 中华医学杂志，2016, 96(45): 34-36.

[10] 傅仁杰 . 老年呆病的诊断、辨证分型及疗效评定标准（讨论稿）[J]. 中医杂志，1991, 32(2): 121.

[11] 郑筱萸 . 中药新药临床研究指导原则 (试行)[M]. 北京：中国医药科技出版社，2002.

[12] 盛树力，郑礼耀，裴进京，等 . 老年性痴呆：从分子生物学到临床诊治 [J]. 北京：科学技术文献出版社，1998.

[13] 张松 . 针药并用治疗老年痴呆的临床观察 [D]. 辽宁中医药大学，2006.

第八节 格林-巴利综合征

一、概述

格林-巴利综合征(Guillain-Barre syndrome, GBS)又称急性炎症性脱髓鞘性多发性神经病，主要损害多数脊神经根和周围神经，也常累及脑神经，GBS是一种病毒、细菌、支原体等感染后诱发的自身免疫性疾病，其主要病理改变为周围神经组织小血管巨噬细胞、淋巴细胞浸润和神经纤维脱髓鞘，严重时可发生轴突变性。其发病与细胞免疫和体液免疫相关，部分患者有前驱感染史或疫苗接种史。

二、流行病学

西方国家报道，GBS发病率随年龄增加而升高(儿童为每年0.6例/10万人，成人为每年2.7例/10万人)。该病的季节差异性尚无定论，但存在地区差异性，某些较高发病率地区可能与某种微生物暴露率过高有关，如曾经出现的空肠弯曲菌(C. jejuni)相关的GBS集中爆发，以及近年来拉丁美洲加勒比海地区寨卡(Zika)病毒感染引起的GBS爆发。GBS是典型的病毒、细菌感染引发的疾病，起病进展迅速，多为单相病程(< 1个月)，但亦有2% ~ 5%的患者出现再次发作，被称作"治疗相关的波动(TRF)"。小于5%患者反复多次出现TRF或者临床恶化时程≥8周，则视为急性起病的慢性格林-巴利综合征，2/3患者在肢体无力症状出现前4周内有上呼吸道或胃肠道前驱感染史。

目前，已知的GBS最常见的感染菌为空肠弯曲菌，占25% ~ 50%，以亚洲多见。其他被确定与GBS相关的病原体包括巨细胞病毒(CMV)、EB病毒(EBV)、肺炎支原体、Zika病毒、乙型肝炎病毒（HBV）等。前驱感染病毒的特性决定了疾病的临床表型和预后，比如空肠弯曲菌感染的患者通常出现纯运动轴索的损害，肢体无力较重，血清抗体反应为GM1和GD1a抗体阳性，这类患者往往预后较差。但是缺乏前驱感染史，并不能排除GBS，疫苗注射等其他免疫刺激亦可能诱发该病。

三、病因

GBS的病因还不清楚。目前认为多种病原体可引起本病，文献中涉及较多的包括巨细胞病毒、非洲淋巴细胞瘤病毒、肺炎支原体、乙型肝炎病毒和空肠弯曲杆菌，上述感染因子总共占GBS病前感染因子的2/3，空肠弯曲菌是研究最充分的感染因子。目前全球范围内许多研究均提示空肠弯曲菌的脂多糖(LPS)在分子结构上与人类周围神经的神经节苷脂表位之间具有分子模拟现象，从而导致机体对二者的交叉反应产生抗神经节苷脂自身抗体是GBS发病的最常见原因。

四、病理生理和发病机制

根据电生理研究，GBS可分为脱髓鞘型和轴索型，即急性炎性脱髓鞘多发性神经病(AIDP)、急性运动轴索型神经病(AMAN)和急性运动感觉轴索型神经病(AMSAN)。AIDP免疫损伤主要发生在髓鞘和施万细胞，AMAN的损伤部位主要是神经轴索上的轴膜。AIDP的典型病理改变，即在脊神经根、大小运动感觉纤维等处出现炎性细胞浸润(主要是T细胞和巨噬细胞)和节段性脱髓鞘，通常继发轴索变性。早期抗体结合于施万细胞表面激活补体，活化的补体复合物聚集并启动髓鞘囊泡形成，之后巨噬细胞吞噬破坏髓鞘。AMAN的病理改变为，免疫球蛋白G(IgG)和活化的补体结合到运动纤维朗飞结的轴膜上，形成膜攻击复合物，直接造成运动纤维轴突变性，不伴淋巴细胞炎性反应，也不伴脱髓鞘改变。

目前越来越多的证据提示，GBS可能更偏向于体液免疫介导的疾病，而非T细胞免疫介导。新的研究模型发现，AMAN是由于神经末梢朗飞结之间暴露在外的轴膜表面糖类分子与前驱感染病原菌的表面脂寡糖(LOS)分子结构相似，从而发生交叉反应，导致抗病原菌的LOS抗体与轴膜上神经节苷脂，如GM1、GM1b和GD1a结合，诱导补体参与，形成膜攻击复合物，募集巨噬细胞介导神经的免疫反应。这种免疫级联反应破坏神经轴膜的完整性，导致可逆性的神经传导阻滞，若破坏严重，则造成广泛性轴索变性，预后较差。MFS也具有相同的机制，只是该病与抗GQ1b抗体相关，该抗体主要聚集于支配眼外肌的运动神经处，易产生眼肌麻痹。与AMAN相比，AIDP的免疫机制的研究仍不甚清楚：种类更为繁多的病原菌诱导AIDP的发生；尽管研究发现多种抗神经蛋白或糖脂的自身抗体，但仍未发现明确相关的AIDP特异性抗体标记物；组织学仍未发现与髓鞘蛋白相关的T细胞或B细胞免疫反应，如P0、P2和PMP22。近年来发现了一些针对朗飞结特定区域的抗体，如神经胶质蛋白、接触蛋白、膜突蛋白、神经束蛋白等，但其在具体致病机制仍在进一步研究中。

五、诊断和鉴别诊断

GBS的诊断依据主要是病前1～3周有感染史、急性或亚急性起病并在4周内进展的对称性四肢弛缓性瘫痪和脑神经损害；轻微感觉异常；脑脊液蛋白-细胞分离现象。

肌电图检查，早期F波或H反射延迟或消失。神经传导速度减慢，远端潜伏期延长，动作电位波幅正常或下降。本病需与脊髓灰质炎、急性脊髓炎、周期性瘫痪、重症肌无力、白喉和肉毒中毒相鉴别。

六、西医治疗

（一）一般治疗

GBS是神经科最常见的急性疾病之一，适当的支持疗法和护理直接关系到患者的预后。呼吸肌麻痹致急性呼吸衰竭、感染、心律失常、自主神经功能障碍是患者致死的常见危险因素。因此，重症患者应住监护病房，进行呼吸、血压、心率监测；加强呼吸道管理，定期测定肺活量，如果潮气量<1000mL，应及时给予吸氧、插管或气管切开，呼吸机辅助呼吸；防止感染；鼻饲或静脉营养支持；保持大便通畅；加强对瘫痪肢体的护理，防止压疮和患肢挛缩畸形；尽早开始康复治疗等。

（二）免疫治疗

1. 血浆置换疗法

血浆置换(plasma exchange，PE)最早证实对GBS有效，PE可以非特异地清除抗体和补体，减轻神经损伤，促进康复。经验性治疗方案是2周内进行5次PE，总共置换5个血浆容量。禁忌证包括严重感染、心律失常、心功能不全和凝血功能障碍等。

2. 免疫球蛋白疗法

较多的研究提示患者静脉注射免疫球蛋白(IVIg)是治疗GBS的有效方法。丙球具有中和病原性抗体，抑制抗自身抗体介导的补体活化，从而减少神经损伤，加快病情恢复。尽管价格昂贵，但相对安全，因此已被推荐为重型GBS患者的一线用药。根据标准治疗方案，静脉免疫球蛋白5天内总剂量为2g/kg。

3. 激素治疗

目前激素治疗GBS尚有一定的争议，近年来国外采用随机对照临床实验，证明其疗效未见优于一般治疗，且可能有较多的并发症，现已不主张应用。但近些年来，国内使用大剂量激素治疗GBS有效，在我国部分地区仍将激素作为GBS的常规治疗药物。对于无条件行IVIg和PE治疗的患者可试用甲泼尼龙500mg/d，静脉滴注，连用5日后逐渐减量，或地塞米松10mg/d，静脉滴注，7～10天为一个疗程。

（三）神经营养

应用 B 族维生素治疗，包括维生素 B_1、维生素 B_{12}、维生素 B_6 等。

（四）康复治疗

尽早给予康复治疗能够减少 GBS 患者残障发生率，帮助其进一步恢复运动和感觉功能。常见的康复治疗包括，静态关节屈伸肌训练、运动疗法、走路、力量训练及器械训练等，由于 GBS 患者对疲劳较敏感，因此训练时注意训练强度不宜过大。

参考文献

[1] Mc Grogan A , Madle G C , Seaman H E , et al.The epidemiology of Guillain-Barr é syndrome worldwide [J]. Neuroepidemiology, 2009, 32(2): 150-163.

[2] Sejvar J J, Baughman A L, Wise M, et al. Population incidence of Guillain Barré syndrome: a systematic-review-and meta-analysis[J]. Neuroepidemiology, 2011, 36(2): 123-133.

[3] Huang W C, Lu C L, Chen S C. A 15-yearnationwideepide-miologicalanalysisofguillain-Barr é syndrome in Taiwan[J]. Neuroepidemiology, 2015, 44(4): 249-254.

[4] Jackson B R, Zegarra J A, LópezGatell H, et al. Binational out break of Guillain-Barré syndrome associated with Campy-lobacter jejuni infection, Mexico and USA, 2011[J]. Epidemiol Infect, 2014, 142(5): 1089-1099.

[5] Parra B, Lizarazu J, Jiménez-ArangoJ A, et al. Guillain-Barré syndrome associated with zika virus infection in Colombia[J]. N Engl J Med, 2016, 375(16): 1513-1523.

[6] Princip N, Esposito' s. Vaccine-preventable diseases, vac-cines and Guillain-Barré syndrome[J]. Vaccine, 2019, 37(37): 5544-5550.

[7] Ruts L, Drenthen J, Jacobs B C, et al. Distinguishing acute-on-set CIDP from fluctuating Guillain-Barre syndrome: a prospective study[J]. Neurology, 2010, 74(21): 1680-1686.

[8] Islam Z, Jacobs B C, van Belkum A, et al. Axonal variant of Guillain-Barré syndrome associated with Campylobacter infection in Bangladesh[J]. Neurology, 2010, 74(7): 581-587.

[9] Hao Y L, Wang W F, Jacobs B C, et al. Antecedent infections in Guillain-Barré syndrome: a single-center, prospective study[J]. Ann Clin Transl Neurol, 2019, 6(12): 2510-2517.

[10] Ho T W, Willison H J, Nachamkin I, et al. Anti-GD1aanti-bodyisassociated with axonal but not demyelinating forms of Guillain-Barré syndrome[J]. Ann Neurol, 1999, 45(2): 168-173.

[11] Burwen D R, Ball R, Bryan W W, et al. Evaluation of Guil-lain-Barré Syndrome among recipients of influenza vaccine in 2000 and 2001[J]. Am J PrevMed, 2010, 39(4): 296-304.

[12] 袁锦楣，李海峰 . 格林 - 巴利综合征研究的最新进展 [J]. 中国实用内科杂志，2000，20(1): 38-40.

[13] Taguchik, Ren J, Utsunomiyai, et al. Neuro physiological and immunohistochemical detec-

tion and differential diagnosis of neuroblastoma[J]. J Neurol Sci, 2004, 225: 91-98.

[14] Hafer-Macko C E, Sheikh K A, Li C Y, et al. Immune attack on the Schwann cell surface in acute in flammatory demyelinating polyneuropathy[J]. Ann Neurol, 1996, 39(5): 625-635.

[15] Kaida K. Guillain－Barré syndrome Springer Nature． Advances in Experimental Medicineand Biology[M]. Singapore: Springer Singapore, 2019: 323-331．

[16] Willison H J. The translation of the pathological find in gs described in human temperamental model so facute motor axonal neuropathy[J]. J Peripher Nerv Syst, 2012, 17(Suppl3): 3-8.

[17] Wanleenuwat P, Iwanowski P, Kozubski W． Antiganglioside anti bodies in neuro logical diseases[J]. J Neurol Sci, 2019, 408: 116576．

[18] Willison H, Scherer S S. Ranvier revisited: novel no Dal antigens stimulate interest in GBS patho genesis[J]. Neurology, 2014, 83(2): 106-108．

[19] 吴江，贾建平，崔丽英．神经病学 [M]. 北京：人民卫生出版社，2005.

[20] Latov N, Chaudhry V, Koski C L, et al.Use of intravenous gamma globulins in neuroimmunology diseases[J]. J Allergy CLIN Immunol, 2001, 108(Suppl): S126-132.

[21] Zhang G, Lopez P H, Li C Y, et al． Anti-ganglioside antibody-mediated neuronal cytotoxicity and its protection by intravenous immunoglobulin: implications for immune neuropathies[J]. Brain, 2004, 127(Pt5): 1085-1100．

[22] Simatos Arsenault N, Vincent P O, Yu B H, et al． Influence of exercise on patients with Guillain-Barré syndrome: a systematic review[J]. Physio her Can, 2016, 68(4): 367-376．

[23] 张曦文．免疫球蛋白和常规方法治疗格林巴利综合征患者的临床效果保健分析 [J]. 中国医药指南，2016, 14(19): 168-169.

[24] 周劲松．大剂量免疫球蛋白联合甲泼尼龙治疗急性格林巴利综合征的临床疗效 [J]. 中国现代药物应用，2012, 6(2): 1-2.

[25] 余鸽鸽．免疫球蛋白和常规方法治疗格林巴利综合征患者的疗效对比观察 [J]. 中国继续医学教育，2015, 12(30): 166-167.

[26] 陈宝辉，宋金旺．甲泼尼松龙联合丙种球蛋白治疗格林巴利综合征临床分析 [J]. 中国疗养医学，2015, 13(8): 857-858.

[27] 葛艳．免疫球蛋白联合甲泼尼龙治疗急性格林巴利综合征的临床分析 [J]. 医学信息，2013, 26(22): 448.

[28] 张锐．鼠神经生长因子联合免疫球蛋白对 GBS 儿童血液指标及神经电生理指标的影响 [J].海南医学院学报，2016, 22(3): 280-283.

[29] 张文洛，曹悦鞍，夏菁，等．疫球蛋白对艾滋病伴发格林巴利综合征患者的治疗作用 [J]. 华实验和临床病毒学杂志，2013, 27(3): 211.

[30] 宋晓红．免疫球蛋白联合甲泼尼龙治疗急性格林巴利综合征的可行性探讨 [J]. 中国继续医学教育，2015, 13(24): 148-149.

[31] 牙韩华，覃保华．免疫球蛋白联合激素治疗格林巴利综合征 36 例疗效观察 [J]. 中外医疗，2013, 32(23): 112-113.

第九节 病毒性脑炎

一、概述

病毒性脑炎(viral encephalitis, VE)是指病毒感染仅累及脑实质时所引起的炎症，可由多种嗜神经性病毒感染引发的中枢神经系统感染类疾病，多见于儿童。临床上以发热(高热为主)、头痛、呕吐和（或）伴有不同程度精神和意识障碍为主要特征，并常伴局部或全身癫痫发作。

二、流行病学

病毒性脑炎传染性强，流行范围以人口密集地为中心，且多为隐性感染，可成为重要的传染源。调查结果显示，秋季为发病高峰，儿童患者常见，临床表现以发热、头痛、呕吐为主，常规检查中脑电图异常和脑脊液压力增高居多。肠道病毒和单纯疱疹病毒是病毒性脑炎致病的主要流行毒株，且以埃可病毒33亚型常见。

三、病原体

目前能够导致VE的病毒种类多种多样，全球各国病原分布情况不同，据统计国内外报道约130多种病毒可引起脑炎的病变。主要的病原体有肠道病毒、疱疹病毒、虫媒病毒、副黏病毒、弹状病毒及腺病毒等几大种类，以及西尼罗病毒、博尔纳病毒、靴雪野兔病毒、版纳病毒等。

（一）肠道病毒

是引起中枢神经系统尤其是脑膜炎感染的主要病原菌，占10%～20%。主要包括新型肠道病毒(new enterovirus)、柯萨奇病毒(Coxsackie virus，CV)、脊髓灰质炎病毒(poliovirus，PV)、埃可病毒(Echo virus，ECHOV)等4种，以前两者为主。据报道，肠道病毒71型(entervirus-71, EV-71)是我国病毒性脑炎和脑膜炎主要的致病因素，其死亡率较高，可造成严重的脑干脑炎。

（二）虫媒病毒

包括乙型脑炎病毒、登革病毒、西尼罗河病毒、靴雪野兔病毒、圣路易脑炎病毒、东方马脑炎病毒、西方马脑炎病毒、波瓦生病毒、科罗拉多蜱传热病毒等，其传播方式为昆虫或节肢动物的叮咬。乙脑系虫媒病毒性脑炎中最常见的，但近20年以来，由于我国环境卫生的改善和预防接种的展开，此病发病率较前明显减少。西尼罗河病毒引起的脑炎起病较急，常伴有高热、意识障碍、头痛、迟缓性瘫痪等症状。儿童若感染圣路易脑炎病毒则病死率很高。

（三）疱疹病毒

该组病毒主要包括单纯疱疹病毒(herpes simplex virus, HSV)、EB病毒(Epstein Barr virus，EBV)、巨细胞病毒(cytomegalovirus，CMV)和水痘-带状疱疹病毒(varicella-zoster virus, VZV)。疱疹病毒性脑炎具有病死率高、预后差及后遗症严重的特点，早期诊断是治疗成功的关键。HSV可分为HSV-1型和HSV-2型，95%的单纯疱疹病毒脑炎由HSV-1引起。EBV所致的脑炎占急性病毒性脑炎的5%～18%，其感染所致的脑炎大多呈自限性，一般不留后遗症，预后良好。CMV感染所致的脑炎较少见。研究发现VZV所致的脑炎发病老年人群为主，多见于60～80岁。

（四）其他引起脑炎的病毒

如腮腺炎病毒、风疹病毒、某些腺病毒、麻疹病毒、狂犬病病毒、反转录病毒及朊病毒等均可引起VE的发生。此外还有博尔纳病毒以及版纳病毒等。研究发现博尔纳病毒与人类神经精神疾病的发生紧密相关。

四、发病机制

由于中枢神经系统内不同细胞群的胞膜上存在不同的特异性受体，使得对不同病毒的易感性不同，导致了病理和临床症状的差异。易感部位的差异导致临床症状的差异，肠道病毒往往局限于脑膜细胞，出现良性脑膜炎表现；狂犬病病毒侵犯三叉神经、小脑、边缘叶；HSV局限于颞叶下中部。病理差异，病毒直接侵犯神经元，导致细胞溶解，神经胶质发生炎性反应，出现急性脑炎；有些病毒感染后很长时间才出现炎症反应，如麻疹病毒常导致亚急性硬化性全脑炎。病毒性脑炎影响下丘脑-神经垂体功能，使血管加压素不适当分泌引起血钠波动，广泛性大脑功能紊乱可引起脑电图异常。

（一）肠道病毒感染性脑炎

肠道病毒是引起中枢神经系统感染常见的一种病原体。EV-71病毒感染可导致中枢及周围神经系统的炎症反应，主要特征表现为脑干脑炎。病毒可侵犯中枢神经系统，影响交感神经中枢的调节，导致颅内压急剧增高，致使机体处于过度应激状态，导致神经源性肺水肿及心力衰竭。病毒也可直接侵犯组织细胞导致异常免疫反应，刺激机体产生炎症细胞因子，诱发神经细胞凋亡进而导致一系列严重神经系统并发症。研究发现，EV-71病毒感染诱发中枢神经系统炎症反应可能与补体(C3aRl、ClqR、DAF、C4a)激活有关。

（二）虫媒病毒性脑炎

虫媒病毒是一组主要存在于自然界的病毒，通过吸血的节肢动物叮咬在易感的脊椎动物宿主而传播。其中，常可造成人类病毒性脑炎的是日本脑炎病毒、西尼罗病毒和登革热病毒。乙型脑炎病毒是一种黄病毒，病毒至少有四种基因型，广泛传播于南亚、东南亚和环亚太地区的大多数国家。乙型脑炎病毒又称日本脑炎病毒(Japanese encephalitis virus, JEV)，每年大约发生7万例，约有50%发生在中国，有严重的神经和精神后遗症。病毒释放入皮下组织，在体内扩增后，进入血液循环，突破血脑屏障侵入中枢神经系统而致病。研究证明JEV病毒在血脑屏障破坏之前进入中枢神经系统，神经元是中枢神经系统中JEV感染的主要靶标，并且星形胶质细胞和小胶质细胞的活化可能进一步促成神经元损伤。JEV感染诱导的炎性细胞因子和趋化因子抑制紧密连接蛋白的表达并最终导致血脑屏障通透性增强。巨噬细胞移动抑制因子在脑炎早期的免疫及晚期炎症过程中发挥非常重要的作用。感染西尼罗病毒后经扩增繁殖形成短暂的病毒血症，随之病毒侵入中枢神经系统及外周淋巴结而导致靶器官受损，是病毒对神经元的直接损害和宿主细胞毒性免疫反应共同作用的结果。实验研究发现，JEV导致细胞死亡与凋亡有关，且伴随体内一氧化氮明显升高。

（三）单纯疱疹病毒性脑炎

单纯疱疹病毒（herpes simplex virus, HSV）是散发性脑炎的常见原因，病毒在人与人之间传播。由单纯疱疹病毒1型（HSV-1）和单纯疱疹病毒2型（HSV-2）两种血清型组成。HSV-1在儿童和成人中可导致口腔疱疹、角膜疱疹和脑炎。HSV-2会导致生殖器疱疹和新生儿脑炎。

HSE的发生可能不仅与病毒特定的结构特点有关，还与宿主对病毒的耐受力和抵抗力有关。在HSE发病机制的研究中发现，中枢神经系统中可能存在病毒特异性受体、基因组的特定序列及编码的特定产物等，影响着病毒的嗜神经性和神经毒力，当机体免疫功能下降时导致神经节内潜伏的病毒激活、表达及活化，故免疫因素起着双重作用。氧化损伤、自噬与抗自噬、凋亡与抗凋亡机制在HSE中同样发挥重要作用。

（四）甲型流感病毒性脑炎

甲型流感病毒（influenza A virus, IAV）是一种高度传染性的呼吸道病原体。研究发现，未在与成人甲型流感感染相关的急性脑病患者的脑脊液（cerebrospinal fluid, CSF）中检测到病毒RNA，但CSF中细胞因子水平的增加，说明脑病的发病机制是细胞因子介导的。H5N1流感病毒可通过脑神经从周围神经系统进展到中枢神经系统（central nervous system, CNS）从而激活大脑中的先天免疫反应，同时H5N1和H1N1流感病毒都能够在大脑中诱导炎症反应。表明流感病毒的发病机制与CNS中直接细胞损伤以及免疫病理损伤有关。研究发现，H5N1病毒可通过嗅觉途径进入嗅球，随后进入CNS，导致严重的脑膜脑炎。

血凝素（hemagglutinin, HA）是目前研究较多的病毒蛋白之一，由HA1和HA2两个亚基组成。病毒表面的膜融合糖蛋白血凝素前体（Hemagglutinin Precursor, HA0）需要被特定的蛋白酶水解为HA1和HA2后，才能与宿主细胞融合而侵入细胞，促进宿主内感染病毒的进入和增殖。感染H3N2流感病毒后宿主脑实质海马锥体和齿状回神经元以及分散的脑内皮细胞中异位胰蛋白酶的表达显著上调。

研究发现，神经毒性甲型流感病毒感染引起致死性急性脑炎的过程中，激活了C-Junn-末端激酶/应激激活蛋白激酶（JNNK/SAPK）和P38丝裂原活化蛋白激酶（P38MAPK）两种信号通路。

五、临床表现与诊断

（一）临床表现

主要表现为发热、头痛、惊厥、意识障碍以及颅内压增高等症状。病程大多2～3周。

1. 前驱症状

为一般急性全身感染症状，如发热、头痛、呕吐、腹泻等。

2. 中枢神经系统症状

（1）惊厥 大多呈全部性，但也可有局灶性发作，严重者呈惊厥持续状态。

（2）意识障碍 可有嗜睡、昏睡、昏迷、深度昏迷甚至去皮质状态等不同程度意识改变。

（3）颅内压增高 头痛、呕吐，若出现呼吸节律不规则或瞳孔不等大，要考虑颅内高压并发脑疝可能性。

（4）运动功能障碍 偏瘫或肢体瘫痪表现，全部性或局灶性强直-阵挛或阵挛性发作，少数表现为肌阵挛或强直性发作。

（5）精神情绪异常（额叶底部、颞叶边缘系统）　躁狂、幻觉、失语以及定向力、计算力与记忆力障碍等。

（二）诊断

目前病毒性脑炎尚无确诊的金标准。通常的诊断条件是：①临床上有似病毒感染所致的脑实质受损征象；②脑功能异常，脑电图呈弥散性或局限性异常慢波背景活动；③脑检查无占位性病变征象(某些局灶性脑炎例外)，特征性脑影像学表现；④血清抗体滴度明显增高(恢复期比急性期高4倍以上具有诊断意义)；⑤脑脊液有或无炎症性改变，查不到细菌感染的证据；⑥脑脊液查到病毒抗原或特异性抗体；⑦脑组织发现病毒。

六、治疗

（一）小儿病毒性脑炎的治疗

目前尚无特效治疗小儿病毒性脑炎的方法，一般多采用综合治疗，以抗病毒及对症支持治疗为主。轻症者给予抗病毒、降颅内压及保护脑细胞等治疗；重症者给予丙种球蛋白以及激素等治疗，辅助高压氧、中医中药、营养脑细胞、自由基清除剂等提高治疗效果，尽可能降低远期并发症的发生率及死亡率。

1. 对症支持治疗

（1）控制体温　采用物理降温及药物降温的方法来维持体温的稳定。

（2）控制惊厥发作　发生惊厥者可采用地西泮、苯巴比妥、咪达唑仑等药物控制惊厥的发作。

（3）降低颅内压　高渗性脱水药甘露醇是首选药物，甘油果糖、白蛋白，可联合利尿剂。

（4）维持水、电解质平衡。

（5）营养支持　急性期病情进展较快及病情危重者可以短疗程、大剂量应用激素治疗改善患者预后，但需密切监测患者的生命体征。

2. 抗病毒治疗

(1)阿昔洛韦　是治疗疱疹病毒感染的首选药物，具有抗 VZV、HSV 和 CMV 等作用，能透过血-脑脊液屏障，在肝内代谢。用法用量：10mg/kg，2次/天，连续应用7天。针对HSV感染的VE，用药疗程至少10天，若大剂量治疗应用14～21天，将明显降低

HSV脑炎的复发率。

(2)更昔洛韦 具有抗EBV、CMV、HSV、VZV等的活性，其中对CMV、EBV的抑制活性是阿昔洛韦的10～20倍，是广谱抗病毒DNA药物，效果显著，作用迅速，不易耐药。用法用量为5mg/(kg·d)，1次/天，疗程为14～21天。

(3)IFN IFN-α常用于VE抗病毒治疗，是一种广谱的抗病毒药。用法：肌内注射100万～300万IU，1次/天，连续使用3～5天。其对小儿VE具有良好临床疗效，同时存在较大不良反应，应谨慎选择。

(4)膦甲酸钠 主要作用是抗HSV和抗CMV，也适用于对阿昔洛韦耐药的HSV毒株。用法用量：0.18mg/(kg·d)，一日分3次静脉注射，疗程为14天。

3. 激素

对于重症VE患者早期短疗程应用激素可减少炎症等并发症的发生，对于轻中度VE应慎用糖皮质激素，对于急性重症脑炎急性期可遵循短期大剂量冲击疗法，达到保护脑细胞、缩短病程的目的。地塞米松用法用量：(0.25～0.50)mg/(kg·d)，连用2～3天后逐渐减量，疗程为5天；或甲泼尼龙每次(1～2)mg/kg，2次/日。

4. 丙种球蛋白

可提高激素受体结合能力，对激素有协同作用。用法用量：400mg/(kg·d)，疗程为5天；或大剂量使用，每日(1～2)g/kg，1～2次用药即可。

5. 高压氧

病毒性脑炎患者通过临床常规方法治疗后，大多数能获得较好预后效果，但是有部分患者会出现行为异常、肢体运动障碍、继发癫痫以及脑电图变化等后遗症。以往对于中枢神经细胞的认知是一旦其受损就无法再生，但是近些年有临床研究表示，无论何种因素导致的神经细胞受损在一定条件下都能经轴突产生新的侧支，增加树突数量，从而出现新的神经连接，病灶周边神经细胞功能代偿以及对侧大脑半球代偿，轴突上离子通路变化等代偿坏死的脑组织功能，中枢神经恢复的关键理论依据是脑的重组性以及可塑性。

高压氧能够加大血氧含量，加强血氧分压，加大血氧在组织中的弥散区域，保证脑细胞供养充分，从而恢复有氧代谢，以此收缩脑血管，降低脑血流量，在2.5ATA氧压下，颅内压下降大约40%，脑血流量降低大约25%，以此改善脑水肿，对脑水肿以及颅内压上升的恶性循环产生抑制，以此减小颈动脉血流量以及椎动脉血流，加大网状激活系统氧分压。同时还可加强HBOT细胞线粒体以及细胞器中酶合成功能，产生更多的高能磷酸键，增加三磷酸腺苷，改善脑组织能量代谢，以此恢复脑组织。

采用高压氧治疗，可以迅速纠正脑组织缺氧，减轻脑细胞水肿，进而降低颅内压；还可以降低氧自由基的生成，减轻血管再次损伤，最终达到改善患者临床症状及体征，减少或预防后遗症发生的作用。

参考文献

[1] 矛群霞，陆培善，马福宝．江苏省 2006 年流行性乙型脑炎疫情分析 [J].江苏预防医学，2007, 18(4): 21.

[2] 陈静．小儿病毒性脑炎 120 例电脑图分析 [J]. 中国病原生物学杂志，2011, 6(12): 956-959.

[3] 程婧，张银丽，薛信斌，等．自身免疫性脑炎与病毒性脑炎的临床研究 [J]. 脑与神经疾病杂志，2020, 28(6): 387-392.

[4] 李慧，刘威，赵建民．2015-2016 年病毒性脑炎流行病学分析 [J]. 中国病原生物学杂志，2018, 13(1): 72-75.

[5] 邱会卿，刘娜，张立海，等．22 例病毒性脑炎流行病学调查分析 [J]. 2019, 14(4): 449-455.

[6] 吴延杰，申红卫，石向辉，等．广东省病毒性脑炎流行状况及病原学研究进展 [J]. 中华实验和临床病毒学杂志，2016, 30(2): 241-243.

[7] Zhang X, Wang H, Ding S, et al.Prevalence of enteroviruses in children with and without hand, foot, and mouth disease in China[J]. BMC Infect Dis, 2013(13): 606.

[8] 方美玉，任瑞文，刘建伟．西尼罗病毒病研究进展 [J]. 中华传染病杂志，2009, 27(11): 701-704.

[9] Zhang L, Xu M M, Zeng L, et al.Evidence for Borna disease virus infection in neuropsychiatric patients in three western China provinces[J]. Eur J Clin Microbial Infect Dis, 2014, 33(4): 621-627.

[10] Kestenbaum L A, Ebberson J, Zorc J J, et al.Defining cerebrospinal fluid white blood cell count reference values in neonates and young infants[J]. Pediatrics, 2010, 125(2): 257-264.

[11] Wang S M, Liu C C, Tseng H W, et al.Clinical spectrum of enterovirus 71infection in children in southern Taiwan, with an emphasis on neurological complications[J]. Clin Infect Dis, 1999, 29(1): 184-190.

[12] 杜潘艳，王晓波，王宝林，等．肠道病毒 71 感染病毒载量与细胞因子和免疫球白水平的相关性 [J]. 中华实验和临床病毒学杂志，2015, 29(6): 479-482.

[13] Shih S R, Stollar V, Lin J Y, et al.Identification of genes involved in the host response to enterovirus 71 infection[J]. J Neurovirol, 2004, 10(5): 293-304.

[14] Solomon T.Control of Japanese encephalitis within our grasp[J]. N Enel J Med, 2006, 355(9): 869-871.

[15] Campbell G L, Hills S L, Fischer M, et al. Estimated global incidence of Japanese encephalitis: a systematic review[J]. Bull World Health Organ, 2011, 89(10): 766-774, 774a-774e.

[16] Li F, Wang Y, Yu L, et al.Viral Infection of the Central Nervous System and Neuroinflammation Precede Blood-Brain Barrier Disruption during Japanese Encephalitis Virus Infection[J]. J Virol, 2015, 89(10): 5602-5614.

[17] Parquet M C, Kumatori A, Haseeb F, et al.West Nile virus induced bax-dependent apoptosis[J]. FEBS Lett, 2001, 500(1 /2): 17-24.

[18] Diagana M, Preux P M, Dumas M.Japanese encephalitis revisited[J]. J Neurol Sci, 2007, 262(1/2): 165-170.

[19] 余波，曹洁 . 单纯疱疹病毒性脑炎发病机制研究进展 [J]. 儿科药学杂志 ,2014, 20(10): 56-59.

[20] Talloczy Z, Jiang W, Virgin H W T, et al.Regulation of starvation-and virus-induced autophagy by the eIF2alpha kinase signaling pathway[J]. Proc Natl Acad Sci U S A, 2002, 99(1): 190-195.

[21] He B, Gross M, Roizman B.The gamma(1)34.5 protein of herpes simplex virus 1complexes with protein phosphatase 1alpha to dephosphorylate the alpha subunit of the eukaryotic translation initiation factor 2and preclude the shutoff of protein synthesis by double-stranded RNA-activated protein kinase[J]. Proc Natl A cad Sci U S A, 1997, 94(3): 843-848.

[22] Orvedahl A, Alexander D, Talloczy Z, et al.HSV-1ICP34.5confers neurovirulence by targeting the Beclin 1autophagy protein[J]. Cell Host Microbe, 2007, 1(1): 23-35.

[23] Lussignol M, Queval C, Bernet-Camard M F, et al.The herpes simplex virus 1Us11protein inhibits autophagy through its interaction with the protein kinase PKR[J]. J Virol, 2013, 87(2): 859-871.

[24] Kastrukoff L F, Lau A S, Thomas E E.The effect of mouse strain on herpes simplex virus type 1 (HSV-1) infection of the central nervous system (CNS)[J]. Herpesviridae, 2012(3): 4.

[25] Mancini M, Vidal S M.Insights into the pathogenesis of herpes simplex encephalitis from mouse models[J]. Mamm Genome, 2018, 29(7/8): 425-445.

[26] Shao W, Li X, Goraya M U, et al.Evolution of Influenza A Virus by Mutation and Re-Assortment[J]. Int J Mol Sci, 2017, 18(8).pii: E1650.DOI: 10.3390/ijms18081650.

[27] Lee N, Wong C K, Chan P K S, et al.Acute Encephalopathy Associated with Influenza A Infection in Adults[J]. Emerge Infect Dis, 2010, 16(1): 139-142.

[28] Jang H, Boltz D, Sturm-Ramirez K, et al. Highly pathogenic H5N1influenza virus can enter the central nervous system and induce neuroinflammation and neurodegeneration[J]. Proc Natl Ahad Sci U S A, 2009, 106(33): 14063-14068.

[29] Jang H, Boltz D, Mcclaren J, et al. Inflammatory effects of highly pathogenic H5N1influenza virus infection in the CNS of mice[J]. J Neurosis Neurosci, 2012, 32(5): 1545-1559.

[30] Sadasivan S, Zanin M, O' brien K, et al. Induction of microglia activation after infection

withthe non-neurotropic A/CA/04/2009 H1N1influenza virus[J]. PLoS One, 2015, 10(4): e0124047.

[31] Wang G, Zhang J, Li W, et al. Apoptosis and proinflammatory cytokine responses of primary mouse microglia and astrocytes induced by human H1N1and avian H5N1influenza viruses[J]. Cell Mol Immunol, 2008, 5(2): 113-120.

[32] Schrauwen E J, Herfst S, Leijten L M, et al. The multibaric cleavage site in H5N1 virus is critical for systemic spread along the olfactory and hematogenous routes in ferrets[J]. J Virol, 2012, 86(7): 3975-3984.

[33] Huang Q, Sivaramakrishna R P, Ludwig K, et al.Early steps of the conformational change of influenza virus hemagglutinin to a fusion active state[J]. Biochimica et Biophysica Acta(BBA)-Biomembranes, 2003, 1614(1): 3-13.

[34] Kido H, Okumura Y, Takahashi E, et al. Host envelope glycoprotein processing proteases are indispensable for entry into human cells by seasonal and highly pathogenic avian influenza viruses[J]. J Mol Genet Med, 2008, 3(1): 167-175.

[35] Le T Q, Kawachi M, Yamada H, et al.Identification of trypsin I as a candidate for influenza A virus and Sendai virus envelope glycoprotein processing protease in rat brain[J]. Biol Chem, 2006, 387(4): 467-475.

[36] Kneen R, Jakka S, Mithyantha R, et al.The management of infants and children treated with acyclovir for suspected viral encephalitis[J]. Arch Dis Child, 2010, 95(2): 100-106.

[37] 白静，陈向梅，白晶利，等. 纳洛酮分别联合更昔洛韦与病毒唑对病毒性脑炎患儿血清 IL-1、TNF-α 水平的影响比较 [J]. 临床合理用药杂志，2015, 8(7): 38-39.

[38] 李子恒. 纳洛酮联合更昔洛韦治疗小儿病毒性脑炎临床疗效探讨 [J]. 中国医学工程，2013, 21(1): 137.

[39] 韩东，宋伟，夏国庆，等. 纳洛酮和纳美芬与高压氧联合治疗急性重型颅脑损伤疗效观察 [J]. 中国继续医学教育，2016, 8(6): 170-171.

[40] 胡林春，刘雁飞，王珉. 中西医结合治疗小儿病毒性脑炎临床分析 [J]. 中国实用医药，2013, 8(13): 191-192.

[41] 张曦文. 高压氧配合治疗病毒性脑炎的临床疗效评价 [J]. 中国医药指南，2016, 14(13): 178-179.

[42] 陶继红. 更昔洛韦配合高压氧在改善重症病毒性脑炎患儿脑部状态中的作用 [J]. 浙江临床医学，2015, 17: 1766-1767.

[43] 李树珍. 高压氧配合治疗重症病毒性脑炎 2 例 [J]. 医学理论与实践，2011, 24(4): 408-409.

[44] 安涛，郭晓清，蒲秀红，等. 病毒性脑炎高压氧治疗前后血清 NSE 的变化及其意义 [J]. 临床军医杂志，2010, 38(1): 80-82.

[45] 摆丽，钟梅. 药物配合高压氧治疗病毒性脑炎临床观察 [J]. 实用中医药杂志，2010, 26(12): 845.

《第二章》

本院特色药物和疗法的临床应用及研究

 ## 第一节　蝮龙抗栓丸

一、药品简介

蝮龙抗栓丸为我院独家研制的获得国家专利的纯中药科研制剂，批准文号为辽药制字z05010265号，先后获得多项国家、省、市政府奖励，并在第五十届世界发明博览会上荣获尤里卡金奖。

蝮龙抗栓丸的功效是活血化瘀，舒筋活血。用于血管静脉血栓闭塞性疾病、脑血栓、脉管炎、冠心病、高凝血症、动脉硬化、浅层静脉炎、脑出血并发症（出血半年后应遵医嘱服药）及脑供血不足造成的头晕耳鸣、头痛脑涨、手脚麻木。也可作为缺血性脑血管病的预防药物。实际治疗方案应当遵照病情需要，并结合临床医生的实施意见应用。

蝮龙抗栓丸主要成分是蝮蛇、地龙、山参、黄芩、紫丹参、羌活、山楂果、水蛭、茯苓、安息香、天麻、石菖蒲。制成棕褐色或褐色小蜜丸，气微香，味甘、微苦、酸。规格是50g／瓶。服用方法：一次5g（28～30粒），一日3次，饭后半小时用温开水送服，老人、儿童遵医嘱。各种出血性疾病急性期及孕妇禁用。注意事项：服药期间忌食生冷、油腻、辛辣等食物。该药药效较为平缓，不良反应较少，因此在医治脑血栓等脑血管病时可长期服用，减轻病症，预防复发。

临床治疗同时还需要配合其他活血化瘀药品，尤其是脑梗死急性期患者，需要多方面治疗，才可收到显著疗效，不能采用单一方法。服药期间要有健康规律的作息，饮食搭配营养丰富，如富含优质蛋白、优质粗粮等，禁吃高热量、高油脂、高胆固醇类食材。每日还应适当锻炼。

二、研制过程

医院的中药制剂是医疗工作者在实践过程中发展起来的，是对中医临床实践的总结。我院是血栓病重点专科医院，缺血性脑血管病及脉管炎这类疾病多见。20世纪80年代我院池明宇、汪维汉、张责厚、艾纯仁、景太和、王仁华、邹有绵等人根据长期临床应用中形成的方药以及应用"蛇毒抗栓酶"治疗的临床经验，反复精心筛选，再经过整理研究，制作成院内中药制剂——蝮龙抗栓丸。作为一种可长期被缺血性脑血管病等患者口服的药物，不仅丰富了临床用药，且填补了市场空白。蝮龙抗栓丸已在我院应用三十多年，从1984年至今已经在本院及联合体大量应用，具有研发周期较短、流通损耗成本低、资金流转周期快、疗效确切及使用方便等特点。

三、药物配伍功效

蝮龙抗栓丸的配伍原则根据疾病的病因病机采用"扶正固本、补气、活血化瘀"治法。在临床上治疗缺血性中风有较好的疗效。诸药协同发挥改善脑内血液循环、调节中枢神经系统功能、调节免疫和炎症等作用。本方组成既符合中医理论，又符合现代医学观点，是具有科学性和实践性的。蝮蛇具有活血通络、解毒的功效，可以预防脑血栓，改善血液循环，减轻患者的听力障碍。地龙具有通络除痹、清热息风的功效，配合黄芪具有活血化瘀、补血养气的功效，可改善患者偏瘫、口眼㖞斜症状。水蛭具有降血压、降血脂、降低颅内压、抑制血小板聚集的作用，对血管疾病作用明显。天麻祛风止痉、养血息风，可以增加脑血管内的血流量。丹参具有活血祛瘀、止血、安神的功效；赤芍散瘀止痛，葛根清热解毒、升举阳气，安息香行气开窍，石菖蒲醒神开窍、祛湿化痰，可以恢复患者的意识，祛除痰邪。通过现代技术将上述药材的主要成分提炼成丸剂，方便服用，保证了用药效果和用药安全。方中重用黄芪、人参，大补脾胃之元气，令气旺血行，瘀去络通；当归尾长于活血，且有化瘀而不伤血之妙；川芎、赤芍活血祛瘀；地龙通经活络；水蛭破瘀通络；石菖蒲化痰开窍，解语言不利；山楂既有酸收之意，又有合脾土之功；安息香开窍，辟秽，行气血，止心痛等。使气旺则血行，活血而不伤正，共奏补气活血通络之功。按现代医学观点看，山楂、黄芪、丹参、赤芍、川芎等能改善血管通路，山楂、川芎、赤芍、丹参能降血脂、防血管硬化，山楂、川芎、赤芍能调整血管内因素、降血脂、防血小板集聚。赤芍能降 TXB，丹参、赤芍能改善血细胞比容，麝香、人参、黄芪具有改善脑细胞和肌细胞的功能。

四、药物疗效观察

（一）蝮龙抗栓丸单药治疗疗效

我院张迪医生研究蝮龙抗栓丸治疗气虚血瘀型缺血性中风的临床疗效。采用随机平行对照方法，在我院选择住院患者52例，随机分为两组。纳入标准：①年龄40～70岁。②气虚血瘀型。③符合诊断标准。④知情同意，签署知情同意书。诊断标准西医诊断参照《各类脑血管疾病诊断要点》。中医诊断参照《中风病诊断与疗效评定标准》。对照组：常规西药治疗，如控制血压、抗凝、降纤、扩冠等。治疗组用蝮龙抗栓丸，3次/天，5g/次，饭后半小时用温开水送服，不能吞咽者用温开水化开服用。西药治疗同对照组。两组均连续治疗30天为1个疗程。连续治疗6个疗程(180天)，判定疗效。参照1995年中华医学会第四次全国脑血管病学术会议通过疗效评定标准，对神志、肢体运动功能、言语等主症进行综合评定。①痊愈：症状，体征完全消失，CT复查栓塞灶完全消失。②显效：症状体征基本消失，肢体功能明显恢复，或大部分恢复正常。肌力较治疗前上升2级，能自行走路，语言清楚。③有效：肢体功能进步，肌力比治疗前上升1级，语言功能有所恢复。④无效：症状和体征无明显变化，肢体功能没有改善。

研究结果显示连续治疗6个疗程(180天)，临床疗效治疗组优于对照组。

（二）蝮龙抗栓丸联合中成药治疗疗效

我院赵春兰应用蝮龙抗栓丸联合降脂片治疗痰瘀互结型缺血性中风临床观察。

选择2016年5～12月份在我院住院治疗符合相关标准的60例痰瘀互结型缺血性中风患者。诊断标准：参照中华医学会《各类脑血管疾病诊断要点》(1995年)与国家中医药管理局脑病急症协作组《中风病诊断与疗效评定标准(试行)》等标准进行相关诊断。纳入标准：①符合诊断标准；②年龄35～80岁；③无严重的心血管、呼吸、免疫、血液等系统疾病与恶性肿瘤者；④患者神志清晰，无精神障碍；⑤肝肾功能检查无异常；⑥患者或家属自愿同意参加本次临床观察。60例患者采用随机数字表法分为两组，每组30例。一组（观察1组）给予常规治疗：根据病情使用抗凝、营养脑细胞、抗高血压、降糖等药物。在常规治疗基础上采用阿托伐他汀治疗，20mg/次，1次/天口服，治疗12天。另一组（观察2组）给予常规治疗，方法同前组，并在常规治疗基础上采用蝮龙抗栓丸(蝮蛇、地龙、人参、黄芪、丹参、赤芍、川芎、水蛭、天麻、石菖蒲、山楂、安息香，文号Z05010265)治疗，5g/次，3次/天口服；降脂片(决明子、丹参、枸杞子、泽泻、山楂、何首乌，文号Z20150208)治疗，0.9g/次，3次/天口服；治疗12天。比较两组患者安全性、BI指数、血清总胆固醇水平及治疗效果。常规肝肾功能检查药物安全性，利用日常生活活动能力(Barthel 指数)评价患者治疗后第1天、7天、12天情况。采用中医证候进行疗效判断，使用尼莫地平法治疗后证候积分减少≥90%为治愈；证候积分减少70%～95%(不含)为显效；证候积分减少30%～70%(不含)为有效；证候积分减少<30%为无效。总有效率=(治愈+显效+有效)/总例数×100%。治疗后，观察1组6例患者出现肝肾功能异常，观察2组无患者出现肝肾功能异常，比较差异有统计学意义。

　　研究结果：治疗第1天，两组BI指数比较差异无统计学意义；治疗第7天观察2组BI指数优于观察1组，但差异无统计学意义；治疗第12天，观察2组BI指数高于观察1组，差异有统计学意义。两组血清总胆固醇水平和治疗效果比较：治疗后第12天，两组血清总胆固醇水平均明显低于同组第1天，差异有统计学意义；两组间比较差异无统计学意义。观察2组总有效率高于观察1组。降脂片功效是活血化瘀祛痰降浊。因生活与饮食习惯的改变，人们对肉食的摄入明显增加，脾胃负担加重，导致肥甘伤脾，思虑伤脾，致运化无常，痰湿互结，气滞血瘀，而发中风。在治疗中多采用活血化瘀、化痰除湿、行气理脾。特别是西药活血与降脂药物对肝肾功能有较大损伤，或某些长期服用他汀类药物的患者可能存在肌肉损伤的不良反应，疼痛症状恢复时间较长；或某些患者存在肝肾功能障碍而无法接受他汀类药物，临床急需对肝肾无损伤的药物进行替代治疗，故降脂片是毒副作用小的中药，可长期口服。成分中决明子具有良好降压作用，同时决明子蛋白能够显著降低总胆固醇与甘油三酯，调节吸收，增加排泄。泽泻脂溶后的泽泻醇A、C能够显著降低胆固醇，特别是泽泻醇A-24-乙酸酯，可以达到51%，并减少其在小肠的吸收；并对心脑血管具有良好的保护作用。丹参在改善心脑血管循环功能的同时，可抑制血小板聚集，延长出凝血时间，特别是具有改善肝微循环的作用，避免肝损害的发生。因此，本降脂片不同于西药，在降脂的同时对肝脏具有保护作用，祛邪而不伤正。在实验观察结果中，观察1组6例患者出现肝肾功能异常，观察2组无患者出现肝肾功能异常，比较差异有统计学意义($P<0.05$)。观察2组总有效率高于观察1组，差异有统计学意义($P<0.05$)。综上所述，蝮龙抗栓丸联合降脂片治疗痰瘀互结型缺血性中风疗效确切，药物不良反应少，患者依从性高。

（三）蝮龙抗栓丸对合并症的治疗

　　脑卒中和脑卒中后抑郁（post-stroke depression, PSD）均与生活工作压力增加、熬夜等不规律生活习惯以及不健康饮食习惯等有密切关系，且生活习惯越不规律发病率越高。因为患病年龄等因素呈现PSD严重程度与中风严重程度成正比，与中风发病年龄成反比的现象。西药治疗多为抗抑郁、抗焦虑药物干预。在临床药物干预中注意到中风后如用药效果不佳，更易加重病情，影响患者下一阶段的康复治疗。通过长期用药观察发现利用中药开展治疗具有效果突出、有效低毒等优势，故利用中药干预PSD已成为研究的热点。

我院叶长军研究合欢花配合蝮龙抗栓丸治疗中风后抑郁的临床疗效。选取2018年1～12月份在我院中风病区收治的60例PSD患者，根据数字随机法将患者分为观察组与对照组，每组30例。观察组男16例，女14例，平均年龄(56.7±15.8)岁，合并2型糖尿病11例、高血压23例、冠心病9例。对照组男15例，女15例，平均年龄(57.2±16.1)岁，合并2型糖尿病12例、高血压21例、冠心病10例。诊断标准：参照《中国急性缺血性脑卒中诊治指南(2010年版)》《中风病诊断与疗效评定标准(试行)》及《中国精神障碍分类与诊断标准(第三版)》等标准进行相关诊断。纳入标准：①患者符合上述诊断标准，且缺血性中风发病时间为4～12周者；②年龄35～80岁；③无严重的相关系统疾病与恶性肿瘤者；④既往无精神疾病患者；⑤患者或家属均自愿同意参加本次中药观察，且对使用中药及其制剂无已知过敏。避免不同组别患者在同一间病房。两组患者均根据病情开展康复训练2周，并根据国家中医药管理局《22个专业95个病种中医临床路径》(中风病恢复期中医临床路径)表单有关要求开展治疗。对照组给予盐酸氟西汀胶囊治疗，在入组之日起服用盐酸氟西汀胶囊(商品名百忧解，礼来苏州制药有限公司，国药准字J20170022)，20mg/次，1次/天，口服。观察组给予合欢花配合蝮龙抗栓丸治疗，合欢花15g，水煎至100mL，3次/天，口服；蝮龙抗栓丸，5g/次，3次/天。两组患者均连续治疗8周。比较两组患者治疗前、治疗4周、治疗8周的NIHSS及HAMD评分。NIHSS及HAMD评分得分越高说明神经功能损伤和抑郁程度越严重。结果显示：治疗前，两组NIHSS与HAMD评分比较，差异无统计学意义；观察组治疗4周、8周的NIHSS评分分别为(4.26±1.77)、(2.93±1.39)分，均低于对照组的(6.39±1.95)、(5.06±2.03)分，治疗4周、8周的HAMD评分分别为(14.39±3.27)、(10.96±2.97)分，均低于对照组的(16.53±4.13)、(13.59±3.88)分。PSD是临床较为常见的中风合并症，有报道称其发病占患病人群的31%，其中52%为发病1个月内出现。

本次研究结果显示，观察组治疗4周、8周的NIHSS评分、HAMD评分均低于对照组，差异具有统计学意义。通过本次用药观察可发现NIHSS与HAMD评分在用药4周效果较为明显，特别是在改善患者生活能力上作用较为理想，而到用药8周时抗抑郁效果观察组明显优于对照组，虽与日常生活能力恢复上不同步，但可能与生活能力的恢复改善患者情绪具有一定关系。因此在用药上不能一味坚持抗凝、抗焦虑及抗抑郁治疗，应侧重日常康复与训练管理及心理疏导等综合治疗。口服西药不是治疗而是二级预防，真正的治疗核心是日常管理及改变不良生活习惯与心理干预。中药具有综合调节的作用，如配合有效日常干预必能事半功倍。综上所述，合欢花配合蝮龙抗栓丸治疗PSD效果较为理想，蝮龙抗栓丸在补气活血的同时兼顾调节情志，得合欢花的配合，加强抗焦虑、镇静、止痛的功效，较单纯抗抑郁西药治疗效果更加突出，且费用低廉，适合推广应用。

蝮龙抗栓丸其用药以黄芪为主，固表补气，治气虚阳衰，其中黄芪皂苷可有效增强内皮系统吞噬功能，显著增加白细胞数量，达到增强免疫功能的作用，明显降低血液黏度，增加红细胞负电荷密度，达到保护心脑血管的作用。人参重在大补元气，益气生新，化气为血；人参苷能够显著改善大脑兴奋与抑制过程，促进大脑对能量物质的有效利用，具有突出的抗氧化作用，可延长耐缺氧时间，《神农本草经》认为其有"安精神、定魂魄、止惊悸、开心益智"之功。当归尾重在破血，祛瘀生血，其挥发油具有良好的镇痛作用，且扩张血管，增加脑部血流量等。《本草再新》云夜交藤："补中气，行经络，通血脉，治劳伤。"而《本草正义》认为其："治夜少安寐。"其水提取物有着良好的镇静催眠之效。本制剂再加以蝮蛇、地龙、水蛭等祛风、通络、止痛、解毒之品，故以活血见长；而川芎为气血双调之品；天麻止头痛，定神志；石菖蒲、安息香芳香避秽，兼顾行气、止痛、活血之能；山楂善调脾胃，助后天之本。故本方行气活血、安神止痛，兼顾调节情志。合欢花《神农本草经》云其"安五脏，和心志，令人欢乐忘忧"，具有良好的解郁安神、和心止痛之功。现代研究认为合欢花总黄酮能够增加大脑中5-羟色胺(5-HT)、海马脑源性神经营养因子(BDNF)的表达，降低Bcl-2相关X蛋白(BAX)的表达，明显减少脑细胞死亡，特别是海马细胞的凋亡，其可能通过增加CA3区BDNF与酪氨酸激酶受体B(trkB)的表达，达到拮抗CA3区海马神经元凋亡的作用，降低乙酰胆碱酯酶活性，实现对海马神经元的保护，从而改善记忆功能的同时，并达到抗抑郁的作用，其抗焦虑作用与地西泮具有等效性，且没有地西泮服用后出现机体协调性下降等不良反应。总黄酮可通过血脑屏障，γ-氨基丁酸A型受体(GABAA受体)的苯二氮位点为其有效结合点位，本位点与焦虑密切相关，可有效影响神经递质不良反应，且合欢花中的槲皮苷具有良好的镇静催眠作用。

（四）蝮龙抗栓丸治疗心脑共患疾病

随着病理生理研究的不断深入，研究发现心脑血管病的发病机制有诸多相同之处，如以动脉粥样硬化为基础，细胞生物信号传递等作用机制致病，而中医自古有"心脑同治"之说。因此临床上心脑血管疾病常可以联合治疗。

我院孙咏梅为研究如何有效治疗心脑血管疾病，将蝮龙抗栓丸联合参芪活血方治疗心脑合病60例进行临床观察。选择60例2016年6～12月份在我院中风病区住院治疗符合相关标准的患者。诊断标准参照中华医学会《各类脑血管疾病诊断要点》(1995年)与世界卫生组织临床命名标准化联合专题组报告《缺血性心脏病的命名及诊断标准》进行诊断。纳入标准：①符合诊断标准；②年龄35～80岁；③无严重的呼吸、免疫、血液等系统疾病与恶性肿瘤者；④患者神志清晰，无精神障碍；⑤患者或家属自愿同意参加。本次临床观察60例符合标准的患者利用数字随机法分为对照组与观察组。

治疗方法：对照组常规口服拜阿司匹林100mg，阿托伐他汀钙片20mg，每日1次；注射用环磷腺苷20mg(5%葡萄糖注射液100mL)，奥扎格雷钠氯化钠注射液100mL，丹红注射液20mL，胞磷胆碱注射液0.5g，均每日1次静脉注射；根据病情变化使用抗凝、抗高血压、降糖等药物。观察组在对照组基础上减奥扎格雷钠氯化钠注射液，加用蝮龙抗栓丸每次5g，每日3次口服。参芪活血方每次100mL，每日2次口服。注射用药使用14天，口服用药使用30天。监测入院当天及治疗第7天、15天、30天血同型半胱氨酸(Hcy)，并利用美国国立卫生研究卒中量表(NIHSS)、Barthel指数评定量表(BI)进行相应评价进行疗效判定。

结果显示，两组治疗7天后NIHSS、Barthel指数、Hcy数值观察组各结果优于对照组，但无统计学意义；治疗15天后NIHSS、Barthel指数、Hcy数值观察组优于对照组，具有统计学意义($P \leqslant 0.05$)；治疗30天后NIHSS、Barthel指数、Hcy数值观察组明显优于对照组。

根据试验数据说明在临床治疗中加用中药复方的效果要优于传统西药治疗，并能够减少西药用量，对于无法应用某种药物的患者得到优化治疗。而患者通过NIHSS与Barthel指数测评，也显示观察组恢复要优于对照组。说明患者生活能力得到显著提高，利于今后药物及康复治疗的开展；提升患者恢复健康的信心。

动脉粥样硬化是发生心脑血管病的基础，治疗上应以益气活血通脉为治则。血同型半胱氨酸为含巯基的氨基酸，主要是蛋氨酸、半胱氨酸代谢过程中的产物，有研究认为心脑血管的致病基础为氨基酸代谢异常，其可导致血管内皮细胞损伤，引发连锁反应影响高密度脂蛋白的合成，导致血小板功能增强，促进血管内凝血，引发心脑血管疾病。通过监测Hcy数值的变化可很好地判断血栓形成及血管损伤的严重程度，并对治疗预后有着良好的评估价值。

参芪活血方以全方益气活血，综合调节，营养心肌，兼治相关并发症，一举多得。蝮龙抗栓丸以补阳还五汤为基础化裁，所治素体气虚，不能行血，导致脉络瘀阻，筋脉肌肉失养，而致半身不遂，口眼㖞斜；气虚血滞，舌体失养，语言謇涩，口角流涎；气虚失于固摄，则小便频数，遗尿失禁等。因治气虚血瘀所致之病，故以补气活血通络为则。方中重用黄芪、人参，大补脾胃之元气，令气旺血行，瘀去络通。当归尾长于活血，且有化瘀而不伤血之妙。川芎、赤芍活血祛瘀，地龙通经活络；水蛭以破瘀通络，石菖蒲化痰开窍，解语言不利；山楂既有酸收之意，又有合脾土之功；安息香开窍、辟秽、行气血、止心痛等。本方的配伍特点是大量补气药与适量活血药相配，使气旺则血行，活血而不伤正，共奏补气、活血、通络之功。

我院周雪等人探讨如何高效低毒治疗心脑合病，研究蝮龙抗栓丸治疗CHF合并脑梗死的临床疗效。利用中药低毒有效的优势，开展了本次的临床观察。选择2016年1～9月份在我院中风病区治疗且符合相关标准的患者60例。根据入院先后顺序排序，尾数为单数者入对照组，尾数为0或双数者入观察组，每组30例。纳入标准：①参照Framingham的心衰诊断标准(1971年)及中华医学会《各类脑血管疾病诊断要点》(1995年)进行诊断；②NYHA心功能分级Ⅱ～Ⅲ级；③年龄35～80岁；④患者神志清晰，无精神障碍；⑤患者或家属自愿同意参加本次临床观察。对照组常规治疗，氢氯噻嗪片25mg，盐酸贝那普利片10mg，螺内酯20mg，地高辛片0.125mg，均每日1次口服；奥扎格雷钠氯化钠注射液100mL，丹红注射液20mL，均每日1次静脉滴注；观察组在对照组基础上减氢氯噻嗪片、地高辛及胞磷胆碱注射液；改用蝮龙抗栓丸，每次5g，3次口服。参草通脉方(黄芪、人参、云茯苓、丹参、葶苈子、红花、益母草、三七)每次100mL，每日2次口服。2组注射剂使用15天，口服药使用30天。评价患者治疗第1天、15天、30天的明尼苏达生活质量量表积分(MLHFQ)、美国国立卫生研究卒中量表(NIHSS)、6min步行距离等情况，分析2组临床疗效。通过结果可以得出，2组MLHFQ、NIHSS、6min步行距离在治疗第1日，比较无统计学差异；MLHFQ在治疗第15天治疗组优于对照组，但无统计学意义；MLHFQ治疗第30天，NIHSS治疗第15天，治疗组优于对照组且具有统计学意义；NIHSS治疗第15天，6min步行距离在治疗第15天、30天，治疗组优于对照组。CHF为心脑血管疾病的终末期表现。

中医血脉理论认为，心脑同源，心、脉、脑三者一体，血为沟通媒介。心发其病，不主血脉，血不上行，脑失濡养，故心脑同病，我们采用部分西药配合中医药开展治疗。西药日常治疗多用降压及防治心室重构药物为治疗目的，以利尿剂为主，配合强心药物。而中医认为心衰为病，多心气不足，运血无力，气虚血瘀为病，用以益气活血之法。黄芪、人参益气为佳；红花、三七活血为上；丹参补气行血，活血祛瘀，通经止痛；益母草活血利水，通经络；葶苈子下气行水、祛痰平喘，利胸中之水，消肿通络。

现代研究认为，人参、丹参、葶苈子具有强心、扩冠脉、调心率、抗凝结等作用；三七具有调节血压等作用。全方益气活血，综合调节，营养心肌，兼治相关并发症，一举多得。通过结果中各评分数据可得出结论，观察组患者日常生活质量改善明显，且随着用药时间的增加效果越加明显。特别是NIHSS、6min步行距离，证明患者能够依靠自身进行更多的户外活动，生活质量较对照组改善明显。因此，中医药参与心脑血管疾病的治疗有着较好前景，不论是急性期还是恢复期，中西药取长补短，远近期效果均优于单纯西药治疗，特别是对老年患者治疗方案选择有限的情况下，优势更加突出，且长期治疗经济优势明显。

（五）蝮龙抗栓丸联合针灸治疗

我院刘长伟研究针灸结合蝮龙抗栓丸治疗对老年亚急性期脑卒中肢体功能障碍的临床疗效。对我院2014年10月至2015年10月收治的100例老年亚急性期脑卒中肢体功能障碍患者进行观察，所有患者均签署知情同意书，获得我院伦理会批准。单独针灸治疗的50例患者为对照组，针灸联合蝮龙抗栓丸治疗的50例为观察组。其中男60例，女40例，年龄60～85岁。针对常见的病因采取降血压、降血糖、降血脂、戒烟戒酒等治疗措施，对照组采用常规西药治疗，主要使用的药物有抗凝药物、抗血小板聚集药、血管扩张药等。观察组在常规对症治疗基础上采用针灸联合蝮龙抗栓丸治疗，蝮龙抗栓丸每次饭后30min时服用，5g/次，3次/天。针灸主要采用头针和体针进行治疗，治疗的穴位有前神聪、足三里、内关、人中、尺泽、太阳、血海、外关、三阴交、委中、合谷、昆仑、涌泉等。采用平补平泻针刺手法，针刺得气后捻转毫针，留针20min。每次选择3～8个穴位进针，轮流针灸，治疗1个月。根据治疗效果分为显效、有效和无效。①显效：患者的临床症状大部分消失，意识、语言等功能接近正常水平。②有效：临床症状明显减轻，功能障碍症状有所减轻。③无效：患者的临床症状无明显改善。总有效率=显效率+有效率。采用肢体功能量表（FMA）对患者的肢体功能进行评定，总分226分，得分越低说明肢体功能障碍程度越严重。结果提示观察组平均FMA评分（173.5±12.2）分，对照组平均FMA评分（146.5±10.6）分，观察组平均FMA评分明显高于对照组（$t=11.8131$，$P < 0.05$）。观察组总有效率明显高于对照组。亚急性期脑卒中肢体功能的恢复对降低后期致残率，提高整体治疗效果有重要意义，中医认为脑卒中患者主要因外感风火痰邪，导致气虚血瘀、经脉运行不畅、脑失濡养，主要治疗原则为疏通经脉、补血行气、活血化瘀。头针主要针刺头部穴位和阳明经穴位，脑部神经血管丰富，有利于疏通经络、醒神开窍，增强脑部血液循环，修复受损组织，加快对病邪的

清除率。泻法可以疏散风邪、痰邪、火邪等病邪，补法补益正气，提高机体免疫力。体针针刺人中、尺泽、足三里、血海等穴位可以提高肌力，消除肌肉组织的皮下粘连情况，使肢体恢复肌张力，改善肢体功能障碍。本次观察中，相对于对照组，观察组治疗效果更明显，FMA评分明显比对照组高，说明针灸联合蝮龙抗栓丸治疗老年亚急性期脑卒中肢体功能障碍效果明显优于常规西药治疗。疗效安全可靠，可以帮助患者尽早解除肢体功能障碍，提高患者的生存质量，值得推广。

（六）蝮龙抗栓丸在缺血性再灌注损伤中的抗氧化及抗炎作用

在缺血性脑卒中的研究过程中，如何制备稳定性高、重复性强的动物缺血性模型？

动物模型是实验研究的首要问题和基础。由于大鼠脑缺血特征与人类十分接近，并且具备价格相对低廉、手术操作方便等特点，成为了缺血性脑卒中实验研究的首选实验动物。

选择线栓法制备大鼠脑缺血再灌注模型，并利用Zeal-Zeal-Longa评分法对模型制备效果进行评估。实验方法：准备清洁级SD大鼠75只，体重（180±10）g，将大鼠适应性饲养1周。模型复制：末次灌胃后，应用线栓法制备SD大鼠局灶性脑缺血再灌注模型，具体步骤如下：①大鼠全身麻醉4～6min后翻正反射消失，仰卧位固定于手术板上，头端朝向术者。②持无齿镊牵拉大鼠舌前部到一侧口角处，用弯镊持直径约5mm的棉球擦拭大鼠口咽部2～3次来祛痰和畅通气道。③固定门齿，消毒颈部皮肤3次，颈部正中部位纵行切开皮肤约2cm长，钝性分离皮下组织，分离左侧颈部血管神经束，找到颈总动脉分叉处，沿血管方向纵行钝性分离颈总动脉和颈外动脉。④颈总动脉处置一根手术线不结扎。颈外动脉处置两根手术线，距分叉4mm处结扎第1根手术线，在线结的远心端2mm处结扎第2根手术线，于两线结之间高频电刀电凝夹闭血管，眼科剪剪断血管。线剪剪断两线结处的余线。⑤分离颈外动脉第一分支枕动脉并电凝灼断血管。分离颈内动脉，微动脉夹夹闭颈内动脉、颈总动脉。⑥颈外动脉起始处置一手术线，打单结不收紧，紧靠残端线结处眼科剪垂直血管剪口。⑦取出泡在生理盐水中的鱼线，小心提起颈外动脉残端线结与颈内动脉成一直线，从剪口处插进鱼线达颈内动脉夹闭处，适量收紧颈外动脉起始处的手术线，松开颈内动脉的动脉夹，缓慢推进鱼线。⑧插入鱼线16～18mm遇阻力时停止，结扎颈外动脉起始处的手术线，松开夹闭颈总动脉的动脉夹。⑨记录缺血开始的时间，浸泡过生理盐水的脱脂棉球覆盖伤口。⑩大鼠侧卧位置于电热毯上。缺血2h后缓慢拔出鱼线，记录再灌注开始的时间，清理伤口，观察无内出血后逐层缝合伤口，乙醇消毒，对皮。假手术组模型制备方法重复上述步骤，进第⑧步鱼线插入深度仅为1cm。

造模成功评价标准：依照Zeal-Zeal-Longa5级4分制神经学评分原则对大鼠行为进行评分。Zeal-Longa5级4分制评分原则：①0分，正常，无神经系统异常的体征。②1分，不能完全伸展病变对侧上肢。③2分，行走时向对侧旋转。④3分，行走时向对侧倾倒。⑤4分，无自发活动伴意识降低。得1～4分者为成功模型。

实验研究蝮龙抗栓丸对缺血再灌注损伤大鼠神经保护作用机制结果提示以下结论。

1. 蝮龙抗栓丸对缺血性脑中风自由基损伤的作用

自由基是机体正常代谢的产物，在体内有很强的氧化反应能力，易对蛋白质、脂质和核酸等产生伤害，从而引起机体的损伤。正常机体存在氧自由基反应与脂质过氧化反应，正常情况下两者处于协调与动态平衡状态。在疾病等因素状态下，一旦这种平衡遭到破坏，就会引起一系列的新陈代谢失常和免疫功能降低，形成氧自由基连锁反应，使机体内自由基大量堆积，可导致细胞、组织、器官等损伤。当脑缺血发生时，特别是脑缺血再灌注后，能够使自由基生成增加，抗氧化机制活性降低，造成自由基损伤。目前对人体产生重大影响的自由基分为以下几个。①超氧化物自由基：最早也是最多的自由基。②过氧化氢：产生破坏性极大的羟基自由基。③羟基自由基：最活跃的自由基，主要会造成体内脂质过氧化而破坏细胞，也会与糖类、氨基酸、磷脂质、核酸、有机酸等任何生物体内的物质反应，特别是与DNA中的嘌呤、嘧啶作用，导致细胞死亡或突变。④单腺态氧：体内稳定的氧受紫外线照射后会产生大量不稳定的单腺态氧，单腺态氧和氯反应，造成自由基物或脂质氧化。⑤过氧化脂质：是许多自由基物反应后的产物，且多半发生在细胞膜上，导致细胞膜失去功能或死亡，另外也会直接与蛋白质核酸作用，导致细胞甚至器官的病变或死亡。

SOD是一类存在于生物体内的金属酶，能够催化超氧阴离子自由基发生歧化反应，从而起到平衡氧自由基的作用，抗辐射、抗衰老、抗炎症反应、抑制肿瘤细胞、治疗自身免疫系统疾病具有独特的功能。赵康仁等通过检测缺血性卒中患者发病后6h、24h、3天、7天血浆内超氧化物歧化酶及红细胞内超氧化物歧化酶的活性证明，缺血性卒中早期超氧化物歧化酶具有一定的变化特点，在发病早期抗氧化酶活性明显低于正常对照组，但随着时间的延长有一定的上升趋势，推测因急性缺血性脑卒中后超氧化物歧化酶活性的降低，导致机体内自由基大量堆积，使氧化应激反应增高。人脑中的SOD根据分布及定位的不同分为三类：①位于胞质中的铜锌超氧化物歧化酶（SOD1）；②位于线粒体中的锰超氧化物歧化酶（SOD2）；③位于细胞外液、脑脊液及脑血管中的细胞外超氧化物歧化酶（SOD3）。Kininchi等通过实验发现，SOD1转基因小鼠在短暂性局灶性脑缺血时，脑梗死灶缩小，水肿减轻，而SOD1基因敲除鼠在脑缺血时，脑水肿及细胞死亡增加，说明SOD1在脑缺血中具有一定的保护作用。SOD在脑组织内表达能够抵抗氧自由基反应。机体氧自由基连锁反应后需氧细胞在代谢过程中产生一系列活性氧簇（ROS）包括：超氧阴离子、羟自由基和过氧化氢等自由基。ROS能够与生物膜的磷脂、酶和膜受体或核酸大分子作用，引起相关不饱和脂肪酸及核酸大分子脂质过氧化反应，并产生如MDA和4-羟基壬烯酸（4-HNE）等反应产物。章军建等对36例缺血性脑血管病患者血清脂质过氧化产物MDA检测发现，MDA含量明显高于对照组。姜毅通过测定新生大鼠缺氧缺血性脑病（HIE）时脑组织内脂质过氧化物（LPO）的动态变化发现，当HIE2h后，大鼠脑组织内LPO开始增高，12h达到峰值，24h后开始下降，表明HIE脑内自由基生成增加，能够激活脑组织内脂质过氧化反应。同时通过给予HIE大鼠腹腔注射适当剂量的SOD、维生素时能够降低脑内LPO水平而减轻由缺氧缺血所致的脑损伤。本实验研究表明，大鼠脑缺血再灌注72h后脑组织中SOD呈现低表达水平，明显低于其他治疗组，而MDA呈现高表达水平，明显高于其他治疗组。说明脑缺血再灌注能够引起SOD持续低表达，MDA持续高表达，其机制可能与脑缺血尤其是再灌注时脑组织内大量自由基产生，消耗了脑组织内大量的内源性抗氧化酶SOD有关。由于脑组织内SOD的大量消耗，使得脑组织内脂质过氧化物反应增强，从而造成其反应产物MDA的含量增高。

通过不同剂量的蝮龙抗栓丸干预脑缺血再灌注模型发现，能够明显改善脑组织内SOD的表达含量，蝮龙抗栓丸能够有效抑制脑缺血再灌注后脑组织内自由基的生成，从而减轻SOD的消耗，抑制脑组织内的脂质过氧化物反应从而起到保护脑组织的作用。

2. 蝮龙抗栓丸对缺血性脑中风炎症反应的作用

炎症反应时缺血性脑疾病的重要病理生理机制之一，在急性脑缺血早期能够通过诱导缺血脑组织炎症细胞浸润、激活炎症信号通路、释放大量炎症介质。

（1）脑缺血后炎症细胞的浸润　脑缺血再灌注时，能够诱导大量白细胞尤其是中性粒细胞的黏附、聚集与浸润。脑内小静脉的白细胞黏附在脑缺血再灌注1h之内即可见。白细胞的聚集有助于对缺血区域坏死组织的吞噬、促进瘢痕形成、修复病灶。但是大量的白细胞浸润对缺血区后能够造成一定的损伤，其主要机制可能为：①大量白细胞局部聚集，能够诱发血栓形成，进一步加重局部微循环障碍；②大量白细胞聚集，能够诱导大量细胞因子、氧自由基、蛋白衍生物的释放，从而损伤神经元；③破坏微循环血管内皮结构，使血管通透性增加，破坏血脑屏障，引起脑水肿。在缺血性脑血管病中白细胞黏附、聚集与白细胞-血管内皮细胞黏附相关的黏附分子有关，这类黏附分子包括：

① β2-整合素家族，包括淋巴细胞功能相关抗原-1、巨噬细胞分化抗原-1以及糖蛋白150/95；②选择素家族，包括L-选择素、E-选择素及P-选择素；③细胞间黏附分子，包括、ICAM-2、ICAM-3。ICAM-1在脑缺血再灌注后2～6h的缺血区及缺血区域表达增强，24～48h达到高峰，7天后仍处于高表达状态。在脑缺血再灌注时ICAM-1表达上调一方面是白细胞与内皮细胞大量黏附造成微血管循环障碍，另一方面ICAM-1能够活化白细胞，从而释放大量毒性氧自由基和蛋白水解酶，使局部内皮细胞水肿进一步加重缺血区损伤。ICAM-1的上游调控因子包括IL-1、IL-6、TNF-α、NF-κB等。小胶质细胞是神经胶质细胞的一种，相当于脑和脊髓中的巨噬细胞，是中枢神经系统中的第一道也是最主要的一道免疫防线。小胶质细胞大约占大脑中的神经胶质细胞的20%。小胶质细胞不停清除着中枢神经系统中损坏的神经、斑块及感染性物质。脑缺血再灌注0.5h后，小胶质细胞表现出显著的异形性表达，12～48h数量持续增高，并表现为多态性，3～48h，在缺血区有CD45阳性表达的活化小胶质细胞。Moon等应用Fluoro-jadeB（F-JB）染色法和离子钙接头蛋白1（Iba-1）免疫组织化学方法发现，脑缺血再灌注后3h，小胶质细胞开始活化，Iba-1阳性小胶质细胞数量增多体积增大，在脑缺血再灌注6h，神经元开始变形，1天后神经元变形达到高峰，1～4天后Iba-1阳性小胶质细胞呈现多态性，以圆形或阿米巴状为主，4天后Iba-1阳性小胶质细胞数量减少体积变小。说明脑缺血再灌注后小胶质细胞活化与神经元退化存在一定的相关性。小胶质细胞对于脑缺血损伤后具有保护和神经毒性双重作用，小胶质细胞可以通过调节P2X7受体介导ATP信号通路、分泌TNF调节TNF-p55R、上调CD93抑制趋化因子配体21等途径发挥脑保护作用。而过度活化的小胶质细胞通过释放和（或）分泌一系列炎症细胞因子、蛋白及其他生物活性物质诱导神经毒性作用，如上调Toll样受体活化介导IL-23分泌进一步刺激小胶质细胞IL-17的分泌导致神经元凋亡；活化NADPH氧化酶活性增加神经元的氧化损伤。

（2）激活炎症信号通路　Toll样蛋白受体（Toll-like receptor TLR）属于一类介导天然免疫的跨膜信号传递受体家族，广泛分布于免疫细胞表面，在病原体入侵机体的早期启动固有免疫，引发炎症反应，发挥抵抗病原微生物的作用。目前至少发现13种TLR，广泛分布于各类细胞、组织、器官中。TLR能够识别包括如脂多糖、病毒蛋白F、透明质酸酶、硫酸肝素、纤维蛋白原等外源性配体以及热休克蛋白、氧自由基、细胞外基质降解产物、细胞因子等内源性配体。TLR信号转导通路非常复杂，有些机制尚未可知，目前根据接头蛋白的不同将TLR的信号通路分为骨髓分化因子88（MyD88）依赖途径和MyD88非依赖途径。目前TLR在脑缺血中研究较多的有：①TLR2,诱导小胶质细胞激活，释放IL-17、IL-23加重脑缺血损伤。②TLR3，活化后通过调控多种炎症介质和细胞因子的表达。③TLR4和TLR9，两者通过调节TNF-α的释放对脑缺血起到保护作用。④TLR7，通过抑制NF-kβ和TNF的激活，加强了IRF的活化，从而调节INF-α释放，对脑缺血起到神经保护作用。丝裂原活化蛋白激酶（mitogen activated protein kinases, MAPK）是一种丝氨酸/苏氨酸蛋白激酶，该蛋白激酶信号通路主要包括：①细胞外信号调节激酶通路，该通路依次激活Ras、Raf-1及MEK通过调节激酶磷酸化途径将细胞外信号传递到细胞核，参与到细胞生长、增殖、分化、转化和保护机制。②C-Jun氨基末端激酶通路，该酶属于应急激活蛋白激酶，由外源性毒物刺激激活，通过使C-Jun氨基末端活性区发生磷酸化而起到调节作用。③蛋白激酶p38通路，同属应激激活蛋白激酶，性质与C-Jun氨基末端激酶相似。④大丝裂原活化蛋白激酶1通路，是MAPKs家族中分子量最大的成员，通过与细胞外信号调节激酶5相互作用。因此脑缺血后通过上述激活通路，能够直接诱导下游转录调节因子的活化，从而诱导下游炎症基因表达，参与炎症反应，加重缺血脑损伤。

下游转录因子NF-κB是促炎症反应的典型转录因子。有研究证明NF-κB缺陷小鼠的脑梗死体积明显小于非缺陷型小鼠。

（3）释放大量炎症介质　炎症细胞因子作为炎症反应的主要参与者，在脑缺血后能够引起大量促炎细胞因子的释放如TNF-α、IL、NK-κB、TGF-β1等。TNF-α是一种具有广泛生物学功能的细胞因子，在神经元细胞、胶质细胞及白细胞、微血管内皮细胞及管周表明均有TNF受体表达，TNF-α的增加是脑梗死形成的主要原因，有实验研究证明，大鼠脑缺血2h后TNF-α开始升高，并在再灌注12h之内持续高表达，24h后达到峰值。Lavine等应用多克隆兔抗鼠中和抗体干预脑缺血再灌注损伤大鼠模型，发现抗TNF-α抗体能够缩小局灶性脑损伤的梗死面积，增加关注后脑血流量，减轻脑水肿程度。说明拮抗TNF-α能够有效改善脑缺血再灌注后损伤。TNF-α在脑缺血再灌注损伤中的作用机制为：①过度炎症反应，TNF-α的释放能够活化白细胞释放多种炎症介质、氧自由基等产生损伤作用；②对毛细血管直接作用，破坏血脑屏障；③诱导ICAM-1等黏附分子，促进白细胞黏附、聚集于微血管，进一步加重缺血。

本实验研究表明，大鼠脑缺血再灌注72h后脑组织中TNF-α、ICAM-1呈现高表达水平。说明脑缺血再灌注能够引起TNF-α表达，TNF-α进一步上调ICAM-1的表达。蝮龙抗栓丸能够有效下调脑缺血再灌注后脑组织内TNF-α、ICAM-1的表达水平。从而抑制脑缺血再灌注后的炎症反应，起到保护脑组织的作用。

综上所述，蝮龙抗栓丸具有降低血脂、防止血小板聚集、改善局部微循环等功能。

有实验研究证明，采用蝮龙抗栓丸联合骨髓干细胞移植方法干预缺血再灌注脑损伤大鼠，两者相互协同能够改善脑内血液循环，调节中枢神经系统功能，调节免疫和炎症等作用促进缺血性脑梗死神经功能障碍的修复。本实验证明蝮龙抗栓丸能够从抑制自由基氧化、炎症反应等途径对脑缺血再灌注大鼠模型脑组织起到保护作用。

参考文献

[1] 国家中医药管理局．中医病证诊断疗效标准 [M]．南京：南京大学出版社，1994．

[2] 赵步长，伍海勤，赵涛，等．脑心同治—心脑血管病防治进展 [M]．北京：人民卫生出版社，2006．

[3] 史大卓，徐浩，殷惠军，等．"瘀""毒"从化—心脑血管血栓性疾病病因病机 [J]．中西医结合学报，2008, 6(11): 1105-1108．

[4] 国家中医药管理局脑病急症协作组．中风病诊断与疗效评定标准（试行）[J]．北京中医药大学学报，1996, 19(1): 55-56．

[5] 张彬．基于心脑同治理论指导下老年缺血性心脑血管病的临床研究与理论探讨 [D]．济南：山东中医药大学，2009．

[6] 黄忠钧，张艳，孟宪生，等．参草通脉颗粒丹参酮 II A 提取工艺研究 [J]．中国现代药物应用，2012, 6(20): 8-9．

[7] 礼海，张艳，马金．益气活血复方联合运动疗法对慢性心力衰竭大鼠心肌组织 MMP-1 及 III 型胶原表达的影响 [J]．中国中西医结合杂志，2011, 31(7): 955-960．

[8] 王建华，张哲，肖蕾，等．982 例心脑合病患者发病特点分析 [J]．中医杂志，2014, 55(1): 38-41．

[9] 李春，欧阳雨林，王勇，等．益心解毒方对心梗后心衰大鼠心肌保护作用的实验研究 [J]．中华中医药杂志，2012, 27(11): 2966-2969．

[10] 梁婷．缺血性中风病痰瘀阻络证中医治疗规范的比较研究 [D]．昆明：云南中医学院，2013．

[11] 佟琦媛，陈少军，谢春荣．加味化痰通络汤治疗风痰瘀阻型脑梗死的疗效观察 [J]．世界中医药，2011, 6(5): 390-391．

[12] 陈光．化痰通络法治疗风痰瘀阻型脑梗死 65 例疗效观察 [J]．新中医，2008, 40(10): 45-46．

[13] 王玮，陈彬，黄从新．充血性心力衰竭的治疗进展 [J]．山东医药，2007, 47(34): 115．

[14] 王懿，张艳，礼海．益气活血方干预 PGC-1 α 调控心衰心肌细胞能代谢重构的作用机制 [J]．中国实验方剂学杂志，2015, 21(6): 169-173,

[15] 中华医学会全国第四届脑血管病学术会议．各类脑血管病疾病诊断要点 [J]．中华神经科杂志，1996, 29(6): 379．

第二节　针灸、康复疗法在脑病治疗中的应用

一、中风病针灸处方配穴原则及规律的研究

针灸作为一种行之有效的治疗方法，一直在中国的传统医学史上有着非常重要的地位，作为有效的非药物治疗手段，在世界范围内引起广泛的关注。目前，国内外的科研工作者都在致力于针灸治疗疾病的机制及经络的实质等方面的现代化科学研究。针灸处方是针灸学体系中重要的组成部分之一，是在临床针灸治疗过程中，依据中医基础理论，在整体观念与辨证论治的原则指导下，结合具体的病情及脏腑经络腧穴的功能、特性，进行穴位配伍的用穴方案，包括单穴处方和配穴处方。随着时代的发展，针灸处方的标准化、规范化、定量、定性成为必然。

本院医生富作平于2002年在导师裴景春的指导下，发表的一篇名为"中风病针灸处方配穴原则及规律的研究"的文章，就中风病这一种单病，归纳古今文献中治疗中风病主症、兼症及辨证分型的针灸处方情况，总结古今医家治疗中风病的取穴原则及规律，总结出针灸治疗中风病主症、兼症及辨证分型的主要穴位，整理出针灸治疗中风病的高频次处方，并探索针灸处方规范化研究的方法。

（一）中风的中医辨证分型标准

1. 中经络

① 肝阳暴亢：半身不遂，舌强语謇，口舌㖞斜，眩晕头痛，面红目赤，心烦易怒，口苦咽干，便秘尿黄。舌红或绛，苔黄或燥，脉弦有力。

② 风痰阻络：半身不遂，口舌㖞斜，舌强语謇，肢体麻木或手足拘急，头晕目眩。舌苔白腻或黄腻，脉弦滑。

③ 痰热腑实：半身不遂，舌强不语，口舌㖞斜，口黏痰多，腹胀便秘，午后面红烦热。舌红，苔黄腻或灰黑，脉弦滑大。

④ 气虚血瘀：半身不遂，肢体软弱，偏身麻木，舌㖞语謇，手足肿胀，面色淡白，气短乏力，心悸自汗。舌质暗淡，苔薄白或白腻，脉细缓或细涩。

⑤ 阴虚风动：半身不遂，肢体麻木，舌强语謇，心烦失眠，眩晕耳鸣，手足拘挛或蠕动。舌红或暗淡，苔少或光剥，脉细弦或数。

2. 中脏腑

① 风火蔽窍：突然昏倒，不省人事，两目斜视或直视。面红目赤，肢体强直，口噤，项强，两手握紧拘急，甚则抽搐，角弓反张，苔黄而燥或焦黑，脉弦数。

② 痰火闭窍：突然昏倒，昏愦不语，躁扰不宁，肢体强直。痰多息促，两目直视，鼻鼾身热，大便秘结，舌红，苔黄厚腻，脉滑数有力。

③ 痰湿蒙窍：突然神昏迷睡，半身不遂，肢体瘫痪不收。面色晦垢，痰涎壅盛，四肢厥冷。舌质暗淡，苔白腻，脉沉滑或缓。

④ 元气衰败：神昏，面色苍白，瞳神散大，手撒肢逆，二便失禁，气息短促，多汗肤凉。舌淡紫或萎黄，苔白腻，脉散或微。

（二）中风病古代针灸处方配穴原则及规律的研究

查阅了清代及清代以前的201部针灸医籍及中医学丛书，检索出治疗中风病所涉及的文献486条，用穴133个，频次1640次，奇穴及无明确穴名的21穴、65次。133穴分布于14正经。足少阳20穴、333次，手阳明15穴、317次，足阳明16穴、244次，督脉15穴、219次，足太阳12穴、108次，手太阴6穴、71次，手厥阴4穴、71次，任脉11穴、64次，手少阳10穴、62次，足厥阴4穴、40次，足少阴5穴、37次，手太阳4穴、31次，手少阴6穴、25次，足太阴5穴、18次。分布部位：头面部28穴、408次，颈项6穴、51次，胸腹10穴、33次，腰脊10穴、33次，上肢38穴、495次，下肢38穴、522次。

常用穴如下所示。

穴位	合谷	百会	曲池	足三里	风市	颊车	肩髃	地仓	水沟
频次	101	95	82	80	65	62	57	56	55
穴位	绝骨	肩井	阳陵泉	昆仑	环跳	申脉	听会	风池	中冲
频次	46	40	36	36	33	31	31	27	26
穴位	手三里	承浆	列缺	间使	行间	委中	大椎	太渊	内关
频次	26	26	24	23	21	20	17	16	16
穴位	少商	风府	哑门	大敦	阳辅	照海	腕骨	足临泣	
频次	16	16	15	14	14	13	13	13	

1. 循经取穴特点

本病病位在脑，症状表现在面部及四肢，故多取与头面、四肢相关的经穴。本病多取足少阳、手足阳明、足太阳、督脉穴位，而较少应用阴经穴位及手少阳、手太阳经穴。"头为诸阳之会""督脉为阳经之海"，阳经循行均联系头部、上下肢；中风病的症状为四肢及口舌萎废不用，属阴，《素问·阴阳应象大论》："阴病治阳""阳主动，阴主静"。阳经(含督脉)应用穴位共92穴，应用频次为1314次，占全部穴位的69.17%、频次的80.12%。故取穴基本上以阳经经穴为主，以激发阳经经气，使阴逐渐转化为阳，从而达到治疗本病的目的。其中足少阳经穴应用频次最多，为333次，其次为手阳明317次、足阳明244次、督脉219次、足太阳108次。说明古人也并非以"治痿独取阳明"理论为指导，而是以阳经及督脉经穴为主。阴经穴亦非完全不用，如列缺、太渊、行间、照海、阴陵泉、中冲、太冲等均可选用。

2. 分部取穴特点

(1) 多取头面部及四肢穴位　头面部穴位：如百会、水沟、承浆、地仓、颊车等。多取四肢部穴位：如上肢取曲池、合谷、手三里，下肢取风市、阳陵泉、足三里、环跳等穴。《针灸资生经》："中风口噤不开，言语謇涩：地仓(宜针透)、颊车、水沟、合谷"。其中合谷穴虽非头面部穴位，但合谷属于手阳明经原穴，其经脉循行于口颊，中医认为："经脉所过，主治所及"。四总穴歌："面口合谷收"。故合谷可治疗面口部疾病。《神灸经论》："偏风半身不遂：肩髃、曲池、百会、客主人、承浆、地仓、三里、三间、二间、阳陵泉、阳辅、列缺、风市、环跳、足三里、绝骨、昆仑"。说明古代医家不仅重视对症取穴，亦重视循经取穴。

(2) 多取特定穴　特定穴是指十四经中具有特殊治疗作用，并以特定称号概括的腧穴。在治疗本病中所应用的特定穴为71个，占全部应用穴位的53.38%。说明古人特别重视特定穴的应用，尤其是八脉交会穴、五输穴、六腑下合穴、原穴的应用。《凌门传授铜人指穴》："中风手足不举，临泣针使有验"；《重楼玉钥》："凡初中风暴卒，昏沉痰涎壅盛，牙关紧闭，水粒不下，急以三棱针刺：少商、中冲、关冲、少泽、商阳，使气血流行。乃起死回生之妙穴也"均是使用特定穴的例子。治疗中风病所取的阴经穴位主要是特定穴，而极少使用阴经经脉中的其他穴位。

(3) 辨证取穴特点　古代医家对中风的针灸治疗主要以对症治疗为主，而极少对中风的针灸治疗进行辨证取穴。所涉及的辨证取穴多为病案，且为数极少，病机涉及风痰、心火暴甚、阴虚阳热、气血不调等几种，出现次数亦极少。本文仅就中风闭、脱二证的针灸治疗简述如下。

① 实证 (闭证)：对于风、火、热、瘀所致的中风闭证，多取躯干及四肢末端穴，以醒脑开窍。《针灸大成·玉龙赋》："原夫卒暴中风，顶门、百会"。《针灸全生》："凡初中风跌倒，暴卒昏沉，痰涎壅盛，不省人事，牙关紧闭，药水不下，急以三棱针刺手十指十二井穴，当去恶血……乃起死回生妙诀"。均是此例。

② 虚证（脱证）：对于中风中伤气、失血、亡阴、亡阳之脱证，除开窍醒神之外，当加取腹部任脉穴，以求补虚固脱。常用穴有神阙、丹田、气海、关元等。《针灸资生经》："虚损：中风不省人事：神阙（灸）"。《针灸逢源》："中风卒倒不醒：神阙（隔盐、姜或川椒代盐）、丹田、气海皆可灸之"。《医学实在易》："灸中风卒厥，危急等症：神网（隔盐、姜一片）五百壮、丹田"均是此例。

（4）辨症取穴特点

① 半身不遂分布经脉：足少阳12穴、207次，手阳明10穴、171次，足阳明6穴、64次，督脉7穴、58次，足太阳8穴、486次，手少阳7穴、24次，手厥阴3穴、16次，足厥阴3穴、13次，手太阴3穴、12次，手太阳3穴、12次，任脉7穴、10次，手少阴3穴、8次，足太阴3穴、5次，足少阴1穴、1次。刺灸法：灸法21条、针法9条、针灸合用6条。其中针法有缪刺4条。补泻法：针法中行先补后泻1条、补法1条，针灸合用行泻法1条。

常用穴如下所示。

穴位	足三里	曲池	风市	肩髃	百会	合谷	绝骨	环跳	阳陵泉
频次	55	53	52	46	40	34	33	31	27
穴位	肩井	手三里	昆仑	风池	委中	行间	大椎	列缺	
频次	25	22	18	16	15	11	11	10	

常用穴共17穴，499次，占全部用穴的22.37%，频次的76.89%。

由以上统计可知：半身不遂所用穴位主要集中于足少阳、手足阳明、督脉、足太阳五条经脉。取穴多局部取穴和循经取穴，基本上以阳经及督脉穴位为主，其中上肢以手阳明经穴为主，配以手太阴经穴，下肢以足少阳经穴为主，以足阳明、足太阳经穴为辅，配以足厥阴经穴，督脉穴为全身用穴，说明古人并非以"治痿独取阳明"理论为指导，而是以足三阳、手阳明并重，重视全身用穴，亦重视阴经经穴的应用。胸腹部的中脘、神阙、鸠尾、气海、关元，背部的肝俞、肾俞、心俞等均在治疗半身不遂中出现，亦说明古人比较重视全身取穴。常用穴中所取阴经经穴有2个，为行间、列缺，两穴均为特定穴。说明在治疗中风半身不遂中所取阴经经穴主要为特定穴。另外，十二经井穴虽然多用于急救，但也可用于偏瘫。

高频次处方如下。

上肢：主穴为肩髃、曲池、手三里、合谷。配穴为列缺、外关、内关、中渚。

下肢：主穴为足三里、风市、绝骨、环跳、阳陵泉。配穴为昆仑、委中、行间、申脉、照海。

全身用穴：百会、大椎。

② 口角㖞斜治疗分布经脉：足阳明11穴、110次，足少阳8穴、49次，手阳明9穴、36次，督脉6穴、34次，任脉2穴、34次，手太阴2穴、2次，手少阳2穴、6次，足太阳2穴、4次，手太阳1穴、2次，足厥阴1穴、2次，手厥阴1穴、1次。刺灸法：灸法26条、针法5条、针灸合用5条。补泻法：行泻法，其中灸法1条、针灸合用3条。

常用穴如下所示。

穴位	地仓	颊车	听会	水沟	合谷	承浆	百会
频次	45	37	24	21	18	16	17

由以上统计得知：对于口角㖞斜取穴以局部取穴为主，以循经取穴为辅，配合全身取穴。《针灸逢源》："口眼㖞斜，此由邪犯阳明少阳经络：水沟、承浆、颊车、地仓、听会、客主人、合谷"。即是此例。常用穴中局部取穴地仓、颊车、听会、水沟、承浆。合谷为循经取穴，因为合谷属手阳明大肠经原穴，其循行于口颊，四总穴云："头项循列缺，面口合谷收"。故合谷可治疗面部疾病。另外，合谷为原穴，属于特定穴，说明古人非常重视特定穴的应用。百会为督脉经穴，位于头部，"头为诸阳之会"，取督脉穴意在调整全身阳经经气，促进面部疾患的恢复，为全身取穴。

高频次处方如下。

主穴为地仓、颊车、听会、水沟、合谷。

配穴为百会、承浆、下关。

③ 语言不利或失语分布经脉：督脉8穴、58次，手阳明10穴、36次，足阳明11穴、34次，足少阳10穴、33次，足少阴5穴、20次，手厥阴4穴、16次，任脉6穴、15次，手太阴4穴、13次，足太阳6穴、12次，手太阳3穴、11次，手少阴4穴、10次，手少阳4穴、7次，足厥阴2穴、2次，足太阴1穴、1次。分布部位：头面部19穴、71次，颈项8穴、37次，肩部1穴、9次，胸腹2穴、4次，腰背2穴、2次，四肢46穴、135次。刺灸法：灸法28条、针法5条、针灸合用3条，针法中缪刺1条。补泻法：灸法中行补法1条。

常用穴如下所示。

穴位	百会	合谷	哑门	足三里	风府	间使	肩井	水沟	风池
频次	15	13	12	11	10	9	9	8	8
穴位	曲池	少商	阳谷	申脉	灵道	鱼际	中冲	大椎	地仓
频次	8	6	6	6	5	5	5	5	5
穴位	后溪	前顶	支沟	复溜	然谷	风市	颊车	天窗	天突	涌泉
频次	5	4	4	4	4	4	4	4	4	4

治疗本症多取督脉、手足阳明、足少阳、足少阴经经穴。督脉,"入喉";手阳明,"颊口";足阳明,"环唇""上颊口""上循咽",其经别,"出于口";足少阳经别,"上挟咽";足少阴,"循喉咙,挟舌本",其经别,"直者,系舌本"。以上五条经脉均与口、舌、喉咙等发音器官有关,故可治语言障碍。选穴部位以头面颈项及四肢为主,体现了局部取穴与循经取穴(远道取穴)的特点。常用穴中阳经(含督脉)18穴,135次;阴经(含任脉)10穴,52次,亦以阳经经穴为主。

高频处方如下。

主穴为百会、合谷、哑门、风府、间使。

配穴为足三里、人中、风池、阴谷、灵道。

④ 不省人事分布经脉:督脉5穴、41次,手厥阴3穴、28次,手阳明5穴、25次,足少阳6穴、23次,任脉4穴、14次,足阳明3穴、11次,足厥阴1穴、10次,手太阴2穴、8次,手少阴2穴、7次,手太阳1穴、5次,足太阳2穴、4次,手少阳1穴、4次,足太阴1穴、1次。刺灸法:灸法21条、针法11条、针灸合用2条。其中针法中放血8条,补泻法:针法中行先补后泻1条。

常用穴如下所示。

穴位	百会	中冲	大敦	风池	曲池	足三里	大椎	间使
频次	22	18	10	9	9	9	8	8
穴位	神阙	少商	肩井	合谷	水沟	商阳	少冲	少泽
频次	8	7	7	7	6	6	6	5

井穴7穴,56次,占用穴的43.75%,频次占34.48%。主要分布头、四肢。其中四肢11穴中井穴占7穴、56次,占四肢用穴的63.64%,频次占59.76%。

根据以上统计可知:中风不省人事主要集中于督脉、任脉、手厥阴、手阳明、足少阳等五条经脉,主要为督脉的百会及手足井穴;另外,还选取督脉的水沟及任脉的神阙穴等。说明中风不省人事仍然以急救穴和固脱阳气的腧穴为主。中医认为本症由风引起,而风性轻扬在上,故取督脉位于头顶部的百会穴,古人应用此穴最多为22次,《灸法秘传》:"猝然中倒,人事不知灸百会、尺泽"。本症病位主要在心脑,"井主心下满",故手足十二井穴为常用急救穴,古人应用井穴救急较多。《医宗金鉴·刺灸心法要诀》(卷七·手部主病针灸要穴歌):"商阳主刺卒中风,暴仆昏沉痰塞壅,少商中冲关冲少,少泽三棱立回生",即是此例。除此之外,督脉的水沟及任脉的神阙亦为常用的急救穴,四总穴歌云:"急救刺水沟",《针灸易学》:"中风不省人事:水沟、中冲、合谷、哑门、大敦"。《金匮翼》(卷一·中风统论·卒中八法):"灸中风卒厥,危急等症:神阙(隔盐，加姜一片，灸百至五百壮）、丹田"，即是此例。以灸法为主，主要为任督二脉经穴，放血主要为十二井穴。

高频次处方：百会、水沟、十二井穴、神阙。

⑤ 偏身麻木分布经脉：手阳明8穴、30次，足少阳8穴、24次，足太阳3穴、6次，手太阴3穴、6次，足厥阴2穴、6次，足阳明1穴、3次，手太阳1穴、3次，手少阳1穴、3次，足太阴1穴、3次，督脉1穴、2次，手少阴1穴、2次。无明确的刺灸法及补泻法。

常用穴如下所示。

穴位	风市	曲池	肩髃	阳陵泉	合谷	绝骨	上廉	肘髎
频次	8	7	6	5	5	5	4	3

穴位	鱼际	膝关	三阴交	手三里	足三里	行间	腕骨
频次	3	3	3	3	3	3	3

根据以上统计可知：治疗中风偏身麻木以手阳明、足少阳经穴为主，以足太阳、手太阴、足厥阴经穴为辅。主要为局部取穴。《针灸大全》（卷四·窦文真公八法流注）八法主治病证："中风四肢麻痹不仁：肘髎、上廉、鱼际、风市、膝关、三阴交、申脉"。即是此例。特定穴的应用占有非常大的比例，在总用穴中占65.63%，频次占59%。说明对于本症的治疗主要以特定穴为主。

高频次处方如下。

上肢：主穴为肩髃、曲池、合谷、上廉。配穴为肘髎、鱼际、手三里、腕骨。

下肢：主穴为风市、阳陵、绝骨、膝关。配穴为三阴交、足三里、行间。

⑥ 其他兼症

a.肢体疼痛分布经脉：手阳明7穴、26次，足少阳8穴、16次，足太阳3穴、12次，足阳明2穴、9次，手少阳3穴、5次，手太阴1穴、4次，督脉1穴、3次，足太阴2穴、2次，手厥阴1穴、1次，足少阴1穴、1次。无明确的刺灸法及补泻法。

常用穴如下所示。

穴位	曲池	肩髃	足三里	昆仑	绝骨	太渊	申脉	百会	风市	外关	阳陵泉	手三里
频次	10	8	8	7	5	4	3	3	3	3	3	3

根据以上统计可知，治疗中风后肢体疼痛主要以手阳明、足少阳、足太阳经穴为主，以足阳明经穴为辅。其中特定穴的应用较多。常用穴除百会外均分布在四肢。说明治疗此症主要为局部取穴，配合全身取穴。《针灸大成》："中风偏枯，疼痛无时：申脉、绝骨、太渊、曲池、肩髃、三里、昆仑"，即是此例。

高频次处方如下。

上肢：主穴为肩髃、曲池、太渊。配穴为百会、外关、手三里。

下肢：主穴为足三里、阳陵、昆仑。配穴为百会、申脉、绝骨、风市。

b. 手足瘈痪

分布经脉：足少阳4穴、9次，手阳明2穴、5次，督脉3穴、3次，手少阳1穴、3次，手太阴1穴、3次，足太阳2穴、3次，足厥阴1穴、3次，任脉2穴、2次，足太阴1穴、1次。无明确的刺灸法及补泻法。

常用穴如下所示。

穴位	风市	臑会	腕骨	合谷	阳陵泉	行间	中冲	曲池
频次	4	3	3	3	3	3	2	2

根据以上统计可知，治疗中风后手足瘈痪主要取足少阳、手阳明经穴。分布于四肢。以局部取穴为主。特定穴应用占较大比例。《针灸大成》："中风手足瘈痪，不能握物：申脉、臑会、腕骨、合谷、行间、风市、阳陵"。即是此例。

高频次处方：上肢为臑会、腕骨、合谷、曲池。下肢为风池、阳陵泉、行间、申脉

c. 痴呆及精神障碍

常用穴有4个：足临泣3次、神门2次、心俞2次、劳宫2次，均为特定穴。分布于足少阳3次、手少阴2次，足太阳2次、手厥阴2次等4条经脉、刺灸法：仅有灸法1条。无补泻法。

对于本症的治疗主要以足少阳、手少阴经穴为主，以足太阳、手厥阴经穴为辅。为循经取穴。本症病位在脑及心。《素问·海论》："头者，精明之腑。"《本草纲目》："脑为元神之腑""心藏神"。足少阳胆经循行于头部，胆为中正之官，主决断，《素问·六节藏象论》："凡十一藏，取决于胆也"，故取胆经足临泣。心主精神意识思维活动，《灵枢·邪客》："心者，五脏六腑之大主也，精神之所舍也。"《类经》："心为五脏六腑之大主，而总统魂魄，兼该志意，故忧动于心则肺应，思动于心则脾应，怒动于心则肝应，恐动于心则肾应，此所以五志惟心所使也"。故取手少阴心经原穴神门。心包，为心之外围，有保护心脏的作用，足太阳膀胱经背俞穴中心俞为心脏在背部的体现，以上经脉均与心有关，故取劳宫、心俞。《针灸资生经》："临泣，中风不识人"。《普济方》："治中风暴怒：劳宫……心俞"。

高频次处方：取穴为足临泣、神门、劳宫、心俞。

d. 眼目盲视

常用穴：百会2次、合谷2次、曲池2次、行间2次、阳陵泉2次。常用穴分布于督脉2次，手阳明2次，足厥阴2次，足少阳2次。除百会外，均分布在四肢。

对于本症的治疗取穴以循经取穴为主，主要取特定穴。《素问》：“督脉者……与太阳起于目内眦，上额交巅上，入络脑”。足厥阴经，“连目系”，开窍于目，在液为泪。足少阳经别。“系目系，合少阳于外眦”。以上三条经脉均与眼目有关，故取此三经穴。合谷为手阳明经原穴，四总穴歌：“面口合谷收”之经验，故可治疗眼目疾病。

高频次处方：取穴为百会、合谷、行间、阳陵泉。

e.口噤

常用穴：颊车17次、人中17次、合谷13次、承浆9次，百会7次、地仓6次，共计6穴，69次。常用穴分布于足阳明23次、督脉24次、手阳明13次、任脉9次等4条经脉，除合谷外均在头面部。刺灸法：灸法6条、针法4条、针灸合用2条。无补泻法。

治疗本症取穴多取手足阳明、任督二脉经穴，选穴部位以头面部为主，本病病位在口。足阳明，“环唇”“上挟口”，其经别，“出于口”。手阳明，“挟口”。任脉，“络唇口”“交人中”。督脉，“环唇”。以上四条经脉循行均与口相关。故取之可治疗口部疾病。取穴特点：局部取穴及循经取穴。《罗遗编》卷下·中风：“口噤不开：颊车、承浆、合谷”。《医学纲目》：“口噤宜针：人中、颊车、百会、承浆、合谷、翳风灸亦可”。均是此例，以灸法为主。

高频次处方：取穴为颊车、水沟、合谷、承浆、百会、地仓。

f.拘挛

分布经脉：手阳明4穴、12次，足少阳6穴、11次，手厥阴1穴、7次，足太阳2穴、6次，足阳明1穴、2次，手太阳1穴、1次，督脉1穴、1次。常用穴：内关7次、手三里5次、肩髃4次、委中3次、承浆3次。刺灸法：针法2条、灸法1条。补泻法：针灸中行先补后泻1条。说明本症的治疗取穴特点为局部取穴。《针灸大成》“中风肘挛：内关”，“中风脚膝疼痛，转筋拘急：承山”。均是此例。

高频次处方：上肢取穴为内关、手三里、肩髃。下肢取穴为委中、承山。

（三）针法灸法特点

1.针法

治疗本病的针刺法基本上以常规操作为主，补泻根据病情、症状来确定。本病的针刺法有36条。有3条行先补后泻，1条行补法，1条与灸法合用，行泻法。《针灸大成·玉龙歌》：“中风之症症非轻，中冲二穴可安宁，先补后泻如无应，再刺人中立便轻。”针刺中可健患侧穴位同用，如《扁鹊神应玉龙经》：“中风半身不遂，左瘫右痪先于无病手足针，宜补不宜泻，次针其有病手足，宜泻不宜补。”还可应用透穴法，如《针灸大全》(卷四·窦文真公八法流注) 八法主治病证：“中风口眼㖞斜，牵连不已：颊车(针入一分，沿皮肉透地仓穴，歪左泻右，歪右泻左，可灸二七壮）。"还应用放血疗法，如《针灸大成》："凡初中风跌倒，卒倒昏沉，痰涎壅滞，不省人事，牙关紧闭，药水不下，急以三棱针，刺手指十二井穴，当去恶血……乃起死回生秘诀。"

2. 灸法

古人非常重视灸法的应用，《东医宝鉴》："治中风莫如续命汤之类，然此可扶持初病，若要收全功，火艾为良。中风皆因脉道不利，血气闭塞，灸则唤醒脉道，而血气得通，可收全功。"在治疗本病的468条处方中，灸法112条（含针灸合用18条），占全部处方的26%，远高于针法。灸法行补法1条，泻法4条，说明古人在灸法上较少应用补泻手法。《灸法秘传》："猝然中倒人事不知，灸百会、尺泽。"《寿世保元》："一论风中腑，手足不遂等症……宜灸此七穴，病在左则灸右，在右则灸左。"《医贯》："口之歪，灸以地仓，目之斜灸以承泣，苟不效，当灸人迎，经曰：陷下则灸之是也。"均是灸法应用例子。艾灸多为艾炷灸，其量在2～3壮到数百不等，其中神阙隔姜灸，百壮至五百壮，如《医学实在易》，"灸中风卒厥，危急等症：神阙（隔盐、姜1片）五百壮、丹田。《扁鹊心法》："肾俞……灸二三百壮……中风失音，手足不遂。"均是灸量例子。

3. 其他方法

灸法的接触面较小，古人亦用熨法治疗本病。如《医学纲目》："治口喎斜，颊腮急紧""以火熨摩紧急处""口眼喎斜……以火灸，且为之膏油熨其急者"等。均是此例。

清代及清代以前201部针灸古籍及中医学丛书中有关针灸治疗中风病方面的文献，对其用穴规律及刺灸法进行了初步研究。可知：古代医家治疗中风病取穴以局部取穴及循经取穴为主，配以全身取穴。病机取穴极少，多对症取穴。在刺灸法上，多采用艾炷灸，说明古人非常重视艾灸法，对于补泻法涉及极少，得出了中风病古代针灸治疗的高频次处方。

（四）中风病现代针灸处方配穴原则及规律的研究

1949年10月至2000年6月国内公开发行的与中医、针灸相关的国家及省级医学杂志，共计文献605篇，涉及针灸治疗中风病并有完整针灸处方的文献为432篇。在这些文献中，治疗用穴：正经233穴、5279次，平均22.66次；经外奇穴29穴、361次，自定义36穴、58次。其中特定穴107穴、2986次。分布经络：手阳明16穴、842次，足少阳29穴、799次，足阳明23穴、781次，督脉23穴、553次，足太阳40穴、443次，任脉16穴、311次，足太阴11穴、296次，手少阳14穴、269次，足厥阴12穴、237次，手厥阴8穴、226次，足少阴10穴、193次，手少阴9穴、155次，手太阴9穴、90

次，手太阳13穴、84次。分布部位：头面部38穴、628次，颈项12穴、513次，胸腹14穴、186次，季胁2穴、4次，腰背25穴、226次，四肢142穴、3722次。针法灸法：头针共应用13条线，194次；耳针14穴、29次；皮肤针（七星针、梅花针）14穴、16次；舌针19穴、137次；水针36穴、101次（穴位均分布在四肢肌肉丰厚处。药物：山莨菪碱、黄芪、阿托品、赤芍、当归、维生素B_{12}、丹参、复方丹参、细胞生长肽）；磁极针1次；子午流注针法4次；眼针6穴、42次；围针2次；挑针1次；电针40穴、80次；腕踝针1次；手针1次；火针1次；锋勾针1次；锋针1次；温针1次。埋线疗法1次；拔罐疗法10穴、10次（督脉经线及肌肉丰厚处）；心理疗法4次；康复训练疗法6次；推拿疗法4次；穴位贴敷疗法1次。其他疗法：神经干弹拨疗法5次；神经干电针1次；全息疗法1次；促神经刺法1次。刺法：扬刺、齐刺、合谷刺、苍龟探穴、青龙摆尾、白虎摇头各1次；透穴疗法56次；放血疗法14次。灸法6次。针灸合用28次。其余均为针法。补泻法：有名称的徐疾补泻1次、烧山火1次，无名称的补法12次、泻法87次、补泻法结合44次，其余均为平补平泻法。

常用穴如下所示。

穴位	合谷	足三里	曲池	阳陵泉	三阴交	太冲	肩髃	百会	风池	外关
频次	279	258	248	198	181	179	178	166	155	143
穴位	环跳	内关	丰隆	水沟	廉泉	绝骨	太溪	颊车	地仓	手三里
频次	140	139	111	108	105	99	87	85	83	72
穴位	风府	哑门	风市	昆仑	委中	解溪	肾俞	通里	尺泽	涌泉	气海
频次	71	71	71	69	63	62	61	55	49	48	46
穴位	极泉	关元	血海	照海	翳风	阴陵泉	大椎	髀关	中脘	后溪
频次	45	45	44	39	37	37	36	36	35	34
穴位	下关	伏兔	中渚	肝俞	行间	天柱	神门	脾俞	大陵	承山	曲泽
频次	33	29	25	25	24	24	24	24	24	24	23

常用经外奇穴如下。

穴位	金津	玉液	四神聪	上廉泉	十二井	八邪	太阳
频次	53	53	38	28	28	25	24

常用头针中：顶颞前斜线（运动区）69次，顶颞后斜线（感觉区）31次，顶旁一线（足运感区）31次，颞前线（语言区）24次。

1. 循经取穴特点

本病病位在脑，症状表现在面部及四肢，故多取与头面、四肢相关的经穴。根据每经平均应用频次377穴次来看，治疗本病多取手足阳明、足少阳、督脉、足太阳经穴位，此五经穴位应用频次占全部频次的64.75%。而较少使用阴经穴位及手少阳、手太阳经穴。"头为诸阳之会""督脉为阳经之海"，阳经循行均联系头部、四肢；中风病的症状为四肢及口舌萎废不用，属阴，《素问·阴阳应象大论》："阴病治阳""阳主动，阴主静"。故取穴基本上多以阳经尤其是手阳明、足三阳、督脉为主。取以上经脉穴位，来激发阳经经气，使阴逐渐转化为阳，从而达到治疗本病的目的。手足阳明两经共用穴39穴、1623次，占全部用穴16.74%、频次的30.74%。说明现代医家多以"治痿独取阳明"为理论指导的。阴经经穴亦非完全不用，如常用穴中三阴交、太冲、太溪、内关、阴陵泉、照海、尺泽、涌泉亦较常用。

2. 分部取穴特点

（1）多取头面部及四肢穴位　本病病位在脑，症状涉及面部、口舌及四肢。故多取头面部穴位，如百会、水沟、廉泉、颊车、地仓等；多取四肢部穴位，如上肢的肩髃、曲池、合谷、手三里、内关、外关，下肢的足三里、阳陵泉、三阴交、太冲、丰隆、绝骨、风市、太溪等。头面部及四肢共180穴、4350次，占全部用穴的77.25%，占全部频次的82.4%，说明现代医家非常重视局部对症取穴。亦重视循经取穴，如合谷用于治疗口部疾病，因为合谷属手阳明经，其经脉循行于口颊，"经脉所过，主治所及"。故合谷穴为循经取穴。

（2）多取特定穴　现代医家特别重视特定穴的应用。所取阴经经穴主要为特定穴，而较少应用阴经经脉的其他穴位。

3. 辨证取穴特点

（1）中经络

① 肝阳暴亢：暴怒伤肝，肝阳暴亢，血气上涌，气血逆乱，上扰脑窍，脑脉闭阻不畅或血溢脑脉之外而发为本证。治疗主要取足厥阴肝经经穴为主，同时取与足厥阴肝经有关联的经脉穴位。

常用穴如下。

穴位	百会	太冲	涌泉	阳陵泉	水沟	侠溪	大椎
频次	4	4	2	2	2	2	2

根据以上统计可知，对于本证的治疗主要集中于督脉、足厥阴、足少阴、足少阳四条经脉。穴位主要为百会、太冲。百会为督脉经穴，位于头顶的中央，督脉与足厥阴经脉循行交会于此，故具有平肝潜阳的作用。太冲为足厥阴经原穴，亦具有平肝潜阳的作

用，所以以两穴为主。足少阳经与足厥阴经互为表里经，故取阳陵泉、侠溪以加强平肝潜阳的作用。肝肾同源，肝阴与肝阳根于肾阴与肾阳，肝阳亢盛，可以损伤肝阴、肾阴，使肝阳益亢，故取足少阴肾经井穴涌泉以滋阴潜阳。以上穴位合用可以达到平肝潜阳、息风通络的作用。

高频次处方：取穴为百会、太冲、涌泉、阳陵泉、侠溪。

② 风痰阻络：年老体衰，或劳倦内伤，致脏腑功能失调，脾失健运，痰浊内生，肝风挟痰走窜经络，留滞于脑窍，脑脉闭阻不畅而发为本证。故治疗本证应以足太阴脾经、足厥阴肝经经穴为主，及与两经相关联的经脉穴位。

常用穴如下。

穴位	丰隆	风池	阳陵泉	血海	曲池	百会	三阴交	合谷	外关	哑门
频次	16	7	5	5	5	4	3	3	3	3

根据以上统计可知，治疗本证主要取足阳明胃经、足少阳胆经及足太阴脾经经穴为主。脾胃为后天之本，气血生化之源，两者互为表里经，故取丰隆、血海、三阴交以健脾化痰，足少阳胆经与足厥阴肝经互为表里经，故取足少阳胆经风池、阳陵泉以息风通络。以上穴位合用可以达到健脾化痰、息风通络作用。

高频次处方：取穴为丰隆、血海、三阴交、风池、阳陵泉。

③ 痰热腑实：饮食不节，嗜食膏粱厚味，则脾胃受损，运化失司，痰浊内生，瘀久化热，痰瘀互结，夹风阳之邪上扰清窍，闭阻脑脉而发为本证。故治疗本证主要取脾胃经经穴为主，以及与两经相关联经脉穴位。

常用穴如下。

穴位	丰隆	足三里	曲池	合谷	中脘	脾俞	天枢	颊车	大横	支沟	昆仑
频次	26	9	8	7	7	5	5	3	3	3	3

常用穴分布经络：足阳明4穴、43次，手阳明2穴、15次，任脉1穴、7次，足太阳2穴、8次，足太阴1穴、3次，手少阳1穴、3次。

根据以上统计可知，治疗本证主要取手足阳明经穴为主，足阳明胃经与足太阴脾经互为表里经，故取丰隆、足三里以健脾和胃，化痰通络。取手阳明大肠经曲池、合谷以通腑泄热。任脉的中脘为足阳明胃经的募穴，取之亦可以通腑泄热。以上穴位合用可以达到化痰通腑的作用。

高频次处方：取穴为丰隆、足三里、曲池、合谷、中脘。

④ 气虚血瘀：平素体弱或久病体虚，气血不足，气为血之帅，气行则血行，气虚则无力运血，血行不畅，瘀滞脑脉而发为本证，故治疗本证主要取脾胃两经经穴为主，

同时取与两经相关联经脉穴位。

常用穴如下。

穴位	足三里	血海	三阴交	气海	中脘	关元	百会	脾俞	膈俞	肝俞	大椎	肾俞
频次	31	14	11	9	8	8	8	7	5	4	4	4

常用穴分布经络：足阳明1穴31次，足太阴2穴25次，任脉3穴25次，足太阳4穴20次，督脉2穴12次。

根据以上统计可知，治疗本证主要取足阳明胃经及足太阴脾经经穴为主，配合任脉穴位。脾胃为后天之本，气血生化之源，故取足三里、血海、三阴交以补气活血通络。任脉的气海、中脘、关元亦可以补气活血。以上穴位合用，可以达到补气活血通络的作用。

高频次处方：取穴为足三里、血海、三阴交、气海、中脘、关元。

⑤ 阴虚风动：素体肝肾阴虚，阴不制阳，内风煽动，气血内乱，上犯虚损之脑髓血脉，脑脉闭阻不畅而发为本证，故治疗本证主要取肝肾二经经穴，以及与两经相关联经脉穴位。

常用穴如下。

穴位	太溪	太冲	肾俞	三阴交	风池	百会	曲池	肝俞
频次	31	28	20	18	12	10	9	8

穴位	合谷	足三里	外关	涌泉	行间	阳陵泉	关元	复溜
频次	8	7	6	6	5	5	4	4

常用穴分布经络：足少阴3穴41次，足厥阴2穴33次，足太阳2穴28次，足太阴1穴18次，足少阳2穴17次，手阳明2穴17次，足阳明1穴7次，手少阳1穴6次，任脉1穴4次，督脉1穴10次。

根据以上统计可知，治疗本证主要取足少阴肾经、足厥阴肝经为主，配合足太阳膀胱经、足太阴脾经为辅。肾经原穴太溪、肝经原穴太冲两穴合用，以滋阴息风通络。肾俞为足太阳膀胱经背俞穴，为肾脏之气输注于背部的腧穴，取之可以滋阴补肾。三阴交为足太阴脾经经穴，为足三阴经交会的穴位，取之可以调节肝肾两经经气，以加强滋阴息风作用。以上穴位合用可以达到滋阴息风通络的作用。

高频次处方：取穴为太溪、太冲、肾俞、三阴交。

(2) 中脏腑

① 痰火闭窍：饮食不节，嗜食膏粱厚味，则脾胃受损，运化失司，痰浊内生，瘀久化热，痰瘀互结，夹风火，上犯于脑，以致清窍闭塞、神明失司而发为本证。

常用穴：风府、百会、中脘、足三里、丰隆、公孙、水沟、合谷、太冲。其他：四神聪、十二井。

治疗本证主要以督脉经穴为主。取百会、水沟、十二井穴以开窍醒神。同时配以具有化痰、泻火的丰隆、合谷、太冲。以上穴位合用，可以达到泻火化痰、醒神开窍的作用。

高频次处方：取穴为百会、人中、十二井穴、丰隆、合谷、太冲。

② 痰湿蒙窍：素体阳虚，湿痰内蕴，复因烦劳过度，或情志相激，致风阳内旋，湿痰借助风阳上逆之势，蒙塞清窍，阻滞神明出入之路而发为本证。

常用穴：水沟3次、百会2次、内关2次、丰隆2次、涌泉2次。共5穴，11次，占全部用穴的55.56%，占全部用穴频次的73.33%。其他：十二井穴1次。故取督脉的人中、百会，手厥阴心包经的内关，足少阴肾经的涌泉以醒神开窍，足阳明胃经的丰隆以温阳化痰。以上穴位合用可以达到温阳化痰、醒神开窍的作用。

高频次处方：取穴为水沟、百会、内关、涌泉、丰隆。

③ 元气衰败：常用穴如下。

穴位	关元	气海	神阙	足三里	内关	水沟	百会	素髎
频次	11	10	9	8	7	7	6	3

常用穴分布经络：任脉3穴、30次，督脉3穴、16次，足阳明1穴、8次，手厥阴1穴、7次。

中风闭证日久窍闭不开，耗伤正气，阳气衰微，元气败衰而发为本证。故取任脉的关元、气海、神阙以益气回阳固脱，督脉的水沟、百会，手厥阴心包经的内关以醒神开窍。以上穴位合用可以达到益气回阳固脱的作用。

高频次处方：取穴为关元、气海、神阙、水沟、百会。

4. 辨症取穴特点

(1) 意识障碍(不省人事、含闭脱二证) 常用穴如下(十二井穴通常以一个穴位形式出现，故定为一穴)。

穴位	水沟	百会	内关	十二井	关元	气海	合谷	太冲	神阙	足三里	风池	涌泉
频次	30	22	15	13	11	10	10	10	9	9	8	7

根据以上统计可知，治疗意识障碍主要集中于督任二脉的穴位及十二井穴。说明本症的治疗主要以急救穴及回阳固脱的腧穴为主。督脉的水沟、百会，手足十二井穴以醒神开窍，任脉的关元、气海、神阙以回阳固脱。另外配手厥阴心包经的内关以安神。以

上穴位合用，可以达到醒神开窍、回阳固脱的作用。

高频次处方：取穴为水沟、百会、内关、十二井穴、关元、气海、神阙。

(2) 半身不遂 常用穴如下。

穴位	曲池	合谷	足三里	肩髃	阳陵泉	环跳	外关	三阴交	太冲
频次	199	189	168	163	161	131	124	114	91

穴位	绝骨	内关	手三里	百会	风市	昆仑	风池	解溪	委中	尺泽	极泉
频次	85	79	71	67	65	61	57	56	56	46	43

穴位	水沟	丰隆	髀关	风府	太溪	伏兔	后溪	阴陵泉	涌泉	臂臑	中渚
频次	40	36	31	30	30	29	29	26	23	22	21

穴位	丘墟	大椎	肾俞	承山	血海	梁丘	照海	阳池	大陵	曲泽	少海
频次	21	20	20	20	20	18	18	17	17	17	16

常用穴分布部位：头面部2穴、107次，颈项肩3穴、213次，背部1穴、20次，四肢36穴、2207次。分布经络：手阳明5穴、644次，足少阳6穴、520次，足阳明6穴、338次，手少阳3穴、162次，足太阴3穴、160次，足太阳4穴、157次，督脉4穴、157次，手厥阴3穴、113次，足厥阴1穴、91次，足少阴3穴、71次，手少阴2穴、59次，手太阴1穴、46次，手太阳1穴、29次。常用穴中特定穴26穴、1624次。常用经外奇穴为八邪、19次。常用头针：顶颞前斜线(运动区)75次，顶颞后斜线(感觉区)40次，顶旁一线(足运感区)19次。

根据以上统计可知，对于本症的治疗集中于手足阳明经及足少阳三条经脉。取穴特点主要为局部取穴，配以循经取穴、全身取穴。其中上肢以手阳明经穴为主，辅以手少阳、手厥阴经经穴；下肢主要以足少阳、足阳明经穴为主，辅以足厥阴、足太阴经穴。督脉穴为全身用穴。说明现代医家在治疗本症是以"治痿独取阳明"为理论指导的。同时亦重视阴经穴位的应用，如三阴交、内关、极泉、尺泽等穴应用频次亦较多。特定穴的应用较为广泛，特定穴86穴、1806次，占全部用穴的46.47%、全部频次的59%。另外，现代医家重视针法的研究，对于本症所应用的针法有十八种，并且对各种针法的临床实践及科学实验进行了广泛的研究，取得了一定的成果。尤其对头针的研究较为突出，成为国际公认的一种针法。

高频次处方如下。

体针：上肢为曲池、合谷、肩髃、外关、内关、手三里。下肢为足三里、阳陵泉、环跳、三阴交、太冲、绝骨、风市。

头针：顶颞前斜线。

(3) 失语或语言不利 常用穴如下。

穴位	廉泉	哑门	通里	风池	风府	百会	内关	照海	合谷	神门
频次	74	44	42	17	16	10	10	9	8	8

常用穴分布经络：任脉1穴、74次，督脉3穴、70次，手少阴2穴、50次，足少阳1穴、17次，手厥阴1穴、10次，足少阴1穴、9次，手阳明1穴、8次。分布部位：头面2穴、84次，颈项3穴、77次，四肢5穴、77次。常用经外奇穴：金津玉液各28次、上廉泉18次。常用头针：颞前线(语言区)：19次。

根据以上统计可知，治疗本症主要集中于任督二脉及手少阴等三条经脉。督脉，"入喉"；任脉，"至喉咙"；手少阴经，支者；"上挟咽"，其络，"系舌本"，其经别，"上走喉咙"；手厥阴，"出循喉咙"；手阳明，"挟口"；足少阳经别，"上挟咽"；足少阴，"循喉咙，挟舌本"，其经别，"直者，系舌本"。以上七条经脉循行均与舌、喉咙等发音器官有关，故可治语言障碍。选穴部位以头面颈项及四肢为主，体现了局部取穴及循经取穴的特点。常用经外奇穴均为局部取穴。

高频次处方如下。

体针为廉泉、哑门、通里、金津玉液。

头针为颞前线。

(4) 口角㖞斜 常用穴分布经络：足阳明3穴、162次，手阳明2穴、35次，足少阳1穴、14次。常用穴除合谷外，均分布于面部。

根据以上统计可知，对于本症的治疗主要集中于手足阳明及足少阳三条经脉。足阳明，"环唇"，其经别，"出于口"；手阳明，"挟口""交人中"；足少阳，"下加颊车"，其经别，"散于面"。以上三条经脉均与口面相关联，故可治疗本症。取穴特点以循经取穴、局部取穴为主。

高频次处方：取穴为地仓、颊车、下关、合谷、迎香。

(5) 感觉障碍 现代医家对于本症的治疗主要取头针的顶颞后斜线。

(6) 中风兼症

① 吞咽困难(假性延髓麻痹)

常用穴：翳风16次、涌泉8次、风池7次、完骨4次、上星4次、哑门3次、人迎3次、风府3次。共8穴、48次，占全部用穴的42.1%，占全部频次的78.69%。集中分布于颈项部。常用经外奇穴：上廉泉12次、金津4次、玉液4次。

根据以上统计可知，对于本症的治疗，取穴特点主要为局部取穴，辅以循经取穴。翳风、风池、完骨、哑门、人迎、风府为局部取穴；涌泉为足少阴肾经井穴，其经脉循行于喉咙，上星为督脉穴位，位于头顶部，其经脉入喉，故二穴均可治疗本症，为循经取穴。

高频次处方：取穴为翳风、涌泉、风池、上廉泉。

② 痴呆

常用穴：百会2次、风池2次、神门2次、丰隆2次、脑户2次。常用经外奇穴：四神聪2次。

根据以上统计可知，对于本症的治疗取穴特点为局部取穴，辅以循经取穴。本病病位在脑，与心密切相关。《本草纲目》："脑为元神之腑"；百会、风池、脑户位于脑部，为局部取穴。心主精神意识思维活动，《灵枢·邪客》："心者，五脏六腑之大主也，精神之所舍也。"足阳明胃经，其经别，"上通于心"；神门为心之原穴、丰隆为胃经络穴，故两穴可治疗本病，为循经取穴。

高频次处方：取穴为百会、风池、神门、丰隆、脑户、四神聪。

③ 二便失禁

常用穴：次髎6次、肾俞4次、三阴交4次、关元3次、大肠俞2次、白环俞2次、阴陵泉2次，共7穴、23次。

本症主要由于肾气不固，膀胱气化失司，则小便失禁，肾为胃之关，主司二便，肾气不足，关门不利，则大便失禁。根据以上统计可知，对于本症的治疗集中于足太阳、任脉、足太阴等三条经脉，以足太阳经穴为主。取穴特点主要为循经取穴。取次髎、肾俞、关元以补益肾气，三阴交、大肠俞、阴陵泉、白环俞以健脾益气，后天补先天。七穴合用可以达到补益肾气的功效。

高频次处方：取穴为次髎、肾俞、三阴交、关元、大肠俞、阴陵泉、白环俞。

④ 小便闭(癃闭)

常用穴：中极3次、三阴交3次、关元2次、肾俞2次、太溪2次。

本症病位在膀胱，主要由于肾及膀胱气化失司引起。根据以上统计可知，治疗本症以循经取穴为主。中极、关元、三阴交为足三阴经交会穴位，肾俞为足太阳膀胱经背俞穴，太溪为足少阴肾经原穴，以上穴位合用，可以调节肾及膀胱的气化功能，从而达到通利小便的目的。

高频次处方：取穴为中极、三阴交、关元、肾俞、太溪。

⑤ 指（趾）活动受限

常用穴：合谷6次、太冲5次。常用经外奇穴：八风2次、八邪2次。

根据以上统计可知，对于本症的治疗，主要为对症取穴，以疏通局部气血。合谷、八邪在手部，用于治疗手指活动障碍；太冲、八风在足部，用于治疗足趾活动障碍。

高频次处方：取穴为合谷、太冲、八风、八邪。

⑥ 顽固性呃逆

常用穴：内关4次、足三里2次、中脘1次。本症由于胃气上逆动膈引起。足三里为足阳明胃经合穴、中脘为胃募穴、内关为八脉交会穴主治胃心胸疾病。故取以上诸穴以和胃降逆。取穴特点为循经取穴及局部取穴。

高频次处方：取穴为内关、足三里、中脘。

⑦ 患肢水肿

常用穴：中渚2次、阳陵泉2次、绝骨2次、三阴交2次、阳池2次、液门2次。

根据以上统计可知，治疗本症的取穴特点为对症取穴及循经取穴。液门、中渚、阳池均为手少阳三焦经的荥穴、输穴及原穴，取此三穴，可以通利三焦而利水。阳陵泉、三阴交为局部取穴，取之可以通利下肢水湿。

高频次处方：取穴为液门、中渚、阳池、阳陵泉、三阴交。

⑧ 痉挛

常用穴：大陵6次、曲泽5次、太溪5次、曲泉4次、委中4次、尺泽3次、腕骨2次、阴谷2次、照海2次、阳陵泉2次、阴陵泉2次、涌泉2次、血海2次、神门2次、内关2次、合谷2次、间使2次、三阴交2次、外关2次、昆仑2次。共20穴、55次。常用经外奇穴：八风3次、八邪2次。

根据以上统计可知，治疗本症主要为局部对症取穴。均分布于四肢部位。以肘、腕、膝、踝等关节处及其附近的穴位为主。

高频次处方如下。

上肢：主穴为大陵、曲泽、尺泽、八邪。配穴为腕骨、神门、合谷。

下肢：主穴为太溪、曲泉、委中、八风。配穴为阳陵泉、阴陵泉、照海。

⑨ 足内翻

常用穴：照海5次、昆仑2次、绝骨2次、申脉2次、丘墟2次。可知对于本症的治疗以对症取穴为主。

高频次处方：取穴为照海、昆仑、绝骨、申脉、丘墟。

⑩ 足外翻

常用穴：申脉3次、太溪2次、商丘2次、照海2次。可知对于本症的治疗以对症取穴为主。

高频次处方：取穴为申脉、太溪、商丘、照海。

5.针法灸法特点

现代医家对于针法的研究较为广泛，仅针法就有18种之多，并且取得了很大的进展，尤其是头针的应用更为突出，成为世界公认的一种非药物疗法。同时对于推拿、拔罐等传统疗法亦较为重视。另外，随着现代科学技术的飞速发展，新的疗法不断涌现，如：眼针、电针、全息疗法、神经干弹拨疗法、心理疗法、康复疗法等，亦取得了较大的成就，并且对各种针法的现代化认识亦较深，形成了传统针法与现代针法共同繁荣的局面。

（1）实者补泻结合，以泻为主　本证为本虚标实，上盛下虚，在标为风火相煽、痰湿壅盛、气血逆乱。故对标实的情况较重者，首先泻其有余，以泻为主，然后适当补其不足。在现代医家治疗本证中所采用的泻法较多，考虑头针及放血疗法的广泛应用有关。补泻结合应用亦较多，大多是对本证进行辨证取穴有关。

（2）虚则补泻结合，以补为主　本证为本虚标实，上盛下虚，在本为肝肾阴虚、气血衰少。故对本虚的情况较重者，首先补其不足，以补为主，然后适当泻其有余，适当加灸，以加强补虚功效，从而达到治疗本虚的目的。

6.结语

现代医家治疗本病主要以"治痿独取阳明"理论为指导。取穴特点以局部取穴及循经取穴为主，配合全身取穴、辨证取穴及对症取穴。在刺灸法上，较少应用艾灸法，多采用针刺的方法，对针法的研究较多，并且取得了较大的成就，为用现代医学的观点解释针灸理论提供了丰富的临床实践及理论依据。对于补泻法应用较多，而对于补泻手法的研究则较少，说明现代医家较重视对本病的补与泻。对本病的兼症研究较广泛。得出中风病现代针灸治疗的高频次处方。

（五）结论

1.中风病相关症状针灸治疗处方

（1）不省人事

[处方]百会、水沟、内关、十二井穴、神阙、气海。

[方义]本症由于脑髓神机受损，神识昏蒙所致。急则治其标，取督脉的百会、水沟以开窍醒神，手厥阴心包经的络穴内关以安神，十二井穴以开窍，任脉的神阙、气海以回阳固脱，以上诸穴合用，共奏开窍醒神、回阳固脱的功效。

[刺灸法]百会、水沟、内关用毫针刺法，行泻法；神阙、气海用艾灸法，其中神阙可用隔姜或盐灸，灸量亦大，行补法；十二井穴用三棱针点刺，行放血疗法。

（2）半身不遂

[处方]①体针：上肢主穴为曲池、合谷、肩髃、外关、手三里；配穴为内关、百

会、尺泽、极泉、后溪。

下肢主穴为足三里、阳陵泉、环跳、绝骨、风市、三阴交；配穴为太冲、百会、昆仑、委中、丰隆。

② 头针：顶颞前斜线。

[方义]对于上下肢治疗取穴几乎均在病变部位，故对于本证的治疗主要以局部取穴、对症取穴为主，以疏通局部气血，通经活络；本病病位在脑，通过经穴的协同作用及整体治疗作用，直达病位，以疏通脑部气血。

[刺灸法]以毫针刺法为主，可以采用电针、眼针、耳针、温针、水针、透穴、放血、艾灸、拔罐、推拿等疗法单独应用，或几种合用。头针用泻法。其余穴位视具体情况进行补泻。

(3) 语言不利或失语

[处方]①体针：廉泉、哑门、通里、金津、玉液。

② 头针：颞前线。

[方义]督脉，"入喉"；任脉，"至喉咙"；手少阴经，支者，"上挟咽"，其络，"系舌本"，其经别，"上走喉咙"；以上三条经脉循行均与舌、喉咙等发音器官有关，故可治语言障碍。故取任脉的廉泉、督脉的哑门、手少阴心经络穴通里以开窍利音，经外奇穴金津、玉液为局部取穴，可以疏通舌体达到开窍利音的作用。

[刺灸法]廉泉、哑门、通里以毫针刺法为主，行平补平泻；金津、玉液点刺放血；头针行泻法。

(4) 口角㖞斜

[处方]地仓、颊车、下关、合谷、水沟、承浆。

[方义]合谷为手阳明经原穴，其经脉循行于口颊，根据"经络所过，主治所及"的理论，合谷可以达到疏通口角气血、纠偏的作用。其余各穴均为局部取穴，以通经活络。

[刺灸法]均采用毫针刺法，平补平泻，局部用透穴，可加灸。

(5) 偏身麻木

[处方]①体针：上肢主穴为肩髃、曲池、合谷、上廉；配穴为肘髎、鱼际、手三里、腕骨。

下肢：主穴为风市、阳陵、绝骨、膝关；配穴为三阴交、足三里、行间。

② 头针：顶颞后斜线。

[方义]参照半身不遂。

[刺灸法]参照半身不遂。

（6）痴呆

[处方]神门、足临泣、百会、劳宫、心俞。

[方义]本症病位在脑，与心密切相关。心主精神意识思维活动，《灵枢·邪客》："心者，五脏六腑之大主也，精神之所舍也。"故取心之原穴神门以养神；胆为中正之官，主决断，《素问·六节藏象论》："凡十一藏，取决于胆也。"故取足少阳胆经输穴足临泣以开郁，则气充血活，窍开神醒；《本草纲目》："脑为元神之腑"，百会位于脑部，为局部取穴，以疏通脑部气血；心包为心之外围，有保护心脏的作用，故取手厥阴心包经荥穴劳宫以安神；心俞为心脏之气输注于背部的腧穴，故取足太阳膀胱经背俞穴心俞以补心安神定志。

[刺灸法]以毫针刺法为主，行补法，心俞可加灸。

（7）拘挛

[处方]上肢：主穴为内关、大陵、手三里、曲泽。配穴为肩髃、合谷、尺泽。

下肢：主穴为委中、太溪、曲泉、八风。配穴为阳陵泉、昆仑、承山、风市。

[方义]参照半身不遂。

[刺灸法]参照半身不遂。

（8）肢体疼痛

[处方]①体针：上肢主穴为肩髃、曲池、太渊；配穴为百会、外关、手三里。

下肢：主穴为足三里、阳陵、昆仑；配穴为百会、申脉、绝骨、风市。

②头针：顶颞后斜线。

[方义]参照半身不遂。

[刺灸法]参照半身不遂。

（9）手足瘛疭

[处方]①体针：上肢取臑会、腕骨、合谷、曲池。下肢取风池、阳陵、行间、申脉。

②头针：顶颞后斜线。

[方义]参照半身不遂。

[刺灸法]参照半身不遂。

（10）口噤

[处方]颊车、水沟、合谷、承浆、百会、地仓。

[方义]本病病位在口。足阳明，"环唇""上挟口"，其经别，"出于口"；手阳明，

"挟口"；任脉，"络唇口""交水沟"；督脉，"环唇"。以上四条经脉循行均与口相关，故取之可治疗口部疾病。以疏通局部气血，达到活血通络、开口噤的作用。

[刺灸法]以毫针刺法为主，平补平泻。

(11) 眼目盲视

[处方]百会、合谷、行间、阳陵。

[方义]《素问·骨空论》："督脉者……与太阳起于目内眦，上额交巅上，入络脑"；足厥阴经，"连目系"，肝开窍于目，在液为泪；足少阳经别，"系目系，合少阳于外眦"。以上三条经脉均与眼目有关，故取此三经经穴以治疗眼目疾病。合谷为手阳明经原穴，四总穴歌："面口合谷收"之经验，故可治疗眼目疾病。

[刺灸法]以毫针刺法为主，平补平泻。

(12) 吞咽困难

[处方]翳风、涌泉、风池、上廉泉。

[方义]翳风、风池、上廉泉为局部取穴以疏通局部气血；涌泉为足少阴肾经井穴，其经脉循行于喉咙。故可治疗吞咽障碍。

[刺灸法]以毫针刺法为主，平补平泻。

(13) 二便失禁

[处方]次髎、肾俞、三阴交、关元、大肠俞、阴陵泉、白环俞。

[方义]本症主要由于肾气不固，膀胱气化失司，则小便失禁，肾为胃之关，主司二便，肾气不足，关门不利，则大便失禁。取次髎、肾俞、关元以补益肾气，三阴交、大肠俞、阴陵泉、白环俞以健脾益气，后天补先天。七穴合用可以达到补益肾气的功效。

[刺灸法]毫针刺法及灸法共用，行补法，背俞穴可加灸。

(14) 小便闭(癃闭)

[处方]中极、三阴交、关元、肾俞、太溪。

[方义]本症病位在膀胱，主要由于肾及膀胱气化失司引起。中极、关元、三阴交为足三阴经交会穴位，肾俞为足太阳膀胱经背俞穴，太溪为足少阴肾经原穴，以上穴位合用，可以调节肾及膀胱的气化功能，从而达到通利小便的目的。

[刺灸法]毫针刺法与灸法共用。行补法。

(15) 指（趾）活动受限

[处方]合谷、太冲、八风、八邪。

[方义]参照半身不遂。

[刺灸法]参照半身不遂。

（16）顽固性呃逆

[处方]内关、足三里、中脘。

[方义]本症由于胃气上逆动膈引起。足三里为足阳明胃经合穴、中脘为胃募穴、内关为八脉交会穴主治胃心胸疾病。故取以上诸穴以和胃降逆。

[刺灸法]以毫针刺法为主，平补平泻，可加用水针。

（17）患肢水肿

[处方]液门、中渚、阳池、阳陵泉、三阴交。

[方义]液门、中渚、阳池均为手少阳三焦经的荥穴、输穴及原穴，取此三穴，可以通利三焦而利水。阳陵泉、三阴交为局部取穴，取之可以通利下肢水湿。

[刺灸法]以毫针刺法为主，行补法，可加灸。

（18）足内翻

[处方]照海、昆仑、绝骨、申脉、丘墟。

[方义]均为局部取穴，疏通局部气血，活血通络。

[刺灸法]以毫针刺法为主，阳经穴位行泻法，阴经穴位行补法。

（19）足外翻

[处方]申脉、太溪、商丘、照海。

[方义]均为局部取穴，疏通局部气血，活血通络。

[刺灸法]以毫针刺法为主，阳经穴位行泻法，阴经穴位行补法。

二、针灸疗法机制研究

针灸治疗中风的作用机制已从血流动力学、血液流变学、脑电、生化及免疫向神经递质、神经元方面发展。

1. 血流动力学方面

研究表明，中风患者脑血流图大部分表现为低波、波型异常改变。而针灸能使患者病灶侧波幅增高，脑血液循环得以改善。衣氏采用血管旁足穴、手穴、颈穴。通过针刺，可以使血流加快，增加脑组织供血量，能使心排血量、平均动脉压、心搏出指数、血管弹性扩张系数提高，使微循环半更新率缩短，使左心室喷射阻抗、总外周阻力均下降。罗氏发现电针"合谷穴"可增加因双侧颈总动脉夹闭而降低的鼠大脑皮质灌注。黄氏运用头针，对急性脑缺血猴脑部血流量进行了观察，发现针刺后顶叶、颞叶的血流量改变较为明显，明显地增高了该部位的脑血流量。夏氏应用阳明经穴透刺结合电针治疗中风偏瘫肩手综合征26例中，在治疗前后对甲皱、微循环、血液流态、管周状态及总积分的积分进行观察，其积分较针刺前显著下降($P<0.01$)。谭氏类似研究亦证明，针刺后能改善微循环。

2. 血液流变学

血液流变学的改变在中风中的作用很早就引起国内外学者的注意。许多学者认为血液流变学的变化，可作为中风诊断及治疗的动态观察指标之一。研究表明，针灸可明显改善中风的血液流变学。倪氏以舌下针对70例缺血性中风患者进行针刺治疗，观察到针刺后患，者的全血比黏度(包括全血还原比黏度)、血细胞比容、血沉、红细胞电泳时间以及血浆比黏度等指标均有降低，其差异经统计学处理有显著意义($P<0.01$)。孙氏运用温针透刺、透刺、普通针刺对缺血性中风患者的血液流变学进行观察发现：温针透刺组与透刺组的血流变学各项指标差异显著($P<0.05$或$P<0.01$)，普通针刺组除对血浆黏度和血沉影响不显著外，对其他项均有显著差异。三种针法以温针透刺组作用最为明显。吴氏等以头电针治疗中风，其全血比黏度、还原黏度(低切、高切)、血细胞比容、红细胞沉降率、红细胞电泳时间均有显著改变。

3. 脑电活动

脑细胞的功能活动直接影响脑电的变化，脑电活动是直接反映大脑皮质功能状态的较好指标，针刺可减轻因缺血造成的脑电活动抑制和促进脑电功能的恢复。罗氏电针大鼠"合谷穴"，对大脑皮质体感诱发电位(SEP)观察证实：夹闭双侧颈总动脉后30s内SEP即可发生显著改变，波幅明显减少($P<0.05$或$P<0.01$)，脑缺血1h内某些时相点的P_1波及N_1波峰潜伏期延长及某些波形部分消失，电针可使SEP的P_1波及N_1波幅在脑缺血减少基础上明显回升($P<0.05$)。聂氏用电银针治疗中风患者，其SEP总体异常明显改善。

4. 生化与免疫方面

人体内某些生化物质的改变以及免疫系统的改变可诱发或加重缺血性中风。血脂增高是中风发病的高危因素。现代研究证实，针刺具有调节脂质代谢的作用。黄氏通过电针加常规药物治疗缺血性中风患者时发现，电针可加快周围组织对血脂的氧化，降低血脂水平；通过对胃肠道的调节，抑制小肠对脂类食物的吸收，促进排泄；减少甘油三酯及胆固醇的来源，使血脂水平下降。吴氏采用头电针治疗中风病发现，头电针可增加APOA$_1$、APOPB$_{100}$，而APOA$_1$、APOPB$_{100}$是HDL-C、LDL-C的主要组成蛋白质，HDL-C具有抗动脉粥样硬化作用，并且有降脂、抗衰老作用，而LDL-C则具有促进动脉粥样硬化作用。头电针及体针这两种治疗方法均能影响载脂蛋白质，从而影响血清HDL-C和LDL-C含量，调节脂质水平。

自由基损伤是急性缺血性中风脑细胞损害的重要机制之一，李氏认为缺血性脑血管病患者的 β-MG含量升高，电针可降低患者血清 β_2-MG含量，使之接近正常值($P<0.01$)。

5. 神经递质与神经元

针刺能影响神经递质的释放，调节细胞内外 K^+、Na^+、Ca^{2+} 等浓度，防止或减轻神经元的损害，尤其 Ca^{2+} 对中风发病具有重要作用，脑缺血后细胞内 Ca^{2+} 浓度异常升高是细胞死亡的一个重要环节。周氏在结扎家兔颈总动脉2h后发现脑组织 Ca^{2+} 升高，随之脂质过氧化物含量、脑组织CAMP也增高，缺血时"十二井"放血，可使脑组织细胞内 Ca^{2+} 下降，MDA和CAP也降低，亦认为"手十二井"放血，可对抗脑缺血后细胞内 Ca^{2+} 超载。许氏采用凝闭大鼠大脑中动脉致局灶性脑缺血模型，观察电针对缺血区谷氨酸和天门冬氨酸含量结果显示：缺血60min在脑缺血区脑组织中谷氨酸和天门冬氨酸含量均升高，和假手术对照组相比，差异显著($P<0.01$)。表明神经元兴奋氨基酸(谷氨酸、天门冬氨酸)参与缺血神经元的损害，针刺督脉"百会""大椎"二穴10min，缺血区谷氨酸、天门冬氨酸含量明显降低，表明电针可以通过降低缺血区脑组织中的神经元兴奋氨基酸，从而保护脑缺血后继发神经元的损伤。

三、展望

综上所述，近年国内学者从不同侧面、不同角度用不同方法对针灸治疗中风的疗效及机制进行了研究，并在形态、生化、生理诸方面取得了一定的进展。从目前的研究结果看，针灸通过调节血流动力学、血液流变学、脑电、甲皱微循环、生化及免疫、神经递质及神经元方面的异常，来间接改善脑的氧功能代谢，使脑细胞的功能及形态的损害减轻。确实能起到治疗和保护作用。但是笔者认为针灸治疗中风病还有许多有待解决的问题：有些研究报道病例纳入不严密，设计不合理，缺乏对照研究；临床研究与动物实验未能很好地统一和结合；针灸治疗中风的处方、施术方法、加减配伍未形成完整的体系；针灸治疗中风的机制研究有待于进一步深入；临床试验、动物实验中所选指标未能紧跟相关学科的前沿、新颖指标；如ECT、TCD、基因表达、细胞凋亡、细胞因素等；另外分子生物学、神经递质生物学的迅猛发展，人们越加重视脑缺血的分子机制，为针灸治疗中风的机制提供了一个新的课题。

参考文献

[1] 许培昌，黄石玺，刘致顺，等.针灸对 95 例中风患者生活独立能力 (FIM) 影响的临床观察 [J].中国针灸，1998, 18(8): 459-461.

[2] 刘月芝，杨甲三，张国瑞，等.针刺治疗中风肢体运动功能障碍的临床研究 [J].中国针灸，1999, 19(2): 69-71.

[3] 黄晓洁，葛继魁，尹丽波，等.芒针透穴治疗中风偏瘫 140 例疗效观察 [J].针灸临床杂志，2000, 16(3): 23-25.

[4] 周云.头针治疗中内后遗症 144 例 [J].浙江中西医结合杂志，1999, 9(5): 351.

[5] 张惠琴.60 例中风后遗症患者的头针治疗 [J].临床神经病学杂志，1997, 10(4): 220.

[6] 葛标宝，李国安，沈卫东，等.眼针电刺激治疗中风瘫痪、高血压 77 例临床观察 [J].甘肃中医，2000, 13(3): 44-46.

[7] 王鹏琴.眼针治疗出血性中风 138 例 [J].辽宁中医杂志，1998, 25(4): 180.

[8] 王萍，黄晔.舌针治疗中风失语 30 例 [J].江苏中医，1999, 20(2): 40.

[9] 团雨青，田哲.舌针治疗中风偏瘫的临床研究 [J].针灸临床杂志，1999, 15(1): 38-40.

[10] 许朝刚.穴位注射治疗中风偏瘫 60 例 [J].中国针灸，2000, 20(2): 79.

[11] 翟国军.穴位注射细胞生长肽治疗缺血性中风 50 例 [J].实用中西医结合杂志，1998, 11(2): 134.

[12] 沈丽娟.挑针结合体针治疗中风偏瘫 68 例 [J].河北中医，1999, 21(6): 366.

[13] 洪广.体头腕踝针治疗中风偏瘫临床观察 [J].河南中医，1999, 18(4): 222.

[14] 符晓敏.温针治疗中风尿潴留 39 例 [J].北京中医，1998, 17(4): 53.

[15] 杨清彬，孟庆刚，郭文海，等.艾灸治疗中风患者肢体水肿 90 例 [J].中国针灸，2000, 20(2): 72.

[16] 张登部，殷镜海，侯凤琴，等.艾灸治疗中风病恢复期 91 例 [J].山东中医药大学学报，1999, 23(5): 342-343.

[17] 衣振云.血管旁循环针治疗中风后遗症的临床研究 [J].上海针灸杂志，1998, 17(2): 8-9.

[18] 罗勇.针刺治疗脑缺血的实验性研究 [J].针刺研究，1997, 1(2): 110.

[19] 黄泳，符仲华，陈勇.头针对急性脑缺血猴部血流量的影响 [J].江苏中医，1998, 19(1): 43.

[20] 夏晨.针刺治疗中风偏瘫肩一手综合征 26 例，附甲皱微循环变化观察 [J].辽宁中医杂志，1998, 25(7): 322-323.

[21] 谭保华，涂杰，管遵惠.子午流注针法治疗中风病 220 例临床观察 [J].云南中医中药杂志，1999, 20(1): 5-7.

[22] 倪光夏，刘济生，侯安乐，等.舌下针治疗中风 (缺血性) 的疗效及血液流变学变化的观察 [J].镇江医学院学报，1999, 9(2): 195-196.

[23] 孙双历.不同针灸方法治疗缺血中风的血液流变学对比观察 [J].中国针灸，1997,

17(5): 271.

[24] 吴节，李应昆. 头电针治疗中风病的临床观察 [J]. 成都中医药大学学报，1998，21(2): 13-16.

[25] 聂卉. 电银针对中风偏瘫患者体感诱发电位动态观察 [J]. 中国针灸，1999, 19(6): 369-370.

[26] 黄耀金，岳进. 电针对缺血性中风患者血脂水平的影响 [J]. 上海针灸杂志，1997，16(3): 5.

[27] 李熳，穆腊梅. 电针对缺血性脑血管病血清 β_2-MG 含量的影响 [J]. 上海针灸杂志，1998, 17(6): 4-5.

[28] 周国平，邓常青. 手十二井穴放血抗兔实验性脑缺血机理的研究 [J]. 针刺研究，1999, 24(2): 101-104.

[29] 许能贵，马勤耘，侯思伟. 电针对局灶性脑缺血大鼠兴奋性氨基酸 (EAA) 含量的影响 [J]. 中国针灸，1999, 19(7): 431-432.

第三节　面神经麻痹

一、现代医学对面神经麻痹的认识

面神经麻痹又称Bell麻痹（Bell palsy）是因茎乳孔内面神经非特异性炎症所致的周围性面神经麻痹。

（一）发病原因

本病与嗜神经病毒感染有关，可能是茎乳孔内的面神经急性病毒感染和水肿所致神经受压或局部血液循环障碍而产生面神经麻痹。多数人认为，本病亦属一种自身免疫反应。部分患者可由带状疱疹病毒引起膝状神经节炎。确切的病因未明，可能是由于外界因素如寒冷、病毒感染以及机体应激状态引起面神经不同部位小动脉痉挛，从而造成面神经供血障碍，因缺血而水肿，使传导功能受到影响，临床上表现为面瘫。

（二）病理变化

面神经损伤后，其神经内压的改变是病理学改变的重要特征之一。研究发现，面神经损伤后第3天，面神经内压即明显升高，1周末达到高峰，为正常的4～5倍。2周后渐下降。大约80%的患者在几周及1～2个月内基本恢复正常。约有1/3患者为部分麻痹，2/3为完全性瘫痪。在后者中，约有16%不能恢复。面神经炎如果恢复不完全，常可伴发瘫痪肌的挛缩、面肌痉挛或连带运动。

瘫痪肌的挛缩表现为病侧鼻唇沟加深、口角反牵向患侧、眼裂缩小，但若让患者做主动运动如露齿时，即可发现挛缩侧的面肌并不收缩，而健侧面肌收缩正常，病侧眼裂更小。临床常见的连带征系指患者瞬目时即发生病侧上唇轻微颤动；露齿时病侧眼睛不自主闭合；试图闭目时病侧额肌收缩；进食咀嚼时，病侧流泪伴颞部皮肤潮红、局部发热及汗液分泌等表现。这些现象可能是由于病损后再生的神经纤维长入邻近其他神经纤维通路而支配原来属于其他神经纤维的效应器所致。

（三）病变机制

面神经损伤后神经内压的变化及其发生机制可能与下列因素有关。

（1）神经内水肿　由于神经外膜、神经束膜限制了神经内容物的扩张，所以病理状态下神经内压的升高与神经水肿有关。同时，神经束膜及内膜无毛细淋巴管，一旦出现束膜下或内膜下水肿则不容易引流。

（2）胞质体积增大及神经内膜细胞增生　面神经损伤后，与轴浆肿胀有关的胞质体积将增大，神经膜细胞液浆引起增生，这些均可导致神经内压升高。

（3）面神经骨管的限制与压迫　面神经的迷路段、鼓室段和垂直段在骨管内几乎是被紧紧地包绕着的。另外，肿胀的神经将压迫神经内微管，引起供血和回流障碍，从而加剧神经内压升高，导致轴突和神经内膜小管坏死。

实验证明，面神经是可以再生的，神经纤维的再生具有趋向性，即轴索从受损的上端向下再生。如远、近两端神经鞘管相连续，则新生的大部分纤维将沿鞘管向远端生长，每天约生长1mm，直到某些运动终板得以再分布。面神经损伤的节段越低，越靠近表情肌，则神经变性的距离越短，越容易修复。

二、临床表现

（1）发病年龄　任何年龄均可发病，以20～40岁最为多见，男性略多。

（2）面部症状　绝大多数为一侧性，双侧者甚少。通常急性起病，表现为口角歪斜、流涎、讲话漏风，吹口哨或发笑时尤为明显。可于48h内达到高峰。有的患者在起病前几天有同侧耳后、耳内、乳突区或面部的轻度疼痛。

（3）体征　病侧面部表情肌瘫痪。额纹消失、眼裂扩大、鼻唇沟变浅、口角下垂、面部被牵向健侧。面部肌肉运动时，因健侧面部的收缩牵引，使上述体征更为明显。病侧不能作皱额、蹙眉、闭目、露齿、鼓气和吹口哨等动作。闭目时瘫痪侧眼球转向上外方，露出角膜下的白色巩膜，称Bell现象。鼓气和吹口哨时，因患侧口唇不能闭合而漏气。进食时，食物常滞留于病侧的齿颊间隙内，并常有口水自该侧淌下。泪点随下睑而外翻，使泪液不能正常吸收而致外溢。

（4）发病与季节无关。

（5）不同部位的面神经损害出现不同临床症状。

① 膝状神经节前病变：因鼓索神经受累，出现舌前2/3味觉障碍；镫骨肌分支受累，出现听觉过敏、过度回响。

② 膝状神经节病变：除表现有面神经麻痹、听觉过敏和舌前2/3味觉障碍外，还有耳郭和外耳道感觉迟钝、外耳道和鼓膜上出现疱疹，称亨特综合征，系带状疱疹病毒感染所致。

③ 茎乳孔附近病变：出现上述典型的周围性面瘫体征和耳后疼痛。

三、鉴别诊断

本病应与中枢性面瘫相鉴别，中枢性面瘫程度较轻，常见于脑血管疾病和脑部肿瘤，表现为病灶对侧下部面部表情肌的瘫痪（鼻唇沟变浅、口角下垂），额支无损（两侧中枢支配），皱额、皱眉和闭眼动作无障碍，病灶对侧面部随意动作丧失，而哭、笑动作仍保留，常伴有同侧偏瘫和中枢性舌下神经瘫。

四、治疗

1. 激素治疗

如果患者入院正处于急性期，在这一时期应用效果很好，对改善面部水肿的效果是非常明显的，但是相应的也会有产生不良反应的可能，比如满月脸、水牛背、脂肪增多、毛发增加、血压上升、高血糖，多数不良反应可随药物递减而消退；也可引起激素性肌病、骨质疏松、肌肉萎缩、伤口愈合延迟、失眠抑郁等症状。用药疗程：经患者知情或者同意之后，选用醋酸泼尼松片或者泼尼松口服。疗程为10天，要领为起始含量充足，减量缓慢，注意预防并发症。所以服用激素的患者大多选择同时服用钙尔奇D片或者泮托拉唑片以防止不良反应。据其他研究表明，如果不考虑不良反应，服用激素治疗效果优于不服用激素。

2. B族维生素、营养神经药

以改善血液不畅的中小血管流畅度，加快人体对内部瘀血肿块的吸收，恢复神经病变，缓解局部疼痛，促进神经恢复正常功能。患者发病比较早者，以维生素B_1注射液0.1g、维生素B_{12}注射液500μg肌内注射，以营养面部神经。二者通常联用以增强疗效。或者予灭菌注射用水2mL、注射用鼠神经生长因子30μg肌内注射。疗程约15天后，改用维生素B_1片口服日一次，配合甲钴胺片0.5mg每日三次口服以继续营养神经。神经损伤严重者予脑苷肌肽注射液或者单唾液酸四己糖神经节苷脂钠。口服类药物的疗程很长，有很多患者出院之后仍然需要服用维生素及甲钴胺片以巩固疗效。

3. 辅助疗法

对于多数患者可选用超短波治疗。超短波可以促使面部血液流通，因此能够改善面部患侧的阻塞不通，加强脉络流畅度，使体内的有益物质、药效以及抗体加快到达患病部位，提高了免疫力，同时促使局部的废物、致炎及引起疼痛的物质排出体外，还可以削弱机体的积极性，减少渗出，促进水肿吸收。每日一次给予超短波治疗以改善神经水肿，缓解局部疼痛，促进神经恢复正常功能。保护暴露的角膜及预防结膜炎，可采用眼罩、滴眼药水、涂眼药膏等方法。对长期不愈者可考虑面-舌下神经、面-副神经吻合术。

五、中医学对周围性面瘫的认识

（一）中医病因病机

周围性面瘫中医称"口眼㖞斜""口僻""吊线风""歪嘴风"等，多认为是正气不足，脉络空虚，卫外不固，风邪乘虚入中面部经络，导致气血痹阻，面部经络失于濡养，以致肌肉纵缓不收而发为口眼㖞斜。早在《内经》中就有对本病病因病机的阐述，如《灵枢·经筋》曰："口僻，急者目不合，热则筋纵，目不开，颊筋有寒则急，引颊移口，有热则筋弛纵，缓不胜收，故僻。"《灵枢·皮部论》："是故百病之始生也，必先于皮毛……故皮者有分部，不与而生大病也。"面瘫的疾病也是如此。因患者机体正气虚弱，卫气不固，风邪乘虚侵袭，直中在皮毛（即孙络）。此后也有多家医书记录本病的病因病机。隋代巢元方《诸病源候论》中说："风邪入于足阳明、手太阳之经，遇寒则筋急引颊，故使口㖞僻。"又云"偏风口㖞，是体虚受风，风入于夹口之筋也。足阳明之筋，上夹于口，其筋偏虚，而风因乘之，使其经筋偏急不调，故令口㖞僻也。"《纲目·口眼㖞斜》中说："口眼㖞斜者……多属胃土有痰。"清代林佩琴《类证治裁》中说："口眼㖞僻，因血液衰涸，不能荣润筋脉。"

现代各医家对本病的病因病机持有不同的观点。丁氏认为本病应从阳明论治，风邪外袭是外因，正虚和邪滞是内因，病因以风为主，病在阳明之经。李氏认为面瘫病因主要为三点：风（风邪袭络）、热（热郁经络）、虚（气血亏虚）。文氏认为面神经炎的病因病机不外是虚、火、风、痰、气、血六端引致气血运行受阻，肌肤筋脉失去濡养，纵缓不收而成。陈氏认为周围性面瘫初期多因外邪侵袭面颊，临证尤以风、寒最为多见。风胜牵动，寒性收引，筋脉拘急，以致口眼㖞斜。风邪（或挟寒、挟湿）袭入，与体内痰湿相搏，阻于经络，气血运行不畅，而致头面部疼痛麻木、面肌不遂。后期外邪得以袭入，其根源则在于"络脉空虚"。王氏等认为本病属于经筋病候，面部是手足三阳经筋，特别是阳明经筋散布结聚之处，经筋循行表浅，易感外邪，本病是因人体正气不足，卫外不固，外邪乘虚而入，经气失于正常而散，气血痹阻，经筋失养，筋肉纵缓不收而发。

（二）辨证分型

湛氏将该病分为三型即风寒痹阻型、风热型、肾虚型。陈氏等将本病分为四型即风寒痹阻型、风寒犯胃型、肝胆湿热型、肝肾亏虚型。其中风寒痹阻型分两类：一类是风寒袭于阳明经脉，另一类是风寒袭于阳明、少阳经脉。杨氏将本病分为五型即风寒阻络型、风热阻络型、阳明实热型、少阳湿热型、肝阳上亢型。芮氏将面瘫分为风邪阻络型、痰湿阻络型、痰瘀互阻型、气虚血瘀型、血虚络阻(或虚风内动)型。田氏等将本病分为风寒外袭、脉络闭阻型，风热外袭、阻滞脉络型，风袭湿遏、阻滞脉络型，气虚风袭、阻滞脉络型，血虚风袭、阻滞脉络型。宋氏治疗面神经麻痹根据病情辨证分为气血亏虚、风寒入络型，风火上炎、湿热蕴滞型，气滞血瘀、脉络闭阻型。陈氏将面瘫辨证分为风邪阻络型、肝阳上亢型、肠胃积热型、气血亏虚型。张氏根据临床表现将本病辨证分为三型即风寒型、风热型、热毒炽盛型。李氏根据临床表现将本病辨证分为脉络空虚型、风邪入中型、气血瘀阻型。丛氏等将周围性面瘫按辨证分型分为风邪入络型、痰火上扰型、气血瘀滞型。刘氏将面瘫按中医辨证分为风寒痹阻型、风寒侵胃型、肝胆湿热型、肝肾亏虚型。

（三）治疗

1. 单纯毫针疗法

针灸治疗面瘫与西医激素治疗相比较，不良反应少、安全、经济、易被患者接受，减少了激素的不良反应，并且临床疗效较为突出。

对于面瘫患者，患者在进行针灸治疗的时候能够增强体内和全身组织的代谢功能，加速了患者的血液循环，也能对于面部的微循环进行改善，抑制面神经损伤，增加面神经营养，从而保护相应神经元，在一定程度上促进了神经功能恢复。

（1）辨证分型取穴

① 尹氏针灸辨证取穴治疗面神经麻痹。

取穴：主穴为下关、太阳、地仓、颊车、阳白、四白、翳风、合谷。配穴为人中、承浆、迎香、丝竹空、瞳子髎，视病情每次6～8穴交替使用。

辨证加减：风寒痹阻加风池、丰隆配神灯或灸；肝胆湿热型加丘墟，行间配电针刺激；肝肾阴虚型加太冲、太溪、足三里。

② 刘氏辨证取穴针刺治疗面瘫，根据中医辨证分型（风寒袭络、风热中络、风痰入络、气虚血瘀）选穴针刺治疗面瘫后进行疗效判定，并各证型之间进行疗效比较。结果风寒袭络型和风热中络型的表证疗效好，风痰入络型和气虚血瘀型的里证疗效较差。结论为面瘫的证型直接影响疗效。

（2）分期取穴

① 张氏针灸分期治疗特发性面神经炎。

急性期：面部穴位采用浮针挂刺，轻刺激，留针期间不行针。合谷穴平补平泻。

静止期：面部穴位以"透刺"为主，针刺手法以"泻实"为主，强刺激。

恢复期：面部穴位"透刺"与"直刺"为主，平补平泻，中等刺激。

② 邓氏等分期针刺治疗周围性面瘫。

取穴：阳白、鱼腰、地仓、颊车、翳风、合谷、攒竹、四白、迎香。

急性期：浅刺，不通电。

静止期：透刺后接电针。

恢复期：透刺配合闪罐，不通电。

③ 颜氏等分期针灸治疗周围性面瘫。

早期：取风池、风府、翳风、太冲、合谷、足三里。

中期：取患侧透穴为主，阳白透鱼腰、攒竹透鱼腰、下关透太阳等。

恢复期：依照面部功能情况取穴。

④ 刘氏针灸分期治疗周围性面瘫。

急性期：采用远端取穴配合耳后热敷，取穴为风池、合谷、翳风、外关、列缺。

静止期：局部和远端取穴相结合，局部多采用透刺法，攒竹透丝竹空、阳白透鱼腰、四白透睛明、迎香透地仓、地仓透颊车、颧髎、下关、翳风、风池、合谷。

恢复期：局部和远端取穴相结合，多采用温针灸或隔姜灸，攒竹、阳白、四白、迎香、地仓、颊车、下关、颧髎、合谷、足三里。

（3）特殊针刺方法　从西医肌肉分布来看，该病初期面神经的炎性水肿、缺血尤为严重，多块表情肌受损，如果多部位进行深强刺激，必然会使局部瘢痕致密，神经轴突幼芽在行程中遇到阻力，末端膨大，形成神经瘤，从而导致永久性的五官不端正的遗憾，故此时针灸选穴务必精少，手法刺激力求轻柔，但是过于精少选穴，对于面部多块表情肌麻痹的治疗又显鞭短难及，克服此弊，浅刺透穴为优。

崔氏等采用抽提透刺法治疗面瘫后遗症。选穴为阳白透鱼腰、四白透地仓、颧髎透地仓、太阳透颊车、夹承浆透承浆，结合循经、循证、循症取穴，治疗后取得很好的疗效。

李氏采用扇形透刺法治疗200例面瘫患者，具体操作是在每穴刺入三针，呈扇形分别向其他穴位透刺。印堂三针分别向鼻正中、睛明、鱼腰透刺，阳白穴向鱼头、鱼腰、鱼尾透刺，太阳穴向角孙、下关、颧髎透刺，颊车穴向颧髎、地仓、大迎透刺，地仓穴向迎香、颊车、承浆透刺。进针得气后留针30min，每隔10min行针1次，每日1次，10次为1疗程，临床应用疗效满意。扇形透刺加强了对穴位的刺激，能有效地激发经气，调节脏腑气血经络的功能，提高驱除邪气的功效。

孙氏等齐刺翳风穴治疗周围性面神经麻痹。齐刺法首见于《灵枢·官针》篇中"齐刺者，直入一，傍入二，以治寒气小深者。或曰三刺，三刺者，治痹气小深者也。"主要治疗病变范围较小而部位较深的痹痛等病证。面瘫虽然表面上表现为"口眼㖞斜"等面部症状，但根本病因在位于翳风穴下的茎乳孔内面神经非特异性炎症，正符合齐刺"治痹气小深者"的适应证。翳风穴属于少阳三焦经穴，能理三焦之气，并有疏散内寒、祛风活血之功效，针刺该穴可温经散寒，促进面瘫恢复。翳风穴的解剖定位为耳垂后方，当乳突与下颌角之间的凹陷处，该穴所在区相当于茎乳孔的体表投影点，穴下布有耳大神经、颈外静脉、腮腺、面神经干、迷走神经、舌下神经、舌咽神经等。针刺翳风穴可以起到改善局部神经调节、血管营养、淋巴循环等作用，使面瘫以及面肌痉挛、耳鸣耳聋、腮腺炎得以缓解甚至治愈。

刘氏采用滞针牵拉法治疗顽固性面瘫，用直径0.4mm、长75mm的毫针一支，由患侧颊车穴较深进针，逐渐较浅地刺向地仓穴，在距针尖0.5寸左右用左手按压皮肤，右手捏着针柄向同一方向捻转数下，持针的手猛力向外甩几下，则面颊皱缩，使口唇及颜面趋于正常，然后让患者自己捏针柄20min后，医者再向同一方向捻转几下，猛将针抽出。第2天用同样方法由颧髎刺向地仓穴。刘氏认为，面瘫的病机关键在于"邪重""气虚""血瘀"。顽固性面瘫的病程长，邪气较深，非重刺激不足以祛邪，所以用滞针牵拉疗法以激发高强度的刺激，达到重刺激以驱邪外出。

2.电针

李氏电针健侧取阳白、颧髎、地仓，双侧足三里、合谷，针刺后艾条悬灸患侧阳白、颧髎、地仓治疗面瘫，在临床应用中疗效显著。《素问·缪刺论篇》："夫邪客于大络者，左注右，右注左"，"邪客于经，左盛则右病，右盛则左病。"阐述了经络左右相交会、贯注，则病气在左而症见于右，病气在右而症见于左的原理。面神经麻痹属于邪客于经，所以其症在左或右，则其邪在右或左。李氏采用损其有余（健侧），补其正气不足（患侧）。故针健侧面部腧穴以疏通局部气血，温灸患侧补其正气不足。合谷通经活络，主治头、面、五官病症，四总穴中，也有"面口合谷收"之说；足三里为强壮要穴，针之以达扶正祛邪之功。

冯氏电针患侧的地仓、颊车、攒竹、太阳、合谷配以阳白、鱼腰、四白、牵正、迎香、翳风、风池治疗面神经麻痹，疗效显著。

骨骼具有压电效应物质，当其受到机械压力后能将机械能转化为电能，产生应力电位，这种生物电能的正负变化能有效刺激骨骼肌的新陈代谢。脉冲电磁场可人为地改变骨骼中的生物电状态，这种抗谐振、低频变电磁场可促进红细胞有丝分裂和成熟红细胞增生，使得骨骼中的成骨细胞作用加强，骨形成增加。脉冲电磁场可影响细胞膜 Ca^{2+} 通道和CAMP的代谢，CAMP的活动与骨的吸收密切相关，因此急性期用电针治疗可加快恢复是有理论依据的。在周围性面瘫的急性期应用电针，只要掌握好适宜的刺激强度、通电频率、波形和时间，并不会导致面神经变性，相反可以显著提高临床治愈率。

3. 微针疗法

（1）眼针 眼睛通过一些经络的联络，与脏腑之间有着或多或少的联系，这体现了生物的全息理论，也是中医整体观念的体现。眼睛也是一个缩小的整体，有着反映并影响全身整体情况的信息作用。在生理上穴区可以反映脏腑的功能以及气血阴阳，在病理上可以反映脏腑的盛衰、疾病的寒热虚实。眼针穴区周围实施针灸刺激能够起到调理脏腑阴阳平衡、运行气血及通经活络的作用，从而恢复人体的生理功能、维持人体的生命活动，因此，可以起到治疗疾病的目的。

作为中医传统技法的眼针疗法，在治疗面瘫方面也有确切肯定的疗效。《黄帝内经》曾指出"因视目之五色，以知五脏而决生死""言上工知相五色于目"。辽宁中医药大学附属医院名老中医、针灸学家彭静山教授研究《黄帝内经》和《证治准绳》等医学典籍中有关眼与五脏六腑、十四经脉关系的基础理论，并受华佗观目"可验内之何脏腑受病"学术观点的启发，结合眼与经络、脏腑的内在联系为理论基础，经过20余年的潜心钻研，于20世纪70年代初首创眼针疗法，这是一种在眼眶周围针刺以治疗全身疾病的微针疗法。

人体十二经脉中除肺、脾、肾、心包四经之外，有八条经脉是以眼睛作为集散之处，而肺、脾、肾、心包四经亦通过表里关系间接地与眼睛存在着密切的联系。王肯堂在《证治准绳》中对八廓进行了全面论述，明确指出其与脏腑的密切关系，书中写道"华元化云：目形类丸，瞳神居中而前，如日月之丽东南而晦西北也。内有大络六，谓心、肺、脾、肝、肾、命门各主其一；中络八，谓胆、胃、大小肠、三焦、膀胱，各主其一；外有旁支细络，莫知其数，皆悬贯于脑，下连脏腑，通畅血气往来，以滋于目。"人体十二经脉中有八条经脉是以眼睛作为集散之处，肺、脾、肾、心包四经亦通过表里关系间接地与眼睛存在着密切的联系。由此可见，眼针的理论基础是关于经络的学说，依据球结膜上血管在形色上的变化来判定疾病的部位、性质与病情变化。

现代的解剖学发现在眼睛周围存在大量的神经、血管以及肌肉，许多疾病的信息能够依附于神经和血管向上运行至眼部，所以，躯体出现疾病时，异常或病变的信息将会反映于眼睛的上代表性区域，从而眼睛会表现出一些变化。

（2）耳针

① 刘氏采用耳针治疗面瘫。主穴：肝、肺、大肠、口、眼、面颊区。配穴：风寒袭表型加神门、下屏尖。肝胆湿热型加胆、三焦；气滞血瘀型加心、皮质下；肝肾亏损型加肾、内分泌。刘氏认为耳针辨证分型取穴治疗周围性面神经瘫痪，具有见效迅速、治愈率高、疗程短、费用低廉、方法简便、易于掌握、不受任何条件限制、无不良反应、易为广大患者所接受等特点。

② 孙氏采用耳针配合推拿治疗周围性面瘫106例，耳针取穴主要为眼、口、面颊区、神门、皮质下等，推拿取主穴为地仓、颊车、阳白、四白、翳风、风池等，治疗结果显示总有效率100%。笔者临床体会到，耳针配合推拿可以使循经感传的出现率达到97%以上，循经感传使"气至病所"的出现率同样可达到97%以上。临床上有35%左右的患者实施耳针后，不出现循经感传或是隐性感传，但在相关穴位上用轻柔、和缓的推拿手法，加以导气诱发，1～2min即能激发出循经感传，而显性循经感传者，配合推拿，循经感传现象更为显现，患部的酸胀热感常可持续30多分钟。

（3）针刺配合推拿按摩 王氏针刺配合一指禅推拿治疗周围性面瘫30例全部有效。一指禅法循面部阳明经循行路线操作，可改善血液循环，促进水肿和病变产物的吸收，并调节人体的交感神经、副交感神经的功能状态。

（4）针刺配合拔罐 张氏针罐结合治疗周围性面瘫。取穴：阳白四透（阳白分别透向头维、上星、攒竹、丝竹空），地仓、颊车互透，攒竹、太阳、头维、四白、下关、颧髎、合谷、风池。起针后配合刺络拔罐，选取阳白、颧髎、大椎及耳后乳突部位，针刺配合刺络拔罐可达疏通经络、祛风散寒、调和气血之功，出针后在局部拔火罐能使毛孔开启，客于面部经络的邪气得以排泄，拔罐的温热刺激还有温通经络、行气活血的作用。从现代医学角度看，拔罐使局部血管充血扩张，促进人体新陈代谢，提高免疫力。

（5）针刺配合艾灸

① 魏氏采用百会灸、针刺、拔罐治疗周围性面瘫，每日1次，10次为一疗程，结果显示百会灸介入周围性面瘫治疗有明显效果。"针所不为，灸之所宜"，艾炷灸能鼓舞振奋局部经脉之气，通过百会的药物施灸治疗周围性面瘫，除了艾绒灸疗的特性外，百会穴的独特经穴特点，也决定了其在面瘫治疗上的特殊功效作用。在头面有近治作用，可疏风散邪、温经止痛，在经络为足少阳胆经之经筋所过，灸百会使清阳得升，浊阴得降，气血得行，脑海得充，少阳得养，而贯通面部之阳气，使患部偏喎得纠。

② 阙氏采用头体针加灸治疗风寒型周围性面瘫与单纯针刺进行对照研究，结果治疗组神经功能评定高于对照组。头针是以中医学针灸疗法为基础，结合现代医学关于大脑皮质功能定位的理论，针刺头部发盖区一些特定经穴或在头皮相关区带进行针刺，用来治疗疾病的一种疗法，能够起到运行气血、调和阴阳、疏通经络、扶正祛邪的作用。

③ 罗氏穴位透刺配合隔姜灸治疗顽固性面瘫与单纯常规局部针刺比较。结果显示治疗组疗效明显优于对照组，说明针刺配合隔姜灸治疗顽固性面瘫疗效显著。顽固性面瘫由神经轴索炎性改变损害，若失治误治迁延日久，气血亏虚，面部筋脉长久得不到气血濡养而弛缓不用，形成顽固性面瘫，一般的疗法难以治愈。采用透穴疗法可一针刺多经，激发多经气血运行，从而使面部筋脉得养，而发挥其正常功能。透刺法是治疗面瘫的常用方法之一，是一针双穴法，透针通络，能更好地"气至病所"发挥"通经络，通气血"的作用。采用透刺法恰好是能刺到面神经各主要分支分布平面和走行部位。"经脉所过，主治所及。"如阳白透鱼腰相当于面神经颞支中的额支走行部位，地仓透颊车相当于面神经颊支的走行部位。由于可以广泛刺激面神经颅外段分布区，改善神经营养，促进神经组织代谢，提高神经的兴奋性，增强肌纤维收缩，有利于病损面神经功能的恢复。同时隔姜灸即在艾炷与皮肤之间放置有针孔的姜片而施灸的一种方法，可祛风散寒、温通经络，作用比一般艾灸强，二者相配可以改善患处气血不和、经脉失养、迟缓不收的症状，从而改善面部神经营养状况，使瘫痪的面部肌肉功能得到恢复。

（6）针灸配合药物　雷氏采用针药结合治疗周围性面瘫，牵正散合芍药甘草汤为基础方加减配合针灸治疗，针刺取穴以手足阳明经为主，以手足少阳、太阳经为辅，采取局部近取与循经远取相结合的方法，以患侧为主。对照组单纯采用针灸治疗，7天为1疗程，间隔休息3天进行下一个疗程。治疗4个疗程后统计疗效。治疗组总有效率达到100%。

（四）周围性面瘫的预后

周围性面瘫患者大多经过正确有效的治疗会痊愈，少部分患者由于早期治疗不当或者年龄大、体质不好或伴有其他疾病导致面瘫不能完全恢复，留有眼睑闭合不全、额纹消失、流涎等后遗症表现。周围性面瘫后遗症期是指发病6个月内，面部表情肌没有完全恢复时留有的症状，如额纹消失、抬眉无力、眼睑松弛、鼻唇沟变浅、口角偏斜、刷牙漏水、面部僵硬、食滞、流泪等。本病的后遗症给患者的经济带来困难，同时也给患者心理和美观上造成巨大的负担。因此，周围性面瘫后遗症期的治疗也是临床治疗上的重点和难点。

参考文献

[1] 吴江，贾建平. 神经病学 [M]. 北京：人民卫生出版社，2015.

[2] 郭默斐. 周围性面瘫风寒袭络型 122 例临床回顾分析 [D]. 沈阳：辽宁中医药大学，2018.

[3] 丁元庆. 急性口僻从阳明论治 [J]. 光明中医，2001, 16(97): 18-19.

[4] 李传岐. 针灸辨治面瘫病的三因四法 [J]. 四川中医，2001, 19(7): 37.

[5] 文万逢. 面瘫回春汤治疗面神经炎 29 例 [J]. 新中医，2001, 33(2): 57.

[6] 陈立富. 葛根牵正汤治疗周围性面瘫 86 例 [J]. 吉林中医药，1995, 18(15): 80.

[7] 王舒，王敏，张杰，等. "经筋刺法"治疗周围性面 50 例疗效观察 [J]. 中国针灸，2001, 2(3): 156.

[8] 湛桂芝. 针药结合治疗面瘫 200 例 [J]. 中国针灸，1990, 10(2): 10.

[9] 陈佑邦，邓良月. 当代中国针灸临证精要 [M]. 天津：天津科学技术出版社，1987.

[10] 杨廉. 周围性面瘫分型证治新释 [J]. 辽宁中医学院学报，2000, 2(4): 248-249.

[11] 芮其根. 浅谈面神经炎的辨证分型 [J]. 实用中医药杂志，2006, 22(6): 374.

[12] 田发启，孙中元，朱文元. 面神经麻痹中医辨证论治 [J]. 云南中医中药杂志，2003, 24(5): 41.

[13] 宋水田. 辨证针灸配合挑刺治疗面瘫 52 例 [J]. 中医外治杂志，2003, 12(4): 45.

[14] 陈燕，王建国，王京奇. 辨证针刺治疗周围性面瘫 70 例 [J]. 陕西中医，2001, 22(2): 106..

[15] 张旭霞. 针刺为主治疗周围性面瘫 [J]. 湖北中医杂志，2004, 26(6): 49.

[16] 李镁. 穴位治疗法临床大全 [M]. 北京：中国中医药出版社，1996.

[17] 丛品，李正红. 63 例周围性面瘫的辨证治疗 [J]. 山东中医学院学报，1994, 18(1): 6.

[18] 刘素建，龚予建. 综合治疗面瘫 357 例 [J]. 中国民康医学，1996, 1(18): 6.

[19] 赵文静，王非. 针灸治疗不同时期周围性面瘫的疗效分析 [J]. 中医外治杂志，2019, 28(4): 53-54

[20] 焦利峰.中医针灸治疗面瘫的临床疗效探析 [J].中医中药，2018, 16(8): 190-191.

[21] 尹士东，张君曹，英杰.针灸辨证论治面神经麻痹 220 例临床报告 [J].针灸临床杂志，2000, 16(2): 16-17.

[22] 贺萍.辨证施针治疗面瘫临床观察 [J].湖南中医学院学报，2006, 26(2): 50-58.

[23] 吴长岩，贾乐红.辨证治疗周围性面瘫急性期 90 例 [J].中国针灸，2003, 19(3): 6.

[24] 刘媛媛，艾宙，奚玉凤，等.辨证取穴针刺治疗面瘫 321 例临床观察 [J].黑龙江中医，2007(2): 37-38.

[25] 张亚峰.针灸分期治疗特发性面神经炎的疗效观察 [J].中国实用医药，2009, 33(4): 213-214.

[26] 邓兴瑞，周立志，郭俐宏.分期针刺治疗周围性面瘫临床观察 [J].中国针灸，2009, 25(12): 16.

[27] 颜惠萍，冯振勇，郑俊明.分期治疗周围性面瘫 289 例临床分析 [J].甘肃中医，2005, 18(4): 31.

[28] 刘笑丽.针灸分期治疗周围性面瘫 169 例临床观察 [J].光明中医，2008, 23(7): 932-933.

[29] 杨火祥.分期针刺治疗周围性面瘫疗效观察 [J].山西中医，2001, 17(5): 31-32.

[30] 王素芳.针灸分期治疗周围性面瘫 80 例临床观察 [J].现代中医药，2005, 25(5): 47-48.

[31] 崔友祥，胡方梅，程为平.程为平教授采用抽提透刺法治疗面瘫后遗症的临床体会 [J].中医药信息，2010, 27(4): 25-26.

[32] 李素仁.扇形透刺法治疗面瘫 [J].四川中医，2001, 19(11): 72.

[33] 贺春芳.浅刺透穴法治疗面瘫 120 例 [J].针灸临床杂志，2009, 25(2): 3.

[34] 孙钰，窦嫦芝，吴弘.齐刺翳风穴为主治疗周围性面神经麻痹疗效观察 [J].上海针灸杂志，2010, 29(5): 292-293.

[35] 张彤，戴国华.重灸翳风穴治疗青少年面瘫及其对细胞免疫功能的影响 [J].中国针灸，2000, 20(10): 587.

[36] 刘芳琴.滞针牵拉法治疗顽固性面瘫 46 例 [J].特色疗法中国民间疗法，2009, 17(4): 6.

[37] 李丽.电针健侧灸患侧治疗面神经麻痹 103 例 [J].安徽中医临床杂志，2003, 15(3): 220.

[38] 冯乐善，黄晓光.电针治疗周围性面神经麻痹 48 例临床观察 [J].洛阳医专学报，2000, 18(1): 53.

[39] 吴江莹，刘晓新，吴明达.电针治疗急性期面瘫 100 例 [J].针灸临床杂志，2004, 20(8): 35.

[40] 张红洲.头针三快针刺术治疗面神经炎 100 例 [J].中国民间疗法，2003, 11(10): 8.

[41] 蒋莉娅.基于河图洛书后天八卦图浅析眼针之观眼诊病 [J].中华中医药杂志，2018, 33(10): 4426-4428.

[42] 邹丽.眼针带针康复治疗气虚血瘀型中风偏瘫的临床观察 [D].沈阳：辽宁中医药

大学，2019.

[43] 王冰.内经·灵枢 [M].北京：中医古籍出版社，2003.

[44] 戴丽娟，张颊英，王淑兰，等.眼针对周围性面瘫近、远期疗效的影响 [J].光明中医，2019, 34(1): 93-95.

[45] 吕蕊.眼针结合体针治疗缺血性中风恢复期偏瘫的临床研究 [D].沈阳：辽宁中医药大学，2012.

[46] 田维柱.中华眼针 [M].北京：中国中医药出版社，2011.

[47] 崔述贵.实用针灸内科学 [M].沈阳：白山出版社，1991.

[48] 巢元方.诸病源候论 [M].北京：中国医药科技出版社，2011.

[49] 康风龙.眼针治疗面神经麻痹 65 例 [J].国医论坛，1998, 13(6): 36.

[50] 潘来峰.针刺翳风穴加眼针治疗周围性面瘫的疗效观察 [J].内蒙古中医药，2008(24): 21.

[51] 唐文俊，金玫.眼针治疗面神经麻痹 [J].中国针灸，1999, (6): 382-383.

[52] 刘本立.耳针治疗周围性面瘫 105 例临床观察 [J].湖南中医杂志，2002, 18(3): 20-21.

[53] 孙继诚.耳针配合推拿治疗周围性面瘫 106 例 [J].中医杂志，2002, 43(6): 450-451.

[54] 徐建勇，高洪英.铍针治疗面瘫 82 例临床观察 [J].国医论坛，2005, 20(4): 26.

[55] 邸鸿雁，孙继玮.面神经炎急性期梅花针叩刺疗效观察 [J].医学研究与教育，2010, 27(4): 76-77.

[56] 谭新平.梅花针叩刺治疗面神经炎 30 例疗效观察 [J].哈尔滨医药，2009, 29(4): 60-61.

[57] 车建丽.周围性面神经炎急性期梅花针叩刺的疗效观察 [J].中国针灸，2005, 25(12): 851-852.

[58] 马广昊，乔晋林，吕震，等.王美玲梅花针叩刺完骨穴放血疗法治疗急性面神经炎的临床观察 [J].浙江中医药大学学报，2008, 32(2): 242.

[59] 连远义.放血疗法治疗面瘫 120 例 [J].北京中医，2004, 23(8): 24.

[60] 张莉，张正广，卓华.挑刺治疗周围性面神经麻痹 224 例 [J].现代中西医结合杂志，2006, 15(23): 3214-3215.

[61] 王桂玲.火针治疗周围性面瘫临床观察 [J].针灸临床杂志，2003, 19(5): 26.

[62] 刘在亮.巧用火针治疗顽固性面瘫 [J].中华临床新医学，2005, 5(10): 933.

[63] 梁开信，周德生.针刺配合点穴推拿治疗周围性面瘫 59 例 [J].实用中医药杂志，2010, 26(5): 326.

[64] 王立新.针刺配合一指禅推拿治疗周围性面瘫 30 例 [J].浙江临床医学，2005, 7(11): 1178.

[65] 张艳.针罐结合治疗周围性面瘫 90 例临床观察 [J].针灸临床杂志，2005, 21(8): 10.

[66] 曹莉.分期辨证面神经麻痹的体会 [J].上海针灸杂志，2002, 21(1): 36.

[67] 林飞燕.针刺加拔火罐治疗周围性面神经麻痹的临床观察 [J].针灸临床杂志，2001, 17(10): 7-8.

[68] 魏清琳.百会灸为主综合治疗周围性面瘫 [J].针灸临床杂志，2010, 26(6): 28-29.

[69] 徐一新，吴旭.吴旭针灸治疗顽固性面瘫的临床经验浅谈 [J].针灸临床杂志，2004, 20(1): 5-6.

[70] 阙庆辉，吴成翰，李俐，等.头体针加艾灸在风寒型急性周围性面瘫康复中的运用研究 [J].福建中医药，2010, 41(1): 29-30.

[71] 罗卫平，郭结妍，黄红缨.穴位透刺配合隔姜灸治疗顽固性面瘫 [J].针灸临床杂志，2010, 26(5): 12-13.

[72] 阳作钵.针灸治疗顽固性面瘫 60 例 [J].针灸临床杂志，2003, 19(3): 7.

[73] 载自明.透刺法治疗周围性面瘫 60 例临床观察 [J].中国针灸，1998, 18(11): 679.

[74] 中国中医科学院，中国针灸学会.中医循证临床实践指南——针灸分册.北京：中国中医药出版社,2011.

[75] John W H M D.Facial nerve grading systems.Laryngoscope, 2010, 93(8): 1056-1069.

[76] 姜喜凤，王健，王军.探讨针刺结合电针治疗周围性面瘫恢复期临床效 [J].中国卫生标准管理，2016, 7(8): 141-142.

[77] 雷行华.中药配合针灸治疗周围性面瘫临床观察 [J].中国医药指南，2010, 8(5): 15-16.

[78] 谢感东，涂珊，吕庆芳.中西医结合治疗周围性面神经麻痹 90 例 [J].广西中医药，2001, 24(5): 39.

[79] 张仵臾.中医内科学 [M].上海：上海科学技术出版社，1985.

[80] 赵慈芳.针药结合治疗面神经麻痹 36 例 [J].陕西中医，2001, 22（10）：618.

[81] 宋春香，王成芳.电针并超声波治疗周围性面神经麻痹 120 例观察 [J].潍坊医学院学报，2000, 22(1): 37.

[82] 刘来丽.刺络拔罐为主治疗面瘫后遗症 96 例 [J].中医函授通讯，1999, 18(2): 44-45.

[83] 刘敏，郝东岩，黄丽萍，等.大椎点刺放血治疗早期风热型周围性面瘫 30 例 [J].陕西中医，2009, 30(9): 1218-1220.

[84] 杨金生，王敬.拔罐疗法的治病机理探讨 [J].中国中医基础医学杂志，1996, 2(6): 39.

[85] 张莉，唐丽亭，仝小林，等.拔罐疗法对人体局部血红蛋白的影响及分析 [J].中国针灸，2001, 21(10): 619-621.

[86] 高禄纹.实用中医拔罐学 [M].北京：学苑出版社，2000.

[87] 徐刚，李爽.刺血拔罐治疗原发性三叉神经痛 26 例 [J].中国针灸，2005, 25(8): 576.

[88] 刘媛媛，艾宙，江钢辉.刺络拔罐疗法治疗面瘫耳后疼痛证 36 例疗效观察 [J].新中医，2008, 40(9): 79-80.

[89] 张月峰，任贵方，张秀春.针罐并用治疗大学生失眠症的临床研究 [J].四川中医，2008, 26(4): 111-112.

[90] 石学敏.中风病与醒脑开窍针刺法 [M].天津：天津科学技术出版社，2000.

[91] 廉玉麟.中国针灸 100 要穴临川妙用 [M].呼和浩特：内蒙古科学技术出版社，2003.

[92] 吴振英，秦立新.拔罐疗法为主治疗面瘫急性期临床体会 [J].中国中医急症，2008, 17(10): 1457.

[93] 陈爱萍 . 走罐治疗强直性脊柱炎 [J]. 天津中医药，2008, 25(5): 380-381.

[94] 徐亚珍，徐秀华 . 背部腧穴走罐疗法初探 [J]. 双足与保健，2004, 04: 21-22.

[95] 姚军，李乃芳 . 三棱针点刺合刺络拔罐治疗急性湿疹临床观察 [J]. 中国针灸，2007, 27(6): 424-426.

[96] 张颜，周建伟，黄蜀，等 . 针刺、拔罐结合刺络放血治疗慢性荨麻疹 60 例 [J]. 中国民族民间医药杂志，2007, 16(2): 95-98.

[97] 马新平，姜燕 . 针刺加拔罐治疗慢性荨麻疹 36 例 [J]. 天津中医药，2007, 24(4): 302.

[98] 米庆，于海燕 . 中药加拔罐治疗难治性结肠炎 [J]. 江苏中医，2001, 22(8): 34.

[99] 白亚平，吕金仓，吴中秋 . 闪罐法治疗便秘 [J]. 中国针灸，2002, 22(8): 541.

[100] 赵玉侠 . 神阙穴拔罐、温灸、贴药治疗滑胎 351 例 [J]. 上海针灸，2001, 20: 5.

[101] 陈剑明，彭丽辉 . 拔罐疗法在亚健康人群中的应用 [J]. 中国民间疗法，2007, 15(10): 13.

[102] 苗广宇，吕志平，徐国庆，等 . 火罐 + 穴位贴敷疗法治疗支气管哮喘非急性发作期的临床研究 [J]. 临床军医杂志，2007, 35(3): 368-371.

[103] 张一栋 . 背部走、留罐治疗小儿反复呼吸道感染 30 例 [J]. 中医外治杂志，2005, 14(6): 40-41.

[104] 钟健荣 . 拔罐治疗仪在毒蛇咬伤早期的应用与研究 [J]. 中国当代医药，2010, 17(4): 19-21.

[105] 汪身强 . 背部拔罐疗法治疗暑湿 160 例 [J]. 中国针灸，2002, 22(5): 298.

[106] 李学雷 . 面部整复术的应用解剖学研究 [D]. 广东：南方医科大学，2007.

[107] 童伯瑛 . 拔罐刺激量的研究 [D]. 河南：河南中医学院，2008.

[108] 李萍 . 针刺配合闪罐治疗急性周围性面瘫 60 例 [J]. 陕西中医学院学报，2010, 33(4): 83-84.

[109] 黄威 . 东方人面中部脂肪垫在衰老过程中的变化及其在年轻化手术中的临床应用 [D]. 辽宁：中国医科大学，2006.

[110] 张莉 . 穴位注射治疗周围性面瘫后遗症 51 例临床观察 [J]. 针灸临床杂志，1999, 15(2): 36-37.

[111] 蔡爱华 . 徐恒泽教授针灸治疗面瘫经验 [J]. 中医药学刊，2003, 21(7): 12-13.

[112] 陈兴奎 . 穴位注射加中药治疗周围性面瘫后遗症临床观察 [J]. 针灸临床杂志，1999, 15(12): 9-10.

[113] 孟锋，宣海龙，吴健 . 穴位埋药线治疗周围性面神经麻痹 92 例 [J]. 广西中医药，2005, 28(2): 41.

[114] 孟宪璞，丁建哲，李静，等 . 穴位埋线治疗周围性面瘫 60 例 [J]. 中国针灸，2010, 30(7): 554.

[115] 鲍远程 . 现代中医神经病学 [M]. 北京：人民卫生出版社，2003.

[116] 刘金，侯晋生，徐继信，等 . 温针足三里治疗难治性面瘫的疗效及对免疫球蛋白的影响 [J]. 中医药导报，2010, 16(9): 74-75.

第四节　火罐疗法

　　火罐疗法是中医常用疗法之一，具有悠久的历史渊源。火罐疗法古称角法，是一种以罐作为工具，借助一定手段（热力、抽气等）排出容器内的空气，利用大气压使之吸附于皮肤造成瘀血现象的一种中医外治方法，可分为单罐、排罐、闪罐、走罐等多种具体操作方式。

一、火罐的历史

　　马王堆出土的《五十二病方》是现存最早的医书，"牡痔居窍旁，大者如枣""以小角角之……系以小绳，剖以刀"，已明确阐述角法在治疗痔中的应用。晋代葛洪著的《肘后方》中有角法治疗痈肿和制作吸角器的叙述。南北朝时期姚氏的《姚氏方》、唐代孙思邈著《千金方》均指明了闪罐疗法的禁忌证。唐代角法在当时来讲从理论到临床已有相当完整的规范。宋代有水角及水银角的记载。王怀隐的《太平圣惠方》、唐慎微的《证类本草》中都有记载水角治疗痈疽的适应证和禁忌证。《苏沈良方》中有火筒法治疗久嗽的记载。明代医家陈实功著的《外科正宗》《瑞竹堂经验方》《济急仙方》都对闪罐疗法的理论和实践有着很大的发展。尤其是《外科正宗》中用闪罐疗法治痈疮，通过观察拔出的脓血的颜色、性状等来判断痈疮的性质和预后，为闪罐疗法诊断疾病奠定了基础。申斗垣的《外科启玄》将中药汤剂煮筒治疗疮疡。清代吴谦的《医宗金鉴》专设了"药筒拔法歌"和"煮竹筒方歌"。陈梦雷的《医部全录》用闪罐法治疗一切风寒、头痛、腹痛。吴师机的《理瀹骈文》用拔罐治疗黄疸、风痛、破伤瘀血，并且指出对不同病证可分别选药罐、火罐、瓶吸等不同罐法。罐疗从最初的兽角开始，逐渐发展到竹筒罐、金属罐、陶罐，近代又被玻璃罐所替代。

二、火罐的机制

1. 中医理论

　　经络理论认为，通过皮部-孙络-络脉-经络系统，可以引导营卫之气，始行输布，鼓动气血，濡养脏腑，温煦皮毛，使虚衰的脏腑得以振奋，疏通经络，平衡阴阳，调整气血。皮部具有局部和整体性的双重作用，对外界的变化具有调节和适应功能，保卫机体，抵抗外邪。所以闪罐主要在皮部，皮部是经络在体表的反映，《素问·皮部论》"欲知皮部，以经脉为纪者，诸经皆然"，论述了十二经脉与十二皮部的关系。皮部的划分是以十二经循行分布为依据的，即十二经脉都各有分支之络，其络脉浮行于体表，并且有各自的分布区域。《素问·皮部论》"凡十二经络脉者，皮之部也"可见经脉的分支为络脉，皮部又可说是络脉的分区，皮部之经络的关系对诊断、治疗疾病有重要意义。《素问·皮部论》"皮者脉之部也，邪客于皮则腠理开，开则邪客于络脉，络脉满则注于经脉，经脉满则舍于府藏也。"指出致病之邪由外而内，经皮→络→经→腑→脏传变的层次。《素问·皮部论》说："其色多青则痛，多黑则痹，黄赤则热，多白则寒，五色皆见，则寒热也。"内在的病变可以通过皮部表现出来，所以可以通过诊察皮部变化来判断内在的疾病。

火罐疗法的作用途径是通过罐内负压进行吸拔，对皮部温热刺激，促使皮部轻开腠理的作用。局部腠理开泄，引邪外出。持续或者频繁吸拔可使病邪由里至表拔出体外。闪罐后出现的罐斑、小水珠等就是驱邪外出的表现。火罐的温热刺激对于机体来说，可以加快气血运行，驱逐寒邪。总之闪罐疗法具有通经活络、行气活血、消肿止痛、祛风散寒等作用。

2. 西医理论

罐疗后局部皮肤发红充血，毛细血管扩张，小血管壁的通透性增强，血清或血浆外溢，组织细胞膜通透性增加，导致胞液外溢。由于应激反应，细胞趋于引力区，产生局部组织、皮肤温度有所升高。产生5-羟色胺，刺激感觉神经末梢产生疼痛，导致局部物理性炎症反应，随后动员全身各个系统及"防卫装置"，产生保卫效应。

现代研究认为，其治疗原理有三。

其一，机械刺激作用。罐内负压，罐缘紧紧附着于皮肤表面，对神经、肌肉、血管以及皮下的组织产生牵拉作用，引起一系列神经内分泌反应，调节血管和血管壁的通透性，从而改善血液循环。

其二，负压效应。负压作用使局部迅速充血、溢血，毛细血管甚至破裂，红细胞被破坏，发生溶血现象，而红细胞中血红蛋白的释放对机体是一种良性刺激，可以促进白细胞的吞噬作用，提高皮肤对外界变化的敏感性及耐受力，增强机体的免疫能力。

其三，温热作用。闪罐局部的温热作用，不仅使血管扩张，血流量增加，而且可增强血管壁的通透性和细胞的吞噬能力，闪罐可加速血液循环，促进新陈代谢，及时清除代谢产物，直接改善局部的内环境，减少或消除致痛物质的刺激作用，从而使痉挛缓解，疼痛减轻。

三、火罐临床应用

1. 神经科

采用刺血拔罐法治疗原发性三叉神经痛,采用方法是在背部T1～T2范围内寻找阳性反应点。用三棱针对准反应点点刺,用闪火法拔罐后留罐10min,每日1次,3～5次为1疗程,3个疗程后评定疗效。《素问·针解》中记载:"宛陈则除之者,出恶血也。"刺血与拔罐疗法正好符合这一治疗原则。采用的阳性点大多分布在足太阳膀胱经的循行部位上,在此处进行刺血,放出恶血邪气,旨在通过对神经的机械刺激来调节神经功能。

采用刺络拔罐法治疗面瘫耳后疼痛症法,取患侧翳风穴下1寸处,先用神灯照射10min,再用三棱针点刺,留罐2～5min,隔日1次,3次为1疗程。

采用针罐治疗失眠,针刺取百会、上星、印堂等穴位,每日1次,留针30min。走罐取脊柱两侧,隔日1次,每周3次,本组穴位由醒脑开窍针刺法中第二套主方化裁而出,走罐可以刺激到膀胱经和夹脊穴,对膀胱经上背俞穴的刺激可以调整脏腑功能,而夹脊穴则有可靠的安神镇静作用。

拔罐疗法主治急性期面瘫。取穴地仓、颊车、颧髎、太阳、阳白,依次闪罐5～6次;刺血拔罐取穴完骨、肩井、大椎;用闪火法吸拔双侧肺俞、脾俞、肾俞,留罐10min。

2. 骨伤科

走罐法治疗强直性脊柱炎,走罐部位为:背部竖脊肌;背部腧穴走罐疗法治疗漏肩风,以三棱针点刺出血,留罐15min,隔4日治疗1次,共4次一个疗程。症状明显改善。

3. 皮肤科

采用三棱针点刺与背俞穴刺络放血拔罐治疗急性湿疹及急慢性荨麻疹,对比激素治疗方法,有一定疗效。

4. 消化系统

用中药加神阙穴拔罐治疗难治性结肠炎;闪罐法治疗便秘等。

5. 妇科病

神阙穴拔罐、温灸、贴药治疗滑胎,患者末次流产清宫术后,立即神阙穴拔罐,留罐2～3min,去罐后灸20～30min,去灸后贴药于脐上。

6. 不定陈述综合征（亚健康状态）

拔罐治疗亚健康，取中号及大号玻璃罐，以心俞、肺俞为主，向肩背部扩展，留罐10～20min，以局部皮肤出现瘀血为度，每日1次，患者治疗后症状减轻，随后续治5次而愈。

7. 呼吸系统疾病

火罐+穴位贴敷疗法治疗支气管哮喘非急性发作期和小儿反复呼吸道感染。取穴为：背部督脉及膀胱经。每周1次，12周为1疗程。

8. 其他

拔罐疗法治疗暑湿，以督脉、膀胱经为主拔罐操作。从肩部至腰骶部用排罐法。在肩胛部加拔2～3个火罐，留罐10～15min，或以患者自觉火罐吸力已减弱，即可取下火罐。局部皮肤颜色改变反映受湿轻重，受湿由重到轻颜色依次为紫黑色、紫红色、淡红色，颜色几乎无改变者为无湿。

 # 第五节　语言功能障碍

一、现代医学对中风后失语症的认识

（一）中风后失语症的定义

语言是人类特有的一种认识功能，人类借助语言进行交际、交流思想，从而达到互相了解的目的，也正是由于语言的出现，人类社会才得以形成。语言的形成是一个极其复杂的过程，大量的语言符号等信息被接收、加工、整合，最终形成人类交流时使用的语言，这一复杂过程的进行必须以人类的大脑为物质基础。因此，大脑损伤必然影响语言行为。

失语症是脑损害导致的语言交流能力障碍，包括各种语言符号（口语、文字、手语等）表达或理解能力受损或丧失。患者意识清楚、无精神障碍及严重认知障碍，无视觉、听觉缺损和口、咽喉、舌等发音器官肌肉瘫痪及共济失调，却听不懂别人及自己讲的话，也不能表达，不理解或写不出病前会读、会写的字句等。在我国古代中医文献中有大量关于语言和言语障碍的记载，如"中风失音""中风不语，痰迷心窍，舌不能言""中风喑哑不能言""言语謇涩"等。

（二）中风后失语症的分类

目前根据临床特点及病灶部位将其分为以下6类：Broca失语、Wernicke失语、传导性失语、经皮质性失语、命名性失语、完全性失语。

（1）Broca失语　即运动性失语，临床特点以口语表达障碍最为突出，呈非流利型口语。表现为语量少(每分钟讲话字数少于50个)、讲话费力、发音和语调障碍和找词困难，如分不清"狗比马大与马比狗大"有何差异；复述、命名、阅读及书写均不同程度受损。病变位于优势半球Broca区(额下回后部)，以及相应皮质下白质及脑室周围白质。

（2）Wernicke失语　即感觉性失语，临床特点以口语理解严重障碍最突出，呈流利型口语。表现为患者对别人和自己讲的话均不理解或仅理解个别词或短语；表现为语量多、讲话不费力、发音清晰、语调正常和有适当的语法结构，患者滔滔不绝地说，但有较多的错语(多为语义错语，如将"帽子"说成"袜子")或不易理解的词语，且缺乏实质词而表现空话连篇，难以理解，答非所问；同时可有与理解障碍大体一致的复述和听写障碍，以及不同程度的命名障碍、阅读障碍。病变位于优势半球 Wernicke区(颞上回后部)。

（3）传导性失语　以复述不成比例受损为其最大特点，表现为口语清晰，能自发讲出语义完整、语法结构正常的句子，听、理解正常，但却不能复述自发讲话时轻易说出的词或句，或以错语复述(多为语音错语，如将"铅笔"说成"先北")，自发谈话常因找词困难有较多的语音错语出现犹豫、中断，命名和朗读中出现明显的语音错语，伴不同程度的书写障碍。病变位于优势半球缘上回皮质或深部白质内的弓状纤维。

（4）经皮质性失语　因病变位于优势半球不同部位，临床可分为经皮质运动性失语(TCMA)、经皮质感觉性失语(TCSA)、经皮质混合性失语(MAT)，其共同特点是复述较其他语言功能不成比例地好，病变为分水岭区大病灶。

（5）命名性失语　以命名不能为主要特点，口语表达表现为找词困难，缺乏实质词，常描述物品功能代替说不出的词，赘语和空话较多。言语理解及复述正常或近于正常是与Wernicke失语的不同点。病变位于优势半球颞中回后部或颞枕交界区。

（6）完全性失语　又称混合性失语，特点为所有语音功能均有严重障碍，口语表达障碍可表现哑和刻板性语言(只能发出无意义的吗、吧、哒等声音)，预后差。患者可逐渐学会结合语境，并通过非口语方式(如表情、手势、姿势、语调变化等)进行交流。病变多见于优势侧大脑半球分布区大面积病灶。

（三）中风后失语症的发病机制及恢复机制

中风失语是脑血管病变导致语言相关控制区受损所致。脑出血或脑梗死引起的脑缺血缺氧状态均可使大脑毛细血管壁通透性增加，导致脑水肿的发生。可见，两者有共同的缺血缺氧性脑损害的发病机制。一般认为，中风患者其功能的恢复主要是通过改善脑部血液供应，以其病灶周围脑组织的可塑性，即神经细胞突触重建为形态学基础实现的。许多研究表明，一氧化氮(NO)、血管内皮素(ET)、降钙素基因相关肽(CGRP)等物质参与了脑血流量调节，对脑部血液循环起着重要的作用。针刺可改善微血管内皮细胞的 ATP酶代谢，保护血管内皮细胞钠、钾跨膜转运功能，从而有效地减轻因缺血缺氧而导致的血管内皮细胞损伤，改善微血管的功能。有研究表明，血管内皮素(TE)、降钙素基因相关肽(CGRP)等物质参与了脑血流量调节，对脑部血液循环起着重要的作用。另据有关报道，以血浆血管内皮素(TE)及降钙素基因相关肽(CGRP)为指标，采用刺络放血疗法治疗中风失语，观察治疗前后血浆血管内皮素(ET)及降钙素基因相关肽(CGRP)含量的变化，其中ET含量下降，CGRP含量升高，进而推测刺络放血疗法能够改变机体内血浆血管内皮素（TE）及降钙素基因相关肽（CGRP）的含量，从而达到改善脑缺血缺氧的损害程度而减轻失语症状的目的。

（四）中风后失语症的治疗

（1）综合康复治疗（又名语言治疗学）　主要包括以语言功能重建为目的的传统康复训练、以Schuell刺激法作为代表的通过重组神经功能或形成自身功能代偿的方式对患者进行阶段治疗的刺激法（以视觉、听觉、触觉等为刺激源）、以交流效果促进法(promoting aphasics communication effectiveness, PACE) 以及功能性交际治疗（functional communication therapy, FCT）为主的言语交流能力训练、辅助改善日常言语沟通能力的音乐疗法(包括旋律语调治疗法，melodic intonation therapy，MIT)、以简单学习为机制的阻断去除疗法、家庭训练及心理支持治疗和借助电刺激、重复经颅磁刺激、高压氧(纯氧) 等技术的物理疗法，还有如强制性诱导疗法、小组治疗方法和程序操作法等的一些非传统语言言语治疗方法。

（2）基础药物治疗　包括多巴胺受体激动剂、胆碱能受体激动剂、兴奋性氨基酸释放类药、神经营养类药和改善认知类药等，其机制可能为补充或代替所损伤组织的神经递质活动，但其对失语症的临床疗效仍具有较大的争议性，目前尚缺乏严谨、客观的大样本研究实验以明确。

（3）计算机辅助治疗　代表性较强的训练系统包括无障碍电脑语言系统UI和语言障碍诊疗仪ZM2.1。言语语言行为训练是通过对感官进行有重复性、针对性、系统性的适度刺激，激化语言认知功能恢复或触发病灶以外言语机能较低的脑功能区域的代偿作用，以促进语言认知功能和日常沟通能力的非自然恢复的最直接措施，也是目前临床康复治疗脑卒中后失语症的核心治疗手段。

二、传统医学对中风后失语症的认识

（一）中风后失语症的古籍记载

中国古代医家对于失语症的认识早在《内经》中就有所记载，如《素问·脉解》曰："内夺而厥，则为瘖痱"。刘河间释云："内夺而厥，谓肾脉虚弱，其气厥不至舌下，则舌喑不能言，足废不能用，经名喑痱。"《诸病源候论》记载更详："风癔喉者，风邪之气先中于阴，病发于五脏者，其状奄忽不知人，喉里噫噫然有声，舌强不能言。"《医学纲目》："风喑者，以风冷之气客于中，滞而不能发，故使口噤不能言，与前所谓涎塞心肺同候，此以口噤为瘖耳。"

（二）中风后失语症的病因病机

古代医家意识到中风失语症与其他脑部疾病和咽喉局部原因所致失语症的不同，明代楼英在《医学纲目》中就明确指出"邪入于阴，搏则为喑……一曰舌喑，乃中风舌不转运之类是也，一曰喉喑，乃劳嗽失音之类是也。"唐宋以前医家多认为外风入中是引起失语的主要原因，如《中藏经》有云"心脾俱中风，则舌强不能言"；《外台秘要》云"肝风其口不能言，脾风声不出"。随着临床实践经验的丰富和对于中风研究认识的深入，至明清之际多数医家都开始强调内伤脏腑为本病发生关键，其病机大体可归纳为风、火、瘀、痰四邪伤及心、肝、脾、肾四脏。心主神明，心气通于舌。心神失养，故出现舌强、言语謇涩不利，脑为元神之府，风中脑络，致使脑脉瘀阻，气血不通，或肾虚精亏，髓海空虚，风、火、瘀、痰和之，流窜经络，上阻清窍，以致神昏失语。然诸家认识仍有所侧重，如明朝王肯堂认为失语症以肾中阴阳亏虚所致为多，《证治准绳》曰："《素问》云太阴所谓入中为喑者，阳盛已衰，故为喑也。内夺而厥，则为喑痱，此肾虚也……因肾虚而肾络与胞络内绝，不通于上则喑，肾脉不上循喉咙挟舌本，则不能言，二络不通于下则痱厥矣。"林佩琴认为病在心脾肝肾，其于《类证治裁》中指出"舌为心、脾、肝、肾四经所系，邪中其经，则痰涎闭其脉道，舌机不掉。"更有王清任主以气虚，他说："舌中原有两管，内通脑气，即气管也。以容气之往来，使舌动转能言，今半身无气，已不能动，舌亦半边无气，亦不能全动，故说话不真。"

（三）中风后失语症的辨证分型及治法治则

"辨证论治"和"整体观"是中医理论的核心思想，区别于西方医学的"对症下药"，中医常需"谨守病机"以"对证用方"。脑卒中所致失语症属于祖国医学中风后失语的范畴，对于失语的病症定位，多认为是中风的兼症，故其辨证分型与中风大致相同，可分为肝阳暴亢型、风痰阻络型、痰热腑实型、气虚血瘀型和阴虚风动型。

每种分型各有其所需遵循的治法治则，肝阳暴亢者宜平肝潜阳、息风通络，风痰阻络者宜祛风化痰、行瘀通络，痰热腑实者宜通腑泄热、豁痰开窍，气虚血瘀者宜益气养血、化瘀通络，阴虚风动者宜滋养肝肾、息风通络。继而在各证型的治法基础上，有针对性地对病邪阻滞舌窍脉络及正虚气机逆乱进行对证遣方加减，使舌窍神清，舌自灵动。

（四）中风后失语症的治疗

1. 针刺治疗

（1）针刺治疗中风后失语症的机制　针刺治疗中风失语的临床效果十分肯定，但对其机制的研究目前仍非常复杂。

张临洪认为针刺对失语患者神经中枢的直接作用机制为：通过"皮质—丘脑—皮质"的调节，使特异性传导系统和非特异性传导系统达到相互平衡，重建语言活动的神经环路；迅速建立脑血管侧支循环，促进了损害部位的血流量增加，脑循环不全得到了改善；激活了语言中枢功能低下的神经细胞，增加了神经纤维的数量，促进和加强脑功能。有研究认为，针刺改善脑血流效应的机制，可能是针刺激了穴位各层组织外周神经感觉末梢，通过外周躯体或自主神经传入系统使针感反射性地作用于神经系统各级水平，调动和激发了机体一系列自我表现调节机制，最终调整了脑血管壁的自主神经功能，缓解了脑血管痉挛，从而改善脑供血状。

周继曾等发现，针刺聚泉（语门）穴及加用醒脑开窍针刺法均能使血小板聚集率、血小板和红细胞电泳时间下降，显著降低血液高、黏、聚、凝状态，从而使血流加快，增加脑组织供血量。

在直接针刺舌穴的机制上，张占军认为直接针刺舌体，可改变大脑皮质语言功能原来的抑制状态，局部刺激能够沟通回路，形成条件反射，对引起语言中枢变性的细胞进行调节，对周围未受损伤的大脑皮质功能进行弥补和代偿，从而改善语言功能。何扬子认为间接针刺舌体(如针刺廉泉穴)，刺激可通过舌咽、迷走、舌下神经反射传入延髓相应神经核，调节这些神经的功能，并进一步投射到更高的中枢以至皮质，从而促进构音、吞咽和舌肌运动功能得到恢复。

(2) 针刺治疗中风后失语症的具体方法

① 以舌针治疗为主

a.叶晓翔采用舌体针刺法，每次治疗在舌体刺3针，第1针沿舌体横刺，第2针在瘫侧舌尖部呈15°角向舌根部进针，第3针从舌尖直刺达舌根部，3针均为泻法，不留针。对照组取风池、廉泉、金津、玉液、天突等，结果治疗组15例中显效13例占87%，好转2例占13%。对照组14例中显效9例占64%，好转3例占22%，无效2例占14%。治疗组疗效明显优于对照组。

b.邵风杨等通过向舌根方向透刺舌下七穴(神根穴、左右佐泉穴、左右液旁穴、左右支脉穴)配合语言训练治疗中风失语30例，痊愈13例，显效10例，进步5例，无效2例，总有效率为93.33%。王萍等运用舌针(金津、玉液、海泉、聚泉)和体针(通里、廉泉、大钟)对照治疗中风失语症30例，总有效率分别是96.70%和80.00%，发现舌针明显优于体针的疗效。

c.谭少牧采用苍龟探穴法针刺治疗中风失语96例，主穴选廉泉，配增音(双侧)，针刺时令患者头后仰，将颈前部暴露，找准廉泉穴，进针1寸，再退至皮下，依次向上下左右分别3进1退进行，最后留针呈直针状态，再针刺增音穴(廉泉旁开0.5寸)，留针20min，间歇行针，1次/天，出针后鼓励患者大声说话。平均治疗25天，痊愈38例，显效46例，总有效率为94.7%。

② 以头针治疗为主

a.江钢辉等利用颅脑CT所示的病灶在头皮相应的投射区围针治疗中风失语症30例，并与传统头针治疗(即针刺言语一区、二区、三区)27例比较。结果：前者总有效率为86.67%，后者总有效率为62.96%，提示CT定位围针治疗中风失语症的疗效优于传统针刺治疗方法。

b.郭秀丽采用百会穴配合言语一区、二区、三区埋线治疗116例中风后失语症的病人，显效88例，有效19例，无效9例，总有效率为92.24%。

c.董勤等介绍杨兆民教授运用灵枢经齐刺方法采用顶颞前斜线下2/5为一针，再取其左右旁开0.5寸各加刺一针(常规操作由上至下，针尖均朝向悬厘穴)，在颞前线颞后线之间再加刺一针，三针齐下由上至下沿皮刺入1.2寸。两穴交替使用，配合舌针舌上廉泉，舌下金津、玉液齐刺向舌根方向治疗中风失语，针刺3个月显效。

d.李祖剑运用体针结合头针。主穴有风池、通里、金津、玉液、廉泉、言语二区、言语三区。配穴：神昏针水沟、内关；痰浊壅盛针丰隆；肝阳上亢针百会、太冲；气虚针中脘、足三里。操作方法：金津、玉液刺络放血，针刺风池穴和廉泉穴时，针感向舌根部放射。头针时针与头皮呈30°夹角快速进针，并以200次/分左右捻转速度持续捻转2～3min。针刺1次/天，30次为1个疗程。经治中风失语症45例，痊愈10例，显效25例，好转8例，无效2例，有效率为95.56%。

e.赖新生等以针刺廉泉结合舌尖梅花针点刺为治疗组，与针刺头皮运动区、语言区对照治疗脑卒中失语症51例，结果治疗组总有效率为97.00%，对照组总有效率为76.00%，治疗组的临床疗效明显优于头皮针组。

2. 康复训练对早期脑梗死后运动性失语患者的治疗效果观察

训练初期首先进行口形及声音训练，引导患者通过口形及声音控制唇舌进行发音练习。指导患者对着镜子观察自己发音时的口形，然后逐渐规范口形，从而达到正确发音的目的。练习按照由简到繁、由难到易、由短到长的原则进行，在视觉、触觉的辅助下进行发音练习，并随时进行纠正，每天训练2次，每次持续5～10min。

（1）运动性失语患者由于发音障碍，部分发音相关肌肉可存在不同程度的萎缩，因此需要对其进行训练。训练内容包括嗑瓜子、鼓腮、嚼口香糖等，主要训练舌以及口腔肌肉的协调运动，促进患者发音功能的恢复。

（2）训练中期引导患者练习词组的发音，可采用训练磁带跟读的方式进行，根据患者的恢复情况决定训练的难度及次数，每次练习10min。

（3）治疗末期采用实用交流的方式进行训练，准备一系列含有图片的纸片交给患者，由患者进行描述，治疗者根据描述猜测图片内容，从而实现言语功能在应用中恢复的目的。该训练2次/天，15min/次。上述治疗持续14天。

3. 金津、玉液刺络放血治疗中风后失语的机制探讨

刺络放血疗法是用三棱针、梅花针、毫针或其他工具刺破人体某些腧穴、病灶处、病理反应点或浅表小静脉，放出少量血液而治疗疾病的方法，是针灸的传统方法之一。刺血疗法具有操作简单方便、副作用少、疗效快、节省时间、成本低廉等特点。

《内经》中指出，刺血络法治病机制为调整阴阳、疏通经络、调和气血。《灵枢·口问》曰："夫百病之始生也，皆生于风雨寒暑，阴阳喜怒，饮食居处，大惊卒恐。则血气分离，阴阳破散，经络厥绝，脉道不通"。又曰："病在脉，调之血；病在血，调之络"，"络病者，调之其孙络血"。调理原则是"血实宜决之，菀陈则除之"，血去则经隧通矣，"无令恶血得入于经，以成其疾"。表明刺血络法的作用机制在于除恶血、通

经脉、调血气，改变经络中气血运行不畅的病理变化，从而达到调整脏腑气血功能的作用。金津、玉液穴属祖国传统医学中的经外奇穴，位于舌面下，舌系带两旁的静脉上，通过经络与诸脏腑互相联系，是脏腑气血交聚相连的枢纽。《针灸大成》指出："舌强难言：金津、玉液、廉泉、风府"；另有"在舌下两旁紫脉上是穴，卷舌取之，治重舌肿痛、喉闭，用白汤煮三棱针出血"。《世医得效方》曰："治舌强，肿起如猪胞，以针刺舌下两边大脉，血出即消"。《针灸学》教材指出金津、玉液穴区浅层有舌神经(发自下颌神经)和舌深静脉经过，深层有舌神经、舌下神经和舌动脉分布，点刺出血可治舌强、舌肿。

参考文献

[1] 王新志 . 中风失语中医研究述评 [J]. 北京中医药大学学报，1996, 19(1): 6.

[2] 王维治 . 神经病学 [M]. 5 版 . 北京：人民卫生出版社，2004.

[3] 柳浩然，张金梅，李艳芳 . 强化朗诵训练在 Broca 失语康复中的应用 [J]. 中国实用神经疾病杂志，2013, 16(16): 18-20.

[4] 赵亚军，陈长香 . Schuell 刺激法对脑卒中后皮层下失语患者语言训练效果 [J]. 河北医药，2012, 16: 2493-2494.

[5] 王静 . 情感支持对脑卒中失语患者语言康复的影响研究 [J]. 现代中西医结合杂志，2012, 21(29): 3287-3288.

[6] 张敏，杨万章，叶碧玉，等 . 低频脉冲电刺激治疗卒中后失语症患者41例临床分析 [J]. 医学临床研究，2008.

[7] 房广才 . 临床高压氧医学 [M]. 北京：华文出版社，1995.

[8] 田野，林伟，叶祥明，等 . 汉语失语症诊治进展 [J]. 中国康复理论与实践，2011, 17(02): 151-154.

[9] 张临洪 . 头针治疗急性脑血管病失语症疗效的对比研究 [J]. 中国针灸，1993, 13(3): 6.

[10] 杜广中 . 头体针对缺血性中风脑血管功能的对比观察 [J]. 中国针灸，1999, 19(5): 265-266.

[11] 李忠仁 . 实验针灸学 [M]. 北京：中国中医药出版社，2003.

[12] 吴节 . 头电针治疗中风病的临床观察 [J]. 成都中医药大学学报，1998, 21(2): 13-16.

[13] 周继曾 . 醒脑开窍针刺法治疗中风后遗症的临床研究 [J]. 中国针灸，1995, 15(3): 6.

[14] 赖新生，刘嘉扬，姜桂美 . 针刺廉泉穴为主结合舌尖梅花针治疗脑卒中性失语症 [J]. 中国临床康复，2004, 8(19): 3818-3820.

[15] 张占军 . 针刺语门穴对中风患者血液流变学的影响 [J]. 中国针灸，1993, 13(2): 21.

[16] 何扬子 . 廉泉穴在神经系统疾病的应用 [J]. 针灸临床杂志，1993, 9(6): 41.

[17] 叶晓翔 . 舌针治疗中风失语 15 例 [J]. 上海中医杂志，1997, 16(6): 29.

[18] 郑晓斌 . 舌底刺络放血治疗运动性失语 32 例 [J]. 上海针灸杂志，2005, 24(4): 20.

[19] 邵风杨，陈丽萍 . 舌针、语言训练治疗中风失语疗效的观察 [J]. 针灸临床杂志，

1997, 13(1): 19-20.

[20] 王萍，黄晔 . 舌针治疗中风失语症 30 例 [J]. 江苏中医，1999, 20(2): 40.

[21] 李兰敏，李云琴，张立夫 . 电针治疗中风引起失语症 155 例 [J]. 针灸临床杂志，
1998, 14(2): 25-26.

[22] 谭少牧 . 苍龟探穴针刺廉泉穴治疗中风失语 96 例 [J]. 河北中医，1993, 13(1): 25.

[23] 董月萍 . 点刺治疗中风失语 130 例 [J]. 北京中医，1994, 13(4): 58.

[24] 林耀庚，门永胜 . 针刺金津玉液治疗中风失语症 36 例 [J]. 江苏中医，2001, 22(3): 25.

[25] 江钢辉，李艳慧 . CT 定位围针法治疗中风失语症临床观察 [J]. 中国针灸 ,2001,
21(1): 15-16.

[26] 郭秀丽 . 百会穴埋线为主治疗中风后失语症 116 例临床观察 [J]. 中国医药学报，
2001, 16(3): 78.

[27] 董勤，刘农虞 .《灵枢官针》刺法治疗中风后遗症从师临证一得 [J]. 南京中医药
大学学报，1999, 15(5): 306-307.

[28] 王素霞，杨传彪 . 头针为主治疗中风后失语症 50 例疗效观察 [J]. 新中医，2001,
33(9): 47.

[29] 孙铭 . 头皮针语言区治疗中风失语 100 例临床疗效观察 [J]. 针灸临床杂志，2004,
20(8): 29.

[30] 刘立安，牟珊，贺鑫，等 . 电针头针配合语言训练治疗中风失语症的临床观察 [J].
中国针灸，2000, 20(3): 145-148.

[31] 韩宝杰 . 头皮针加电针治疗中风失语症临床疗效观察 [J]. 天津中医，2000, 17(5): 31.

[32] 李祖剑 . 体针结合头针治疗中风失语 45 例 [J]. 四川中医，2001, 19(7): 75.

[33] 赖新生，刘嘉扬，姜桂美 . 针刺廉泉穴结合舌尖梅花针治疗脑卒中失语症的效果
及对血液流变学的影响 [J]. 中国临床康复，2004, 8(19): 3818-3820.

[34] 李志刚 . 针刺通里穴为主治疗中风失语 21 例疗效观察 [J]. 针灸临床杂志，1998,
14(3): 40.

[35] 赵百孝，孟宪坤，余明哲 . 针刺治疗中风失语症 35 例临床疗效观察 [J]. 中国针灸，
1998, 18(10): 581-583.

[36] 夏晨，王钰，吴旭 . 针刺督脉及舌体治疗中风失语症临床观察 [J]. 中国针灸，
2001(9): 519-521.

[37] 魏凤英 . 太渊、太溪为主穴治疗中风失语 36 例 [J]. 中国针灸，1999, 19(5): 287.

[38] 中华神经学会，中华神经外科学会 . 各类脑血管疾病诊断要点 [J]. 中华神经科杂志，
1996, 9(6): 379.

[39] 林润，陈锦秀，蔡丽娇，等 . 脑卒中失语症患者生活质量研究进展 [J]. 护士进修杂志，
2013, 28(5): 403-406.

[40] 林润，陈锦秀，冯木兰，等 . 脑卒中失语症患者生活质量量表汉化及信效度测评 [J].
中华护理杂志，2013, 48(4): 349-351.

[41] 蔡丽娇，陈锦秀，林润 . 徵调干预配合语言训练对脑卒中失语症患者抑郁及语言

康复效果的影响 [J]. 中国实用护理杂志，2013, 29(23): 12-15.

[42] 韩德雄，张莺. 靳三针疗法结合言语训练对中风后失语症的临床研究 [J]. 浙江中医药大学学报，2013, 12(6): 771-773, 776.

[43] 李辉萍，徐伟，宋涛，等. 盐酸美金刚治疗脑卒中后失语症的临床疗效观察 [J]. 中国康复医学杂志，2014, 29(10): 973-975.

[44] 杨清露，丘卫红. 经颅磁刺激治疗脑卒中后失语症的研究进展 [J]. 中华物理医学与康复杂志，2013, 35(3): 229-231.

[45] 阿依夏木·阿布都力木，席艳玲，吐尔逊·沙比尔，等. 双语失语症康复治疗的现况 [J]. 中国康复，2014, 11(5): 343-346.

[46] 武惠香，丘卫红，康庄，等. 脑卒中后运动性失语发生机制的功能磁共振成像研究 [J]. 中华物理医学与康复杂志，2014, 36(6): 407-412.

[47] 中华神经科学会. 脑卒中患者临床神经功能缺损程度评分标准. 中华神经科学杂志，1996, 2(6): 381-382.

[48] 高素荣. 失语症 [M]. 北京：北京医科大学中国协和医科大学联合出版社，1993.

[49] 国家中医管理局脑病急症协作组. 中风病诊断与疗效评定标准（试行）[J]. 北京中医药大学学报，1996, (6): 379.

[50] 张弛，周章玲. 刺络放血疗法探源—析《内经》刺血络法 [J]. 中国中医基础医学杂志，2003, 9(4): 5-6.

[51] 高素荣. 失语症 [M]. 2 版. 北京：北京大学医学出版社，2006.

[52] Alexander M P, Naeser M A，Palumbo C L.Broca's area aphasias: Apha-sia after lesions including the frontal operculum[J]. Neurology, 1990, 40: 353-361.

[53] 王新得，蔡晓杰. 汉语失语症检查法（草案）用于健康人测验的结果分析 [J]. 中华神经科杂志，1996, 29(4): 241.

[54] 高维滨，高金立. 针灸六绝 [M]. 北京：中国医药科技出版社，2000.

[55] 刘晓娟. 补缓泻急针刺法治疗中风痉挛性瘫痪疗效观察 [J]. 辽宁中医杂志，2009, 36(4): 619.

[56] 张春红，冯春燕，卞金铃，等. 醒脑开窍针法加早期康复对中风患者运动及日常生活能力的影响 [J]. 辽宁中医杂志，2009, 36(6): 1003.

[57] 白海侠，周海哲. 涤痰祛瘀法治疗缺血性中风的机理探讨 [J]. 辽宁中医杂志，2009, 36(10): 1709.

[58] 程晓丽. 益气活血通络法治疗缺血性中风恢复期的临床观察 [J]. 辽宁中医杂志，2009, 36(6): 936.

[59] 李彩勤. 益气活血息风化痰法治疗中风先兆证 90 例 [J]. 河北中医，2009, 31 (1): 42.

[60] 韩舰华，付鲲. 头皮针治疗缺血性中风急性期疗效评价自由基改变的临床研究 [J]. 辽宁中医杂志，2009, 36(11): 1976.

[61] 张丽萍，王新燕，董宝杰. 郁金二陈汤治疗缺血性中风 48 例临床观察 [J]. 河北中医，2009, 31(5): 676.

[62] 鞠庆波.眼针治疗缺血性中风的研究进展 [J].辽宁中医杂志，2010, 37(9): 1842.

[63] 郭玉璞，王文志，李允德.中国脑血管病治疗专家论集 [C].沈阳：沈阳出版社，1995.

第六节　脑病相关眼部症状的治疗

一、现代医学对眼肌麻痹的认识及研究进展

眼肌麻痹是由各种原因引起的眼球运动神经及其支配的眼外肌受到损伤，表现为眼睑下垂、复视、眼球活动障碍及瞳孔改变等。属中医"风牵偏视"范畴，其起病急骤，以眼珠突然偏斜、转动受限、视一为二等为临床特征。西医治疗有降血压、降血糖、降脂、溶栓、激素冲击、神经营养等，若保守治疗 6 个月以上确实无效且病情已稳定，可考虑手术治疗。

（一）动眼神经、滑车神经和外展神经解剖结构

滑车神经支配上斜肌，动眼神经支配眼内肌和眼外肌，包括眼内肌的瞳孔括约肌和睫状肌（瞳孔括约肌调节瞳孔缩小，睫状肌使晶体变厚，对形成清晰的视觉有作用），眼外肌的上睑提肌、上直肌、内直肌、下直肌、下斜肌，外展神经支配外直肌。双侧眼球的同向注视主要靠内侧纵束的作用完成，大脑皮质侧视中枢向对侧脑桥侧视中枢发出指令，与脑桥侧视中枢连接的内侧纵束同时激动对侧动眼神经内直肌核和同侧外展神经核，完成双眼的同向注视。

（二）眼肌麻痹的发病机制

多数医学家认为本病常见于椎-基底动脉系统大血管或微小血管动脉粥样硬化，微栓子的栓塞，引起神经系统功能障碍的病理生理改变。

二、神经系统疾病造成眼肌麻痹的分类及临床表现

（一）核上性眼肌麻痹

核上性眼肌麻痹又称中枢性眼肌麻痹，是由于大脑皮质侧视中枢、对侧脑桥侧视中枢及两者中间传导通路发生病变，眼球出现偏侧凝视，脑桥侧视中枢以上发生病变时，缺损性疾病如脑梗死出现凝视病灶侧；刺激性疾病出现凝视病灶对侧。脑桥侧视中枢发生病变时如垂直凝视麻痹则为中脑病变。此类眼肌麻痹的特点是：双眼同时受累；无复

视；反射运动仍保存。

（二）核间性眼肌麻痹

内侧纵束受累时出现核间性眼肌麻痹。内侧纵束是脑桥侧视中枢与动眼神经内直肌核和同侧外展神经核联系的桥梁。其位于脑干中线两侧，上起间质核下至颈段脊髓。

1. 前核间性眼肌麻痹

前核间性眼肌麻痹是指脑桥侧视中枢至对侧动眼神经内直肌核的上行传导通路发生病变，临床表现为病灶侧眼球不能内收，余眼球向双侧水平方向转动时均正常。

2. 后核间性眼肌麻痹

后核间性眼肌麻痹是指脑桥侧视中枢至同侧外展神经核的下行传导通路发生病变，临床表现为病灶侧眼球不能外展，余眼球向双侧水平方向转动时均正常。

3. 一个半综合征

一个半综合征的病变范围较前核间性眼肌麻痹和后核间性眼肌麻痹都大，同时累及同侧脑桥侧视中枢、外展神经核，双侧动眼神经内直肌核及联系纤维，表现为只有病灶对侧眼睛能外展，余眼球向双侧水平方向转动时均不能正常活动。

（三）核性眼肌麻痹

指脑干病变致动眼神经核、滑车神经核、外展神经核损害所引起的眼球运动障碍。

1. 动眼神经核性麻痹

动眼神经核受累时常先影响各别亚核，引起分离性眼肌麻痹，常累及双侧。临床表现为眼睑下垂，瞳孔散大，对光反射消失，眼球向外下斜视，向上、上内、下内方向运动障碍。

2. 滑车神经核性麻痹

滑车神经核性麻痹表现为眼球不能向下外方向运动，伴有复视。

3. 外展神经核性麻痹

外展神经核性麻痹多合并面神经麻痹表现为病灶侧眼球不能外展，并有复视。

（四）周围（核下）性眼肌麻痹

1. 动眼神经麻痹

临床表现基本同动眼神经核性麻痹，所不同的是通常病变都为单侧，受损较完全，眼轮匝肌功能通常不受累。

2. 滑车神经麻痹

临床表现同滑车神经核性麻痹，患者主动代偿复视，低头含胸，下颌偏向患侧，头转向健侧，称为皮尔苏斯基征。

3. 外展神经麻痹

临床表现同外展神经麻痹，表现为眼球外展运动受限或不能，可伴有复视。

三、西医治疗

1. 对症治疗

① 治疗原发病，积极控制患者血压、血糖水平。

② 使用扩容改善循环药物：右旋糖酐40，羟乙基淀粉注射液，丹参注射液，疏血通注射液，前列地尔注射液等。

③ 运用神经营养药物：维生素B_1，维生素B_{12}，神经生长因子，弥可保，ATP，辅酶A等。

④ 栓塞者早期给予溶栓治疗。

⑤ 感染者给予抗生素或抗病毒药物治疗。

2. 高压氧配合药物治疗眼肌麻痹

高压氧治疗的时机是影响疗效的重要因素，越早治疗，疗效越好。高压氧可以提高氧分压、血氧和组织氧含量，提高氧的弥散率和有效弥散距离；研究表明，在200kPa氧压下，脑血管血流量增加20%，可以改善侧支循环，有效挽救"缺血半暗带"，受损神经及周围组织水肿也能得到有效的减轻甚至消除，改善脑代谢、恢复脑功能；高压氧治疗可以有效预防脑梗死并发症，如心肌缺血、心律失常等脑心综合征，肺内感染，改善肝、肾功能，保持水电解质平衡等。高压氧可以提高纤维蛋白溶解酶的活性，有利于微血栓的溶解消除。

3. 手术治疗

手术治疗适应于在明确病因后，保守治疗半年以上无效，病情稳定者。现在临床上开展的斜视矫正术可以简单地概括为眼肌后退术、眼肌缩短术、眼肌折叠术、眼肌移植术、眼直肌联结术。斜视的临床表现不同，种类也非常多，同时也非常复杂，这就要求临床医生具备很精湛的技术和娴熟的诊断能力，如果正确诊断各种类型的斜视，才能合理的为患者设计手术方案。

四、祖国医学对眼肌麻痹的认识及研究进展

（一）祖国医学对本病的认识

关于眼肌麻痹的认识，综合各家观点，多因五脏之清气不荣，六腑之浊气阻络，不正邪气侵袭，脑病瘀血凝滞，而致经络阻痹，经筋失养，肌肉弛纵不收，目球失于维系所致斜视。在中医范畴中根据不同症状，有不同的命名，如以眼位偏斜为主的称"目偏视"或"坠睛""坠睛眼"，合并上睑下垂，称为"睑废"症。

（二）病因病机的认识

历代中医先贤对本病多有著述，《黄帝内经》首次提出本病病位在脑，病性为五脏之精散，外邪为发病诱因，对病因病机做出高度概括，秦汉至唐宋的医家多认为"五脏六腑之精不足，寒热邪风侵袭"发为本病，而明清医家认为多由脏腑功能衰竭所致。

《灵枢》曰："五脏六腑之精气，皆上注于目，而为之精……上属于脑，后出于项中……因逢其身之虚，邪其精……精散则视歧，视歧见两物"。《诸病源候论·目病诸候》中曰："人脏腑虚而风邪入于目，而瞳子被风所射，睛不正则偏视。"《太平圣惠方·治坠睛诸方》认为是"风寒入贯瞳仁，攻于眼带，则瞳仁牵拽向下。"《证治准绳·杂病·七窍门》谓："目珠不正……乃风热攻脑，筋络被其牵缩紧急，吊偏珠子，是以不能运转。"《审视瑶函》曰："此症谓目视一物而为二也，乃光华耗衰，偏隔败坏矣。病在胆肾……若目赤痛，而视一为二者，乃火壅于络。阴精不得升运……而渺其视也。"《医学心悟》认为："至于目反上视，横目斜视，瞪目直视，及眼胞忽然陷下者，为五脏已绝之症也。"

（三）辨证分型

本病在疾病病因、病性及发展的过程中所处的阶段不同，所出现的症状和体征也不相同，参照《中医证型诊断标准》将眼肌麻痹分为以下几型。

（1）风袭筋络型　突然起病，视歧，或伴有上睑下垂，或头痛畏寒发热，咽痛目赤，视物旋转，恶心欲呕，舌质淡红，苔薄黄，脉浮缓或浮弦。

（2）肝风内动型　突然起病，视歧，视物旋转，耳鸣，面赤，心烦，肢麻震颤，舌质红，苔薄黄，脉浮弦或浮数。

（3）痰湿阻络型　突然起病，视歧，头痛头晕，呕吐清痰，或见上睑下垂，口目㖞斜，舌质暗淡，苔白滑腻，脉弦滑或濡缓。

（4）外伤瘀滞型　有外伤病史，伤后视岐，头痛欲裂，眼胀如突，恶心、呕吐如泉涌，舌紫暗，苔薄，脉涩。

（5）脾虚中气不足型　缓慢起病，视岐，上睑下垂，时轻时重，朝轻暮重，逸轻劳重，体弱乏力，久病气虚，或伴胸闷、食少、呛咳、懒言、手足无力，面色萎黄或㿠白，舌质淡，苔白，脉沉细。

（6）肝肾不足、阴虚血亏型　视岐，头目昏沉，遇劳则剧，五心潮热，盗汗，口燥咽干，腰膝酸软，舌红少苔或无苔，脉弦细无力。

（7）脾肾阳虚、经络不畅型　病史缠绵，视岐，气短无力，面白口㖞，畏寒怕冷，肢沉腰重，舌暗苔白，脉沉细。

（四）治疗现状

1. 眼针治疗

（1）祖国医学对眼与脑的关系的认识　祖国医学认为，五脏六腑之精气皆上注于眼和脑，目受精气而能视，脑受精气而有神，眼和脑通过经络与脏腑产生联系，脏腑的病变即可引起脑的功能障碍又可引起眼球形色、血络变化，通过"观眼察病"司外揣内，见微知著而获知脏腑病变和脑部病变情况，刺激眼周"八区十三穴"以调节脏腑功能，进而治疗脑部疾病。故眼上络于脑，下通脏腑，内调功能，外显病性，脏腑、脑、眼有着密切的联系，眼周经络的分布是：眼上有手足少阳、阳明经及阳维脉；眼下有胃经、任脉、阳跷脉，足厥阴经及手少阴经通过联及目系而连于脑。《灵枢·邪气脏腑病形篇》记载："十二经脉，三百六十五络，皆上于面而走空窍。"《灵枢·大惑论》记载："五脏六腑之精气，皆上注于目，而为之精"，《证治准绳》记载："目形类丸……内有大络六，谓心、肺、脾、肝、肾、命门各主其一；中络八，谓胆、胃、大小肠、三焦、膀胱各主其一。外有旁支细络莫知其数，皆悬贯于脑，下连脏腑，通畅血气往来以滋于目。故凡病发，则有形色丝络显现，而可验内之何脏腑受病也。"

（2）眼针治疗眼肌麻痹的机制　眼针疗法是由辽宁中医学院针灸大师彭静山于1974年首创的一种微针疗法。继承传统脏腑经络理论及五轮八廓学说，创造性地将华佗观眼识病方法和眼区穴位治疗融会贯通，应用于临床诊断及治疗，临床实践几十载，经过不断完善及补充，在神经系统疾病、精神系统疾病方面得到广泛应用，尤其在急性缺血性脑血管病和急性脑血管病康复方面疗效卓越，受到海内外广泛好评。治疗急性脑干梗死所致眼肌麻痹患者，眼周穴位取双侧上焦区穴、下焦区穴，活血化瘀、通经活络，取其双侧肾区穴、肝区穴、脾区穴，调整先天、后天之本，平抑肝阳、滋阴补肾，健脾和胃，又可防治脑胃综合征，取双侧心区穴，心主血脉，治病本源，益气活血、化瘀通络，又可防治脑心综合征。现代医学认为，眼针近部取穴，能够直接刺激病变部位，使麻痹的神经产生兴奋，刺激周围神经–中枢神经的传导通路，促进循环，改善营养代谢，加快神经冲动的传递。

（3）眼肌麻痹预后的决定因素　急性脑干梗死所致眼肌麻痹的治疗效果和年龄、发病时间长短、基础疾病情况、有无并发症、病灶位置及大小等有关。经过长期临床实践发现，年龄越轻，发病时间越短，无基础疾病，无急性脑梗死相关并发症，病灶较小，疗效越好，治愈率越高；反之，疗效越差，治愈率也越低。因此对此种疾病主张早发现，积极控制基础疾病和并发症，在系统治疗的基础上使用眼针疗法。

2. 中西医结合治疗

（1）张扬等采用中西医结合治疗　西药治疗：给予甘露醇、激素治疗，肌注周围神经保护剂鼠神经生长因子和甲钴胺；活血化瘀类药物如疏血通、天麻素、长春西丁等。针灸治疗，根据中医辨证论治。眼周穴：睛明、攒竹、鱼腰、阳白、瞳子髎、光明、完骨、丝竹空。配穴：肾虚型加双三阴交、太溪补肾滋阴；脾虚型加足三里、阴陵泉、丰隆补气化痰；风邪侵犯加风池、合谷、大椎祛风清热；肝风内动加太冲、合谷、三阴交疏肝息风；外伤瘀血阻络加内关、合谷、血海活血化瘀。常规碘伏消毒，进针1cm左右，采用电针治疗仪，自觉酸、麻、胀重感为宜。留针40min后取针。针刺1次/天，10天为1个疗程，中间休息2天。持续治疗2～3疗程。针灸联合西药治疗取得满意疗效。

（2）程玉梅等采用中西医结合治疗　西医治疗：ATP 40mg，肌苷0.4g，胞磷胆碱0.5g，维生素C 3.0g，维生素B_1 100mg，甲钴胺500mg，维生素B_6 0.2g，每天1次，改善周围神经营养代谢；复方樟柳碱2mL颞浅动脉旁注射改善循环。本病病机多为肝脾亏虚为本，风寒痰瘀为标，自拟正容复聪汤，方药如下：人参、黄芪、猪苓、苍术、制半夏、禹白附、制胆南星、蜈蚣、全蝎、皂荚、秦艽、防风、当归、川芎、桃仁、红花、钩藤、独活、甘草。风邪中络加天麻、石决明、黄芩、夜交藤；脾虚湿盛加砂仁、扁豆、陈皮、薏苡仁；肝肾不足加山药、山茱萸、熟地黄；肝风内动加龟甲、玄参、琥珀、牡蛎、朱砂；脉络瘀阻加延胡索、姜黄、乳香、没药、酒大黄；阴虚邪恋加天冬、麦冬、百合、石斛。1剂/天，7天为1个疗程，治疗3个疗程。观察组总有效率92%。

（3）张小卫等采用中西医结合治疗　西药给予维生素B_1、维生素B_{12}，口服芦丁

40mg，肌苷0.4g，3次/天。结合眼肌直刺及眼周穴位针刺。眼肌直刺：针刺部位局部使用利多卡因麻醉，用30号毫针直接针刺麻痹肌肌腹，选眼肌附着点后1mm处进针，徐缓进针，治疗后用左氧氟沙星滴眼液预防感染。眼周穴位针刺取穴阳白、鱼腰、承泣、四白、攒竹、睛明、太阳、瞳子髎。将患者分为外风伤络、痰瘀阻络、肝虚风动、外伤瘀痹四型，外风伤络型加曲池、大椎；痰瘀阻络型加内关、丰隆；肝虚风动型加太冲、合谷；外伤瘀痹型加血海、百会、膈俞。28号针直刺平补平泻，1次/天，10天为1个疗程，总有效率93.3%。

3. 针刺结合雷火灸治疗

谭翊等采用针刺结合雷火灸治疗。针刺主穴为四神聪、睛明、攒竹、太阳、阳白、曲池、阴陵泉、太溪、太冲。眼球不能外展取丝竹空、瞳子髎；眼睑不能上抬，眼球不能上下运动取阳白透鱼腰；属外风伤络型加曲池、大椎；痰瘀阻络型加内关、丰隆、中脘；外伤瘀痹型加血海、百会、膈俞。患者取仰卧位。局部皮肤常规消毒，睛明穴宜徐缓点刺。出针后按压2min，以防出血，余穴有"酸、麻、坠、胀"的感觉为宜。雷火灸熏眼：患者取坐位，头部直立勿仰，闭目，前额及眶周穴位温和灸，以皮肤温热微红为度，一般10～15min即可。隔日1次，10次为1疗程。连续治疗2个疗程。

4. 中医辨证论治

庞荣等总结庞赞襄教授治疗麻痹性斜视的经验如下。

（1）脾虚胃弱，脉络失荣型　眼睑不能上抬，麻木迟钝，患者仰头视物以代睁眼。伴有气虚乏力，胃虚厌食，舌质淡苔薄白，脉细缓。

治宜：补脾和胃，养血益气。

处方：培土健肌汤。

药物组成：党参10g，白术10g，炙黄芪10g，茯苓10g，当归10g，陈皮5g，升麻5g，银柴胡6g，钩藤12g，全蝎10g，甘草3g。

加减：胃纳欠佳、大便溏薄者加补骨脂15g，肉豆蔻10g；头痛、颈项拘紧者加独活10g，防风10g，桂枝10g；口渴、烦躁者加生石膏25g，知母15g，玄参10g。水煎服。

（2）外风袭络，脉络受阻型　双目直视，转动不灵，伴有恶风畏寒、头痛，颈项拘急，舌苔薄白，脉浮。

治宜：疏表散风，益脉通络。

处方：羌活胜风汤。

药物组成：胡黄连12g，黄连、白术、枳壳各10g，独活、防风、前胡、紫苏叶、全蝎、桔梗、钩藤各15g，甘草3g。水煎服。

加减：大便干燥加大黄9g；口渴烦躁加知母15g、天花粉12g、玄参12g。

（3）肝虚肾亏，风阳上亢型　伴有高血压病，视岐，头昏头痛，口干，舌质红少苔，脉弦数有力。

治宜：滋阴潜阳，镇肝息风。

处方：育阴潜阳息风汤。

药物组成：生地黄15g，白芍12g，枸杞子12g，麦冬9g，天冬9g，知母9g，黄柏9g，石决明15g，龙骨9g，牡蛎9g，牛膝9g，钩藤9g，全蝎9g，菊花9g，黄芩9g，水煎服。

加减：大便干燥，加大黄9g；胸闷心悸脉结，去石决明、龙骨、牡蛎，加党参9g、远志9g、炒酸枣仁9g。

参考文献

[1] 吴江.神经病学 [M].北京：人民卫生出版社，2005.

[2] 安得仲.实用神经眼科学概论 [M].北京：人民卫生出版社，1998.

[3] 陈新谦，金有豫，汤光.新编药物学 [M].16 版.北京：人民卫生出版社，2007.

[4] 朱伟，吴晶晶，杜树波，等.复方樟柳碱穴位注射治疗眼肌麻痹的疗效观察 [J].中国中医眼科杂志，2012, 05: 351-353.

[5] 陈淑香，李静，哈芸，等.复方樟柳碱治疗眼外肌麻痹 49 例疗效观察 [J].宁夏医学杂志，2013, 12: 1243-1244.

[6] 王超英.复方樟柳碱颞浅动脉旁皮下注射治疗眼肌麻痹疗效观察 [J].中国临床医学，2010, 4(6): 201.

[7] 林珍.复方樟柳碱联合甲钴胺治疗血管性麻痹性斜视的临床观察 (附 47 例分析)[J].福建医药杂志，2010, 06: 57-59.

[8] 刘子藩.实用高压氧医学 [M].广州：广东科技出版社，1990.

[9] 罗卫坚，陆宏翠.高压氧联合加兰他敏治疗外伤性眼外肌麻痹临床观察 [J].中国卫生产业，2013, 16: 166-168.

[10] 镡鲁滨，马汀，赵中芳.手术治疗上斜肌麻痹性斜视的疗效分析 [J].实用医药杂志，2013, 06: 513-514.

[11] 柴立静.眼外肌移植治疗麻痹性斜视的临床研究 [J].中国医药指南，2013, 12: 49-50.

[12] 许静，尹洁.外展神经麻痹性斜视的手术治疗 [J].国际眼科杂志，2011, 12: 2232-2233.

[13] 李平惠，杨雯.压贴三棱镜的临床应用及疗效探讨 [J].中国斜视与小儿眼科杂志，

2007, 04: 157-159.

[14] 李志刚，米彦芳，曹木荣．动眼神经麻痹性斜视分期手术疗效观察 [J]．中国实用神经疾病杂志，2011, 15: 61-62.

[15] 杜红，孙恒，李宪武．直肌联扎术在麻痹性斜视手术中的临床应用 [J]．临床眼科杂志，2011, 04: 347-348.

[16] 李平，吕绍成．下斜肌减弱术治疗上斜肌麻痹性斜视 163 例的临床观察 [J]．中国实用医药，2011, 10: 17-19.

[17] 傅仁宁．审视瑶函 [M]．上海：上海人民出版社，1997.

[18] 孔祥蕴，孔媛媛，陈杨磊，等．中药颗粒并用针刺治疗糖尿病性眼外肌麻痹疗效观察 [J]．中国农村卫生，2013, 26(03): 36-37.

[19] 赵斌，翁文庆．针刺及中药联合治疗糖尿病性麻痹性斜视 36 例 [J]．浙江中医杂志，2013, 03: 206-207.

[20] 张扬，唐天德，杜建华．中西医结合治疗急性眼外肌麻痹的临床观察 [J]．云南中医学院学报，2014, 02: 67-69, 86.

[21] 谭翊，刘清国，陈陆泉．针刺结合雷火灸治疗后天性麻痹性斜视临床观察 [J]．中国中医急症，2014, 02: 342-343.

[22] 肖国士，秦裕辉．中医眼科临床手册 [M]．北京：人民卫生出版社，1996.

[23] 韩柳倩．针刺疗法治疗麻痹性斜视 30 例 [J]．中国药业，2012, 21(21), 240.

[24] 李伟，张如彤，李晓薇．针刺治疗糖尿病麻痹性斜视 25 例 [J]．云南中医中药杂志，2012, 05: 47.

[25] 葛惠玲，王栋．针刺治疗麻痹性斜视疗效观察 [J]．山西中医，2011, 03: 25-26.

[26] 王建胜．针刺治疗麻痹性斜视 69 例 [J]．陕西中医，2012, 02: 217-218.

[27] 彭崇信，阙东梅，郝小波，等．眼肌直刺特色疗法治疗麻痹性斜视的临床疗效观察 [J]．中国全科医学，2011, 29: 3415-3416.

[28] 何守志．实用眼科诊疗手册 [M]．北京：人民军医出版社，1995.

[29] 国家中医药管理局．中医病症诊断疗效标准．南京：南京大学出版社，1994.

[30] 陈德松，顾玉东，满富强，等．被动活动对小鼠失神经支配肌肉萎缩的影响 [J]．中国康复医学杂志，1992, 05: 215-216.

[31] 朱文锋．中医诊断学 [M]．上海：上海科学技术出版社，1998.

[32] 彭静山．眼针疗法 [M]．沈阳：辽宁科学技术出版社，1990.

[33] 程玉梅，王飞，王风平．中西医结合治疗后天麻痹性斜视 20 例 [J]．现代中西医结合杂志，2012, 33: 3684.

[34] 薛瑞芹，陈丽，胡元凤．甲钴胺太阳穴注射治疗麻痹性斜视的疗效观察与护理 [J]．当代护士：学术版，2011, 02: 69-70.

[35] 马腾．透穴疗法联合神经生长因子穴位注射治疗小儿麻痹性斜视 50 例临床观察 [J]．西部中医药，2012, 12: 92-94.

[36] 张小卫．60 例麻痹性斜视患者的临床治疗分析 [J]．医学信息：中旬刊，2011, 06:

2648-2649.

[37] 赵明."透穴法"合神经生长因子治疗麻痹性斜视的临床研究（附32例临床报告）[J].光明中医，2011, 10: 2065-2066.

[38] 谭翊，刘清国，陈陆泉.针刺结合雷火灸治疗后天性麻痹性斜视临床观察[J].中国中医急症，2014, 02: 342-343.

[39] 庞荣，张彬.庞赞襄教授治疗麻痹性斜视的经验[J].现代中西医结合杂志，2011, 30: 3849-3850.

[40] 瞿闻雷.通滞活络颗粒冲剂治疗后天性眼肌麻痹35例[J].浙江中医药大学学报，2007, 03: 330, 332.

[41] 杨瑛.祛风通络法治疗后天麻痹性斜视疗效观察[J].云南中医中药杂志，2013, 10: 38.

[42] 崔扬，王伟志.针刺配合注射恩经复治愈动眼神经麻痹[J].中国中医急症，2012, 21(9): 1533-1534.

[43] 中华医学会神经病学分会脑血管病学组"卒中一级预防指"撰写组.中国卒中一级预防指南2010[J].中华神经科杂志，2011, 44(4): 282-288.

[44] 田国红.复视的诊断——Dr.Randy Kardon在神经眼科学习班的教程纲要[J].中国眼耳鼻喉科杂志，2015, 15(3): 219-223.

[45] 韩兵，刘菲.综合针刺结合主动运动在脑梗死后复视患者康复中的应用[J].中国疗养医学，2015, 24(12): 1263-1265.

第七节　吞咽困难

　　吞咽困难是脑卒中常见的并发症。脑卒中吞咽障碍属于功能性吞咽障碍，也称吞咽困难、咽下困难，是指食物从口腔至胃、贲门运送过程中受阻而产生咽部、胸骨后或剑突部位的梗阻停滞感觉，可伴有胸骨后疼痛。病变部位在大脑皮质、皮质下及脑干，障碍可发生于吞咽各期。吞咽困难可导致营养不足、脱水、机体抵抗力下降、吸入性肺炎等并发症，导致生活质量下降，病死率高。

一、假性延髓麻痹的西医认识

　　脑卒中后吞咽障碍归入假性延髓麻痹和真性延髓麻痹范畴。假性延髓麻痹(pseudobulbar palsy，PBP)是由于各种脑部疾病损伤双侧皮质延髓束所致的舌咽神经、迷走神经、副神经及舌下神经功能受损，出现吞咽困难、饮水呛咳、声音嘶哑等一系列临床表现，急性PBP甚至会引起精神状态改变、行为遗忘障碍、失语。

假性延髓麻痹是以吞咽功能障碍、饮水呛咳、构音障碍及情感功能障碍等为表现的疾病，在缺血性脑卒中患者中发病率可达60%～70%。假性延髓麻痹所造成的吞咽障碍是由脑干内运动核以上的神经功能损坏，主动吞咽肌肉痉挛或协调障碍所致，伴有运动减慢或起动减慢，与真性延髓麻痹不同，假性延髓麻痹保留了吞咽反射和呛咳反射，即主动的吞咽动作消失，但被动受到刺激时可诱发吞咽反射。吞咽功能异常可导致脱水、饥饿、吸入性肺炎或呼吸道梗阻，甚至可危及患者生命。对假性延髓麻痹的认识过程开始于1837年Magnus首次报道由于多发性脑梗死引起假性延髓麻痹。1906年Marie报道由于豆状核出血引起急性构音障碍，认为豆状核损害可引起言语功能丧失。Fisher(1979)报道了双侧内囊后肢中部的腔隙梗死导致急性缄默症伴有面瘫舌瘫和肢瘫。Leys等（1985）报道双侧对称性放射冠区及内囊膝部梗死，引起急性面瘫与咽瘫、喉瘫。

假性延髓麻痹是影响患者康复进度的重要因素，患者常因假性延髓麻痹导致的吞咽障碍而产生厌食情绪，进而引起营养不良，进食水量不足可能导致患者电解质紊乱，诱发其他疾病，或加重血管供血不足，导致脑血管病进行性加重；部分患者偏瘫较重，因长期卧床易导致肺内感染，而因反复饮水呛咳引发的误吸又不断加重肺内感染，这对于患者的生存质量产生了严重影响，增加了在院和离院患者的病死率，严重影响了患者的康复。

现代医学研究神经传导及重塑主要通过脑功能磁共振成像（functional magnetic resonance imaging, fMRI）和非侵入性脑刺激（non-invasive brain stimulation, NIBS）等。重复经颅磁刺激（repetitive transcranial magnetic stimulation, rTMS）作为NIBS的代表最早被引入皮质投射区与吞咽肌肉的关系研究。Hamdy等利用rTMS研究了大脑皮质对咽、食管横纹肌及下颌舌骨肌的投射关系。研究证实，一侧大脑半球刺激往往比对侧同一部位能对咽和食管诱发出更大的肌电反应，并且半球的吞咽优势特征与个体的左右利手习惯无明确关系。在随后的研究中，Hamdy等纳入单侧大脑半球卒中后的吞咽障碍患者为研究对象，研究结果肯定了双侧大脑半球吞咽投射区功能不对称的猜想，并明确提出存在"优势"吞咽半球，单侧大脑半球卒中后的吞咽障碍由吞咽优势半球的损伤引起。但因为半球的吞咽优势特征与个体的左右利手习惯无明确关系，临床上对吞咽困难的判断并不像对失语那样有预测性。

二、假性延髓麻痹的中医认识

假性延髓麻痹属中医学"中风""瘖痱""喉痹"等范畴，在中国古代医学书籍当中没有提到这一具体病名，但在许多书籍当中提到假性延髓麻痹主要的临床症状和体征如饮水返呛、吞咽困难、构音障碍、舌肌运动不灵等。例如《灵枢·四时气》中有云"饮食不下，隔塞不通，邪在胃脘"，则与假性延髓麻痹的吞咽困难症状相似。汉代张仲景在《金匮要略·中风历节病脉证并治》中指出"邪在于络，肌肤不仁；邪在于经，即重不胜；邪入于腑，即不识人；邪入于脏，舌即难言，口吐涎"，即从外风观点来认识邪中部位不同而症状不一，其中"舌即难言，口吐涎"是邪入于脏的重症表现与假性延髓麻痹的临床表现有相似之处。而《奇效良方》中"喑痱之状，舌喑不能语，足废不能用"则与假性延髓麻痹的构音障碍症状相似。在古代医籍当中虽然没有假性延髓麻痹的具体病名，但古代医家已经把其症状列入中风范畴内。

三、病因和发病机制

1. 西医病因

瘫痪麻痹是指肌肉活动能力的减低或丧失而言。可分为上运动神经元瘫和下运动神经元瘫，上运动神经元瘫指皮质脊髓束或皮质脑干束受损，下运动神经元瘫指脊髓前角细胞或颅神经运动核发出的支配骨骼肌纤维，发生损害。假性延髓麻痹主要由于两侧上运动区皮质及其发出的皮质脑干束病损所导致的一组临床症状，从病变部位来说，大脑皮质运动区、皮质下白质、内囊、基底节、大脑脚、脑桥及延髓运动神经核以上的各个部位的损伤皆可以出现假性延髓麻痹，但以内囊及脑桥为最多见。本病可由多种原因引起，但最多见的为数次或数处脑卒中的后遗症，也可见于肌萎缩侧索硬化症及弥漫性大脑血管硬化的患者，此外尚可见于多发性硬化、梅毒性脑动脉炎、颅内外伤、急性或慢性缺氧性脑病等。

2. 中医发病机制

《灵枢·忧恚无言》篇"咽喉者，水谷之道也，喉咙者，气之所以上下者也，会厌者，音声之户也，口唇者，音声之扇也，舌者，音声之机也，悬雍垂者，音声之关也，颃颡者，分气之所泄也，横骨者，神气所使，主发舌者也。"说明口舌咽喉与饮食、发音、言语有密切关系，且三阴之经脉多循行于此。隋代巢元方《诸病源候论》："脾脉络胃挟咽，连舌本散舌下，心之别脉系舌本，今心脾二脏受风邪，故舌强不得语也。"认为发音障碍与脑卒中急性期引起的假性延髓麻痹有关。喑痱，古代称失音为喑，足废不能用为痱，假性延髓麻痹中的构音障碍则与失音中的舌喑相似。明代楼英在《医学纲目》中指出"喑者，邪入阴部也。"经云：邪搏阴则为瘖，邪入于阴，搏则为疮，然有二证：一曰"舌喑，乃中风舌不转运之类是也。"所谓阴者，五脏之阴也，五脏为邪所扰而失音，同时《古今医统大至·卷四十六·声音门》对本症有了较为深入的认识，如说"舌为心之苗，心病舌不能转，则不能语言，暴病者尚可医治，久病者不可治也，而心为声音之主者此也。"说明中风的舌强不语舌喑主要与心有关。清代《张氏医通·诸气门·喑》指出"更有舌喑不能言者，亦当分别新久，新病舌喑不能言，必是风痰为患⋯若久病或大失血后，舌萎不能言"，说明了其病因及预后。

四、病变位置

病变位置包括两侧大脑皮质、髓质、大脑各叶、侧脑室附近、丘脑、内囊、基底核及脑干。病灶比较集中的部位依次是脑桥、侧脑室旁、大脑半球半卵圆区、基底核。比较少见的部位是颞叶、枕叶、丘脑等。从病灶的数目和范围来看，病灶从1个至6个，都可引起假性延髓麻痹，但多数病例有2～5个病灶占85.4%。这与皮质脑干束的走行通路有关，由于在脑干处通路狭窄，故小的病灶即可引起明显的临床症状。在传统观点，认为只有双侧皮质脑干束受累，才会出现假性延髓麻痹。但在此次实验中有9例只见一侧病灶表现出假性延髓麻痹的症状，这些病灶都位于左侧大脑、基底节、脑干，这种偏侧病灶是否也能引起假性延髓麻痹，应引起注意。

五、临床表现

（1）言语困难　其本质是构音障碍，主要由口唇、舌、软腭和咽喉的运动麻痹与肌张力亢进造成，是一种语音模糊。

（2）发声困难　很具特征，指患者所具有的个人特色消失，声音单调、低哑、粗钝或者相反。

（3）进食困难　如果食物进入咽腔则仍能顺利完成吞咽。

（4）病理性脑干反射　由于是上运动神经元麻痹，除生理性脑干反射活跃和亢进外，还出现一些病理性脑干反射，这些反射大多是一些在婴儿期存在长大后被皮质抑制的一些原始反射。这些原始反射又复出现叫作病理性脑干反射，临床常见的表现是吸吮反射、掌颏反射、仰头反射、角膜下颌反射。

（5）情感障碍　患者表情淡漠，约半数出现无原因的、难以控制的强哭强笑发作，强哭强笑常见表情特异，独处时表情淡漠，好像对周围事物淡漠不关心，由于表情肌张力亢进患者常眯起眼睛，额纹皱起，口张很大，呈现一种悲哀的表情，变化少、单调。受到刺激时则一反静止状态，表情变化迅速，甚至出现强哭强笑发作（本质是呼吸中枢的释放，呼吸肌、面肌痉挛所造成的一种窒息状态。这种状态恰好与哭或笑的样子相似而已，不能认为是情感的一种失禁。机械刺激如痛觉、温觉不能诱发，而常常是以某种程度的情感活动所诱发，一些根本不应引起情感活动的刺激如呼唤其名字就可以引起诱发，而且在同一患者总是以同样的状态表现。

六、并发症

如果吞咽障碍长期存在可引起多种并发症，如吸入性肺炎、脱水、营养不良甚至死亡，严重影响临床治疗效果。

1. 吸入性并发症

吸入是指食物或液体在吞咽的不同阶段进入声门以下气道，可发生咳嗽等症状。吸入最大的问题是造成吸入性肺炎。据报道，胃酸反流造成的酸性液体吸入可以迅速引发肺炎，几小时内就可出现严重的呼吸困难。食物通过气道可以在几周内造成肺炎。酸性液体的损伤作用最大，唾液如果被病原微生物感染，吸入后在几周内也可造成肺炎。

2. 脱水、营养不良

吞咽障碍的患者常发生饮水困难，故多见皮肤干瘪、口唇干涩等脱水症状。由于多经胃管进食，营养很难达到均衡，并且患者在患病时消耗增多，经常会出现营养不良现象，严重影响病情好转。因而应给予相应的干预措施，防止并发症的出现对脑卒中的预后有着积极的意义。

七、鉴别诊断

与真假延髓麻痹性摄食-吞咽障碍的区别如下。

假性延髓麻痹在摄食-吞咽准备期、口腔期障碍严重，咀嚼、食块形成、食块移送均困难。但吞咽反射仍有一定程度的存留，虽然移至咽部期后吞咽反射表现迟缓，然而一旦受到诱发，其后的吞咽运动会依次进行。这种时间差会引发误咽。由于常并发高级脑功能障碍，其症状有：不知进食顺序，重复相同动作，进食中说话使误咽危险加大，容易忽略餐桌一侧的食物，舌部和咬肌功能正常却无法吞咽塞满口内的食物。

真性延髓麻痹性摄食-吞咽障碍是由损害脑干部延髓吞咽中枢的病灶引起，摄食-吞咽障碍主要发生在咽部期，吞咽反射的诱发极其微弱甚至消失。在先行期、准备期甚至口腔期没有障碍或障碍轻微。往往误咽情况突出。由于喉部抬高不够，且食管入口处扩张状况不好，环状咽肌不够松弛，导致食块在咽部滞留，常发生吞咽后的误咽。

八、治疗方法

（一）西医治疗方法

现代医学对假性延髓麻痹的治疗主要目的是恢复或改善患者的吞咽功能，改善身体的营养状态，增加进食的安全，减少食物误吸入肺的机会，减少吸入性肺炎等并发症发生的机会。

1. 药物治疗

有人采用抗胆碱能药物阿托品、东莨菪碱抑制分泌物分泌，也可每次皮下注射格隆溴铵。Perez等对脑卒中2周内持续性吞咽功能障碍的住院患者进行了双盲对比试验，发现口服硝苯地平缓释片的患者吞咽时间缩短、吞咽激发速度快，提示该药对脑卒中后吞咽障碍有一定的保护作用。

2. 康复治疗

吞咽功能的康复在意识障碍患者中，先采用非经口摄取营养方法，同时预防颈部的伸展位挛缩，为防止唾液误吸入气管，可把头转向健侧或取健侧在下的仰卧位，一旦意识清楚，先进行间接吞咽训练再进行摄食训练。

间接吞咽训练包括基础训练，主要包括口腔、颜面、颈部屈肌的肌力强化改善，吞咽反射的训练主要包括咽部冷刺激和空吞咽闭锁声门练习和声门上吞咽练习。

3. 摄食训练

首先选择进食体位、食物形态及进食的一口量，摄食训练前后应认真清洁口腔。

体位：开始进食时，多以躯干度"30°角"仰卧位，颈部前屈，偏瘫侧肩以枕垫起，辅助者位于患者健侧，其体位容易诱发咽反射且减少误咽，另外，颈部向患侧旋转，可减少梨状隐窝残留物，但适合患者的体位并非一致，在临床上要因人而异。

食物形态：根据吞咽障碍的程度及阶段，本着先易后难的原则选择。容易吞咽的食物特征为：密度均一，适当黏性，不宜松散，通过咽及食管时容易变形，不在黏膜上残留等。逐步过渡到普食及水，并兼顾食物的色、香、味及温度等。

一口量：正常人一口量约20mL，一般先少量试之（3～4mL），再酌情增加，且进食速度不应太快。如有残留物在咽部，则可在食后进行空吞咽及交互吞咽，如在梨状隐窝用侧方吞咽，在会厌谷则用点头样吞咽，使吞咽下，利于下一次进食。

（二）中医治疗方法

针刺治疗延髓麻痹的临床表现，古典医籍中有大量记载。如《灵枢·寒热病篇》云"暴喑气鞕，取扶突与舌本出血"。《针灸甲乙经》载"舌缓，喑不能言，刺喑门"。《铜人腧穴针灸图经》载"口噤舌根急缩，下食难"取廉泉、翳风，百会治"中风……或多哭，言语不择"。《备急千金要方》载"半身不遂，失音不语者，灸百会"。《医学纲目》云"舌下肿难言，口疮……舌根急缩，廉泉针三分，得气即泻"。《备急千金要方》载神庭治"或半身不遂，或口噤不言，涎唾自出，目闭耳聋……或烦闷恍惚，喜怒无常"。从上述记载可以看出，哑门、风府、风池、廉泉、百会是治疗延髓麻痹引起的吞咽困难、语言不清的常用穴。

九、对假性延髓麻痹吞咽困难评价的意义

对吞咽进行评估有利于预测吞咽障碍的各种并发症。其中吸入性肺炎是吞咽障碍的一个重要的并发症，其危害重大，所以对吞咽进行评估意义重大，而且需要早期评估。因为有误吸的脑卒中患者低位呼吸道感染最易发生于住院后头 2 周。而早期防治误吸性肺炎又是降低急性脑卒中患者住院时间，提高康复结果的关键因素。《中国脑血管病防治指南》中明确指出，所有脑卒中患者在给予饮食前均应确定有无吞咽困难或误吸的危险。

评估手段：对吞咽障碍的评估目前有两大类方法，一类是临床医生在床旁通过体格检查或使用某种量表对吞咽进行评估；另一类是使用一定的仪器设备对吞咽进行评估。两种方法各有优缺点，但前者不如后者全面、客观。因为要根据评估结果选出安全经口进食的患者，并预测吞咽障碍的并发症和预后，所以可靠的床旁评估非常重要。

十、我院在假性延髓麻痹治疗中的特色疗法

（一）针刺联合冰刺激综合疗法

针刺联合冰刺激疗法是指在针刺患者得气之后，医生同时给予自制冰棒进行反复刺激，通过对前腭弓软腭咽喉壁舌面及舌体两侧反复进行涂擦冷刺激治疗，并间断使患者尝试做吞咽动作。

冰刺激法通过冷刺激口唇及舌部温度觉感受器，使产生的冲动通过舌咽面神经感觉

支传导通路至中枢神经系统后，再由舌咽神经、迷走神经、舌下神经运动支传导支配口唇舌及吞咽肌群形成反射通路，通过不断的冰棒刺激训练强化反射弧，进而逐渐使患者恢复吞咽反射。

针刺疗法依据中医基础理论，采用活血通络法使气血通畅。咽喉是气血循行必经之路，足厥阴经循喉咙，上入颃颡，足少阳经别挟咽，督脉任脉入咽喉，故选此类穴位可治疗咽喉疾病；风池穴为两阳经交会穴，与足厥阴肝经相表里，故可调理肝气利咽化痰；廉泉、夹廉泉、金津、玉液等局部取穴可治舌强不语、舌肿、口角流涎不语。现代医学认为，针刺吞咽肌肉群局部穴位能够加强吞咽反射弧的重建，促进病变组织神经功能的恢复，进而加快脑卒中的康复。

本院医生张欣于2015年在《中国当代医药》中发表一篇名为"针刺联合冰刺激综合疗法对缺血性脑卒中后假性延髓麻痹吞咽障碍的疗效观察"的文章，旨在观察针刺联合冰刺激综合疗法对缺血性脑卒中后假性延髓麻痹吞咽障碍的疗效。

选取2012年2月至2013年4月沈阳市第二中医院神经内科和康复科收治的68例缺血性脑卒中假性延髓麻痹所导致的吞咽功能障碍患者作为研究对象，在患者及家属知情并且接受治疗方案的基础上，随机分为对照组和治疗组各34例。对照组男19例，女15例；年龄为55～71岁，平均（63.00±4.973）岁；平均病程为（50.74±10.997）天；吞咽功能障碍分级为3级5例，4级13例，5级16例。治疗组男16例，女18例；年龄为50～74岁，平均（63.09±7.009）岁；平均病程为（47.29±10.582）天；吞咽功能障碍分级为3级4例，4级16例，5级14例。

1. 经CT及MRI检查确诊，符合2003年《中国脑血管病防治指南》中的诊断标准且满足假性延髓麻痹诊断标准

① 吞咽困难，饮水呛咳，语言及构音障碍。

② 情绪障碍。

③ 咽反射减弱或消失。

④ 无舌肌萎缩及纤颤。

⑤ 脑干反射阳性。

构成①或②～⑤中任意两项者，即可诊断。

2. 纳入标准

① 脑血管病及假性延髓麻痹诊断成立者。

② 经头颅CT或MRI诊断为脑梗死或脑出血者。

③ 年龄40～80岁。

④ 病程 1 ~ 12 周。

⑤ 病情平稳，无意识障碍，能配合治疗。

⑥ 自愿参加并且签署知情同意书。

3. 排除标准

① 年龄在 40 岁以下或 80 岁以上者。

② 病程 1 周以下或 12 周以上者。

③ 有意识障碍的患者，病情不平稳者。

④ 有明显的口腔或咽喉疾病影响治疗者。

⑤ 非脑血管病导致的假性延髓麻痹患者。

⑥ 各种原因导致的真性延髓麻痹者。

⑦ 合并完全性失语、感觉性失语及心血管肝肾造血系统等严重原发性疾病者，精神病患者。

⑧ 反复脑卒中且吞咽障碍及言语障碍反复发作或加重者。

⑨ 血压过高者。

⑩ 不配合检查和治疗者。

4. 治疗方法

对照组给予内科常规吞咽功能训练治疗，治疗组在对照组的基础上给予针刺联合冰棒刺激治疗。

（1）内科常规治疗　常规给予改善微循环、降颅压、营养神经、支持治疗等。2 周为 1 个疗程，连续治疗 2 个疗程。

（2）吞咽功能训练治疗　对患者吞咽功能进行评估，个体化给予舌肌功能训练、呼吸训练、颈活动度训练。1 次/天，40min/次，6 次/周，3 周为 1 个疗程，连续治疗 2 个疗程。

（3）针刺联合冰刺激治疗　选取双侧风池、廉泉、夹廉泉、金津、玉液穴。采用 0.25mm×40mm 的一次性针灸针，廉泉、夹廉泉向舌后方向直刺 0.8 ~ 1.0 寸，金津、玉液点刺放血，太溪直刺 0.8 寸，风池向鼻尖方向直刺 0.8 寸。得气后，给予冰棒进行反复刺激，通过对前腭弓软腭咽喉壁舌面及舌体两侧反复进行涂擦冷刺激治疗，并间断令患者尝试做吞咽动作。疗程：1 次/天，40min/次，6 次/周，3 周为 1 个疗程，连续治疗 2 个疗程。

5. 疗效评定

分别在治疗前、治疗 2 个疗程后进行观察。

（1）日本洼田饮水试验 治疗前后无变化为无效；吞咽障碍改善明显，吞咽分级提高1级为好转；吞咽障碍缓解2级或接近正常为显效；饮水试验评定1级为治愈。

（2）表面肌电图测定 采用芬兰MEGA公司的体表肌电仪，型号为ME6000-T8，分析软件为MEGA公司开发的MEGAWIN700046 2.4版；采样频率为1000Hz；共模抑制比（common mode rejection ratio，CMRR）；110dB；电阻20GΩ；电极距离为2cm。一块电极贴于下颌中线的右侧，记录颏下肌群的肌电活动；另一电极贴于甲状软骨的左侧，记录舌骨下肌群的肌电活动。试验模式包括主动单次吞咽唾液（"干"吞咽）主动单次吞咽5mL水（"湿"吞咽）主动单次吞咽过量水（20mL，"压力"测试）。测试过程中，嘱受试者尽量保持头部不动，吞咽20mL水时可以使下颌稍微向上抬，以利于吞咽。测试记录指标为每种吞咽模式下肌电活动的持续时间（s），取3次测试的平均值进行统计分析。

6. 结果

（1）两组治疗后洼田饮水试验吞咽评价的比较 治疗组治疗后的洼田饮水试验吞咽评价显著优于对照组，差异有统计学意义（Z=-4.387，$P < 0.05$），见表2-1。

表2-1 两组治疗后洼田饮水试验吞咽评价的比较

组别	n	治愈	显效	好转	无效
对照组	34	3	4	23	4
治疗组	34	5	22	7	0
Z 值			-4.387		
P 值			0.001		

（2）两组治疗前后舌骨下肌群肌电活动持续时间的比较 两组治疗前的舌骨下肌群肌电活动持续时间比较，差异无统计学意义（$P > 0.05$）。治疗组治疗后的舌骨下肌群肌电活动持续时间显著短于对照组，差异有统计学意义（$P < 0.05$），见表2-2。

表2-2 两组治疗前后舌骨下肌群肌电活动持续时间的比较（s，$x \pm s$）

组别	"干"吞咽	"湿"吞咽	20mL吞咽
对照组（n=34）			
治疗前	3.50±0.52	3.60±0.42	3.92±0.32
治疗后	2.91±0.48	2.83±0.52	2.93±0.47
治疗组（n=34）			
治疗前	3.49±0.41	3.71±0.53	3.90±0.62
治疗后	2.50±0.47	2.53±0.49	2.58±0.42

（3）两组治疗前后颏下肌群肌电活动持续时间的比较　两组治疗前的颏下肌群肌电活动持续时间比较，差异无统计学意义（$P > 0.05$）。治疗组治疗后的颏下肌群肌电活动持续时间显著短于对照组，差异有统计学意义（$P < 0.05$），见表2-3。

表2-3　两组治疗前后颏下肌群肌电活动持续时间的比较（s，$\bar{x} \pm s$）

组别	"干"吞咽	"湿"吞咽	20mL 吞咽
对照组（$n=34$）			
治疗前	3.40 ± 0.48	3.63 ± 0.62	3.97 ± 0.42
治疗后	2.81 ± 0.61	3.10 ± 0.51	2.86 ± 0.42
治疗组（$n=34$）			
治疗前	3.53 ± 0.37	4.03 ± 0.32	4.03 ± 0.32
治疗后	2.60 ± 0.52	2.53 ± 0.51	2.57 ± 0.53

（二）特色针灸联合吞咽康复治疗

1. 案例一

我院刘长伟医生的实验采用眼针（肺区、上焦区、肝区、肾区、下焦区）和体针（风池、廉泉、太冲、太溪、合谷、外关、三阴交）等，其他相关穴位，如舌咽神经、迷走神经、舌下神经感觉纤维支配区内，针刺这些穴位能使针刺产生的兴奋通过反射弧到达中间神经元。中间神经元把兴奋进行整合后发出冲动至效应器，使效应器发生反应，促使需大脑皮质调节的反射弧重建，逐步恢复上运动神经元对下运动神经元的正常调节作用。特别是在拔出体针以后不拔眼针，带着眼针进行吞咽和语言康复练习，这样有双重刺激的效果。实验组（眼针加体针治疗）有效率97.5%，对照组（单纯体针治疗）有效率75%。实验组无一例发生吸入性肺炎和营养不良，对照组有两例发生吸入性肺炎，一例营养不良。眼针能够通过活血化瘀、舒筋活络改善缺血性中风患者血液的黏、浓、聚、凝的倾向，从而改善微循环。所以延髓、大脑皮质脑干束通过部位的微循环得到改善是假性延髓麻痹好转的机制之一。

刘长伟医生的研究结果显示，眼针与体针综合治疗假性延髓麻痹是有效的，治疗组效果优于对照组。发病年龄越小，疗效越好。眼针可以明显减少假性延髓麻痹所并发的肺部感染、营养不良等合并症，从而提高患者的生存质量。眼针是治疗假性延髓麻痹的一种颇有前途的疗法，值得临床上进行进一步的推广和研究。眼针治疗假性延髓麻痹的机制可能是多方面的。从神经反射弧的角度分析，假性延髓麻痹造成的吞咽困难，发音障碍其实质是由于反射弧的某一环节发生障碍的结果，针刺可以使被破坏的神经反射弧重新建立起来，从而使麻痹神经的功能得到恢复。从脑血液循环机制来看，针刺改善了病变脑组织的微循环障碍和新陈代谢，使缺血区脑组织及其"半暗带区"得到有效的灌注，从而最大限度地促进神经功能的恢复。

2.案例二

何永强应用眼针疗法联合体针治疗脑卒中急性期假性延髓麻痹的临床疗效观察如下。收集我院2015年9月至2016年12月我院神经内科收治的脑卒中急性期假性延髓麻痹患者66例。其中男40例，女26例，根据随机数字表随机分为治疗组和对照组各33例。治疗组患者年龄（58.6±13.0）岁，病程（3.3±1.6）个月；对照组患者年龄（59.3±12.8）岁，病程（3.7±1.4）个月，两组患者各项基本临床资料相比无差异（P>0.05）。实验由我院伦理协会予以批准，患者具有知情权并签署知情同意书。

纳入标准如下。①西医诊断标准参照《各类脑血管疾病诊断要点》：吞咽困难、咀嚼异常、构音及言语障碍、饮水呛咳；咽喉肌、软腭、舌肌或面肌运动异常，无舌肌束颤及萎缩；咽反射或减弱或消失，软腭反射减弱或消失，下颌反射亢进，病理脑干反射阳性；锥体束征阳性或情感感知异常。②中医诊断参照《中风病诊断疗效评定标准》（试行）：偏身肢体感觉运动失常，神志昏蒙，舌强难语或不语，伴有饮水发呛或吞咽障碍等。③患者年龄在53～65岁。④患者自愿参与本次实验研究。

排除标准如下。①不符合上述中西医临床诊断标准者；②存在严重的心、脑、肾等重大病变者；③病程大于3周以上者；④不愿意或存在精神疾病不能参与研究者；⑤患者依从性较差，实验期间应用其他药物或治疗手段；⑥临床资料收集不完全或不完善者。

两组患者均给予脑卒中现代医学常规治疗，应用抗血小板、抗凝、改善微循环及营养神经类药物；治疗组在对照组基础上予以眼针及体针治疗。穴位及操作：廉泉、天突、百会、完骨、风池，选取上诸穴均采用捻转补法，每穴行针3min，留针30min，每日1次。眼针选穴及操作：主穴选取上焦区、心区、肝区、脾区；肝阳暴亢型及阴虚风动者辅以肾区、肝区；气虚血瘀者辅以脾区；痰热腑实辅以胃区。1寸毫针（规格0.20mm×25mm）进行针刺平刺或斜刺，眼部产生酸、麻、胀、重等针感即可出针，出针时以棉球抵压针处，两组患者均治疗4周。

疗效评价标准参照《脑卒中患者临床神经功能缺损程度评分标准》。①痊愈：吞咽困难、饮水呛咳等消除，神经功能缺损评分减少>90%。②显效：吞咽困难、饮水呛咳等显著改善，神经功能缺损评分减>50%，≤90%。③好转：吞咽困难、饮水呛咳等得以缓解，神经功能缺损评分减少≥20%，≤50%。④无效：吞咽困难、饮水呛咳等无变化甚或严重，神经功能缺损评分减少<20%。记录总有效率。总有效率（%）＝（轻度

缺损例数+重度缺损例数）/总例数×100%。中医证候半身不遂、吞咽困难、言语不利、饮水呛咳症状0～4级填表，分别计0～4分，以患者叙述为标准，不可忍受者为4分，尚可忍受但持续者3分，症状明显且间断者为2分，症状轻或极少发作者为1分，无表现者为0分。

临床疗效评价，治疗后，治疗组的临床总有效率明显优于对照组（$P<0.05$）。治疗前，两组患者神经功能评分无显著差异（$P>0.05$）。经治疗，两组患者神经功能评分均有所降低，结果具有统计学意义（$P<0.05$）。经治疗，治疗组患者神经功能评分降低较对照组更为显著，治疗前后神经功能评分差值高于对照组，差异有统计学意义（$P<0.05$）。治疗前，两组患者洼田试验结果无明显差异，结果无统计学意义（$P>0.05$）。治疗后，两组患者洼田试验结果均有所好转（$P<0.05$）；与对照组比较，治疗组患者洼田试验结果好转率升高更为明显（$P<0.05$）。治疗后，两组患者中医证候积分均有所降低，差异有统计学意义（$P<0.05$）。与对照组比较，治疗组患者的中医证候积分降低更为显著（$P<0.05$）。

何永强认为针对中风相关疾病，因"命门为相火之源"，命门属下焦，本病多为因虚致瘀，继而生风上扰，针刺疗法主要以下焦区、心区为主穴，针刺下焦区可起到辅助命门相火、平降内风、活血化瘀的作用；心主神志，因病导致心神失养，情志失调，故而以针刺心区起到调畅气血、疏通情志抑郁的功效，缓解气机运行不畅导致的咽喉部症状，如摄食困难、发音构音障碍、会厌部运动失常等病症。根据证型加减应用眼针配穴，肝阳暴亢者或阴虚风动者辅以肝区、肾区；风痰瘀阻者辅以肝区、脾区；气虚血瘀者辅以脾区；痰热腑实者辅以胃区，以上诸穴共奏疏通经络、活血化瘀、促进神经功能恢复、缓解吞咽困难等一系列中风后急性期伴随症状的治疗作用。临床实践证明眼针联合体针治疗脑卒中急性期假性延髓麻痹取得良好的临床治愈疗效，具有疏通经脉、调节气血、促进筋脉肌肉功能恢复、改善临床症状的功效，可缓解或消除中风后假性延髓麻痹的临床表现，对其后期康复治疗具有重要指导意义。本方案不良反应低、疗效显著且全面，易被患者接受，充分地体现中医"整体观念"及"辨证论治"的治疗思想，值得临床推广应用。

3. 案例三

富作平医生应用针刺治疗缺血性中风急性期假性延髓麻痹疗效分析。富作平医生从2009年5月至2011年5月应用针刺疗法治疗缺血性中风急性期假性延髓麻痹患者80例，并与常规治疗组做对照观察，取得较好疗效。

本研究162例患者，均为辽宁省血栓病中西医结合医疗中心的住院患者，按住院时间先后顺序随机分为治疗组和对照组；治疗组80例，其中男43例，女37例；年龄最小41岁，最大72岁；病程最短3天，最长7天，右侧肢瘫37例，左侧肢瘫40例，二次中风双侧肢瘫3例。对照组82例，男44例，女38例；年龄最小40岁，最大74岁；病程最短2天，最长10天，右侧肢瘫39例，左侧肢瘫41例，二次中风双侧肢瘫2例。全部符合纳入标准。

治疗组常规给予降颅压、降纤、抗凝、活血化瘀等治疗。取穴：廉泉、风池、完骨、翳风、供血、翳明、金津、玉液。手法：廉泉向咽部直刺0.8寸，风池向喉结方向直刺1.5寸，完骨向喉结方向直刺1.0寸，翳风向喉结方向直刺2.5寸，供血（风池直下1.5寸，平下口唇处）向对侧口唇处直刺1.5寸，翳明（乳突下缘，翳风与风池连线中点）向咽喉部直刺1.5寸，以上穴位每日针刺1次，每次留针30min，中间行针2次，每次1～2min，金津、玉液用三棱针点刺放血隔日1次。10天为1个疗程，对照组常规治疗，不予针刺。疗程结束后评定疗效。

治疗组与对照组的总有效率经统计学处理，$P<0.05$，两组疗效比较差异有显著性意义，说明治疗组的疗效优于对照组。

廉泉又名本池、舌本，具有清利咽喉、通调舌络、消散壅滞等功效，为舌和咽喉疾病的常用穴位；风池、供血对椎－基底动脉供血的改善疗效明显，促进皮质延髓束的恢复，风池深处是延髓，局部取穴具有舒筋活络的功效；针刺翳明可改善颈内动脉和耳后动脉的血液供应，《类经图说》中有风池"治中风不语……汤水不能入口"的记载。翳风向下关穴方向斜刺，其针感走向耳部或舌前部，向鼻尖方向刺，其针感走向咽部、喉部，《针灸甲乙经》中有"瘖不能言，翳风主之"，《铜人腧穴针灸图经》中有翳风"治口噤不开，吃不能言，颊肿牙车急痛"；完骨穴配合风池对椎－基底动脉供血有极佳的调整作用。金津、玉液穴区深层和浅层有舌神经、舌下神经和舌动脉分布，对舌强不语有明显改善作用。以上穴位共同作用，调整人体气机，增加脑血流量，改善大脑血液循环，且可以调整局部神经肌肉的协同动作，促进吞咽反射弧的恢复和重建，改善吞咽困难，从而达到治疗目的。风池、供血深部为延髓，应严格按照规范掌握进针深度及方向。本疗法治疗缺血性中风急性期假性延髓麻痹疗效显著，操作方便，值得临床推广。

PBP是脑血管疾病的常见并发症之一，有效地治疗、预防PBP对改善患者预后有着重要的意义。临床上以头体针、舌咽针、颈项针疗法最为多见，舌咽部的局部刺激在临床上应用较为广泛，对患者症状改善较为明显，且配合中医特色疗法中药等综合疗法往往能够取得更显著的疗效。

参考文献

[1] 窦祖林 . 吞咽障碍评估与治疗 [M]. 北京：人民卫生出版社 , 2009.

[2] Corrigan M L, Escuro A A, Celestin J, et al.Nutrition in the stroke patient[J]. Nutr Clin Pract, 2011, 26(3): 242-252.

[3] Lee H Y, Kim M J.Acute pseudobulbar palsy after bilateral paramedian thalamic infarction: a case report[J]. Annals of Rehabilitation Medicine, 2016, 40(4): 751-756.

[4] 汪军 . 针刺配合吞咽治疗仪对脑卒中后吞咽障碍的影响 [J]. 上海针灸杂志，2012, 31(4): 225-227.

[5] 彭拥军 . 针药治疗假性球麻痹的临床进展 [J]. 甘肃中医，2003(16): 1.

[6] Hamdy S, Aziz Q, Rothwell J C, et al.The cortical Topography of human swallowing musculature in health and disease[J]. Nat Med, 1996, 2: 1217-1224.

[7] Hamdy S, Aziz Q, Rothwell J C, et al.Recovery of swallowing after dysphagic stroke relates to functional reorganization In the intact motor ortex[J]. Gastroenterology, 1998, 115: 1104-1112.

[8] Cook I J, Kahrilas P J.AGA technical review on management of oropharyngeal dysphagia[J]. Gastroenterology, 1999, 116: 455-478.

[9] Perez I, Smithard D, Davies H, et al.Pharmacological treatment of dysphagia instroke[J]. Dysphagia, 1998, 13(1): 12-16.

[10] 史玉泉 . 实用神经病学 [M]. 2 版 . 上海：上海科学技术出版社，2000.

[11] 夏文广 . 脑卒中后吞咽障碍的评价及康复治疗 [D]. 武汉：华中科技大学，2011.

[12] 冯慧，潘化平 . 卒中后吞咽障碍治疗新进展 [J]. 中国康复医学杂志，2011, 26(5): 491-496.

[13] 池万章，池丽芬，周强，等 . 脑卒中后吞咽障碍多因素分析及对预后的影响 [J]. 心脑血管病防治，2009, 9(3): 177-178.

[14] 赵名娟，张金涛 . 脑血管疾病吞咽障碍研究进展 [J]. 中国康复理论与实践，2009, 15(2): 143-145.

[15] 汪进丁，徐丽君 . 脑卒中吞咽障碍的病理生理机制研究进展 [J]. 中国康复医学杂志，2008, 23(7): 666-668.

[16] Vaiman M, Eviatar E.Surface electromyography as a screening method for evaluation of dysphagia and odynophagia [J]. Head Face Med, 2009, 5(9): 1-11.

[17] 张弛，徐劲，张鹏飞 . 脑出血合并肺部感染临床分析 [J]. 中国当代医药，2009, 16(21): 25-26.

[18] 欧秀琴，郑冬香，蔡叶艳 . 脑卒中后吞咽障碍患者的临床评估 [J]. 中西医结合心脑血管病杂志，2013, 11(4): 398-399.

[19] 张峰，杨怀安 . 改良 UPPP 术中切除部分腭咽肌的术后并发症临床研究 [J]. 中国当代医药，2013, 20(13): 30-32.

[20] 刘曼丽，宋微微，芦英，等.ICU 脑出血患者肺部感染的危险因素分析 [J]. 中国当代医药，2013, 20（34）: 43-44.

[21] 王相明，张月辉，詹成，等.脑卒中后吞咽障碍 196 例临床分析 [J]. 中国实用神经疾病杂志，2012, 15（19）: 6-7.

[22] 袁梦郎，杨拯，吕金海，等.针刺结合康复功能训练治疗脑卒中后吞咽障碍临床疗效的 Meta 分析 [J]. 中国康复医学杂志，2011, 26（5）: 467-470.

[23] 饶明俐.中国脑血管病防治指南（试行版）.2004, 2: 64-65.

[24] 中华神经科学会，中华神经外科学会.各类脑血管疾病诊断要点 [J]. 中华神经科杂志，1996, 29(6): 379-381.

[25] 国家中医药管理局脑病急症科研协作组.中风病诊断疗效评定标准（试行）[S].北京中医药大学学报，1996, 19(11): 55.

[26] 彭静山.眼针疗法 [M]. 沈阳：辽宁科学技术出版社，1990.

[27] 田维柱.中华眼针 [M]. 沈阳：辽宁科学技术出版社，1999.

[28] 贾建平.神经病学 [M]. 北京：人民卫生出版社，2006.

[29] 吴绪平，罗惠平，黄伟，等.针刺治疗急性脑梗死临床观察 [J]. 针灸临床杂志，2008, 24(8): 1-2.

[30] 肖顺琼，阳正国，邓杰强，等.中药配合针刺治疗脑梗死恢复期的临床观察 [J]. 中国中医急症，2012, 21(8): 1319-1321.

[31] 李世珍.常用腧穴临床发挥 [M]. 北京：人民卫生出版社，1985.

[32] 高维滨.神经病针灸新疗法 [M]. 北京：人民卫生出版社，2002.

[33] 廉玉麟.中国针灸 100 要穴临床妙用 [M]. 呼和浩特：内蒙古科学技术出版社，2000.

[34] 张俊庭，张俊明.当代针灸临床屡验奇术 [M]. 北京：北京科学技术出版社，1995.

第八节 中风后便秘

一、概念

中风后便秘是指发生急性脑血管意外后出现的排便次数减少(每周少于 3 次)，大便干结难下，排出困难或者排便反射减弱等需要借外力辅助排便的一类表现，或是指脑血管意外发生前在已有便秘的基础上有所加重。中风后便秘的发生通常与患者的机体功能损害有关，患者在发生便秘时不仅会对其正常生活造成影响，还会导致其治疗方案的实施受到严重阻碍，甚至可导致患者因排便用力过大而发生脑血管破裂的情况。中风后便秘是中风后患者常见的并发症之一，现代中风病发病率逐渐上升，患者群体基数不断增多，治疗病程长，恢复缓慢为主要特点，中风后便秘更为常见的中风后并发症，改善患者排便状态有利于改善患者生活质量和减少发生脑血管风险的重要意义。

二、传统医学对中风后便秘的文献记载

中医认识便秘始于《内经》中的"后不利""大便不利""大便难"，并且随着历代医家的不断探索，并基于内经所述"大肠者，传导之官，变化出焉"，逐渐认识到便秘是一种病位在大肠，致病因素众多而导致大肠传导不利的疾病。

刘河间在《素问病机气宜保命集·中风论》中提出"若风中腑者，先以加减续命汤，随证发其表；如忽中脏者，则大便多秘涩，宜以三化汤通其滞"，说明可以用加减续命汤和三化汤治疗中风中脏腑之便秘证，"内有便溺阻格"者可用三化汤、承气汤和调胃承气汤以治疗。

明代王肯堂《王肯堂医学丛书·医辨》中指出："或有中风便牙关紧急，浆粥不入，急以三一承气汤灌于鼻中，待药下则口自开矣，然后按法治之。"介绍了一种中风后便秘症状的特殊方药治疗。

张锡纯《医学衷中参西录》说："盖大便不通，是以胃气不下降，而肝火之上升冲气之上冲，多因胃气不降而增剧。是治此证者，当以通其大便为要务，迨服药至大便自然通顺时，则病愈过半矣。"描述了脾胃气机不降，则肝气上逆加重，增加便秘和中风的症状。

清代医家王清任《医林改错》云："既得半身不遂之后，无气力使手足动，无气力使舌言，如何有气力到下部催大恭下行。以此推之，非风火也，乃无力催大恭下行。大恭在大肠，日久不行，自干燥也"。讲述了中风后体虚气虚无力推动大便下行，导致大便燥结难下。

《金匮要略·五脏风寒积聚病脉证并治》曰："趺阳脉浮而涩，浮则胃气强，涩则小便数，浮涩相搏，大便则坚，其脾为约，麻仁丸主之。"

中风后患者大便排出不畅，可以诱发二次脑血管意外，本身已经脆弱的神经系统受到压力的冲击有可能症状会比第一次发生脑血管意外的情况还严重，所以中风恢复期患者的大便通畅度决定着患者的安全，同时决定着患者恢复的进度。中风后便秘的患者更有甚者通过控制饮食来减少排便，在减弱脾胃功能的同时，进食变少难以满足全身各器官以及人体生命活动的供给，导致患者的身体更加虚弱，更难以推动大便下行的恶性循环。所以早期干预脑血管病后便秘的发生和加重是中风后患者恢复健康的关键，也关乎着中风后便秘患者的安全度，中医特色的治疗方法也是保存患者正气、进行整体功能调

节的有效措施。

三、中风后便秘的机制研究

中风病的原因有很多，肝气上逆、气血亏损、饮食劳倦、情志失常等都可以导致，诸多古代文献都已经讨论中风后便秘的机制，由于中风后人体脏腑功能减弱，加之中风多伴有肢体功能缺失或不足，全身运动系统功能减退，肌肉功能减退，影响全身血液运行和身体气机运行，中焦的脏腑气机不通畅可以导致肠道气机阻滞，导致肠排空功能减退，大便阻滞，经过肠的重新吸收，便质变干更不容易排出，甚至会留有某些毒素，长期累积有可能造成肠道器质性病变发生，中风久病病机为肝肾亏虚，肾藏精功能减退，肠道等失去濡养成为大便不容易排出的因素。

1. 传统医学对中风后便秘的机制研究

饮食通过脾胃的运化，经过小肠的泌别清浊作用，通过大肠传化糟粕出人体的过程为人体排便过程，如果脾胃功能正常，运化功能正常，则大便可以顺利排出而不发生严重便秘，由于患者中风后脾胃功能下降，多"正虚邪实"之体，故脾胃运化功能的下降，由于燥热内结，气机瘀滞，气虚推动功能减退导致糟粕物停留在大肠，难以排出，若长期如此行泻下药物治疗，必伤及其脾胃之气，导致水谷运化失常，日久化热阻滞中焦，则清阳不升、浊阴不降，演化成虚实夹杂型便秘，则更难以治疗。

2. 现代医学对中风后便秘机制的研究

中风后便秘的发病机制尚不明确，现在医学从多方面说明了中风后便秘可能形成。根据文献报道大致可归为以下几点：①脑中风类型以及中风时脑部受影响的区域都关系到便秘的发生率，其中以出血型中风以及基底节区中风时便秘的发生率最高；②食量减少且过食精细而缺乏纤维素食物的饮食因素；③长期卧床缺乏运动导致胃肠蠕动减少的活动因素；④突然失去生活自理能力引起的焦虑、自卑、紧张等不良情绪的心理因素，导致交感神经、迷走神经功能失常，从而出现胃肠功能障碍；⑤中风后患者在治疗过程中联合使用的降压、调脂、脱水、利尿等药的药物因素。我院李嗣祺医生认为中风患者大多数为中老年人，由于年龄问题组织器官开始衰退，胃肠本身的蠕动能力减退，部分人活动减少或食物中纤维素匮乏等，容易发生便秘。某些患者同时服用药物导致便秘的案例也不在少数。中风患者常出现肢体功能障碍甚至偏瘫，偏瘫患者长期卧床不能活动，或因活动不便而活动减少，造成胃肠蠕动缓慢；排便环境缺乏隐蔽性，患者不方便，怕给家人制造负担，产生内心上抵触排便。另外，某些患者肛周疾病也可以造成中风后便秘的发生。

四、中风后便秘的中医药治疗

西医治疗方式局限单一，效果一般，多治标不治本，中风后便秘研究的进展对临床改变中风后患者排便状态有较好的参考意义。由于中风患者的脑血管弹性低、血管脆弱以及血流动力的改变，一旦便质坚硬难以排出，患者稍加用力即有发生再次中风和其他系统疾病的风险，因此，尽早通过治疗改善患者的排便状态尤为重要，目前，现代医学改善中风后便秘患者的排便状态主要通过饮食调整和西药治疗及排便护理等为主。中风后患者恢复是一个拉锯战，西药治疗在有可能增加肝肾负担的同时，还加大了患者的耐药性程度。增强胃动力和渗透性质的西药治标而不治本，临床收效不佳。近阶段中医治疗中风后便秘的报道收效良好，方法众多，安全，便捷，无不良反应，不失为改善中风后便秘患者排便状态的方法，并且其理论基础丰富，疗效十分确切。

1. 中医内治法

中风者多为年过半百，脏腑虚衰，肝肾阴虚，加之情志过极，气机逆乱，五志过极而化火，发为内风，风火夹痰夹瘀上扰发为中风后便秘。所以最根本的病因可以分为两种，一是实证阳明气机不利，宣降失司以致水不行舟，二是虚证阴血亏虚，肠燥津亏以致水不载舟。此外，还有较为复杂的虚实夹杂之证。虚证便秘多见于老年患者及罹患中风日久之人。老年患者年过半百而阴气自半，多为肝肾阴虚、脾肾阳虚，久病卧床多伤气，气虚则出恭无力。实证便秘多为素体痰湿壅于中焦，痰郁化火或因中风后脑络瘀阻，血瘀则气滞，最终都导致阳明腑气不降。

葛畅等以通腑泄热为大法以自拟方（全瓜蒌、芒硝、厚朴、炒枳实、炒黄芩、火麻仁、黄芪、甘草）治疗痰热腑实证中风后便秘，近期疗效明显，4周后随访疗效持久稳定。顾振杰以星蒌承气汤加减治疗中风急性期痰瘀互结，热毒炽盛之便秘，结果不仅便秘症状得到改善，在偏瘫、口眼㖞斜、偏身感觉障碍等神经功能缺陷的方面均有显著疗效。临床最为多见的还是以虚实夹杂为主的便秘证型，虚实夹杂便秘的病因病机复杂，治疗时需要兼顾本虚标实两方面，做到祛邪而不伤正、扶正而不留邪，需全面兼顾，中病即止。丁震环以增液承气汤加减治疗热结阴亏型中风后便秘，并根据患者本身体质的不同而加以调节，服药后患者排便每周次数增加，大便成型率提高，较西药组有明显的优势。宋金阳用补气活血、润肠通便的理论，以补阳还五汤加减治疗中风后气虚血瘀型便秘，以患者自身为对照，用药前后有显著改善。

2. 中医外治法

中医外治法是以经络、全息等理论为依据，通过针刺、艾灸、推拿、点穴、放血、拔罐、贴敷等多种手段作用于人体表面或是口腔、肛肠黏膜的治疗方法。其特点是简便易得，不良反应少，对于无法口服汤药的患者来说是个尤为有效的办法。中风后便秘中医证型可归为虚、实、虚实夹杂三大类，仲景有云："观其脉证，知犯何逆，随证治之。"比起西药酚酞片、乳果糖等只针对便秘的治疗，中医更注重对患者中风本身病机的治疗，或行气活血以畅通气机，或滋阴补阳，补气养血，或祛痰泻热以通腑祛实，不仅治疗便秘本身，对其他并发症以及增强患者体质同样有益。中医外治法由于手段多样，互相兼容，临床常使用"鸡尾酒疗法"将各种外治手段融合于一个治疗方案中：从推拿到针刺，从体表经穴到全息耳穴、眼针，从传统器具到现代科技仪器等。这种将传统与现代相融合，从各个角度，各种层面对胃肠功能进行综合调整以达到治疗目的的"鸡尾酒疗法"是目前主流的方法。中医临床上常常内外治法合用，既能相辅相成、增强疗效，又能弥补各自疗法的劣势，从各层面、多角度对疾病进行治疗。唐江岳等基于脑和大肠以及大肠中菌落通过神经内分泌网络相连接的"脑—肠—菌轴"理论采用揿针贴压合并中药为介质的按摩手法的"针—膏—摩"疗法治疗脑卒中后便秘，治疗结束后联合组患者较其余对照组在双歧杆菌和五羟色胺水平有明显改善，改善"脑—肠—菌轴"的协调运行，达到帮助患者排便的目的，此法临床有明显的疗效，值得进一步研习和推广。

3. 眼针对中风后便秘治疗的临床研究

眼针是已故的名中医彭静山首创的一种微针治疗方式。在证治准绳中有一句话，"目形类丸，瞳神居中而前，如日月之丽东南而晦西北也。内有大络六，谓心、肺、脾、肝、肾、命门，各主其一……外有旁支细络，莫知其数，皆悬贯于脑，下连脏腑，通畅血气往来，以滋养于目。故凡病发，则有形色丝络显现，而可验内之何脏腑受病也"。这段话启发了彭静山老先生，使得他发明了"眼针疗法"。眼睛分区的划分则是根据周易而来，从哲学上看周易是一种古朴的辩证唯物思想。五轮八廓学说也给了彭静山老先生极大的启发，将白睛分成若干个区域以归纳脏腑，将脏腑赋予分区，进行了大量的临床观察，在临床上取得了非常重大的突破。《灵枢·大惑论》云："五脏六腑之精气，皆上注于目而为之精"。说明了人的眼睛可以反映出脏腑的盛衰，脏腑的疾病状态会体现在眼睛上，脏腑的精气上输于目而体现眼睛的注视能力。《素问·五脏生成篇》云："诸脉皆属于目。"也表明气血的盛衰可以通过眼睛来体现。《灵枢·论疾诊尺篇》："目赤色者病在心，白在肺、青在肝、黄在脾、黑在肾"具体地阐述了脏腑疾病体现在眼睛上的颜色。

《审视瑶函·目为至宝论》："心之精腾，结而为血轮。""心藏乎神，运光于目。"若心受累，则人看起来没有神采，甚至雾视、幻视。《审视瑶函·目为至宝论》："肝之精腾，结而为风轮。"《审视瑶函·内外二障论》："夫目属肝，肝主怒，怒则火动生痰，痰火阻隔肝胆脉道，则通光之窍遂蔽。是以二目昏朦如烟如雾，目既昏花，逾生郁闷"。如果一个人经常发怒，则会动肝火，火与痰同时出现影响肝经的疏泄功能，则会视物昏花。《审视瑶函·目为至宝论》说："脾之精腾，结而为肉轮"。肺《审视瑶函·目为至宝论》说："肺之精腾，结而为气轮。"《审视瑶函·内外二障论》曰："而五脏之中，惟肾水神光，深居之中，最灵最贵，辨析万物，明察秋毫。"都表明了眼睛与脏腑之间的密切联系。眼睛与脏腑是密切相关的，对此有足够的历史依据。《审视瑶函·目为至宝论》："神膏者，目内包涵之膏液……此膏由胆中渗润精汁，升发于上，积而成者，方能涵养瞳神，此膏一衰，则瞳神有损"，说明胆在眼睛的神的方面有濡养的作用。六腑也与眼睛有着密切联系，均说明眼针和脏腑之间的联系。

眼针的选区依据：此病的病位在大肠，故眼针选穴选择大肠区，由于便秘可能由于中风后机体功能减退而导致脾胃功能减退，故在选区中选择脾区，因为中风病常常伴有肢体不利，按照眼针的三焦取穴方法可以取眼针的上焦区、下焦区，大肠区进行针刺可以调节肠道的运动，使得肠道的通降功能得以恢复，大便不停留在体内可以更好地排出，选取脾区可以更好地运化吸收进来的食物，形成的食物残渣不容易阻塞在大肠内部，所以健脾的方式也可以不断促进胃肠功能消化，使得大便的形状更容易排出，健脾调理人体的气机可以更好地帮助全身血液运行，从而推动大便下行，取得良好的疗效，选取上、下焦区按照彭老的三焦取穴法，调理上、下焦的肢体功能。

4. 麻子仁丸的治疗依据

麻子仁丸具有缓下、通腑泄热的作用，主要治疗肠内燥热，大便干结，小便短小，舌苔微黄少津，具有通气通便的作用，善治老年便秘和肠道燥热引起的便秘，本方出自伤寒论，方中组成为麻子仁、枳实、厚朴、大黄、杏仁、芍药，在伤寒论中称之为脾约，说过："约者，约结之约，又约束也……今胃强脾弱，约束津液不得四布，但输膀胱，致小便数而大便硬，故曰脾约。"麻子仁多脂润肠，杏仁上宣散肺气，下通大肠，白芍养血养阴，大黄、枳实、厚朴为小承气汤，可以轻下热结。

中医药治疗中风后便秘除了能避免可能的不良反应，还能恢复患者胃肠功能，兼顾中风本身以及其他并发症，改善患者身体素质，甚至提前预防便秘，是一举多得的选择，并且在防治中风后便秘的方法上也取得了初步的成效。

参考文献

[1] 刘河间 . 素问病机气宜保命集·中风论 [M]. 天津：天津科技出版社，1996.

[2] 王肯堂 . 王肯堂医学丛书·医辩 [M]. 北京：中国中医药出版社，1999.

[3] 张锡纯 . 医学衷中参西录 [M]. 石家庄：河北人民出版社，1972.

[4] 王清任 . 医林改错 [M]. 北京：人民卫生出版社 .2005.

[5] 张仲景 . 金匮要略 [M]. 上海：上海古籍出版社 .2010.

[6] 邓国华 . 脑卒中便秘的相关因素分析和预测 [J]. 现代医药卫生，2008, 24(15): 2266-2267.

[7] 江东兰 . 对长期卧床的脑卒中患者进行预防便秘护理的效果分析 [J]. 当代医药论丛，2015, 13(21): 52-53.

[8] 张博 . 脑卒中患者便秘的护理体会 [J]. 中国实用神经疾病杂志，2012, 15(12): 31-32.

[9] 唐莉莉，赵杨，梁艳，等 . 卒中后便秘中西医机制探讨 [J]. 中西医结合心脑血管病杂志，2010, 8(4): 483-485.

[10] 杜辉 . 八珍汤加减治疗中风后便秘 46 例临床观察 [J]. 中医临床研究，2010, 2(1): 75-76.

[11] 曾莉莉，黄红梅，罗忱姣 . 济川煎联合穴位埋线治疗老年中风后脾肾阳虚型便秘 30 例 [J]. 广西中医药，41(2): 21-23.

[12] 葛畅，邝靖 . 急性脑卒中便秘采用星蒌承气汤治疗的临床效果观察 [J]. 中医临床研究，2018(12).

[13] 顾振杰 . 涤痰通腑法治疗中风急性期痰热腑实证的临床疗效观察 [D]. 山东中医药大学，2015.

[14] 丁震环 . 增液承气汤治疗脑卒中后便秘 52 例效果分析 [J]. 首都食品与医药，2018, 25(19): 172.

[15] 宋金阳 . 补阳还五汤加减治疗中风后便秘 40 例 [J]. 实用中医内科杂志，2010, 24(10): 48-49.

[16] 唐江岳，向桃，杜辕滨，等 . 基于"脑—肠—菌轴"的"针—膏—摩"疗法治疗脑卒中后便秘的临床研究 [J]. 中医药学报，2019, 47(2): 108-111.

[17] 明·王肯堂 . 证治准绳 [M]. 北京：中国中医药出版社，1997.

[18] 河北医学院 . 灵枢经校释 [M]. 北京：人民卫生出版社，2009.

[19] 郭霭春 . 皇帝内径素问校注 [M]. 北京：人民卫生出版社，1992.

[20] 明·傅仁宇 . 审视瑶函 [M]. 北京：人民卫生出版社，2006.

[21] 中华中医药学会脾胃病分会 . 慢性便秘中医诊疗共识意见 (2009, 深圳). 中国中西医结合消化杂志，2010, 18(2): 136-139.

第九节　中风后痴呆

一、痴呆简介

（一）概念

痴呆包括老年痴呆也即阿尔茨海默病、血管性痴呆、混合性痴呆以及其他原因如外伤、帕金森病等导致的痴呆。老年痴呆是一种缓慢发展并不断加重的神经系统衰退性疾病，临床特征主要表现为记忆力、语言表达能力、计算力、日常生活能力的不断减退以及情感和行为异常的疾病。其中阿尔茨海默病是老年痴呆最常见的类型。

中医古籍文献中没有关于老年痴呆的病名记载。但早在先秦时期中医文献中即有类似的记载，如《左传》中曰"不慧，盖世人所谓痴"；《医学正传》谓之"愚痴"；《资生经》谓之"痴证"；《针灸甲乙经》名曰"呆痴"；《辨证录》谓之"呆病"；《景岳全书》称为"痴呆"；《临证指南医案》曰"神呆"等。根据其记忆力、语言表达能力、社会生活能力不断减退等临床表现，将该病归属于中医学"善忘""郁证""呆病""癫痫"等疾病范畴。

（二）危险因素

年龄是老年痴呆发病的重要独立危险因素，年龄越大，患病风险越高，与其他因素相比，年龄对晚期认知障碍风险的影响最大。随着年龄的增长，脑血流量逐渐下降，同时氧和葡萄糖的代谢率下降，血脑屏障的功能削弱，包括毛细血管壁变薄和内皮细胞中线粒体数量减少，内皮细胞重要的转运功能受到损害，这是年龄影响脑功能的病理生理学基础。随年龄的增长，患老年痴呆的风险增长缓慢，主要是因为竞争性死亡风险的增加，有选择地导致患老年痴呆风险较低的个体存活，与以前的研究结论并没有相悖。目前我国人口结构正在快速老龄化，老年痴呆人群一定会逐渐增加，对于老年人群的筛查变得格外重要。

二、临床表现

老年痴呆的临床表现以记忆障碍为首发症状。患者短期内出现思维迟缓、呆滞与僵化，自我中心更甚，情绪不易控制，注意力不集中，迂赘，做事马虎。不出数载，便出现恶性型遗忘，由偶尔遗忘发展成经常遗忘，由遗忘近事而进展到远事，由遗忘事件的细节而涉及事件本身。最终可严重到连自己的姓名、生日及家庭人口都完全遗忘，好像生活在童年时代一样，并常伴计算力减退，判断能力下降，开始出现外出后想回家困难，容易迷路，易上当受骗，对物品辨别不清真假而被骗钱财，不能对问题进行推理，工作及家务漫不经心、感情淡漠和多疑、空间和时间定向障碍亦在初期出现。在第二阶段，言语单调、刻板、断续、啰嗦或喃喃自语，不能理解，甚至缄默不语。尚可表现为各种失语症，如遗忘性失语、命名性失语，也可出现言语的其他功能障碍如失读、失写、失语，其他认知缺损同时出现，频繁地走动为其特征。偶有尿失禁。严重时所有智能受损，出现明显的运动不能，以致瘫痪。

三、痴呆的中医病因病机

中医学认为老年痴呆的病位在脑，其基本病机为本虚标实，本虚多为脏腑的气血精不足，标实多涉及痰浊、瘀血。《医林改错》曰："脑为元神之府，灵机记性在脑不在心"以及"年高无记性者，脑髓渐空"。清代医家王清任首次提出老年痴呆的病位是在脑而非在心，这一理论的提出为老年痴呆的研究开辟新的思路。脏腑虚损，痰浊、瘀血阻窍皆可导致老年痴呆的发生，而其中脏腑虚衰为根本原因。

中医认为本病的病理定位在脑，与心、肾、肝、脾等脏腑有着密切的关系。病机以脑髓不足，五脏阴阳气血虚损为本，痰浊、气滞为标。肾虚髓海不足，肾藏精，精生髓，髓上聚于脑，故"脑为髓海"，肾精充足则生髓机能旺盛，髓旺则脑髓充实，精力充沛，智力强健，耳聪目明，动作灵巧。如年老肾精虚衰，髓源匮乏，使髓海不充，脑神功能障碍，发为痴呆。气血两虚，五脏之精华气血皆上荣于脑，心主血脉，上行注于脑络以养神明。脾为气血生化之源，因劳倦、思虑损伤心脾，心血亏虚则神失所养，脾虚则气血生化无源，清阳不升，气血精华不能上荣于高巅，或久病营阴受损，导致肝血不足，精血同源，血虚则精少，髓海无以充养，而致脑虚肝藏魂，主谋虑，与神志密切相关，肝体虚，肝用失常，因此老年心肝脾等脏之气血亏虚均可发为痴呆。痰浊阻窍，脾胃虚衰，运化力薄，湿浊内聚，郁而成痰，痰浊内盛，上蒙清窍，脑失清灵或痰湿内盛之体，外感邪热，痰与热结，上扰清窍，扰乱神明或因情志抑郁，肝郁不达，气机阻滞，引起津聚痰结，阻滞脑络，脑神失养，渐致痴呆。总之，本病以虚为本，证在虚实。虚则为脏腑气血不足，阴阳失调，致髓海不足，脑虚神衰，实则为痰浊、气滞阻塞窍络，临床或单独存在，或虚实夹杂。

四、中医药治疗痴呆的方法

中医学治疗老年痴呆的方法主要有中药复方，针灸、针药结合，中西医结合、中药注射液以及经络刮疗、耳穴按摩等，通过临床观察均取得了良好的临床疗效。因此，在对老年痴呆的临床治疗中要学习运用目前所具有的诊疗措施，不拘泥于一种方法，根据患者实际临床症状采用多种诊疗方法联合使用。同时为更好减轻老年痴呆患者的痛苦要不断开拓创新，努力寻找新的治疗方法。

中药复方具有临床加减变化应用灵活的优点，可以根据患者的临床症状进行加减应用，能够做到专人专方，因此在临床实践中广泛应用于治疗老年性痴呆患者。

针灸是我国传统的医疗技术，它通过使用毫针直接作用于人体的经络腧穴，调节人体阴阳气血，激发人体自身的抗病邪能力，进而达到防病治病的作用，临床应用治疗老年痴呆病疗效显著。

针灸与中药结合对老年痴呆的治疗方法，可以同时发挥针灸与中药的优势，提高临床治疗效果，可以作为治疗老年痴呆的方法。

中西医结合的方法治疗老年痴呆也是目前临床采用较多的治疗方法，可以同时发挥中西医的治疗优势，能够改善患者的记忆力及生活自理能力等症状，为临床治疗老年痴呆提供新的治疗思路。

中药注射液多是由单味或者是多味中药经过现代科学技术提取而成，有效成分含量高能够快速发挥中药作用，并且安全可靠，故临床应用也比较多。

郑昌岳通过临床观察采用中医经络刮疗的方法（用厚刮痧板从鬓角后缘至耳垂前刮拭，每侧耳朵每次30次，以及以百会穴为中心向全头部呈放射状刮拭）治疗老年痴呆患者，治疗后发现患者的临床症状得到好转，该治疗方法简单易操作，安全可靠。人体十二正经只是纵向分布于人体，但是缺乏相邻经络之间的相互连接，不利于经络之间气血的流通。"经络搭桥"是指借助针连接机体病变局部两经及两经以上的经络，类似在两经之间搭的桥，因此称为"经络搭桥"。

贾孟辉等采用"经络搭桥"的方法防治早期老年痴呆症，该治疗方法是以督脉为基准线连接两旁足太阳经，从太阳经连接阳明经，由阳明经连接少阳经。治疗后患者记忆力提高、精神好转及食欲也有增强。早期病情较轻，单一疗法通常可以改善症状，中期病情进展常需多法联用，如补肾法基础上加化痰、祛瘀、泻火等治法，晚期生理功能衰竭，更要多法联用，消补兼施，解毒化浊，补肾固元，与任何疾病治疗一样，长期治疗需监测药物的不良反应。

五、老年痴呆的护理

老年痴呆是老年人群中较为常见的一种精神类疾病，是一种进行性不可逆疾病，患者发病后随着病情的发展，记忆力及生活能力会逐渐下降，一些存在其他合并症的患者，还会出现生活不能自理及不同程度的失语等临床表现。一些患者因为记忆力衰退等，会出现易怒及情绪无法控制等。

有研究发现，该类患者因为记忆力下降后，会存在长期的抑郁、孤独及精神紧张等表现，加之儿女长期不在身边陪伴，长期服用药物，病情得不到改善，继而出现疗效降低，致使生活质量快速下降。老年人群因为自身慢性病较多，多数存在自理能力差等特点，病情恢复较为缓慢，加之老年痴呆不但需要家属陪伴，在治疗期间也需给予有效的护理才可达到更好的治疗效果。

在常规护理基础上应用认知功能康复训练，通过展开记忆、思维、生活技能、视觉空间障碍等训练，进一步延缓了老年痴呆患者日常自我照顾能力和认知能力，对提高患者生存质量具有重要意义，同时在认知康复训练中告知家属基本康复训练方式，家庭环境对促使患者心理以及情感护理康复具有理想效果。有研究发现，老年痴呆症患者给予有效的护理干预，对其记忆力功能具有较好的改善作用。给予相应的人性化护理，根据其自身情况及病情程度的不同，制定相应的护理计划，对其饮食、生活及相应的肢体进行规范的训练，培养患者自我管理意识，结合家属督促患者对自我的护理，出院时，让患者严格执行住院时制定的相应计划，让家属多对患者进行陪伴，树立患者治疗的信心与勇气，多让患者感受到正能量，减少不良情绪对其所产生的影响。采用人性化护理措施应用于老年痴呆症患者的治疗中，可显著改善患者的精神状态及生活能力，对其生活质量的提高具有较好的作用，得到了患者及其家属的认可，值得临床上借鉴。综上所述，在老年痴呆患者护理期间应用认知功能康复训练结合常规护理具有确切效果，能够有效减少患者认知障碍，在一定程度上提高了患者精神行为症状的耐受性，值得推广。

六、血管性认知障碍的认识

1. 概念

我院以脑血管病就诊患者较多，血管性痴呆较常见，血管性认知障碍(vascular cognitive impairment，VCI)是脑血管病变及其危险因素导致的临床卒中或亚临床血管性脑损伤，涉及至少一个认知域受损的临床综合征，涵盖了从轻度认知障碍到痴呆，也包括合并阿尔茨海默病(Alzheimer's disease，AD)等混合性病理所致的不同程度的认知障碍。65岁以上老年人群中，血管性痴呆(vascular dementia，VaD)是仅次于AD的常见痴呆类型。许多老年性痴呆患者常有血管性脑损伤病理和AD病理并存，血管危险因素会增加AD的风险，脑血管病变和神经退行性病理过程可能相互作用，对认知损害具有累加效应。VCI包括VaD，其发病率也相应增加。

2. 诊察方法

神经影像学技术的发展与应用，如ASL、DTI和SWI等影像技术以及使用7.0-TeslaMRI可能有助于提高对脑低灌注、神经网络损伤、微出血和微梗死等VCI血管性脑损伤早期识别的敏感性和特异性，便于轻度VCI的适当细分。正电子发射型计算机断层显像(positron emission computed tomography，PET)可显示脑葡萄糖的代谢以及淀粉样蛋白和tau的积累。结构影像和功能影像技术的融合用于显示血管性脑损伤和AD病理等神经变性病混合病理对认知障碍的影响，帮助确定脑损伤严重程度的阈值，以建立混合性痴呆的诊断标准，有利于对VCI亚型进行更精确的诊断和多靶点防治。神经影像学检查是确定血管性认知障碍病因和病理诊断的主要方法，影像学评估不仅可以反映血管性脑损伤病理类型、部位和程度，也可以帮助鉴别其他原因导致的认知障碍，如正常颅压脑积水、额颞叶痴呆等。MRI比CT更加敏感，VICCCS将MRI视为VCI神经影像诊断的"金标准"，推荐使用NINDS．CSN提出的影像学评估建议。新的VCI诊断标准使用"很可能"或"可能"代表临床诊断的确定性水平，其主要依据在于是否具有神经影像学证据。所有可疑VCI的患者均应进行神经影像检查，首选MRI检查。评估内容至少包括脑萎缩（部位与程度）、脑梗死（部位、大小、数量）、脑白质病变（范围）和脑出血（部位、大小、数量）。推荐使用VASCOG影像学诊断标准。

3. 诊断标准

VCI诊断需要具备三个核心要素。①存在认知损害：主诉或知情者报告或有经验临床医师判断存在认知障碍，而且神经心理学检测也有认知障碍的证据，和(或)客观检查证实认知功能较以往减退，并至少存在1个认知域的损害。②存在血管性脑损伤的证据：包括血管危险因素、卒中病史、脑血管病的神经损伤症候、影像学显示的脑血管病变证据，以上各项不一定同时具备。③明确血管性脑损害在认知损害中占主导地位：明确血管性脑损伤在认知障碍中是否起主要作用是诊断VCI的重要环节，尤其是合并有AD病理表现时，应根据认知障碍和脑血管病的临床表现，结合神经影像表现，判断血管性脑损伤对认知障碍的影响。临床特征需要符合下列之一：认知障碍的发生在时间上与1个或多个脑血管事件相关（认知障碍的发生往往是突发的，并随着多次类似脑血管事件的发生而表现为阶梯式进展或波动性，并且认知障碍在脑血管事件发生后3个月仍然持续存在）。

如果没有卒中事件的病史，那么需要受损的认知域主要是信息处理速度、复杂注意力，和（或）额叶执行功能，以下特征可作为支持点：①早期出现的步态异常，包括行走不平衡感或反复的跌倒；②早期出现尿频、尿急或其他不能用泌尿系统疾病解释的症状；③人格或情绪改变，如意志力丧失、抑郁或情绪失禁。

尽管VCI的定义涵盖了血管因素所致的不同程度和各种形式的认知障碍综合征，但血管性脑损伤可以存在于没有任何明显认知障碍的个体，患者在未来出现认知衰退的风险可能增高，值得医学重视以防止这种衰退。目前的VCI临床分类和诊断依据主要基于临床症候结合影像学等多种因素综合评估。处于"脑危险期"的血管危险因素相关性VCI的诊断以及轻度VCI的亚型分类尚缺乏公认的生物标志物和充分的临床证据。混合型病理在认知障碍中的作用与权重尚难作出明确的界定和量化，VCI及AD的相关指南尚未明确混合型痴呆的诊断标准。我们期望通过推广与国际接轨的、规范化的并具有可操作性的VCI临床分类、诊断标准以及防治策略，同时导向通过建立高质量的临床多中心VCI研究队列，纵向研究VCI临床症状的发展与多模态脑影像及其他生物标志的变化，并通过神经病理学进行验证，对VCI进行更深入的研究，将目前主要基于临床症候的VCI诊治方法逐渐转变为基于病因、病理和发病机制的VCI精准诊断与防治策略，不断提高VCI的研究与防治水平。

我们期望通过广泛的临床研究和应用，推广与国际接轨的、规范化的并具有可操作性的VCI临床防治策略，同时导向通过建立高质量的临床多中心VCI研究队列，纵向研究VCI临床症状的发展与多模态脑影像及其他生物标志的变化，并通过神经病理学进行验证，对VCI进行更深入的研究，将目前主要基于临床症候的VCI诊治方法逐渐转变为基于病因、病理和发病机制的VCI精准诊断与防治策略，不断提高VCI的研究与防治水平。

七、我院在痴呆治疗中的特色疗法

张松从辽宁省血栓病医疗中心住院患者选择研究对象，将患者按照住院顺序随机分为治疗组针刺加中药治疗例和对照组单纯中药治疗例。两组诊断标准中医诊断标准参照中国中医药学会老年病分会老年痴呆病专题学术研讨会年月修订的《老年痴呆病的诊断、辨证分型及疗效评定标准》拟定。①记忆：记忆能力，包括记忆近事及远事的能力减退。②判断：判定认知人物、物品、时间、地点能力减退。③计算：计算数字，倒数数字能力减退。④识别：识别空间位置和结构能力减退。⑤语言：口语能力，包括理解别人语言能力和有条理地回答问题的能力障碍。⑥文化：程度较高者阅读、书写能力障碍。⑦个性：性情孤僻，表情淡漠，语言哆嗦重复，自私狭隘，顽固固执，或无理由的欣快，易于激动或暴怒等。⑧思维：抽象思维能力下降，例如不能解释谚语，不能区别词语的相同点和不同点，不能给事物下定义等。⑨人格：性格特征改变，道德伦理缺乏。⑩年龄：多见于60岁以上。⑪病程：起病发展缓慢，病程长。上述8项心理活动有记忆、判断、计算和另3项中的1项者。在6个月内有明显减退和明显缺损者，参考年龄、病程即可诊断为老年痴呆病。西医诊断标准参照美国精神病协会制定《精神障碍诊断和统计手册》（DSM-Ⅳ）中的有关痴呆的诊断标准图。

1. 针灸治疗方法

体针穴位选择人中、内关（双）、三阴交（双）、百会、大椎、神门（双）、绝骨（双）。眼针选区双侧肾区、心区、下焦区、上焦区。操作方法眼针选用沿皮横刺法即在选好的经区，找准经区界限，在距眶外2mm处向应刺的方向沿皮刺入，可刺入真皮达到皮下组织中，不可再深，也不可刺入另一穴的界限。体针患者取坐位或俯卧位，用75%酒精棉球局部皮肤消毒。大椎患者反坐在靠椅上，两手紧抱椅背，头向前下方微低，下颌骨放在椅背上。进针后向上斜刺，缓慢刺入1寸左右，行捻转手法约1min。针刺入人中穴，针尖达鼻中隔，施以较强的雀啄刺激，以眼眶流泪或湿润为度。百会穴向前平刺约1寸，进针后施捻转手法。最后分别依次针刺内关、神门、三阴交、绝骨穴，施提插或捻转补法，各行针约1min，留针30min。疗程：针刺疗法，隔日1次，15次为1个疗程。疗程间不休息，连续治疗6个疗程。

2. 中药治疗方法

方剂组成：熟地黄20g，杜仲20g，丹参15g，川芎10g，当归10g，远志10g，酸枣仁10g，甘草10g。首先将中药用水浸泡1～2h，大火煎开后再用文火煎20～30min，每日服用2次。每次100mL，饭后温服。

3. 疗效判定标准

临床疗效评定标准参照卫生部的《中药新药治疗痴呆的临床研究指导原则》所制定的疗效判定标准进行判定。中医症状疗效标准如下。①显效：主要症状大部分明显改善，定向基本健全，回答问题基本正确，生活可以自理，反应一般。②有效：主要精神症状有所减轻或部分消失，日常生活基本自理，回答问题基本正确，但反应仍迟钝，智力与人格仍有障碍。③无效：主要症状无改变或病情有发展，生活不能自理，回答问题不正确，神志痴呆。

4. 治疗结果

治疗组与对照组疗效比较值$P < 0.05$，统计学差异有显著性意义，提示治疗组优于对照组。

本方治疗原则以补肾益髓为主，兼以活血祛瘀、祛痰开窍、宁心安神。方中熟地黄、杜仲为君药。熟地黄性甘，微温。归肝、肾经。功能填精益髓。《本草纲目》"填骨髓，长肌肉，生精血，补五脏内伤不足，通血脉，利耳目，黑须发，男子五劳七伤，女子伤中胞漏下面，经候不调，胎产百病。"《药品化义》"熟地，藉酒蒸熟，味苦化甘，性凉变温，专入肝脏补血。因肝苦急，用甘缓之，兼主温胆，能益心血，更补肾水。凡内伤不足，苦志劳神，忧患伤血，纵欲耗精，调经胎产，皆宜用此。安五脏，和血脉，润肌肤，养心神，宁魂魄，滋补真阴，封填骨髓，为圣药也"。杜仲性甘，温，归肝、肾经。功能补肝肾，强筋骨。《神农本草经》"主腰脊痛，补中，益精气，坚筋骨。"丹参、川芎、当归为臣药。丹参性苦，微寒。归心、心包、肝经。功能活血调经，祛瘀止痛，凉血消痈，除烦安神。川芎性辛，温。归肝、胆、心包经。功能活血行气，祛风止痛。《本草汇言》"上行头目，下调经水，中开郁结，血中气药也。尝为当归所使，非第治血有功，而治气亦神验也……味辛性阳，气善走窜而无阴凝粘滞之态，虽入血分，又能去一切风，调一切气。"当归性甘、辛，温。归肝、心、脾经。功能补血调经、活血止痛、润肠通便。《医学启源》"当归，气温味甘，能和血补血，尾破血，身和血"。远志、酸枣仁为佐药。远志，苦、辛、温，归心、肺、肾经。功能安神益智、祛痰开窍、消散痈肿。《别录》"定心气，止惊悸，益精，去心下隔气，皮肤中热，面目黄"。酸枣仁性甘、酸，平。归心、肝、胆经。功能养心益肝，安神，敛汗。《神农本草经》主"心腹寒热，邪结气聚，四肢酸痛湿痹，久服安五脏"。《别录》"主烦心不得眠……虚汗，烦渴，补中，益肝气，坚筋骨，助阴气"。《本草纲目》"其仁甘而润，故熟用疗胆虚不得眠，烦渴虚汗之症，生用疗胆热好眠，皆足厥阴、少阳药也"。甘草为使药，调和诸药。诸药共用起到补肾益髓、活血祛瘀、祛痰开窍、宁心安神的作用。

针药并用疗法和单纯中药治疗对老年痴呆患者均有较好的临床疗效，但针药并用疗法明显优于单纯中药疗法，疗效显著。针药并用疗法安全经济、操作简便，不良反应小，可作为老年痴呆较有效的疗法之一推广应用。

八、问题及展望

由于老年痴呆的病程较长，临床表现复杂，兼并出现的疾病不一，所以，老年痴呆的防治仍是当今神经科疾病中研究的难点与热点。为了进一步提高针灸防治老年期痴呆的防治水平，应加强基础与临床研究的有机结合，提高研究水平，应完善统一诊断标准及疗效评价标准，使研究客观化、规范化、标准化，对各种不同针法应加强临床设计科学严谨性，只有这样，针灸治疗老年痴呆的疗效才会进一步明确，中医药治疗本病的作用机制才会得到更广泛、更深入的探讨，才能准确评价中医药治疗老年痴呆的临床疗效。

参考文献

[1] 矫增金，陈民. 论老年性痴呆病因病机 [J]. 辽宁中医药大学，2016, 18(6): 58-60.

[2] Caamano-Isorna F, Corral M, Montes-Martinez A, et al.Education and Dementia: A Meta-Analytic Study[J]. Neuroepidemiology, 2006, 26(4): 226-232.

[3] 谢宁，谢芳，姚辛敏，等. 老年性痴呆从五脏论治的临床研究进展 [J]. 湖北中医杂志，2017, 39(10): 59-62.

[4] 郑昌岳. 经络刮疗对老年痴呆症的临床观察 [D]. 福州：福建中医药大学，2016: 1-9.

[5] 贾孟辉，贺晓慧，王景岳，等. 试论"经络搭桥法"防治早期老年痴呆症 [J]. 时珍国医国药，2008, 19(3): 743-744.

[6] 许丽华，张敏，闻子叶，等. 老年痴呆患者家庭照顾者负担与压力现状及影响因素 [J]. 中国老年学杂志，2016, 36(12): 3025-3027.

[7] 代俊峰，肖俭，李帅，等. 针刺联合康复训练对老年性痴呆患者康复效果的影响 [J]. 中医药临床杂志，2019, 31(02): 317-319.

[8] 凌慧芬，孙丽凯，杨剑霞，等. 基于老年综合评估的延续护理方案在老年痴呆患者中的应用 [J]. 护理学杂志，2018, 33(12): 76-79.

[9] 章军建，王涛. 混合性认知损害——一个临床新概念 [J]. 中华医学杂志，2016, 96(45): 34-36.

[10] 傅仁杰. 老年呆病的诊断、辨证分型及疗效评定标准 [J]. 中医杂志，1991, 32(2): 121.

[11] 郑筱英. 中药新药临床研究指导原则（试行)[M]. 北京：中国医药科技出版社，2002.

[12] 盛树力，郑礼耀，裴进京，等. 老年性痴呆：从分子生物学到临床诊治 [M]. 北京：科学技术文献出版社，1999.

第十节　面肌痉挛

一、面肌痉挛简介

面肌痉挛（hemifacial spasm，HFS）指一侧或双侧面部肌肉（眼轮匝肌、表情肌、口轮匝肌）反复发作的阵发性、不自主的抽搐，在情绪激动或紧张时加重，严重时可出现睁眼困难、口角㖞斜以及耳内抽动样杂音，是一种临床常见的脑神经疾病。面肌痉挛包括典型面肌痉挛和非典型面肌痉挛两种，典型面肌痉挛是指痉挛症状从眼睑开始，并逐渐向下发展累及面颊部表情肌等下部面肌，而非典型面肌痉挛是指痉挛从下部面肌开始，并逐渐向上发展最后累及眼睑及额肌。临床上非典型面肌痉挛较少，绝大多数都是典型面肌痉挛。面肌痉挛好发于中老年，女性略多于男性，但发病年龄有年轻化的趋势。面肌痉挛虽然大多位于一侧，但双侧面肌痉挛也并非罕见。

西医治疗面肌痉挛并发症较多，其治疗方法包括药物、肉毒素注射以及外科手术。虽然微血管减压是目前有望彻底治愈面肌痉挛的方法，但是术后无效、复发以及面瘫、听力障碍等并发症仍然是困扰医师和病人的难题。故中西医结合治疗面肌痉挛可取其各自优势，提高疗效。

（一）中医认识

中医对于本病的病名没有确切的记载，通过对中医理论的探究，认为本病应归于"痉证""眼睑瞤动"及"筋急"等范畴。《备急千金要方》中提到"夫目瞤动，口唇动，偏㖞，皆风入脉"。大多数面肌痉挛发作是不定时的，时发时止，其致病因素为风邪，风善行而数变。表现为风邪或者风寒之邪阻滞颜面经络，气机壅塞，经络受阻致使面肌抽搐痉挛。在面肌痉挛发病的病因中，痰也起着重要作用。傅兰萍等指出面肌痉挛患者普遍为痰湿作怪，脾为生痰之源，运化失常，聚湿化痰，风痰相搏阻于清窍，气血运行紊乱，筋脉失养，故形成面部肌肉抽动痉挛。

（二）西医认识

现代医学认为长期在面神经传导中的病理刺激如血管压迫（主要为小脑前下动脉和小脑后下动脉）是导致面肌痉挛的重要原因之一，另一重要原因就是占位性病变。文献报道脑桥小脑角肿瘤，造成面肌痉挛的比例约为0.8%。潘继观察412例面肌痉挛患者中有176例存在蛛网膜粘连，因此蛛网膜粘连增厚也是一个不可忽视的原因。目前对于家族性面肌痉挛的发病机制仍在探讨中，有可能与家族遗传因素相关。

（三）诊断与鉴别诊断

1.面肌痉挛诊断

面肌痉挛的诊断主要依赖于特征性的临床表现。对于缺乏特征性临床表现的患者需要借助辅助检查予以明确，包括电生理检查、影像学检查、卡马西平治疗试验。电生理检查包括肌电图（electromyography，EMG）和异常肌反应（abnormal muscle response，AMR）或称为侧方扩散反应（lateral spread response，LSR）检测。在面肌痉挛患者中，EMG可记录到一种高频率的自发电位（最高每秒可达150次），AMR是面肌痉挛特有的异常肌电反应，AMR阳性支持面肌痉挛诊断。影像学检查包括CT和MRI，用以明确可能导致面肌痉挛的颅内病变，另外，三维时间飞越法磁共振血管成像（3D-TOF-MRA）还有助于了解面神经周围的血管分布。面肌痉挛患者在疾病的开始阶段一般都对卡马西平治疗有效（少部分患者可出现无效），因此，卡马西平治疗试验有助于诊断。

2. 面肌痉挛的鉴别诊断

面肌痉挛需要与双侧眼睑痉挛、梅杰综合征、咬肌痉挛、面瘫后遗症等面部肌张力障碍性疾病进行鉴别。

（1）双侧眼睑痉挛　表现为双侧眼睑反复发作的不自主闭眼，往往双侧眼睑同时起病，患者常表现睁眼困难和眼泪减少，随着病程延长，症状始终局限于双侧眼睑。

（2）梅杰综合征　患者常常以双侧眼睑反复发作的不自主闭眼起病，但随着病程延长，会逐渐出现眼裂以下面肌的不自主抽动，表现为双侧面部不自主的异常动作，而且随着病情加重，肌肉痉挛的范围会逐渐向下扩大，甚至累及颈部、四肢和躯干的肌肉。

（3）咬肌痉挛　为单侧或双侧咀嚼肌的痉挛，患者可出现不同程度的上下颌咬合障碍、磨牙和张口困难，三叉神经运动支病变是可能的原因之一。

（4）面瘫后遗症　表现为同侧面部表情肌的活动受限，同侧口角不自主抽动以及口角与眼睑的连带运动，依据确切的面瘫病史可以鉴别。

3. 术前评估

（1）电生理学评估　术前电生理评估有助于面肌痉挛的鉴别诊断和客观了解面神经与前庭神经的功能水平，有条件的医院应积极开展。电生理评估主要包括AMR（LSR）、EMG以及听觉脑干诱发电位（brainstem acoustic evoked potentials，BAEP）。AMR是面肌痉挛特有的电生理表现，潜伏期一般为10ms左右，对面肌痉挛诊断有辅助价值。

AMR检测方法：①刺激面神经颞支，在颏肌记录。②刺激面神经下颌缘支，在额肌记录。采用方波电刺激，波宽0.2ms，频率0.5～1.0Hz，强度5～20mA。EMG一般采用同芯针电极插入额肌、眼轮匝肌、口轮匝肌等，记录其运动单位变化情况。在面肌痉挛患者中EMG可记录到一种阵发性高频率的自发电位（最高每秒可达150次）。BAEP可反映整个听觉传导通路功能，主要观察Ⅰ、Ⅲ、Ⅴ波，潜伏期延长说明神经传导障碍。由于出现的各波发生源比较明确，因此对疾病的定位有一定价值，也可结合纯音测听综合评估术前的前庭蜗神经功能。

（2）影像学评估 面肌痉挛患者在接受微血管减压（MVD）手术之前必须进行影像学评估，最好选择MRI检查，对于无法接受MRI检查的患者应该进行头颅CT扫描。MRI检查的意义在于明确可能导致面肌痉挛的颅内病变，如肿瘤、脑血管畸形（AVM）、颅底畸形等，MRI检查的重要意义还在于明确与面神经存在解剖接触的血管，甚至显示出血管的类别、粗细以及对面神经的压迫程度。尤其是3D-TOF-MRA已经成为MVD手术前常规的检查，以此为基础的MRI成像技术不断发展，已经能够360°显示与面神经存在解剖关系的所有血管。但必须指出的是，MRI检查显示的血管并不一定是真正的责任血管，同时3D-TOF-MRA检查阴性也不是MVD手术的绝对禁忌证，只不过对3D TOF-MRA检查阴性的患者选择MVD需要更加慎重，需要再次检查患者的面肌痉挛诊断是否确切，必要时应参考电生理学评估结果。

（四）治疗

1. 药物治疗

面肌痉挛治疗的常用药物包括卡马西平、奥卡西平以及地西泮等。其中，卡马西平成人最高剂量不应超过1200mg/d。备选药物为苯妥英钠、氯硝西泮、巴氯芬、托吡酯、加巴喷丁及氟哌啶醇等。药物治疗可减轻部分患者面肌抽搐症状。面肌痉挛药物治疗常用于发病初期、无法耐受手术或者拒绝手术者以及作为术后症状不能缓解者的辅助治疗。对于临床症状轻、药物疗效显著且无药物不良反应的患者，可长期应用。

药物治疗可有肝肾功能损害、头晕、嗜睡、白细胞减少、共济失调、震颤等不良反应，如发生药物不良反应即刻停药。特别指出的是，应用卡马西平治疗有发生剥脱性皮炎的风险，严重的剥脱性皮炎可危及生命。

2. 肉毒素注射

（1）常用药物 注射用A型肉毒毒素。主要应用于不能耐受手术、拒绝手术、手术失败或术后复发、药物治疗无效或药物过敏的成年患者。当出现疗效下降或严重不良反应时应慎用。过敏性体质者及对本品过敏者禁止使用。

（2）用法及用量 采用上睑及下睑肌肉多点注射法，即上睑、下睑的内外侧或外眦部颞侧皮下眼轮匝肌共4点或5点。如伴面部、口角抽动还需于面部中下部及颊部肌内注射3点。依病情需要，也可对眉部内、外或上唇或下颌部肌肉进行注射。每点起始量为2.5U/0.1mL。注射1周后有残存痉挛者可追加注射；病情复发者可作原量或加倍量

（5.0U/0.1mL）注射。但是，1次注射总剂量应不高于55U，1个月内使用总剂量不高于200U。

（3）疗效　90%以上的患者对初次注射肉毒素有效，1次注射后痉挛症状完全缓解及明显改善的时间为1～8个月，大多集中在3～4个月，而且随着病程延长及注射次数的增多，疗效逐渐减退。两次治疗间隔不应少于3个月，如治疗失败或重复注射后疗效逐步降低，应该考虑其他治疗方法。因此，肉毒素注射不可能作为长期治疗面肌痉挛的措施。需要指出的是，每次注射后的效果与注射部位选择、注射剂量大小以及注射技术是否熟练等因素密切相关。

（4）不良反应　少数患者可出现短暂的症状性干眼、暴露性角膜炎、流泪、畏光、复视、眼睑下垂、瞬目减少、睑裂闭合不全、不同程度面瘫等，多在3～8周内自然恢复。反复注射肉毒素的患者将会出现永久性眼睑无力、鼻唇沟变浅、口角㖞斜、面部僵硬等体征。

（5）注意事项　发热、急性传染病者、孕妇和12岁以下儿童慎用；在使用本品期间禁用氨基糖苷类抗生素；应备有1∶1000肾上腺素，以备过敏反应时急救，注射后应留院内短期观察。

3. 微血管减压——医院及科室应具备的条件

医院应具备独立的神经外科建制。具备开展显微外科手术的设备（显微镜）及器械。CT及MRI有条件的单位应配备神经电生理监测的设备及人员。应由掌握娴熟显微手术技术的高年资神经外科医师完成。

（1）手术适应证

① 原发性面肌痉挛诊断明确，经头颅CT或MRI排除继发性病变。

② 面肌痉挛症状严重，影响日常生活和工作，患者手术意愿强烈。

③ 应用药物或肉毒素治疗的患者，如果出现疗效差、无效、药物过敏或不良反应时应积极手术。

④ MVD术后复发的患者可以再次手术。

⑤ MVD术后无效的患者，如认为首次手术减压不够充分，而且术后AMR检测阳性者，可考虑早期再次手术。随访的患者如症状无缓解趋势甚至逐渐加重时也可考虑再次手术。

（2）手术禁忌证

① 同一般全麻开颅手术禁忌证。

② 严重血液系统疾病或重要器官功能障碍（心、肺、肾脏或肝脏）患者。

③ 高龄患者选择MVD手术应慎重。

（3）术前准备

① 术前检查，包括心、肺、肾、肝等功能评估及凝血功能等。

② 头部MRI或CT检查。有条件的医院可行头部3D-TOF-MRI以及神经电生理检查（AMR、BAEP等）。

（4）麻醉气管插管静脉复合麻醉　除麻醉诱导阶段，术中应控制肌松药物的使用量，以避免干扰神经电生理监测。术中应控制补液总量，维持二氧化碳分压26mmHg左右，并适当使用β受体阻滞剂，方便手术操作。

（5）体位　可根据术者的习惯，选择合适的手术体位，通常取侧卧位，头架固定。床头抬高15°～20°，头前屈至下颏距胸骨柄约2横指，肩带向尾端牵拉同侧肩部维持头部过伸位，避免过度牵拉损伤臂丛神经，最终使得乳突根部位于最高点。

（6）切口与开颅　发际内斜切口或耳后横切口，切口以乳突根部下方1cm为中心，用磨钻、咬骨钳或铣刀形成直径约2.5cm的骨窗，外侧缘到乙状窦，骨窗形成过程中应严密封堵气房，防止冲洗液和血液流入。以乙状窦为底边切开硬脑膜并进行悬吊。

（7）显微操作要点　开放蛛网膜下腔释放脑脊液，待颅内压下降后，自后组脑神经尾端向头端锐性分离蛛网膜，使小脑与后组脑神经完全分离，全程探查面神经颅内段Ⅰ～Ⅳ区，暴露困难时可以借助内镜进行多角度探查，对所有与面神经接触的血管进行分离、移位，并择合适的方法进行减压（Teflon棉、胶水黏附或悬吊等）。术中须对蛛网膜进行充分松解，避免牵拉脑神经。有条件的医院术中应实时进行AMR、肌电反应波形（ZLR）及BAEP监测。

结束手术的主要依据有两条：①面神经4区探查完全。②所有与面神经接触的血管均已被隔离。

对于进行电生理学监测的患者，还应争取让AMR波形完全消失。对于AMR波形持续存在的患者，建议再次仔细全程探查，避免血管遗漏，必要时可辅助面神经梳理术。对于粗大椎-基底动脉压迫的病例，可采用在延髓侧方自尾端向头端逐步分离并减压的方法，必要时可辅助胶水黏附或悬吊。双侧面肌痉挛的处理，建议选择症状严重的一侧首先手术，术后根据手术一侧症状缓解程度及患者的身体状况择期进行另外一侧手术，不主张一次进行双侧MVD手术，但是两次手术之间的间隔时间目前没有特别规定。在复发患者的再次手术中，更强调使用神经电生理监测，特别是AMR和ZLR联合监测，确保面神经充分减压。复发无效患者再次手术前，医师需慎重向患者及家属交代手术风险，术后症状可能仍然不缓解或部分缓解。

（8）关颅　温生理盐水缓慢彻底冲洗术野，明确无出血后开始关颅，严密缝合硬脑膜，关闭硬脑膜前反复注入温生理盐水，排出气体，必要时可使用人工脑膜和生物胶封闭，采用自体骨瓣回纳、人工颅骨替代或金属颅骨板固定等方法修补颅骨缺损，逐层关闭切口。

4. 中药汤剂结合西药

中药汤剂结合西药治疗面肌痉挛的临床运用非常广泛，且具有确切疗效。张宝华观察自拟面风止痉汤配合A型肉毒毒素局部注射治疗面肌痉挛患者373例，治疗组给予口服自拟面风止痉汤（白芍、石决明、鸡血藤、生牡蛎各30g，生地黄、石菖蒲、白蒺藜、郁金、宽筋藤各15g，三七、僵蚕、天麻各10g，甘草6g），每日1剂，分2次服用，14天为1个疗程，另局部注射A型肉毒毒素；治疗组有效率为97.12%，显著高于单纯局部注射A型肉毒毒素的对照组（77.42%）。黄赛忠等将74例面肌痉挛患者随机分为2组，治疗组38例予口服息风止痉汤（全蝎5g，蜈蚣3g，柴胡10g，红花10g，白附子8g，僵蚕10g，葛根15g，白芍20g，甘草6g）联合卡马西平（每次50mg，每天3次），对照组36例口服甲钴胺胶囊（每次0.5mg，每天3次）配合卡马西平治疗，2周为1个疗程，结果治疗组有效率为84.21%，对照组为55.56%，两组比较差异具有显著性差异（$P>0.05$）。张文宁等对80例面肌痉挛患者予加减芍药甘草汤（由白芍、炙甘草、怀菊花、川芎、枸杞子组成，每日1剂分2次服）配合低剂量卡马西平（每次100mg，3次/天）口服，对照组80例给予单纯服用卡马西平，两组疗程均为2周，治疗组有效率为92.5%，显著高于对照组（77.5%），差异具有统计学意义（$P<0.05$）。赵增强将68例面肌痉挛患者随机分2组各34例，对照组服用卡马西平（每次100mg，3次/天），治疗组在对照组基础上加用养血疏肝柔筋中药（熟地黄、当归尾、葛根各20g，香附、白芍、酸枣仁各15g，阿胶、川芎、全蝎各10g，甘草8g，每日1剂分3次服），两组治疗20天为1个疗程。观察组总有效率为82.3%，对照组为67.6%，两组比较具有显著性差异（$P>0.05$）。宋秋云等观察自拟通络止颤汤（龙骨、牡蛎、珍珠母各30g，鸡血藤15g，桃仁、杜仲、全蝎、熟地黄、川芎、当归、白芍、远志各10g，蜈蚣2条，1次/天）联合卡马西平治疗面肌痉挛48例，并设单纯口服卡马西平为对照组，两组均治疗2周，结果观察组有效率为85.41%，明显高于对照组的56.25%。朱东强等观察治挛散（组方包括蜈蚣、蝉蜕、全蝎、远志、芍药、甘草）口服联合A型肉毒毒素皮下注射治疗偏侧面肌痉挛83例，对照组84例仅予A型肉毒毒素皮下注射，两组治疗1个月后显示，治疗组痉挛程度较对照组明显降低（$P<0.05$）。

5. 针灸结合西药

针刺疗法可疏通人体经络，消除面部的异常刺激源，促进血液循环。

于金玲观察156例面肌痉挛患者运用针灸（取穴：阿是穴，患侧四白、下关、地仓、翳风、太溪、足三里、三阴交、阴陵泉）联合卡马西平治疗的效果，治疗1个月，有效率为87%。

范玉江等将面肌痉挛患者82名随机分为治疗组41例，予针灸（取穴：双侧风池，患侧攒竹、颧髎、太阳、外关、合谷、血海、足三里）联合肉毒毒素注射治疗，对照组41例予单纯口服甲钴胺片（每次0.5mg，每天3次），两组治疗10d，结果治疗组有效率为95%，优于对照组的78.57%（$P<0.05$）。

白荣海等将86例面肌痉挛患者随机分为观察组和对照组各43例，两组均予A型肉毒毒素皮下注射，每周1次，观察组另予针刺治疗。取穴：印堂、百会、本神、四神聪、神门、合谷、三阴交、太冲、内关。1次/天，两组疗程均为3周。结果观察组总有效率为76.7%，高于对照组的55.8%（$P<0.05$）。穴位注射结合西药又称"水针"，是将药物注射入穴位中，通过药物及穴位刺激的双重作用达到防治疾病的目的。

周由锋收集66例面肌痉挛患者，予普鲁卡因穴位注射。取穴：太阳，地仓，四白，颊车，足三里，合谷。轻度患者辅助卡马西平、维生素B_2；中度患者辅助香丹注射液；重度患者辅助地西泮和利多卡因。疗程为12周，结果有效率为92.42%，面部抽动痉挛的症状得到显著缓解。

周汉光对22例面肌痉挛患者予穴位封闭（取颊车穴，注射0.1%利多卡因注射液1.5mL，每隔5～7天1次，2～3次为1个疗程）、穴位贴敷（马钱子磨粉制成膏药，敷于印堂、下关穴，轻按3～5min，2周为1个疗程），外加养心安神、滋阴止痉中药（酸枣仁、柏子仁、当归、天冬、麦冬各10g，生地黄10g，人参6g，茯神12g，生白芍12g，天麻12g，钩藤10g，炙甘草10g，每日1剂分2次服），总有效率为86.36%。灸法主要是借助灸火及药物的作用，对局部病变部位或是腧穴部位进行温熨、烧烫，从而达到扶阳固脱、温经散寒、防病保健、消瘀散结及引热外行的目的。

曾晓智等运用整脊疗法联合穴位注射治疗面肌痉挛80例，整脊疗法：双手掌根置于脊柱棘突两旁并沿着足太阳膀胱经上下推按，采用拇指点、按、弹、拨的手法对发现的经结、条索状物、压痛点进行松解，用旋转定点复位法整复有错位的脊椎节段；穴位注射：在地仓、太阳、翳风、合谷、风池、四白、阳陵泉等穴位中，每次选2～4个穴位交替注射地西泮（5mL）＋维生素B_{12}（200ug）或者1%利多卡因（1～2mL）＋苯妥英钠注射液（0.1g），1个疗程为10次，结果总有效率为92.5%。

马树田等使用推拿与针药结合治疗面肌痉挛40例，先用大鱼际在痉挛局部范围的面部肌肉按揉数分钟，再使用拇指指腹或指侧进行点按，另外配合针刺取面部明显抽动点、风池、合谷、四白、太冲、太阳、地仓等穴，10天为1个疗程，共3个疗程，总有效率为90.48%。

6. 疗效评价

面肌痉挛术后疗效判定标准，共分四级。①痊愈：面肌痉挛症状完全消失。②明显缓解：面肌痉挛症状基本消失，只是在情绪紧张激动时，或特定面部动作时才偶尔诱发出现，患者主观满意，以上两级均属"有效"。③部分缓解：面肌痉挛症状减轻，但仍比较频繁，患者主观不满意。④无效：面肌痉挛症状没有变化，甚至加重。对于无效和部分缓解的患者，建议复测AMR，如果AMR阳性则建议尽早再次手术；相反，如果复测AMR阴性，则可以随访或者辅助药物、肉毒素治疗。

7. 术后管理

术后全面观察患者生命体征、意识、有无面瘫、声音嘶哑、呛咳和呕吐。常规24h内复查头颅CT。发生术后低颅内压时，应取平卧位或头低足高位，伴随恶心呕吐者，头偏向一侧，避免误吸并积极对症处理。术后发生面瘫，应注意角膜及口腔护理。如出现饮水呛咳和吞咽功能障碍，应避免误吸。如出现脑脊液漏时，应采取平卧位头高30°，禁忌鼻腔、耳道的堵塞、冲洗和滴药等，并积极查明原因妥善处理。

8. 并发症防治

（1）脑神经功能障碍　脑神经功能障碍主要为面瘫、耳鸣、听力障碍，少数患者可出现面部麻木、声音嘶哑、饮水呛咳、复视等。脑神经功能障碍分为急性和迟发性两种，急性脑神经功能障碍发生在手术后的3天之内，手术3天以后出现的脑神经功能障碍是迟发性脑神经功能障碍，绝大多数迟发性脑神经功能障碍发生在术后30天之内。比如超过90%的迟发性面瘫发生在术后1个月之内，可能与手术操作以及术后受凉继发病毒感染相关，因此建议术后1个月内应注意保暖，减少迟发性面瘫的发生，一旦发生，则应给予激素和抗病毒药物治疗，同时可以辅助应用神经营养性药物。注意以下操作能有效降低脑神经功能障碍的发生：①尽量避免电凝灼烧脑神经表面及周围穿支血管。②避免牵拉脑神经，减少对脑神经的直接刺激以避免其滋养血管发生痉挛。③充分解剖脑神经周围蛛网膜，减少术中对脑神经的牵拉。④常规术中电生理监测。⑤手术当天即开始使用扩血管药物、激素和神经营养药物。

（2）小脑、脑干损伤　MVD治疗面肌痉挛有0.1%的病死率，主要是由于小脑、脑干损伤，包括梗死或出血。避免小脑损伤的关键在于减少牵拉时间、降低牵拉强度。术前半小时使用甘露醇降低颅内压，术中适量过度通气，骨窗尽量靠近乙状窦，避免使用脑压板，逐渐打开小脑脑桥池，缓慢充分放出脑脊液后再探查桥小脑角等措施可最大程度减少术中对小脑半球的牵拉，尽量避免电凝灼烧小脑、脑干表面血管。术后通过多参数心电监护仪对血压、脉搏、呼吸、血氧饱和度实行24h连续监测，密切观察意识、瞳孔的变化。出现血压骤然升高同时脉搏减慢，清醒后又出现意识障碍，呼吸深慢甚至骤停，氧饱和度明显下降，瞳孔散大、光反射减弱或消失，均应考虑小脑或脑干梗死、肿胀及出血的可能，应及时行头颅CT扫描，根据CT实施扩大骨窗枕下减压或脑室外引流。

（3）脑脊液漏　严密缝合硬脑膜是防止脑脊液漏的关键；对于硬脑膜无法严密缝合者，可取肌肉筋膜进行修补，同时应用生物胶将人工硬脑膜与硬脑膜贴敷完全；用骨蜡严密封闭开放的气房；严格按照肌肉、筋膜、皮下组织、皮肤四层缝合切口，不留死腔。如发生脑脊液鼻漏，立即嘱咐患者去枕平卧，告知患者勿抠、挖及堵塞鼻孔，保持鼻孔清洁，观察体温变化，使用抗生素预防感染。保持大便通畅，防止咳嗽、解大便用力而引起颅内压增高，必要时可使用脱水剂或腰大池引流降低颅内压，若漏孔经久不愈或多次复发需行漏孔修补术。

（4）低颅内压综合征　可能原因是术中长时间暴露手术部位，释放大量脑脊液，术后脑脊液分泌减少等所致。常表现为头痛、头晕、恶心及非喷射状呕吐，同时血压偏低、脉率加快，放低头位后症状可缓解。术中在缝合硬脑膜时应尽量于硬脑膜下注满生理盐水，排出空气。术后取平卧位。

（5）其他并发症　MVD手术应严格规范操作，避免感染、伤口愈合不良、平衡障碍、切口疼痛、远隔部位血肿、椎动脉损伤等并发症的发生。部分患者术后出现眩晕，多数在术后活动时发现，症状轻重不一，重者影响活动，可逐渐减轻，多在1～2周内缓解，少数患者可持续1个月以上，但不影响活动。

二、我院在面肌痉挛中的特色治疗

我院曹俊峰观察缪刺法加远端取穴治疗面肌痉挛的疗效，选取辽宁省中医院2011年10月至2012年2月就诊于眼针研究室门诊的60例面肌痉挛患者，按就诊顺序和患者意愿分为治疗组与对照组。

治疗组40例用缪刺法加远端取穴治疗。取穴：取患部对侧穴位及循经远端取穴。嘴角、眼肌同时痉挛者，针刺痉挛对侧眼针肾、膀胱、中焦、脾胃区及四白、颧髎、巨髎、地仓、颊车、下关等穴位，远端取痉挛对侧合谷，同侧中渚、太冲、内庭；单纯嘴角痉挛者，针刺痉挛对侧地仓、颊车、四白、巨髎、颧髎等穴位，远端取痉挛对侧合谷，同侧中渚、太冲、内庭；单纯单侧眼肌痉挛者，针刺痉挛对侧眼针肾、膀胱、中焦、脾胃区，远端取痉挛对侧合谷，同侧中渚、太冲、内庭；双侧眼肌痉挛者，针刺双侧阳白、攒竹穴透眼针肺大肠区、丝竹空透眼针上焦区，远端取双侧合谷、中渚、太冲、内庭。针刺方法：眼针选0.5寸毫针，操作者左手按压眼球，右手持针沿眶内缘在所选穴区内平刺0.5寸，不施手法，留针30min。体针选1寸毫针，直刺或斜刺0.5寸，不施手法，留针30min，每日1次，10天为1个疗程。对照组20例用患侧穴位加远端取穴治疗，疗程30天，取穴：取患侧穴位及循经远端取穴，穴位同治疗组。治疗方法同治疗组。

结果：治疗组临床治愈27例，有效7例，总有效率达85.0%；对照组临床治愈8例，有效4例，总有效率为60.0%；二者有效率比较差异有统计学意义（$P < 0.05$），即治疗组疗效优于对照组。

通过以上疗效观察对比，本研究结果初步表明，缪刺法加远端取穴比针刺患侧加远端取穴有优势，取得了较好的疗效。曹俊峰医生从多年的临床实践经验和古籍医书中总结，认为本病病因病机属阴血亏虚，阴液不足，不能濡养筋脉，血不荣筋而发为本病，因此治疗上采用缪刺法，针刺患病对侧兼以循经远端取穴以平衡经气，调和气血，使阴阳平衡。此法古人早有记载，《素问·举痛论》谓"左盛右病，右盛左病"，"上实下虚，上虚下实"，《素问·离合真邪论》曰："气之盛衰，左右倾移，以上调下，以左调右"，《灵枢·营卫生会篇》云："阴阳相贯，如环无端"，因此《素问·阴阳应象大论》曰："善用针者，从阴引阳，从阳引阴，以左治右，以右治左"。远端取穴乃是因经络所过，主治所及。合谷是大肠经上的原穴，太冲是肝经上的原穴，中渚是三焦经上的输穴，内庭是胃经上的荥穴，此四穴在所属经脉上都经过面部，手阳明大肠经过人中沟，止于对侧，因此取对侧合谷穴，足厥阴肝经、手阳明大肠经、足阳明胃经都走同侧过面部，所以取同侧太冲、中渚、内庭。田老治学严谨，经验丰富，在针刺过程中取穴准确，深浅适中，针感为准，因此取得了明显的治疗效果。本病在治疗过程中常因精神紧张、疲劳、工作生活压力大、长时间接触带辐射的电脑电视等而加重，所以治疗过程中应避免上述诱因。

目前临床上西医治疗面肌痉挛首选药物是A型肉毒毒素，其特点是见效快，但作用时间较短、易复发、不良反应多。对于面肌痉挛的治疗，临床目标应是尽可能减少复发次数甚至达到完全治愈，故需在临床上寻找治疗方案缓解西药所引起的副作用。近年来的研究表明，中医内、外治法对缓解面肌痉挛、减轻西药不良反应具有确切疗效，且中西医结合治疗面肌痉挛的效果明显优于单纯西医或中医。但是中医在面肌痉挛的治疗主要是缓解西药引起的不良反应，对于面肌痉挛本身的治疗疗效评价尚缺乏客观、规范的评价系统和大样本、随机对照的临床研究数据，在今后的研究中，急需针对中药及中医外治对于面肌痉挛作用机制和疗效评价机制展开深入的研究，以更深刻地揭示中医治疗面肌痉挛的优势、特色。

参考文献

[1] 杨凯. 穴位注射太阳穴治疗面肌痉挛的临床观察 [D]. 济南：山东中医药大学，2013.

[2] 杨军雄，张建平，于建春，等. 三焦针法结合药物罐治疗面肌痉挛的疗效研究 [J]. 中国全科医学，2013, 16(7A): 2304-2306.

[3] 傅兰萍，周枫. 自拟疏风化痰活血汤治疗面肌痉挛疗效分析 [J]. 中西医结合研究，2013, 5(6): 307-308.

[4] 李世婷，郑学胜. 血管压迫导致面肌痉挛发病机制研究 [J]. 中华神经外科疾病研究杂志，2013, 12(5): 385-387.

[5]]Han H Y, Chen G Q, Zuo C H. Microsurgical treatment for 55 patients with hemifacial spasm due to cerebellopontine angle tumors[J]. Neuro logical Rev, 2010, 33: 335-340.

[6] 潘继. 特发性面肌痉挛的神经根部病因分析与临床研究 [J]. 中国医药指南，2016, 14(23): 159-160.

[7] 于萍. 面肌痉挛的病因及治疗进展 [J]. 临床合理用药杂志，2014, 4(10): 162-163.

[8] 张宝华. 中西医结合治疗面肌痉挛疗效观察 [J]. 中西医结合心血管病杂志，2015, 3(4): 132.

[9] 黄赛忠，陈卫元，徐骅. 息风止痉汤联合卡马西平治疗面肌痉挛 38 例 [J]. 吉林中医药，2012(10): 1038-1039.

[10] 张文宁，李继，谷宽，等. 加减芍药甘草汤联合低剂量卡马西平治疗面肌痉挛 80 例观察 [J]. 饮食保健，2017, 4(2): 124-125.

[11] 赵增强. 养血疏肝肉筋法治疗面肌痉挛的临床疗效研究 [J]. 中国中医药科技，2017, 24(2): 197-198.

[12] 宋秋云，卢晓岚. 自拟通络止颤汤联合卡马西平治疗面肌痉挛 48 例临床疗效观察 [J]. 中国生化药物杂志，2017, 12(37): 100-101.

[13] 朱东强，郑大为，邱林. A 型肉毒毒素合治挛散治疗偏侧面肌痉挛 [J]. 长春中医药大学学报，2014, 30(6): 1115-1117.

[14] 张丽丽，赵磊，白颖. 不同疗法治疗面肌痉挛疗效对比观察 [J]. 中国针灸，2017, 37(1): 35.

[15] 于金玲. 中西医结合治疗面肌痉挛 156 例观察 [J]. 世界最新医学信息文摘，2018, 18(12): 62-63.

[16] 范玉江，陈霞. 针灸结合肉毒毒素注射液治疗面肌痉挛的疗效观察 [J]. 新疆中医药，2016, 34(6): 15-16.

[17] 白荣海，蔡达良. 针刺疗法联合 A 型肉毒毒素治疗面肌痉挛效果观察 [J]. 河北中医，2017, 24(20): 53-54.

[18] 周由锋. 穴位注射液联合针刺治面肌痉挛 66 例临床观察 [J]. 实用中医内科杂志，2016, 30(1): 102-103.

[19] 周汉光. 综合疗法治疗面肌痉挛 [J]. 湖北中医药杂志，2009, 31(6): 52.

[20] 罗会，李珂，江杭. 缪刺艾灸配合卡马西平治疗面肌痉挛临床疗效观察 [J]. 四川中医，2016, 34(12): 187-189.

[21] 曾晓智，彭庆. 整脊疗法配合穴位注射液治疗面肌痉挛 40 例随机对照 [J]. 中医中药，2011, 49(27): 106-107.

[22] 马树田，陈丽丽. 针药并用综合治疗面肌痉挛临床观察 [J]. 中医药临床杂志，2011, 23(9): 800-802.

[23] 张琼，黄文君. 散刺联合中药热封包对原发性面肌痉挛的疗效及护理体会 [J]. 中医药导报，2017, 23(8): 118-120.

[24] 张广金. 针药并用治疗面肌痉挛的临床体会 [J]. 辽宁中医杂志，2009, 36(3): 452.

[25] 滕海英，曹丽霞，王洋，等. A 型肉毒毒素治疗面肌痉挛 32 例临床观察 [J]. 中国病案，2016, 17(12): 94.

第十一节　失眠症

一、定义、分类及流行病学

失眠症指以频繁而持续的入睡困难和（或）睡眠维持困难并导致睡眠感不满意为特征的睡眠障碍。根据睡眠障碍国际分类第 3 版（ICSD-3），失眠症可分为慢性失眠症、短期失眠症及其他类型的失眠症。其中，特别指出其他类型的失眠症需慎重诊断，仅在患者不能满足慢性和（或）短期失眠症的情况下做出诊断。与慢性失眠症相比，短期失眠症的诊断不要求病程≥ 3 个月以及频度≥ 3 次/周。失眠症是临床常见的睡眠障碍，成人中符合失眠症诊断标准者高达 10% ～ 15%，且失眠症往往为慢性化病程，近半数可达 10 年或以上，失眠严重损害患者的身心健康、对患者生活质量造成严重影响，甚至诱发交通事故等意外而危及个人及公共安全，对个体和社会都构成严重的负担。近几年国内外研究较少关注中医药和物理治疗等方面的相关内容。所以我院近年来就此探索治疗失眠的新方法。

随着近些年人们生活方式及饮食结构的改变，脑卒中（中风）的发病率呈逐年升高趋势，该疾病具有致残率及致死率均较高的特点，且患者经治疗后，仍可导致其出现运动功能障碍等症状，睡眠障碍作为脑卒中常见并发症，失眠为临床神经科常见病、多发病，其病因相对复杂，失眠为大脑睡眠功能紊乱、躯体疾病及精神障碍等引起的一类疾病，有研究认为血清5-HT、BDNF水平与失眠伴抑郁发生密切相关，5-HT与BDNF均参与调节非快速眼动睡眠。以往研究发现，睡眠障碍的发生与脑内睡眠觉醒系统紊乱存在密切联系，同时5-HT、BDNF等神经递质也对该类患者的睡眠节律具有调节作用。患者体内5-羟色胺（5-HT）、去甲肾上腺素（NE）等神经递质水平异常，睡眠质量下降，表现为入睡困难、睡眠时间减少及情绪状况差，伴有睡眠不深及多梦症状，轻者入睡困难，或寐而不酣，时寐时醒，或醒后不能再寐，重则彻夜不寐，可严重影响其正常工作与生活。

二、治疗

中医称为"不寐、不得卧"，目前标准有《失眠症中医临床实践指南》《中医证候诊断疗效标准》《中药临床研究指导原则》及《中医睡眠医学》。其中以《失眠症中医临床实践指南》为基础的较多。为方便临床应用，指南根据《中华人民共和国药典》2020版收载的中成药进行用药推荐。心胆气虚证推荐中成药：枣仁安神胶囊。肝火扰心证推荐中成药：龙胆泻肝丸。痰热扰心证推荐中成药：珍珠末。胃气失和证推荐中成药：归脾丸。瘀血内阻证推荐中成药：血府逐瘀丸、七十味珍珠丸。心脾两虚证推荐中成药：归脾丸、柏子养心丸（片）。心肾不交证推荐方药：六味地黄丸等。部分患者也可考虑中医针灸治疗及电针疗法。其可以调节内脏自主神经，平衡脏腑功能，起到调节睡眠的作用，对失眠有较好的疗效。

西医具体治疗方法有心理治疗和药物治疗，其中心理治疗是指南首选的失眠症治疗方法，因为长期疗效心理治疗要优于药物疗法。总体来说，心理治疗通过改变失眠症患者的不良认知和行为因素，增强患者自我控制失眠症的信心。具体治疗方法中，指南推荐认知治疗、睡眠限制、刺激控制、松弛疗法、矛盾意向疗法、多模式疗法、音乐疗法和催眠疗法。药物治疗方面指南推荐在心理治疗的基础上，酌情给予催眠药物，从而达到缓解症状、改善睡眠质量、延长有效睡眠时间、提高患者生活质量的目标。药物治疗应遵循个体化、按需、间断、足量的原则。指南推荐的用药种类选择的顺序为，首选短效、中效的苯二氮䓬受体激动剂或褪黑素受体激动剂（如雷美替胺）、具有镇静作用的抗抑郁药物（如曲唑酮、米氮平、氟伏沙明和多塞平），后者尤其适用于伴有抑郁和（或）焦虑的失眠症患者。指南不推荐抗癫痫药、抗精神病药作为首选药物使用，仅适用于某些特殊情况和人群。某些非处方药和中草药如抗组胺药、褪黑素和酸枣仁等证据有限，故指南不推荐以上作为失眠症的一线治疗药物。指南推荐治疗剂量无效、对药物产生耐受性或严重不良反应等情况时，应考虑换药治疗，需逐渐减少原有药物剂量，同时开始给予另一种药物，并逐渐加量，在2周左右完成换药过程。而患者感觉能够自我控制睡眠时，考虑逐渐减量、停药；如失眠症与其他疾病（如抑郁症）或生活事件相关，当病因去除后，也应考虑减量、停药，但需避免突然中止药物治疗，应逐步减量、停药以减少失眠反弹，有时减量过程需要数周至数个月。光照疗法、重复经颅磁刺激和生物反馈疗法等物理治疗方法，不良反应小，临床应用的可接受性强，指南推荐以上物理治疗方法可以作为心理治疗和药物治疗失眠症的补充技术。因均缺乏设计严谨的临床研究证据，故指南不推荐超声波疗法、音乐疗法、电磁疗法、紫外线光量子透氧疗法和低能量氦氖激光等物理治疗方法。而对特殊人群，对妊娠期妇女、老年人和儿童等特殊人群失眠症的诊断和治疗。心理治疗等非药物治疗首选用于治疗妊娠期失眠症。而药物治疗方面，尽量缩短治疗疗程，以控制症状为主；尽量采用单药治疗，避免联合用药；尽量采用小剂量给药；尽量采用更安全的药物。我院各位医生将失眠各种类型进行研究分析总结并给予对症治疗及临床观察，并取得很好疗效。

三、我院对失眠症辨证分型及治疗

（一）芪枣安神汤联合针刺治疗

我院郝青松医生应用芪枣安神汤联合针刺治疗心脾两虚型失眠患者的疗效显著。

郝青松医生认为中医常采用针刺治疗失眠，其可以调节内脏自主神经，平衡脏腑功能，起到调节睡眠的作用，对失眠有较好的疗效。芪枣安神汤为临床常用补益剂、补血剂，具有益气补血、健脾养心之功效，但在心脾两虚型失眠症中应用较少。郝青松医生对芪枣安神汤联合针刺治疗心脾两虚型失眠患者的疗效及作用机制进行分析，选取2015年9月至2017年4月沈阳市第二中医医院收治的心脾两虚型失眠患者52例为研究对象，采用随机数字表法分为观察组和对照组，每组26例。符合纳入及排除标准，两组患者均予以针刺治疗。取穴：百会、四神聪、三阴交、足三里、申脉、照海、安眠、心俞、脾俞。观察组患者在对照组基础上采用芪枣安神汤进行治疗，方剂组成：黄芪、酸枣仁、夜交藤各30g，生白术、茯神、当归、远志、党参、柏子仁、合欢皮各15g，陈皮、半夏、川芎、天麻各12g，五味子10g，知母8g，甘草3g，生龙骨（先煎）30g，生牡蛎（先煎）30g。两组患者均以15天为1个疗程，均治疗2个疗程。本研究结果显示，治疗后，观察组患者血清5-HT、BDNF水平均明显高于对照组。因此，在治疗失眠症时，应从改善患者睡眠质量与抑郁情绪、提高血清5-HT和BDNF水平等方面入手。

现代医学研究证实，中医针刺治疗具有整体、双向调节作用，不仅可以降低交感神经过度兴奋，也能调节失眠外全身其他症状。此外，在治疗失眠症方面衍生出许多中药汤方。芪枣安神汤为黄芪、酸枣仁、夜交藤、生白术、茯神、当归、远志、党参等组成的补血剂，具有益气补血、健脾养心之效，临床多用于治疗心脾气血两虚证，症见心悸、健忘、失眠。

本研究中，芪枣安神汤联合针刺治疗心脾两虚失眠患者疗效较好。芪枣安神汤中黄芪有补脾益气养血之功效；生白术与黄芪相配，有补脾益气之效；当归、党参、黄芪与二陈汤相伍，共奏补心养血、益气健脾之功效；佐以茯神、酸枣仁、远志、合欢皮有宁心安神之功效，木香有理气醒脾之功效；夜交藤、柏子仁、天麻有养心安神之功效；生龙骨、生牡蛎具有重镇安神、宁心定惊之功效。纵观全方，共奏益气补血、健脾养心之功效。同时配合中医针刺疗法，选取百会、四神聪、三阴交、足三里、申脉、照海、安眠作为主穴进行治疗，脑为髓海，针刺百会、四神聪可醒神健脑、通督补髓；足三里、三阴交可平肝健脾益肾，有助睡眠；照海通阳跷，申脉通阴跷，两穴合用能调和阴阳；安眠穴是治疗失眠的经验效穴；选用心俞、脾俞可调理心脾两脏、益气健脾。

（二）眼针疗法

刘悦医生研究眼针疗法治疗心肾不交型失眠对照观察如下。

心肾不交型不寐是临床最常见的一种不寐证型。眼针取穴：心区、肾区，与参芪五味子片、地西泮片治疗对照，获满意疗效。选取2012年1月至2012年7月辽宁中医药大学附属医院收治的80例失眠患者（符合纳入标准证型属心肾不交证）。心肾不交型失眠为临床常见证，是失眠患者最主要的证候类型，和其他证型相比心肾不交型患者睡眠时间最短、日间困倦思睡最明显。轻则影响工作，重则危害健康。临床上造成失眠的原因很多，但其基本病机总属阳盛阴衰，阴阳失交。病位主要在心。《灵枢·大惑论》云："卫气留于阴，不得行于阳，留于阴则阴气盛，阴气盛则阴跷满，不得入于阳则阳气虚，故目闭也。"提出不寐的病机为营卫不和，阴阳失调。心肾不交型失眠主要表现为心烦不寐，入睡困难，心悸多梦，伴头晕耳鸣，腰膝酸软，潮热盗汗，五心烦热，咽干少津，男子遗精，女子月经不调，舌红少苔，脉细数。多种原因导致肾精耗伤，阴衰于下，不能上奉于心火，心火亢盛，不能下滋肾水，水火不济，神明受扰而导致神志不安。《景岳全书·不寐》提出："真阴精血之不足，阴阳不交，而神有不安其室耳。"《素问·逆调论》又云："夫不得卧，卧则喘者，是水气之客也，夫水者循津液而流者也，肾者水脏，主津液，津液主卧与喘"。肾脏主一身之元阴元阳，肾气受损，则阴阳之气不能和谐而造成不寐。再者，肾为水脏，若水道不利，则水成邪气，也会成为阴阳二气不能交合的障碍，进而导致不寐。心肾不交型失眠是一个由实转虚的过程，病程长且难愈。眼针疗法是著名老中医彭静山教授首创，在眼眶周围用针刺等刺激防治疾病的一种微针疗法，其理论基础是眼通过经络系统与脏腑密切相连。中医认为，治疗心肾不交型失眠主选心区、肾区，以滋阴补肾、安养心神，从而交通心肾治疗失眠。临床疗效显著，值得推广。

（三）针刺配合耳穴压籽治疗

李俭医生研究针刺配合耳穴压籽治疗中风后失眠的临床疗效，结果如下。

本次研究特选取2017年2月至2018年2月在我院治疗中风后失眠的110例患者进行对比研究。对常规组患者进行常规西药治疗，即在患者睡前给予其1mg艾司唑仑。对研究组患者采取针刺联合耳穴压籽治疗，具体方法为使患者保持仰卧位，取1寸的不锈钢毫针，消毒后，对患者百会、安眠、神门、四神聪、三阴交、内关及印堂、神庭、足三里等穴位进行针刺，1次/天，并使用王不留行籽在患者神门、心、交感、皮质下及内分泌等耳穴敏感点进行贴压，并按揉10～15min，至局部出现轻微疼痛停止按揉，1次/天。两组患者均治疗20天。两组患者治疗前后PSQI评价比较：治疗前，两组患者PSQI评分无显著差异（$P>0.05$），治疗后，研究组患者PSQI评分降低至（7.68±2.92）分，显著优于治疗前及常规组（$P<0.05$）。失眠作为中风患者常见并发症，可导致患者日常生活及身心健康受到一定损伤，随着时间的延长，还可导致患者出现烦躁、焦虑等症状，影响其治疗。临床常规对失眠采取药物治疗方法，该治疗方法虽能够改善患者睡眠治疗，但长期服药可导致患者出现一系列不良反应并产生依赖性。本次研究采用针刺配合耳穴压籽对患者进行治疗，对于中风患者，肝火上炎、肝阳上亢是导致患者失眠的主要原因。本次研究中通过对相应穴位进行针刺，达到缓解患者失眠的作用，其中百会主清利头目，对其进行针刺，能够治疗心悸、失眠、健忘等症状，同时配合印堂及神庭两穴位，能够起到显著的宁心安神作用，对四神聪及安眠穴进行针刺，具有显著的健脑调神的效果，而针刺三阴交，能够起到养血安神、清心醒脑的效果，足三里具有健脾胃、补虚安神的作用，对以上穴位进行针刺，能够使患者快速入睡，提高其睡眠质量，而对其进行耳穴压籽治疗，通过耳部敏感区域脏腑之间的联系，对其产生刺激作用，并通过刺激患者耳部神经，达到对患者大脑功能的应激，进而改善患者紧张、焦虑等情绪，提高其睡眠质量。结果显示，治疗后，研究组患者PSQI评分降低至（7.68±2.92）

分，显著优于治疗前及常规组（*P*<0.05），表明采用针刺与耳穴压籽对失眠患者进行联合治疗，效果显著。综上所述，采用针刺配合耳穴压籽治疗法对中风后失眠患者进行治疗，能够显著改善患者睡眠障碍症状，对促进患者病情的恢复及生活质量的提高均具有重要意义。

（四）针刺治疗

罗艳丽医生应用针刺治疗失眠症64例，观察通腹理气穴位对失眠症的影响，结果如下。

治疗组（64例）在对照组治疗的基础上加通腹理气穴位8周后进行疗效观察。治疗后治疗组匹兹堡睡眠质量指数得分低于对照组患者。治疗组总有效率为95%，显著高于对照组的73%。针刺治疗失眠的同时配合通腹理气穴位，可增加疗效，有助睡眠。本次研究在针刺治疗失眠的同时，配合通腹理气取穴，收到良好效果。现就我院针灸门诊收集的相关病例进行回顾性分析，选择2012年2月至2016年2月我院针灸科门诊收治的失眠症患者，并均伴有长期便秘病史。共收集128例。

两组均常规给予安神穴：百会、四神聪、内关（双侧）、神门（双侧）、安眠（双侧）、三阴交（双侧）、照海（双侧）、申脉（双侧）。失眠、水沟应用泻法，余平补平泻。治疗组加通便取穴：天枢（双侧）、腹结（双侧）、上巨虚（双侧）。选用2寸针，平补平泻。1次/天，留针30min，连续治疗8周，共治疗32次。两组患者在研究期间禁止服用镇静安神药及可能引起失眠或具有催眠作用的药品、食品及饮料。两组患者治疗前后PSQI得分比较，两治疗组患者治疗之前的PSQI评分差异无统计学意义（*P*>0.05）。

经过治疗后，采用针刺通腹理气穴位进行治疗的治疗组患者得分显著低于对照组患者。组内比较，两组患者治疗后失眠情况均有所改善，各项得分均有所下降；胃不和与失眠是两种相互影响的疾病，而失眠会进一步损坏胃肠的生理功能，而胃肠不适也会阻碍睡眠质量，最终导致恶性循环的形成。

中医学认为，失眠的病因病机包括情志失调、饮食不节、病后年迈以及禀赋不足、心虚胆怯。其中饮食不节为重要病因，饮食停滞于胃中，酿生痰热，痰热上扰清窍，故不能眠。此时泄热通腑、理气降逆之法可因消食积、降浊气、通清窍，使人入眠。《黄帝内经》记载失眠的主要原因有三：①其他病症影响，如咳嗽、呕吐、腹满等，使人不得安卧；②邪气客于脏腑，卫气不能入阴。③脏腑损伤，气血阴阳失和，使人不能瞑。故当饮食不节导致脾胃受损，宿食停滞，壅遏于中，胃气失和，阳气浮越于外，而卧寐不安。长期以来多解释为食积于胃而致不寐之症。《张氏医通·不得卧》指出由于过食肥甘厚味，酿生痰热，扰动心神而不眠，或由饮食不节，脾胃受伤，脾失健运，气血生化不足，心血不足，心失所养而失眠。后世医家延伸为，凡脾胃不和，痰湿、食滞内扰，以致寐寝不安者均属于此。亦有医家认为，大凡阳明经脉之气上逆，胃气难以下行致使患者不能安卧，不得下行而不能安卧者，均是胃不和引发的，故不能专注于饮食积滞。但宿滞痰火、水气上逆、内结燥屎等，也可诱导胃不和的发生。在临证审因之时，应根据每位患者的实际情况，灵活理解。

在临床治疗时，审明原因、祛除病邪、调理脾胃，邪气除则胃气降，卧则安矣。综上所述，胃失和降，腹气不通，是导致失眠的主要原因之一。而阴阳的调和，气血的充调，脏腑的统一，气机的和顺，是睡眠的必要条件。作为非药物治疗的方法之一的针灸，具有较多的优点，例如安全、高疗效、无不良反应等，在失眠的临床治疗中广泛应用。

研究表明，针灸可通过降低IL-6和TNF-α水平延长睡眠时间，改善睡眠质量。且针灸治疗可有效避免长期服用镇静药物所带来的副作用，临床配穴灵活，可兼顾失眠伴随症状，如本研究所需要的通便穴位的配合，充分发挥了中医理论体系的整体观念与辨证论治。研究表明，针刺申脉、足三里、照海、内关、神门、三阴交均可使失眠大鼠脑内5-HT阳性细胞数量明显增加，其中疗效最好的应针刺神门、申脉和照海。说明在失眠治疗过程中，可采用针灸进行治疗，其是通过调控颅内神经递质而完成的。本研究主穴百会、四神聪平阴阳以安神志；心经原穴神门配合内关、安眠调理心经经气，宁心安神；三阴交协调脾肾气机；申脉、照海为八脉交会穴，申脉通于阳跷脉，照海通于阴跷脉；二穴阴阳相应，补泻相宜，阴平阳秘，神有所安。诸穴配合共促睡眠之功效。通便穴位选择大肠经募穴天枢、下合穴上巨虚；脾经穴位腹结；补脾、运脾、和胃、通腑，以复其常，人即安眠。本次研究鉴于以上中医基础理论，将患有失眠症的患者在常规针刺治疗的基础上，增加通腹理气相关穴位，使患者保持大便通畅，收到较好疗效，疗效确切，为临床治疗顽固性失眠提供重要依据。但是，研究也存在一定局限性，在下一步研究中对失眠患者进行进一步细分，并设定更具个性化的治疗方案，使患者获得更加精准的治疗，提高治疗效果。参考近年来失眠诊疗领域相关的进展资料，结合我国国情及文化背景，根据中医药治疗失眠急性、亚急性、慢性失眠病程各阶段的动态变化随时变换治疗方法，强调个体化治疗，尤其对妊娠期妇女、老年人和儿童等特殊人群失眠症的诊断和治疗。指南推荐心理治疗等非药物治疗首选治疗妊娠期失眠症，而药物治疗方面，指南推荐尽量缩短疗程，以控制症状为主；尽量采用单药治疗，避免联合用药；针对老年失眠症患者，指南推荐首选心理和行为干预治疗，其次考虑药物治疗。儿童人群的失眠症的处理，首先应仔细询问儿童的病史，使用针对儿童设计睡眠评估量表，如儿童睡眠习惯问卷和儿童睡眠紊乱量表等。标准消退法、渐进消退法和定时提前唤醒等非药物治疗。FDA 至今未批准任何一种专门治疗 16 岁以下儿童失眠症的药物，且治疗成人失眠症的多数药物不推荐用于儿童。

（五）从心肝论治失眠的针刺疗法

张悦医生从心肝论治失眠的针刺临床研究结果如下。

采用百会、神庭、安眠、神门、太冲、三阴交多穴配伍，具有阴阳相配、上下配穴、首尾呼应、升降兼顾、气血同调的特点，而奏上疏下导、调畅气机、疏肝解郁、养心安神之功。

太冲，为足厥阴肝经之原穴，所注为输，为气血盛大的交通要道，具有疏肝解郁宁神养血等功效。肝藏血，具有储存血液、调节血量之功能，这与人体睡眠活动密切相关。王冰在注释《素问·五脏生成篇》时说"肝藏血，心行之，人动则血运于诸经，人静则血归于肝脏，肝为血海故也。"可见，针刺太冲穴可以调节人体血量，达到安神利眠作用，此其一也。肝主疏泄，调情志，舒畅气机，若肝失疏泄，气机不畅，可导致精神情志之变，出现失眠诸证，针刺太冲穴可以调节情志，舒畅气机，治疗失眠，此其二也。三阴交，脾经穴，为足太阴、足少阴、足厥阴之三阴经交会穴。方中百会穴，一名三阳五会，头为诸阳之会，该穴为足太阳，手、足少阳，督脉，足厥阴交会之处，百病皆治，故名百会。脑为髓海、元神之府，其气血输注出入之要道。针刺百会，可调节一身之阳，而平肝潜阳，益气安神。神庭，督脉穴，为脑海之前庭。针之可镇静安神。而中枢在体表的投影刚好集中于督脉循行路线附近，百会、神庭穴皆为督脉穴位，与脑密切相关，其深部又为大脑顶叶、额叶所在，通过刺激可使"气至病所"而起到改善额叶功能，抑制皮质的自发放电，进一步促进紊乱的脑功能趋于平衡协调，从而起到安眠作用。安眠，经外奇穴，有镇静安神之效，其穴深部为颈交感神经和颈动脉伴行入颅处，针之，可调节颅内、外血管和神经功能，还能促进脑内源性内啡肽介质分泌和释放。针之能调脾胃、化气血、益肝肾。上述各穴相配，共奏疏肝解郁、养心安神之效。

在已完成的 61 例研究对象中，治疗前入睡困难者 47 例，多梦易醒者 35 例，日间困倦者 45 例，四肢倦怠者 53 例，健忘者 37 例，烦躁易怒者 43 例，头晕头痛者 46 例，心悸易惊者 25 例，神疲者 32 例。说明上述症状与失眠并见的概率较高，观察组针法治疗后上述症候与失眠并见的概率明显降低。统计结果显示，观察组针法治疗后的中医症候积分值下降明显（$P > 0.05$，$P > 0.01$），与对照组相比有显著性差异（$P > 0.05$）。提示从心肝论治针刺治疗失眠患者中医症候改善作用明显优于传统针刺治疗组。

四、总结

中医治疗失眠症有着悠久的历史，认识不断深入，但因社会环境的不断变化和医学研究的不断深入，失眠症治疗又有了新的发展。经过长期的积累和探索，已经形成了一些具有循证医学证据但又不很完善的治疗方法，在常用的中医证候及治疗方药上达成了共识。中医药治疗失眠强调以辨证论治为原则，根据急性、亚急性、慢性失眠病程各阶段的证候动态变化随时变换用药。急性期以安魂镇魄、健脑安神、活血化瘀为主要治法，亚急性期和慢性期以交通心肾、补益心脾等方法。目前中医治疗失眠手段包括中医心理疗法、中药汤剂、中成药、针灸、推拿、药浴及导引治疗等。充分体现了传统医学个体化治疗的特点，根据不同病期的临床特点和患者病情选择上述方法，以综合治疗方案为宜，可促进患者节律紊乱快速或逐渐恢复正常，提高对失眠症的调节功能。本症一般预后良好，长期失眠可对学习和记忆能力产生影响。同时注意到个别患者长期服用安眠药物的事实，建议采用以非药物治疗及中药治疗为主，最终达到以恢复良好睡眠为主的目的。

参考文献

[1] AAOS Medicine.International classification of sleep disorders, Undiagnostic and coding manual[M]. 2005.

[2] Riemann D, Spiegel Halder K, Feige B, et al.The hyperarousal, model of insomnia: a review of the concept and its evidence[J]. Sleep Med Rev, 2010, 4(1): 19-31.

[3] Janson C, Lindberg E, Gislason T, et al.Insomnia in men-a, 10-year prospective population based study[J]. Sleep, 2001, 24(4): 425-430.

[4] 中医中医科学院失眠症中医临床实践指南课题组. 失眠症中医临床实践指南(WHO/WPO)[J]. 世界睡眠医学杂志，2016, 3(1): 8-25.

[5] 肖晓玲，刘志顺. 不同时间电针治疗失眠疗效评价 [J]. 针刺研究，2008, 33(3): 201-204.

[6] 陆峥. 失眠症的诊断和药物治疗现状 [J]. 世界临床药物，2011, 32(4): 193-199.

[7] 中国睡眠研究会. 中国失眠症诊断和治疗指南 [J]. 中华医学杂志，2017, 97(24): 1844-1856.

[8] Winkelman J W.CLINICAL PRACTICE.Insomnia disorder[J]. N Enel J Med, 2015, 373(15): 1437-1444.

[9] Win Okur A, D E Martinis N A, McNally D P, et al.Comparative effects of mirtazapine and fluoxetine on sleep physiology measures in patients with major depression and insomnia[J]. J Clin Psychiatry, 2003, 64(10): 1224-1229.

[10] van Manaen A, Meijer A M, van der Heijden K B, et al.The effects of light therapy on sleep problems: A systematic review and meta-analysis[J]. Sleep Med Rev, 2016, 29: 52-62.

[11] Massimino M, Faravelli F, Esser S K, et al.Triggering sleep slow waves by transcranial magnetic stimulation[J]. Proc Natl Acad Sci U S A, 2007, 104(20): 8496-8501.

[12] Mc Curry S M, Logsdon R G, Teri L, et al.Evidence-based psychological treatments for insomnia in older adults[J]. Psychol Aging, 2007, 22(1): 18-27.

[13] 李生慧，金星明，沈晓明，等 . 儿童睡眠习惯问卷中文版制定及测量性能考核 [J]. 中华儿科杂志，2007, 45(3): 176-180.

[14] Bruni O, Ottaviani S, Guidetti V, et al.The sleep disturbance scale for children (SDSC). Construction and validation of an instrument to evaluate sleep disturbances in childhood and adolescence[J]. J Sleep Res, 1996, 5(4): 251-261.

[15] Owens JA, Mindell JA. Pediatric insomnia[J]. Pediatr Clin North Am, 2011, 58(3): 555-569.

[16] Mindell JA, Kuhn B, Lewin DS, et al.Behavioral treatment of bedtime problems and night waking's in infants and young children[J]. Sleep, 2006, 29(10): 1263-1276.

[17] Nunes ML, Bruni O.Insomnia in childhood and adolescence: clinical aspects, diagnosis, and therapeutic approach[J]. J Pediatr (Rio J), 2015, 91(6 Suppl 1): S26-S35.

第十二节　穴位贴敷治疗在中风病中的应用

一、穴位贴敷治疗的简介和流源

穴位贴敷疗法是以中医经络学说为理论依据，把药物研成细末，用水、醋、酒、蛋清、蜂蜜、植物油、清凉油、药液调成糊状，或用呈凝固状的油脂（如凡士林等）、黄醋、米饭、枣泥制成软膏、丸剂或饼剂，或将中药汤剂熬成膏，或将药末散于膏药上，再直接贴敷穴位、患处（阿是穴），用来治疗疾病的一种无创痛穴位疗法。

早在原始社会，人们用树叶、草茎之类涂敷伤口治疗与猛兽搏斗所致的外伤而逐渐发现有些植物外敷能减轻疼痛和止血，甚至可以加速伤口的愈合，这就是中药贴敷治病的起源。1973 年湖南长沙马王堆 3 号汉墓出土的我国现存最早的医方专著《五十二病方》即记载用芥子泥贴敷于百会穴，使局部皮肤发红，治疗毒蛇咬伤。书中还有创口外敷即有"傅""涂""封安"之法，所载的酒剂外涂止痛和消毒的资料，当为酒剂外用的最早记载，为后世所广泛应用。春秋战国时期，对穴位贴敷疗法的作用和疗效已有一定的认识逐步运用于临床。在《灵枢·经脉篇》记载："足阳明之筋……颊筋有寒，则急引颊移口，有热则筋弛纵，缓不胜收，故僻，治之以马膏，膏其急者，以白酒和桂，以涂其缓者"，被后世誉为膏药之治，开创了现代膏药之先河。东汉时期的医圣张仲景在《伤寒杂病论》中记述了烙、熨、外敷、药浴等多种外治之法，而且列举的各种贴敷方，有证有方，方法齐备，如治劳损的五养膏、玉泉膏，至今仍有效地指导临床实践。华佗在《神医秘传》中治脱疽"用极大生甘草，研成细末，麻油调敷极厚，逐日更换，十日而愈。"晋唐时期，穴位贴敷疗法已广泛地应用于临床。晋代葛洪的《肘后备急方》中记载治症疾寒多热少，或但寒不热"临发时，以醋和附子末涂背上"，并收录了大量的外用膏药，如续断青、丹参青、雄黄膏、五毒神膏等，注明了具体的制用方法，其用狂犬脑外敷伤口治疗狂犬病的方法，实为免疫学之先驱。宋明时期，中药外治法不断改进和创新，极大地丰富了穴位贴敷疗法的内容。明代《普济方》中有"治鼻渊脑泻，生附子末、葱涎和如泥，罨涌泉穴"的记述。李时珍的《本草纲目》中更是收载了不少穴位贴敷疗法，并为人们所熟知和广泛采用。

新中国成立以来，专家学者们对历代文献进行考证、研究和整理，大胆探索，不但用本法治疗常见病，而且应用本法治疗肺结核、肝硬化、冠心病、高血压、传染病以及其他疑难病种。如用抗癌中药制成的化瘀膏，外用治疗癌症取得了可靠效果。不仅有止痛之效，而且还有缩小癌瘤之功。尤其在科技日新月异的今天，许多边缘学科及交叉学科的出现，为穴位贴敷疗法注入了新的活力，一方面运用现代生物、物理学等方面的知识和技术，研制出新的具有治疗作用的仪器并与穴位贴敷外治协同运用，另一方面研制出不少以促进药物吸收为主，且使用方便的器具。尤为可喜的是开始注意吸收现代药学的成果，用来改革剂型和贴敷方式：有加入化学发热剂后配制成的熨贴剂，如代温灸膏等；用橡胶和配合剂（氧化锌、凡士林等）作为基质，加入中药提炼的挥发油或浸膏制成的硬膏剂，如麝香虎骨膏、关节止痛膏、麝香痛经膏等；使药物溶解或分解在成膜材料中制成的药膜状固体帛制剂或涂膜剂，如斑蝥发泡膜等；还有在贴敷方中加入透皮吸收促进剂来促进治疗性药物高效率地均匀持久地透过皮肤的贴敷剂，如复方洋金花止咳平喘膏等。还有在贴敷方中运用现代高新生物技术提取，打破了传统治疗理念，浓缩治膏精华，透皮透肉透骨，层层穿透，深层直达病灶，快速修复受损的关节骨、半月板，恢复关节软骨、半月板的韧性和弹性的骨病贴敷药剂，如千年活骨膏等。

二、作用机制

可能机制有三个方面：一是穴位的刺激与调节作用；二是药物吸收后的药效作用；三是两者的综合叠加作用。

经络"内属脏腑，外络肢节，沟通表里，贯穿上下"，是人体营卫气血循环运行出入的通道，而穴位则是上述物质在运行通路中的交汇点，是"肺气所发"和"神气之所游行出入"的场所。根据中医脏腑－经络相关理论，穴位通过经络与脏腑密切相关，不仅有反映各脏腑生理或病理的机能，同时也是治疗五脏六腑疾病的有效刺激点。各种致病之邪滞留在人体内部，脏腑功能受到损害和影响，致使经络涩滞，郁而不通，气血运行不畅，则百病生焉。此时，可能在经络循行部位（尤其在其所属腧穴部位）出现麻木、疼痛、红肿、结节或特定敏感区（带）等异常情况。而运用穴位贴敷疗法，刺激和作用于体表腧穴相应的皮部，通过经络的传导和调整，纠正脏腑阴阳的偏盛或偏衰，"以通郁闭之气……以散瘀结之肿"，改善经络气血的运行，对五脏六腑的生理功能和病理状态，产生良好的治疗和调整作用，从而达到以肤固表、以表托毒、以经通脏、以穴驱邪和扶正强身的目的。

三、药效作用

清代徐大椿曾说："用膏贴之，闭塞其气，使药性从毛孔而入其腠理，通经贯络，或提而出之，或攻而散之，较之服药尤有力"。贴敷药物直接作用于体表穴位或表面病灶，使局部血管扩张，血液循环加速，起到活血化瘀、清热拔毒、消肿止痛、止血生肌、消炎排脓、改善周围组织营养的作用。还可使药物透过皮毛腠理由表入里，通过经络的贯通运行，联络脏腑，沟通表里，发挥较强的药效作用。正如《理瀹骈文》所言："切于皮肤，彻于肉里，摄入吸气，融入渗液"。并随其用药，能祛邪、拔毒气以外出，抑邪气以内清；能扶正，通营卫，调升降，理阴阳，安五脏；能挫折五郁之气，而资化源。

我们知道影响药物透皮吸收的因素除药物的理化性质和药理性质外，还与皮肤所固有的可透性有密切的关系。经穴皮肤吸收药物的主要途径如下。一是透皮吸收，通过动脉通道，角质层转运（包括细胞内扩散和细胞间质扩散）和表皮深层转运而被吸收，药物可通过一种或多件途径进入血液循环。二是水合作用，角质层是透皮吸收的主要屏障，其含水量为环境相对湿度的函数、中药外敷"形附丽而不离""气闭藏而不泄"，局部形成一种汗水难以蒸发扩散的密闭状态，使角质层含水量从5%～15%增至50%，角质层吸收水分后使皮肤水化，引起角质层细胞膨胀成多孔状态而使其紧密的结构变得疏松，易于药物穿透。研究证明药物的透皮速率可因此增加4～5倍，同时还可使皮温从32℃增至37℃，加速局部血液循环。三是表面活性剂作用，贴敷药物中所含的铅皂是一种表面活性剂，可促进被动扩散的吸收，增加表皮类脂膜对药物的透过率。四是芳香性药物的促进作用，贴敷方中的芳香类药物，多含挥发性烯、烃、醛、酮、酚、醇类物质，其较强的穿透性和走窜性，可使皮质类固醇透皮能力提高8～10倍。

四、综合作用

穴位贴敷疗法是传统针灸疗法和药物疗法的有机结合，其实质是一种融经络、穴位、药物为一体的复合性治疗方法，而不仅仅是单纯某一因素在起作用。

我们知道，一般情况下内服某药物能治某病，用某药外敷也同样治某病，如内服芒硝可治便秘，用芒硝敷脐也能治便秘。一种药物治疗多种证型的疾病，仅从辨证施治和药物性味主治上考虑是难以理解的，我们认为除了中药的有效生物活性物质外，还有温热刺激作用和经络腧穴本身所具的外敏性及放大效应。我们还发现，治疗同一种疾病，在同一穴位上用药不同，疗效也有差异。如同为治疗哮喘的贴敷方，哮喘丸（白芥子、延胡索、甘遂、细辛、丁香、肉桂、生姜汁）的疗法就明显优于哮喘糊（天南星、白芥子、生姜汁），说明药性也起着一定的作用。有的根据病的不同选用不同的贴敷部位或穴位，则更显示出穴位和经脉的作用。如咳嗽贴天突、定喘、肺俞有显著疗效，而贴敷它穴或非穴位则疗效不显；遗尿、痛经贴敷首选神阙穴、这说明，穴位贴敷作用于人体主要表现是一种综合作用，既有药物对穴位的刺激作用，又有药物本身的作用，而且在一般情况下往往是几种治疗因素之间相互影响、相互作用和相互补充，共同发挥的整体叠加治疗作用、首先是药物的温热刺激对局部气血的调整，而温热刺激配合药物外敷必然增加了药物的功效，多具辛味的中药在温热环境中特别易于吸收，由此增强了药物的作用、药物外敷于穴位上则刺激了穴位本身，激发了经气，调动了经脉的功能，使之更好地发挥了行气血、营阴阳的整体作用。

五、作用特点

（1）作用直接，适应证广。

（2）用药安全，诛伐无过。

（3）简单易学，便于推广。

（4）取材广泛，价廉药简。

（5）疗效确切，无创无痛。

六、穴位贴敷治疗中风的作用

由于中风患者体内的湿气、热气造成气血相互制约、相互影响，从而导致该疾病产生。在病理学上，将其解释为由于患者的气血运行不顺，在患者脑部瘀积，导致脑血管堵塞，从而引发脑梗死。中风后偏瘫的机制，历代医家论述颇多。《灵枢·邪客》说："荣气者，泌其津液，注之于脉，化以为血，以荣四末""邪气恶血，固不得住留，住留则伤筋络骨节，机关不得屈伸，故拘挛也"，对营卫与肢体拘挛关系进行了很好的说明。张景岳在《景岳全书·非风》曰："偏枯拘急、痿弱之类，本由阴虚，言之详矣，然血气本不相离，故阴中有气，阴中亦有血，何以辨之？夫血非气不行，气非血不化，凡血中无气则病为纵缓废弛，气中无血则病为抽掣拘挛"。《临证南医案·中风》华岫之按："若肢体拘挛，半身不遂，口眼㖞斜，舌强言謇，二便不爽，此本体先虚，风阳夹痰火壅塞，以致营卫脉络失和"。《医贯·中风要旨》云："其手足牵掣，口眼㖞斜，乃水不能荣筋，筋急而纵也"。综合分析可推测阴阳失调、营卫失和、痰瘀阻络与中风偏瘫关系密切。所以在治疗时应调和阴阳营卫、化瘀通络。

中医学的不断发展，对于中风多采用穴位贴敷方式进行治疗，该方式是在传统针灸治疗的基础上延伸的药物穴位治疗，因中风发生与脏腑功能密切关联，穴位贴敷膀胱经肝俞、心俞、脾俞及肾俞等可对脏腑生理功能予以调节。穴位贴敷与中药口服、针灸、推拿按摩等其他中医药治疗方法不同，选取具有活血化瘀、消肿止痛、行气止痛等作用的中药，经过医用酒精炮制，加强中药的外用透皮作用，皮肤可直接吸收药物至机体内部，不经肝脏代谢，安全性更高，且穴位药物浓度比其他部位更高，药物刺激穴位可有效疏通机体经络，主要通过应用药物对穴位的刺激，可以使药物直接刺激穴位，穴位贴敷可使局部血管扩张，血液循环加快，药物通过皮肤吸收进入人体血液循环发挥药理效应，避免胃及消化道的首过作用及不良反应，增加了药物的生物利用度，并通过透皮吸收，经角质层转运到达血液循环，产生"生物共振"效应，从而激发机体细胞活性，有效改善机体微循环，加速血液循环，提高组织供养，改善新陈代谢，加速人体所需生物酶的合成，从皮肤由表及里，经气血经脉向全身脏腑组织输送药效；逐渐通过循环达到脏腑，将穴位作为通道，将经络作为载体，对穴位对应脏腑予以直接作用，具备药物放大效应与外敏性。可以继发经络之气，调节机体经脉，从而达到扶正祛邪、益气活血并有效调和阴阳的目的，最终改善大脑功能，进而促进肢体功能的康复。

七、我院应用穴位贴敷治疗中风的临床研究

我院为中医院，充分发挥中医特色，采用中药穴位贴敷联合现代康复治疗，中西合璧，旨在通过药物对穴位的作用，使患者内外通达、阴阳平衡，同时配合现代康复治疗，改善患者运动功能。

我院刘立新护士长应用中医特色护理穴位贴敷对脑卒中患者肢体功能影响的研究结果如下。

穴位贴敷是中风偏瘫的常见护理方法，其能够刺激穴位，激发经络之气，使药物充分浸入皮肤，作用于脏器组织，调节脏器的阴阳与气血，进而改善偏瘫症状。但其单纯护理无法提高患者的肢体活动能力。临床中，需及时对患者实施有效的治疗及护理。刘立新护士长为提高脑卒中患者的康复效果，对于本院所收治的部分患者实施中医特色护理穴位贴敷法，已经取得较为理想的临床效果，研究如下。

选取2013年9月至2014年8月沈阳市第二中医医院所收治的96例脑卒中患者作为研究对象，所有患者均符合《中国急性缺血性脑卒中诊治指南2010》中的相关诊断标准，并结合影像学检查结果被确诊。按照入院顺序单双号将其分为实验组与参照组，各48例。实验组中男24例，女24例；年龄41～74岁，平均（61.7±4.1）岁；发病15～67天，平均（35.3±3.4）天；其中25例为脑梗死，23例为脑出血。参照组中男25例，女23例；年龄43～76岁，平均（62.4±4.4）岁；发病17～64天，平均（35.5±3.2）天；其中21例为脑梗死，27例为脑出血。两组患者临床资料比较差异无统计学意义，具有可比性。所纳入的患者及家属对于此次研究具有知情权，均为自愿参与，并同意积极配合治疗及护理，所签署的知情同意书已经通过伦理委员会审核。方法为参照组脑中风患者在治疗及康复期间接受心理护理、肢体康复运动、用药指导等综合西医护理，实验组患者的治疗及康复期间，在参照组的综合西医护理基础上实施中医特色护理穴位贴敷，具体如下。药物组方：各取50g的肉桂、血竭、附子、川芎、丹参、干姜以及当归，将其混合后研磨成粉，之后取适量姜汁将粉末状药物调制成膏备用。穴位贴敷：取适量药膏贴敷于实验组脑卒中患者的手三里、曲池、外关、肩髃、臂臑、合谷等上肢穴位，之后再取适量药膏贴敷于患者的足三里、血海、风市、涌泉、伏兔、环跳、三阴交、阴阳陵泉等下肢穴位；并使用医用胶布将药膏固定好。在每次穴位敷贴时，医护人员要协助患者取舒适的体位，确定穴位后，取适量温水清洗局部皮肤，并使用乙醇棉擦净后敷药。在换药时，可取温水将消毒干棉球浸湿，再将附着于皮肤上的药物清理掉，清洁后再次敷药。每次敷贴时间4h左右，之后将胶布及药物取下，每天为患者做1次穴位敷贴。7天为1个疗程，连续穴位敷贴3个疗程。观察对比两

组脑卒中患者的Fugl-Meyer评分、Barthel指数评分及患者满意度。Fugl-Meyer评分是对脑卒中患者的肢体运动功能进行评价，满分为100分（上肢总分为34分，下肢总分为66分），得分越高者表示患者的肢体运动功能愈良好。Barthel指数评分是对患者的ADL（日常生活活动能力）进行评价，得分越高者表示患者的日常生活活动能力越佳，满分为100分。两组脑卒中患者的Fugl-Meyer评分、Barthel指数评分比较护理前，实验组患者的Barthel指数评分、Fugl-Meyer评分与参照组比较差异无统计学意义；护理后，实验组的Barthel指数评分、Fugl-Meyer评分高于参照组，组间比较差异有统计学意义（$P < 0.05$）。

临床中脑病患者采取综合西医护理，包括心理护理、健康教育以及肢体功能锻炼等。近年来中医护理在脑卒中患者的康复期应用广泛。穴位贴敷法是在以往的针灸基础上，对腧穴加以中药刺激，从而对卒中患者的机体进行调整。方中的药物合用具有活血化瘀、温阳益气之效，在脑卒中患者的上下肢穴位予以中药敷贴，可对其起到扶正祛邪、通脉活络、疏风祛湿的效果，从而有效改善患者的肌力，促进患者的肢体功能及神经功能恢复。同时也可依据患者的康复情况配合适度的针灸、推拿等中医护理，利于患者舒筋活络，使脑卒中患者的肢体功能及神经功能得到最大限度的恢复。

八、总结

穴位贴敷治疗综合了中医基本理论、经络、腧穴、中药和贴敷等多方面的知识，且治疗方法简单、费用相对便宜，患者的依从性较好，它也契合了中风偏瘫的治疗原则。在穴位贴敷选穴方面也是有考究的，选穴主要依据为《针灸学》中的穴位定位及主治。自古就有用穴位贴敷治疗卒中患者的记载，如《灵枢·经筋》提出："卒中口僻……治之以马膏，膏其急者，以白酒和桂以涂其缓者。"现代也有如詹敏用鲜生姜、蓖麻仁、吴茱萸、附子、冰片等制成糊状，于每晚睡前敷贴双足涌泉穴，结合针刺治疗。李春红等自制舒愈膏（由黄芪、川芎、赤芍、地龙、水蛭、当归、胆南星、冰片等组成）外敷于针刺后的穴位，以手足阳明经穴为主治疗。顾海平等采用子午流注纳甲法按时取穴，将桃仁、红花、赤芍、牙皂、细辛、桂枝、牡丹皮等研粉调糊，进行穴位贴敷治疗。综上所述，穴位贴敷辅助治疗中风后遗肢体偏瘫是可行的、有效的。随着社会的发展，人们生活水平的提高，人们对自身健康的关注度日渐提升，治疗疾病的最终目标在原有基础上进一步保障生存质量。而在中风的预防与治疗及后期康复中，中西医结合疗法无疑为最佳治疗方法。

参考文献

[1] 胡容，周志明，徐格林 . 缺血性脑血管病社区二级预防 [J]. 医学研究生学报，2009，22(5): 540-543.

[2] 刘晓帆，耿爽，胡轶，等 . 咳嗽变异性哮喘与典型支气管哮喘患者外周血树突状细胞的变化 [J]. 暨南大学学报：自然科学与医学版，2017, 38(1): 63-68.

[3] 张伟 . 针灸联合康复训练治疗脑中风后遗症效果分析 [J]. 中国中医药现代远程教育，2016, 14(9): 110-112.

[4] 孔令富 . 中风后遗症采用针灸、康复训练联合治疗的临床效果观察 [J]. 医学信息，2014(10): 406.

[5] 赵春艳，佟剑平，李翔，等 . 穴位贴敷联合综合康复疗法治疗中风偏瘫的疗效观察 [J]. 广西医学，2012, 34(5): 627-628.

[6] 彭英，廖色青，谭远霞，等 . 中医特色护理穴位贴敷对脑卒中患者肢体功能的影响 [J]. 海南医学，2015(3): 467-468.

[7] 陈建飞，王嘉轩，陈炳，等 . 中药穴位贴敷神阙穴治疗脑卒中后便秘的效果观察 [J]. 护理与康复，2012, 11(10): 991-992.

[8] 丘艳红，曾科学 . 穴位贴敷配合排痰法对脑卒中后气管切开患者肺康复的影响研究 [J]. 湖南中医杂志，2015, 31(8): 116-117.

[9] 张美花，赵红黎 . 穴位贴敷和心理干预辅助治疗脑卒中后抑郁症的效果观察 [J]. 广西中医药大学学报，2014, 17(3): 12-13.

[10] 周之人 . 早期针灸加康复治疗急性缺血中风患者肢体功能的临床研究 [J]. 当代医学，2013, 19(11): 144-145.

[11] 赖丽英 . 脑梗死致肢体功能障碍的早期康复护理对策分析 [J]. 当代医学，2015, 21(30): 110-111.

[12] 石学敏，王华 . 针灸学 [M]. 北京：中国中医药出版社，2002.

[13] 詹敏 . 敷贴涌泉穴配合针刺治疗中风偏瘫疗效观察 [J]. 湖北中医杂志，2008, 30(11): 48-49.

[14] 李春红，贾敏，赵世坷 . 舒愈膏穴位贴敷治疗缺血性中风临床研究 [J]. 中国中医急症，2010, 19(1): 19.

[15] 顾海平，王凤美，邓艳莉，等 . 时辰疗法配合穴位敷贴治疗中风后偏瘫 40 例 [J]. 中国中医急症，2011, 20(4): 662-663.

 # 第十三节　通栓胶囊

一、药品简介

通栓胶囊是我院独家研制并获得国家专利的纯中药科研制剂，批准文号：辽药制字

Z20150797，该药受到血栓病患者的广泛青睐，为临床治疗血栓性疾病的主要药品之一，优质疗效广传东三省。

通栓胶囊的功效是活血化瘀，化痰通络。用于缺血性脑血管病后遗症。临床上根据患者实际症状表现酌情应用。其药物组成为水蛭、川芎、胆南星。本品为胶囊剂，内容物为黄色至土黄色颗粒及粉末；气腥，味咸。规格为每粒装0.34g。每瓶60粒。服用方法：口服，一次6粒，一日3次，老人、儿童遵医嘱。孕妇禁用。注意事项：服药期间忌服生冷、油腻、辛辣等食物。出血性疾病慎用。该药药效较为平缓，不良反应较少，在医治脑血栓等脑血管病层面，可酌情定期连续服用，减轻病症，预防复发。

临床治疗时还可根据需要配合别的活血化瘀药品，尤其是脑梗死急性期患者，需要多方面治疗，才可收到显著疗效，不能采用单一方法。服药期间要有健康规律的作息，饮食搭配营养丰富，如优质蛋白、优质粗粮等，禁吃高热量、高脂肪、高胆固醇类食材。每日应适当锻炼。

二、研制过程

医院的中药制剂是医疗工作者在实践过程中发展起来的，是对中医临床实践的总结。通栓胶囊是我院除蝮龙抗栓丸外的另一种血栓专科用药。本药为胶囊剂型，是在蝮龙抗栓丸的研究基础上，总结经验，反复精心筛选，再经过整理研究制作成的中药制剂。作为一种可长期被缺血性脑血管病患者口服的药物，大大丰富了临床用药，疗效确切且使用方便。

三、药物配伍功效

通栓胶囊的主要功效为活血化瘀，化痰通络。其组成为水蛭、川芎与胆南星。水蛭，《神农本草经》云其"味咸平，主逐恶血瘀血"，张锡纯认为其"破瘀血而不伤新血……纯系水之精华生成……于气分丝毫无损……而瘀血默消于无形，真良药也"。药理研究认为水蛭抗凝效果突出，特别是可减轻脑组织炎症反应及水肿，抑制血栓再次形成，改善循环，促进神经功能恢复，对抗垂体后叶素，抑制动脉血管收缩等。川芎，《日华子本草》认为其"治一切风，一切气，一切劳损，一切血，补五劳，壮筋骨，调众脉，破症结宿血，养新血"。药理学认为其对中枢神经具有双向调节作用，特别是对运动及呼吸中枢、脊髓反射作用更为明显，川芎嗪具有显著抗血小板聚集功效，在有效增加脑血流等作用的同时，还能抑制脊髓反射中枢的兴奋，达到镇静止痛的作用。天南星用牛胆汁制之，"制星之燥而使不毒"，《药品化义》认为胆南星："主治一切中风、风痫、惊风，头风、眩晕"。现代药理认为胆南星具有良好的镇痛作用，并对神经中枢有良好的调节作用。综上所述，三药联合具有良好的活血、化痰、通络之功，能够修复神经损伤，调节神经中枢，且廉价经济，适合广大基层患者使用，利用中药治疗中风恢复期也为今后治疗本病的研究拓宽了思路。

四、治疗效果

（一）通栓胶囊单药治疗效果

1. 对风痰血瘀型急性缺血性脑卒中的临床疗效

我院王艳菊等人通过随机、双盲、安慰剂对照的临床研究，观察该药治疗风痰血瘀型急性缺血性脑卒中的临床疗效。

选取临床100例患者，中西医诊断均明确，随机分为2组。治疗组50例中，男34例，女16例；年龄39～75岁；病程2小时～15天。其中脑血栓形成20例，脑栓塞2例，腔隙性脑梗死28例；合并有高血压者20例，合并有糖尿病者18例。对照组50例中，男33例，女17例；年龄40～75岁，病程3小时～16天。其中脑血栓形成19例，脑栓塞2例，腔隙性脑梗死29例；合并有高血压者18例，合并有糖尿病者18例。2组患者性别、年龄、病程、临床分类及合并症等方面比较均$P > 0.05$，具有可比性。治疗方法，治疗组：口服通栓胶囊，每日3次，每次5粒；胞磷胆碱0.75g，溶于5%葡萄糖或生理盐水250mL静滴，每日1次；对照组：空白对照药（由本院制剂室制成）剂型、外包装及用量同通栓胶囊。胞磷胆碱用药剂量及用法同治疗组。2组均以4周为1个疗程，治疗期间2组均可根据病情配伍使用脱水剂、抗生素、降糖、降压等药。未用其他抗凝、溶栓或皮质类固醇。观察指标：观察患者治疗前后临床症状、体征、颅脑CT及神经功能缺损的变化；并检查血液流变学及血脂变化。疗效评定标准：满分28分，起点分最高不超过18分。基本痊愈：积分>24分；显效：积分增加>10分；有效：积分增加>4分；无效：积分增加<4分；恶化：积分减少或死亡。结果：治疗组优于对照组。2组患者治疗前均存在明显的血液流变学异常，治疗后治疗组血液黏稠度明显下降而对照组变化不明显。治疗组总胆固醇、甘油三酯治疗前后比较有显著性差异，对照组则无显著性差异。

通栓胶囊中水蛭、川芎等活血破血、化瘀通经，胆南星等清热、化痰、息风。诸药合用共奏化痰逐瘀、清热息风之功效。现代药理研究证实，水蛭具有较强的抗凝、溶栓和降血脂作用，抑制血小板聚集和血栓形成，有较好的抑制总胆固醇、甘油三酯升高作用；川芎等活血化瘀药可改善脑循环功能障碍，减轻脑水肿及降低颅内压，增加梗死区的血供等。虽然导致急性缺血性脑卒中的病因很多，但血液流动性改变，血液处于高凝状态，即存在着浓、黏、凝、聚的特点，已被公认为是导致急性缺血性脑卒中的主要致病因素。相当于中医的"血瘀""痰浊"，也就是说，通过降血黏、降血脂，有利于及早恢复脑及肢体功能。

2. 对风痰闭阻型中风恢复期患者的疗效

我院孙咏梅观察分析了通栓胶囊对风痰闭阻型中风恢复期患者的药物价值。

选择2017年6～10月份在沈阳市第二中医医院中风病区住院治疗符合相关标准的风痰闭阻型中风恢复期患者60例。根据入院先后顺序排序将患者分为治疗1组和治疗2组，各30例。两组患者的一般资料比较，差异无统计学意义（$P > 0.05$），具有可比性。诊断标准参照《中国急性缺血性脑卒中诊治指南(2010年版)》与国家中医药管理局脑病急症协作组《中风病诊断与疗效评定标准(试行)》等标准进行相关诊断。纳入标准：①符合诊断标准为风痰闭阻型，发病时间14～30天；②年龄35～75周岁；③无严重的心血管、呼吸、免疫、血液等系统疾病与恶性肿瘤者；④患者神志清晰，精神障碍；⑤肝肾功检查无异常；⑥患者或家属均自愿同意参加本次观察。排除标准：①不符合诊断标准及短暂性脑缺血发作(TIA)或出血性患者；②近半年内进行过外科手术治疗；③患者肌力≤1级；④发病≥2次，或遗留后遗症者；⑤对本次治疗使用药物已知过敏，或有吞咽困难不能服药者。实验方法：治疗1组根据国家中医药管理局中医临床路径中风(脑梗死)恢复期(2017版)进行治疗(含康复训练)。具体为常规口服拜阿司匹林(拜耳医药保健有限公司，国药准字J20130078)100mg，阿托伐他汀钙片(辉瑞制药有限公司，国药准字H20051407)20mg，1次/天；静脉注射奥扎格雷钠氯化钠注射液(山东华鲁制药有限公司，国药准字H20052059)100mL、丹红注射液(山东丹红制药有限公司，国药准字Z20026866)20mL、胞磷胆碱注射液(吉林百年汉克制药有限公司，国药准字H22026208)0.5g，1次/天。治疗2组在治疗1组基础上加用通栓胶囊(沈阳市第二中医医院，批号：Z20150797)治疗，0.34g/粒，6粒/次，3次/天口服，治疗14天。观察指标及判定标准：观察比较两组患者治疗前后NIHSS评分、治疗后mRS评分情况以及临床疗效。疗效判定标准：治疗后证候积分减少≥90%为治愈；疗后证候积分减少70%～89%为显效；治疗后证候积分减少30%～69%为有效；治疗后证候积分减少<30%为无效。总有效率=(治愈+显效+有效)/总例数×100%。结果得出：①两组患者NIHSS评分、mRS评分情况比较。治疗前，两组患者NIHSS评分比较差异无统计学意义（$P > 0.05$）；治疗后，治疗2组NIHSS评分明显低于治疗1组，差异具有统计学意义（$P < 0.05$）。治疗后治疗2组的mRS评分≤1为18例，多于治疗1组的11例，差异具

有统计学意义 ($P < 0.05$)。②两组患者临床疗效比较经过14天治疗，治疗2组总有效率为96.7%，明显高于治疗1组的80.0%，差异具有统计学意义 ($P < 0.05$)。

（二）通栓胶囊联合中成药治疗效果

1. 缺血性中风急性期应用抗黏降脂丸配合通栓胶囊

我院赵春兰探讨了缺血性中风急性期应用抗黏降脂丸配合通栓胶囊治疗的临床效果。

选取2017年5～7月份在中风病区住院治疗符合相关诊断标准的80例缺血性中风急性期患者作为研究对象。根据入院先后顺序排序，尾数为单数者作为治疗1组，尾数为0或双数者作为治疗2组，每组40例，且不同组患者不在同一病室。治疗1组患者中，男22例，女18例；平均年龄 (58.6±12.7) 岁。治疗2组患者中，男20例，女20例，平均年龄 (58.8±12.4) 岁。两组患者性别、年龄等一般资料比较差异无统计学意义 ($P > 0.05$)，具有可比性。诊断标准参照《中国急性缺血性脑卒中诊治指南 (2010年版)》与国家中医药管理局脑病急症协作组《中风病诊断与疗效评定标准 (试行)》等标准进行相关诊断。纳入标准：①符合诊断标准；②年龄35～75周岁；③无严重的心血管、呼吸、免疫、血液等系统疾病与恶性肿瘤；④患者神志清晰，无精神障碍；⑤肝肾功检查无异常；⑥患者或家属自愿同意参加本次药物观察。排除标准：①不符合缺血性中风急性期诊断标准；②入院前发生感染未能控制，6个月内进行过外科及介入手术；③符合动静脉溶栓或取栓治疗适应证；④脑梗死发病>2次，并遗留后遗症；⑤发病至来院>48h，或来院前已接受过系统治疗；⑥对本次治疗使用药物已知过敏，或有吞咽困难不能服药。治疗方法：治疗1组根据国家中医药管理局中医临床路径中风 (脑梗死) 急性期 (2017版) 进行治疗。治疗2组在治疗1组基础上加用通栓胶囊 (含水蛭、川芎、胆南星，批号Z20150797) 口服，0.34g/粒，6粒/次，3次/天；抗黏降脂丸 (含当归、川芎、红花、益母草、虎杖、三棱、莪术、石菖蒲、桑寄生、决明子、葛根、何首乌、黄芪、香附、郁金、五灵脂，批号Z20150200) 口服，5g/次，3次/天。两组均治疗14天。观察指标：比较两组入院第1天、7天、14天中医症候评分、NIHSS评分以及治疗后MRS评分情况。结果：①两组中医证候与NIHSS评分比较。治疗第1天，两组中医证候与NIHSS评分比较差异无统计学意义 ($P > 0.05$)；治疗第7天，两组NIHSS评分比较差异无统计学意义 ($P > 0.05$)，但治疗2组中医证候评分明显优于治疗1组，差异具有统计学意义 ($P < 0.05$)；治疗第14天，治疗2组NIHSS评分 (6.27±1.57) 分、中医证候评分 (7.18±2.02) 分，均明显优于治疗1组的 (8.03±1.88)、(10.78±2.69) 分，差异具有统计学意义 ($P < 0.05$)。②两组MRS评分情况比较。治疗后，治疗2组MRS评分情况明显优于治疗1组，差异具有统计学意义 ($P < 0.05$)。

中风之病，中医认为其为"内风"致病，而结合当代致病病因，多以痰、瘀为主。"百病多以痰作祟"，外感于肺、内伤于肾、脾胃运化失常均可导致水液代谢失常；因肝火妄动，肝阳上亢，心火肝热，炼液为痰，火热上行，闭阻清窍，发为中风。故在临床治疗中，以活血化瘀、化痰通络、平肝行水为主。抗黏降脂丸以活血化瘀、通经活络、平肝益肾为治疗原则。通栓胶囊简单组成为水蛭、川芎与胆南星。张锡纯认为水蛭"破瘀血而不伤新血……纯系水之精华生成……于气分丝毫无损……而瘀血默消于无形，真良药也"。现代研究认为水蛭可减轻脑组织炎症反应及水肿，抑制血栓再次形成，改善循环促进神经功能恢复。《日华子本草》认为川芎"治一切风，一切气，一切劳损，一切血，补五劳，壮筋骨，调众脉，破症结宿血，养新血"。现代研究认为其对运动及呼吸中枢、脊髓反射作用更为明显。《药品化义》认为天南星"主治一切中风、风痫、惊风，头风、眩晕"。现代研究认为胆南星具有良好的镇痛作用，并对神经中枢有良好的调节作用。

2. 三七联合通栓胶囊干预中风急性期

我院叶长军探讨中药三七联合通栓胶囊干预中风急性期患者的效果。

选取2018年1～12月份在我院住院接受治疗的60例中风急性期患者为研究对象，根据随机数字表法将其分为观察组和对照组，每组30例。符合研究所要求的所有条件。在此基础上，对照组加用注射用奥扎格雷钠(国药准字H20063851)80mg/次，2次/天，静脉滴注。观察组加三七(切勿打粉，避免呛咳)15g，首日水煎至100mL，其后三七冷水浸泡24h后使用；通栓胶囊，6粒/次，3次/天，口服。两组均用药物治疗2周。比较两组治疗前后日常生活活动能力评分、中医症状评分、临床疗效，观察比较两组治疗前后的血尿常规及肝肾功能变化情况，判断药物干预的安全性。治疗后，观察组总显效率高于对照组，差异具有统计学意义($P<0.05$)。两组安全性比较，观察组未见三七导致出血事件及肝肾功能变化情况；对照组患者部分出现对抗凝药、他汀类药物不耐受等情况。

通过临床实践发现三七具有止血不留瘀、活血不伤新的特点，如《本草纲目》云"止血之神药，理血之妙品"，活血止血收放自如。现代研究认为，在脑组织受到损害时抑制性氨基酸浓度升高，起到机体自身保护作用，降低伤害程度，提高修复速率，而γ-氨基丁酸(GABA)是其最重要的抑制性神经递质，可通过抑制神经毒性达到脑保护的目的。而三七皂苷对GABA具有显著调节作用，并能影响其大量清除自由基，控制脂质过氧化等作用，达到保护神经的目的。因此，无论三七对缺血性还是出血性中风均有显著改善症状的作用。对于缺血性中风患者建议冷水浸泡24h后使用，效果较研磨更为理想，其抗血小板聚集效果较为突出，且更适合中风急性期，特别是有吞咽困难的患者服用。通过本次药物研究可发现，三七配合通栓胶囊较西药更好地改善患者生活质量，特别是对中医症状及患者主观感受改善更加显著，且未见不良反应。说明中药具有较高的安全性。在合适的剂量范围中，未见三七导致出血事件的发生及肝肾功能变化的情况；而对照组患者部分出现对抗凝药、他汀类药物不耐受等情况。

综上所述，三七配合通栓胶囊干预中风急性期效果较传统西药治疗安全性更高，且未见梗死后出血及胃肠道出血等情况，达到增效减毒的目的，更适合既往患有胃肠疾病、静脉溶栓后及抗血小板药物基因不敏感等患者使用。

参考文献

[1] 孟家眉. 各类脑血管疾病诊断要点 [J]. 中华神经科杂志，1988, 21(1): 60.

[2] 国家中医药管理局. 中医病症诊断疗效标准 [S]. 南京：南京大学出版社，1988: 107.

[3] 郑绍周，王新志，李连章. 中风急症 [M]. 天津：天津科技翻译出版公司，1994.

[4] 陈可冀，府强. 实用中西药治疗手册 [M]. 北京：中国医药科技出版社，1996.

[5] 黄泰康. 常用中药成分与药理手册 [M]. 北京：中国医药科技出版社，1994.

[6] 杨万章，豟周科，吴海琴，等. 逐瘀化痰汤对脑出血患者颅内血肿及血液流变学的影响 [J]. 中医杂志，1996, 37(11)：670.

[7] 张俊，袁虎. 卒中单元疗法治疗缺血性脑血管病临床观察 [J]. 中国实用医药，2015, 10(4): 92.

[8] 中华医学会神经病学分会脑血管病学组急性缺血性脑卒中诊指南撰写组. 中国急性缺血性脑卒中诊治指南 2010 年版 [J]. 中华神经科杂志，2010, 43(2): 126-147.

[9] 国家中医药管理局脑病急症协作组. 中风病诊断与疗效评定标准（试行）[J]. 北京中医药大学学报，1996, 19(1): 55-56.

[10] 李迁. 天龙通络胶囊治中风病（脑梗死）恢复期风痰瘀阻证的临床研究 [J]. 湖北中医药大学，2016.

[11] 张爽，宁世猛，唐农. 缺血性中风中医药治疗近况 [J]. 辽宁中医药大学学报，2010(11): 135-136.

[12] 郝建勋. 观察补阳还五汤加味干预气虚血瘀型缺血性脑中风康复期患者的疗效观察 [J]. 心理医生，2017, 23(12): 75-76.

[13] 牛晓亚，邹蔚萌，赵昱，等. 豨莶通栓胶囊联合阿司匹林治疗缺血性中风恢复期痰瘀阻络证 56 例 [J]. 中医杂志，2013, 54(12): 1056-1057.

[14] 罗卡. 社区康复适宜技术干预中风病恢复期（风痰瘀阻型）的临床研究 [J]. 河南中医学院，2015.

[15] 高颖，周莉. 中风病中医药防治研究的回顾与现状分析 [J]. 环球中医药，2009, 2(1): 15-18.

[16] 苏萍，王蕾，杜仕静，等. 三七皂苷对神经系统疾病药理作用机制研究进展 [J]. 中国中药杂志，2014, 39(23): 4516-4521.

[17] 高颖，等 . 三七总皂苷对脑出血患者神经功能及血清 C3 水平的影响 [J]. 中成药，2011, 33(11): 1851-1853.

[18] 齐家 . 三七制剂治疗急性中风临床疗效的系统评价 [J]. 北京中医药大学，2016.

[19 任胜洪，柯绍兴，石燕芳，等 . 益气活血法治疗缺血性脑卒中的疗效及其对患者颈动脉粥样硬化斑块的影响 [J]. 海南医学，2017, 28(9): 1398-1400.

[20] 王艳春，王雪梅，孙严洁 . 熟三七粉联合依达拉奉注射液治疗急性脑梗死的疗效观察 [J]. 中国实用神经疾病杂志，2017, 20(11): 77-78.

[21] 边永红 . 益气活血化痰法应用于中风后遗症治疗的疗效观察 [J]. 临床医学研究与实践，2018, 3(4): 110-111.

[22] 罗玮 . 通腑清窍汤治疗缺血性中风 (痰热腑实证) 急性期的临床观察 [J]. 湖北中医药大学，2013.

[23] 国家中医药管理局脑病急症协作组 . 中风病诊断与疗效评定标准 (试行)[J]. 北京中医药大学学报，1996, 19(1): 55-56.

[24] Shinoharay Y, Minematsuk K．Modified Rankin scale with expanded guidance scheme and interview questionnaire: interrater agreement and reproducibility of assessment[J]. Cerebrovascular Disease, 2006, 21(4): 271-278.

[25] 李金库，王闯 . 红花黄色素对脑出血大鼠相关因子的影响及其保护机制研究 [J]. 亚太传统医药，2015, 11(15): 31-32.

[26] 胡海娟，刘秀清，高文 . 红花黄色素治疗急性脑梗塞静脉溶栓后患者的效果观察 [J]. 医学美学美容旬刊，2015, 24(6): 741.

[27] 郭雪婷，杨晓君，王颖 . 复合红花黄色素抗凝血作用研究 [J]. 新疆农业科学，2012, 49(9): 1759-1763.

[28] 钱海兵，徐玉平，罗魁 . 益母草碱对实验性高脂血症大鼠的降脂作用 [J]. 华西药学杂志，2012, 27(5): 528-530.

[29] 杨宁，周仲瑛 . 从瘀热论治缺血性中风急性期的学术思想 [J]. 北京中医，2007, 26(12): 775-777.

《 第三章 》
脑病的外科治疗

 ## 第一节　颅内动脉瘤

一、疾病简介

（一）概念

颅内动脉瘤（intracranial aneurysm，IA）系由于局部血管异常扩张产生的脑血管瘤样突起，为临床常见血管性疾病，是自发性蛛网膜下腔出血最常见的原因。动脉瘤可以被认为是动脉壁上的一个薄弱部位，软管内有压力的水会使薄弱部位凸出。

（二）流行病学

颅内动脉瘤的患病率在全球范围内为2%～5%，在35～75岁的中国成年人中约为7%。脑血管意外中，动脉瘤发病率仅次于脑血栓和高血压脑出血，居第3位。因动脉瘤破裂所致的SAH约占85%，年发生率为（6～35.3）/10万。患病率研究已证实动脉瘤性蛛网膜下腔出血随着年龄增长而升高。动脉瘤可在任何年龄发生，但其高峰年龄为40～60岁，这一年龄范围的动脉瘤患者约占所有动脉瘤的60%。根据大宗流行病学调查统计发现，女性占所有颅内动脉瘤患者的55%，且在不同年龄组两性的分布也不同，在30岁之前，男性发病率稍高，在41～50岁时男、女发病率相等，此后女性发病率渐占优。同时在不同种族之间发病率也存在较大差异。

颅内动脉瘤一旦破裂出血，致残率和致死率极高，其中10%～15%的患者来不及就医直接猝死，首次出血病死率高达35%，再次出血病死率则达60%～80%，幸存者亦多有残疾。研究发现，约85%的动脉瘤位于颈内动脉系统，常见部位为颈内动脉、前交通动脉、大脑中动脉分叉、后交通动脉和眼动脉。发生在椎-基底动脉系统的动脉瘤常见部位包括基底动脉分叉和小脑后下动脉。

（三）发病机制

获得性内弹力层的破坏是囊性脑动脉瘤形成的必要条件。内弹力层退变、脑动脉分叉处中膜缺失或中膜纤维结构异常和排列异常及血流动力学改变，这些因素共同促使脑动脉壁更为薄弱。内弹力层退变可能因动脉硬化、炎症反应和蛋白水解酶活性增加所致。

（四）病理表现

囊性动脉瘤呈球形或浆果状，外观呈紫红色，瘤壁极薄，术中可见瘤内的血流旋涡。瘤顶部最为薄弱，98%的动脉瘤出血位于瘤顶。巨大动脉瘤内常有血栓形成，甚至钙化，血栓分层呈"洋葱"状。直径小的动脉瘤出血机会较多。颅内多发性动脉瘤约占20%，以2个多见，亦有3个以上的动脉瘤。

（五）疾病分类

1. 按其发生部位分类

（1）颈内动脉系统动脉瘤约占颅内动脉瘤90%。

① 颈内动脉动脉瘤。

② 大脑前动脉–前交通动脉动脉瘤。

③ 大脑中动脉动脉瘤。

（2）椎–基底动脉系统动脉瘤约占颅内动脉瘤10%。

① 椎动脉动脉瘤。

② 基底动脉干动脉瘤。

③ 大脑后动脉动脉瘤。

④ 小脑上动脉动脉瘤。

⑤ 小脑前下动脉动脉瘤。

⑥ 小脑后下动脉动脉瘤。

⑦ 基底动脉分叉部动脉瘤。

2. 按其大小分类

① 小动脉瘤（≤1.5cm）。

② 大动脉瘤（1.6cm～2.5cm）。

③ 巨大动脉瘤（>2.5cm）。

3. 按其形态分类

囊状动脉瘤、梭形动脉瘤、夹层动脉瘤。

（六）临床表现

颅内动脉瘤按动脉瘤是否破裂分为两类，未破裂颅内动脉瘤可无临床症状，常因以下原因被发现。

① 头痛、动脉瘤局部占位效应(如眼睑下垂、视野改变等)。

② 因为其他神经系统疾病的检查而被偶然发现。

③ 体检发现。

破裂后颅内动脉瘤的临床症状较为明显，因蛛网膜下腔出血导致患者出现：突发头部剧痛，可伴有恶心、呕吐、面色苍白、抽搐、眩晕、脑膜刺激征等临床表现。

（七）治疗

目前血管内栓塞治疗和外科手术夹闭是治疗颅内动脉瘤的两种主要方法。血管内栓塞治疗具有微侵袭性，且随着近年来血管内栓塞治疗技术的发展和新型辅助技术、辅助材料的大量应用，使颅内动脉瘤的血管内栓塞治疗程度越来越高，血管内栓塞治疗后再出血、再治疗的风险亦逐步降低，临床适应证不断拓宽，尽管如此，手术夹闭仍有其不可取代的优势，它不仅能有效地防止再出血，而且还可有效清除颅内积血和血肿，并降低颅内压。

1. 手术治疗

开颅手术夹闭动脉瘤颈是外科手术的主要手段。该方法目的是阻断颅内动脉瘤的血液供应，避免瘤体发生再出血，同时保持载瘤动脉及周围动脉供血通畅，以维持脑组织正常状态。

动脉瘤夹闭术一般适用于：①大型或巨大型动脉瘤、宽颈动脉瘤(体颈之比<1.50)、瘤体呈分叶状或其他不规则形状(如梭形动脉瘤)、极小动脉瘤(最大直径<3mm)。②动脉瘤破裂后患者全身情况良好，Hunt-Hess分级≤Ⅲ级患者，或伴颅内血肿形成、严重颅内高压、需行血肿清除术或去骨瓣减压术者。③位于大脑中动脉的动脉瘤。

（1）开颅夹闭术　开颅动脉瘤夹闭术是治疗颅内动脉瘤最有效的方法之一。其优点：①可有效防止动脉瘤再破裂，一次可夹闭多个动脉瘤；②术中若出现动脉瘤再破裂，可对载瘤动脉临时阻断，再夹闭动脉瘤；③可有效清除蛛网膜下腔积血及脑内血肿，降低脑血管痉挛的发生；④既可夹闭动脉瘤，也可去骨瓣减压，对于合并颅内压增高的患者，可有效缓解颅内压增高，改善患者预后。缺点：①急性期颅内压高，开颅过程中可能引起动脉瘤再破裂及脑膨出，手术风险及难度大；②术中牵拉导致脑组织损伤，阻断载瘤动脉时间过长也会加重脑缺血；③手术创伤大，时间长，对机体打击较大。

（2）锁孔手术　锁孔手术创伤小，也是一种治疗颅内动脉瘤的有效方法。优点：①手术切口小，减少脑组织的暴露及干扰；②利用颅内正常解剖间隙，从而减少对脑组织的牵拉；③骨瓣小，手术创伤小；④有利于后期康复治疗。缺点：①对于术中动脉瘤再破裂处理困难，一旦术中出现紧急情况很可能需转为传统开颅手术，延误最佳手术时机；②去除骨瓣较小，无法起到减压作用，对于有脑肿胀或颅内压较高的患者不适合；③无法清除视野外的脑内血肿，对于有大量脑内血肿的患者不适宜，应选择传统开颅手术；④手术暴露视野差以及动脉瘤边界及血管分布情况暴露不清，容易造成夹闭不全或误夹。

近年来介入栓塞术发展迅速，大多研究认为其创伤小，更适合于动脉瘤的治疗。血管内栓塞治疗主要适应于：①部位深、手术空间有限且重要结构较多者，如后循环动脉瘤；或行外科手术治疗困难者如颈内动脉颈段、岩骨段、海绵窦段动脉瘤。②动脉瘤破裂后，Hunt-Hess分级＞Ⅲ级，处于亚急性期(4～14天)或年龄较大、全身状况较差的患者。③窄颈囊状动脉瘤(体颈之比≥2)。

2. 介入治疗

起初血管内治疗仅仅当作是一种备用手段，用于部分不适宜手术夹闭的患者。但是，随着介入材料及技术的发展，血管内治疗的适用范围逐渐增宽，越来越多的学者主张血管内治疗作为颅内动脉瘤的首选治疗方法。其优点：①手术准备时间短，为患者赢得时间，减少动脉瘤再破裂的风险；②手术创伤小，手术时间短，对脑组织损伤较小；③术后并发症少，肺部感染、癫痫发生率低；④无开颅手术条件时，血管内治疗便成为唯一选择。缺点：①血管内治疗的术后复发率及再治疗率较高；②术中栓塞不全或术中出现动脉瘤再破裂时，无对应处理措施，只能转为手术治疗，因延误时机而造成不良预后；③容易造成载瘤动脉的闭塞、痉挛，术后引起大面积脑缺血及脑梗死，严重影响患者预后；④对伴脑内血肿的患者，血管内治疗无法清除蛛网膜下腔积血及脑内血肿，对颅内压增高的改善不明显。

二、我院对颅内动脉瘤的临床研究

1. 颅内动脉瘤栓塞术

我院孙安医生将60例颅内动脉瘤栓塞术患者分为静脉麻醉组和吸入麻醉组进行了研究。

　　选取我院2014年4月至2015年4月间收治的60例颅内动脉瘤栓塞术患者，全部患者均行脑血管造影检查后确诊，排除患有意识障碍、听力障碍及肢体运动障碍的患者，排除心肺功能不全的患者。采取随机数字表法分为静脉麻醉组和吸入麻醉组，每组各30例。采用麻醉方法：两组患者均给予静脉推注丙泊酚1.5～2mg/kg(四川国瑞药业有限责任公司，国药准字H20030115)、瑞芬太尼3～4μg/kg(宜昌人福药业有限责任公司，国药准字H20030199)、咪达唑仑0.04～0.06mg/kg(江苏恩华药业股份有限公司，国药准字H20041869)和顺式阿曲库铵0.1～0.15mg/kg(江苏瑞恒医药股份有限公司，国药准字H20060869)进行麻醉诱导。静脉麻醉组给予靶控输注丙泊酚2～3μg/mL及瑞芬太尼4～6mg/mL，吸入麻醉组给予2%～4%七氟醚(上海恒瑞医药有限公司，国药字H20070172)进行持续吸入处理。所采用的麻醉机由上海中硕医疗器械有限公司生产，型号为ACM603；麻醉监护仪为美国Datex-Ohmeda Division，Instrumentarium Corp产品，型号为S/5；TCI注射泵为北京思路高高科技发展有限公司产品，型号为TCI-Ⅱ。观察指标：对比两组患者麻醉前后血流动力学、术后苏醒及恢复质量，血流动力学观察时间点为诱导前、插管后、术中30min、手术结束、拔管后5min，观察指标为心率、平均动脉压。比较两组患者术后恢复情况包括呼吸恢复时间、拔管时间、呼叫睁眼时间及离开手术室时间。术后苏醒及恢复质量通过采用简易精神状态检查(minimum mental state examination，MMSE)评价，观察时间点为手术前、拔管后1h、术后24h。结果显示：静脉麻醉组患者拔管后5min，平均动脉压及心率较诱导前均明显上升(均$P<0.05$)，吸入麻醉组患者拔管后5min，平均动脉压及心率较诱导前均明显上升(均$P<0.05$)，吸入麻醉组拔管后5min，平均动脉压及心率较静脉麻醉组均明显上升(均$P<0.05$)。与吸入麻醉组相比，静脉麻醉组患者的呼吸恢复时间、拔管时间、呼叫睁眼时间及离开手术时间均明显缩短(均$P<0.05$)。与吸入麻醉组相比，静脉麻醉组的简易精神状态检查表(MMSE)评分明显升高($t=3.92$,$P<0.05$)。静脉麻醉使用靶控输注系统，因其具有操作简便，可控性较好的优势，相比于吸入麻醉的临床效果更加显著。而麻醉期间所使用的瑞芬太尼是一种应用较为广泛的新型阿片类药物，进入人体后于血浆及组织酯酶的作用下分解，大量的临床研究发现，其具有较强的镇痛作用，且在体内消除速度快无蓄积。而丙泊酚则不仅具有较快的起效速度，同时具有较高的血浆清除率，具有苏醒迅速、较完全的优势，减少了麻醉医师的给药次数，确保了麻醉全程的稳定性。另外，有研究显明，丙泊酚具有等同于巴比妥类的脑保护机制，可通过降低脑血流量及氧代谢率起到显著的脑保护作用，相比于七氟醚，减少了对颅内压造成的影响。

　　综上，孙安医生认为静脉麻醉和吸入麻醉均可维持颅内动脉瘤介入栓塞术中稳定的血流动力学，但静脉麻醉后患者苏醒质量更佳。

2. 血管内栓塞治疗后循环动脉瘤

我院荆鸿雁医生分析了血管内栓塞治疗后循环动脉瘤的疗效。

实验研究对象为本院在2010年12月至2013年11月期间收治的59例后循环动脉瘤患者，其中30例应用血管内栓塞治疗即观察组，另29例应用手术治疗即对照组。治疗方法如下。对照组：采用常规开颅夹闭手术，根据瘤体位置制定手术入路，全身麻醉后，利用外科手术显微镜，直视下打开脑池，放出脑脊液以降低颅内压。根据动脉瘤位置，暴露及分离相关动脉，辨别动脉瘤位置和大小，在保证载瘤动脉通畅基础上，选择适宜动脉瘤夹进行夹闭。观察组：股动脉穿刺成功后，放置引导管，在动脉瘤瘤囊内置入微导管，选择适宜的可脱式电解铂金弹簧圈(产自美国Boston公司)置入微导管中，致密填塞瘤体，辅助栓塞用Precise支架(产自美国Cordis公司)。跟踪随访1年。观察组患者治疗后GOS评分良好28例，良好率为93.33%，手术时间为 (91.69±11.37)min，住院时间为 (14.19±2.37)天，发生并发症3例，并发症发生率为10.00%，复发2例，复发率为6.67%，对照组患者治疗后GOS评分良好16例，良好率为55.17%，手术时间为 (121.31±13.57)min，住院时间为 (18.32±2.48)天，发生并发症5例，并发症发生率为17.24%，复发4例，复发率为13.79%，经统计分析 $P < 0.05$，差异具有统计学意义。

3. 脑动脉瘤

安静波护士对80例脑动脉瘤的观察与临床护理要点进行分析。

随机将其分为观察组和对照组，每组均设置40例患者。临床方法：对照组患者给予常规临床护理，观察组患者给予临床观察和针对性护理，具体实施如下。

临床观察要点如下。①生命体征观察：护理人员要严密观察脑动脉瘤患者的生命体征变化情况，重点关注患者的血压变化情况。临床研究指出，血压升高是导致脑动脉瘤患者再破裂出血的一个重要原因，这类患者在脑动脉瘤破裂初期血压会出现明显升高，这主要是由于颅内压力显著增大导致的。如果患者的血压持续增高或突然增高则有较大的脑动脉瘤再次破裂的风险，因此，护理人员如果观察到这一现象，则需要及时报告主治医师，给予降低颅内压等对症处理，同时做好急诊手术治疗的准备。②神经系统的观察：剧烈头痛同时伴随动眼神经麻痹、恶心、呕吐、头晕等症状，极有可能是脑动脉瘤再破裂出血的先兆症状。同时以下临床表现也是引起脑动脉瘤再破裂出血的高危情况，需及时引起注意，包括骤然发生的劈裂般的剧烈头痛，且这种疼痛向肩颈、腰背、下肢延伸；面色苍白、恶心呕吐、出冷汗；突然出现昏厥、神志不清或轻度醒觉障碍；部分患者无意识改变，但存在畏光、怕响、怕震动、淡漠等症状；部分患者会有癫痫发作，伴瞳孔散大等。

针对性护理如下。①全麻术后护理：患者术后24h要保持绝对卧床休息，并保持室内光线柔和、温湿度适宜，严格限制探视，避免引起患者情绪波动。术后要严密观察患者的意识是否清楚，一旦发现患者麻醉药消退但是其存在意识障碍或瞳孔对光反射迟钝，则要严格警惕是否发生了再破裂出血。②降颅内压护理：临床研究指出，对于脑动脉瘤患者来说，在采取手术治疗后，极易发生脑水肿，脑水肿的高发时间为术后1～4天。脑水肿的发生会造成患者颅内压升高，因此，合理对患者术后体位进行干预十分重要。常规来说，患者术后需保持床头抬高20°左右的体位进行休养，该体位有利于患者颅内压降低，同时还促使患者呼吸顺畅，利于改善患者的循环代谢。对于术后颅内压患者持续升高的患者，要对其进行腰穿，及时将脑脊液引出，来帮助患者降低颅内压。但是在腰穿引流观察中，护理人员要注意观察患者引流液的颜色、性状，并指导患者在腰穿过程中做间歇性缓慢呼吸，对于病情较重的患者或者是昏迷的患者，要借助器械进行呼吸调理，同时要积极预防患者由于氧气过度下降而诱发的脑供血不足。③防止脑血管痉挛护理：脑血管痉挛一般发生在蛛网膜下腔出血后的3～14天，是脑动脉瘤出血后的严重并发症。临床上常用尼莫地平进行治疗，该药物在使用过程中虽然能够达到有效缓解脑血管痉挛，但同时也会引起患者出现血压骤降的问题。因此，在患者应用尼莫地平的过程中，要对患者的血压和心律进行严密监测，一旦发现患者出现血压降低、心悸等反应，则需立即放慢滴速或停止用药。不仅如此，还要严密防止发生药物外渗，以免引起患者发生肢体肿胀、皮肤坏死等不良反应。

结果显示，两组患者的住院治疗时间比较：观察组和对照组患者的住院治疗时间分别为(13.22±1.05)天和(15.79±2.52)天，观察组显著短于对照组，组间比较差异存在统计学意义($t=12.673$, $P<0.05$)。两组患者的临床护理满意度比较：观察组和对照组患者的护理满意度分别为95.0%和77.5%，观察组显著高于对照组，组间比较差异存在统计学意义($P<0.05$)。

参考文献

[1] Monique H M Vlak, Ale Algra, Raya Brandenburg, et al. Prevalence of unruptured intracranial aneurysms,with emphasis on sex,age,comorbidity,country,and time period: a systematic review and meta-analysis[J]. Lancet Neurology, 2011, 10(7).

[2] Joanna Pera,Michal Korostynski,Tadeusz Krzyszkowski, et al. Gene Expression Profiles in Human Ruptured and Unruptured Intracranial Aneurysms: What Is the Role of Inflamma-

tion?[J]. 2010, 41(2): 224-231.

[3] Macdonald R L ,Stoodley M ,Weir B .Intracranial Aneurysms[J]. Neurosurgery Quarterly,2001, 11(3): 181-198.

[4] 黄清海，杨鹏飞 . 颅内动脉瘤血管内介入治疗中国专家共识 (2013)[J]. 中国脑血管病杂志，2013, 10(11): 606-616.

[5] 王宏，马全锋，王焕宇，等 . 青年颅内动脉瘤流行病学及影像学特点 [J]. 中国现代神经疾病杂志，2013, 13(03): 189-193.

[6] 石文杰，罗然，田春雷，等 . 颅内动脉瘤临床诊断及手术治疗研究进展 [J]. 基层医学论坛，2020, 24(07): 1011-1013.

[7] Im S H, Han M H, Kwon O K, et al. Endovascular coil embolization of 435 small asymptomatic unruptured intracranial aneurysms: procedural morbidity and patient outcome.[J]. American journal of neuroradiology, 2009, 30(1).

[8] 李娟，刘凌，李梦秋 . 颅内动脉瘤治疗措施的临床证据评价 [J]. 中国现代神经疾病杂志，2012, 12(01): 5-10.

[9] 陈军辉，王玉海 . 颅内动脉瘤的治疗进展 [J]. 中国临床神经外科杂志，2015, 20(04): 252-254.

[10] 李娟，刘凌，李梦秋 . 颅内动脉瘤治疗措施的临床证据评价 [J]. 中国现代神经疾病杂志，2012, 12(01): 5-10.

[11] Johnston S C,Dowd C F,Higashida R T,et al.Predictors of rehemorrhage after treatment of ruptured intracranial aneurysms: the Cerebral Aneurysm Rerupture After Treatment (CARAT) study[J]. Stroke, 2008, 39(1): 120-125.

第二节 慢性硬膜下血肿

一、疾病简介

（一）概念

慢性硬膜下血肿（chronic subdural hematoma, CSDH）一直被认为是一种由外伤引起的、进行性的反复出血性疾病。目前的研究发现其发病机制还不确定，但认为是由于炎症反应、血管生成、局部凝血功能障碍、反复微血管出血以及血管渗出等多因素共同作用的结果。

（二）流行病学史

CSDH 发病率约为 5/10 万，而对于 70 岁以上老人发病率则升至 58/10 万。随着人口老年化，到了2030年，65岁以上老龄人口发病率可能是现在的2倍，因此，慢性硬膜下血肿的发病率还会继续增加。CSDH好发于男性，男女发病比为3：1，平均发病年龄为77岁。65岁以上老年人脑组织生理性萎缩，蛛网膜下腔扩大，皮质与静脉窦之间的桥静脉处于高张力状态，外伤、剧烈活动后极易撕裂桥静脉致出血，这可能是慢性硬膜下血肿形成的始动因素，亦可能是慢性硬膜下血肿好发于高龄人群的原因。

（三）发病机制

人们普遍认为，慢性硬膜下血肿形成于硬膜下腔，即硬脑膜与蛛网膜之间的解剖间隙。然而最新的电镜研究否定慢性硬膜下血肿形成于硬膜下腔的观点。在电镜下硬脑膜显微结构存在明显的分层排列现象，在硬膜脑膜与蛛网膜之间存在一层称为"硬膜边界细胞"的细胞层。边界细胞层起源于硬脑膜中心细胞，位于硬脑膜内侧紧邻蛛网膜，该细胞层主要由成纤维细胞组成，含有少量胶原蛋白，边界细胞层结构疏松，容易被血肿分离形成腔隙。基于上述解剖特点，因桥静脉与边界细胞层连接处血管壁薄弱，头部外伤后导致该部位桥静脉撕裂出血形成急性硬膜下血肿，血肿积聚于边界细胞层构成的腔隙。

急性硬膜下血肿慢性化并不能完全解释慢性硬膜下血肿的发生发展，经统计仅有20%急性硬膜下血肿最终会转归为慢性硬膜下血肿。现在CSDH较为流行的病因有两种，一种认为CSDH往往由急性硬膜下血肿转化而来，另一种认为硬膜下积液是CSDH发病的重要原因，但两者目前仍存在争议。无论如何，当CSDH发生发展后，机体将产生一系列复杂的连锁反应来治愈受损的硬膜组织；而局部的炎症反应会引起血肿的扩大而加重病情。

（四）治疗

1.药物治疗

（1）抗纤维作用　临床常用的止血药物种类较多，其中氨甲环酸被报道可改善慢性硬膜下血肿病情。氨甲环酸属于赖氨酸衍生物，能竞争性结合纤溶酶及纤溶酶原上赖氨酸结合位点，阻断两者与纤维蛋白结合，具有抗纤维作用，降低血管通透性。通过阻断纤维蛋白溶解，降低炎性因子水平，氨甲环酸同时还具有抑制炎症反应的作用。

（2）他汀类药物　他汀类药物是临床上常用的羟甲基戊二酰辅酶A还原酶抑制剂，是目前高胆固醇血症、冠心病等疾病的一线治疗药物。现已有证据表明，其可改善血管生成和减少炎症。在此类药物中，阿托伐他汀的应用最为广泛，它能促进血管生成，也有抑制炎症和减少促炎因子水平的作用。在慢性硬膜下血肿发病机制中涉及炎性反应过程，阿托伐他汀药物可降低炎症反应，减少炎性刺激后新生血管的生成，从而对慢性硬膜下血肿产生治疗作用。慢性硬膜下血肿假膜新生血管质地脆弱，因此容易破裂出血，这些新生血管在慢性硬膜下血肿发生发展过程中起重要作用。

（3）血管紧张素转换酶抑制剂　血管紧张素转换酶抑制剂(ACEI)类药物是常见的抗高血压药物，其降压机制为抑制血管紧张素转换酶活性、降低血管生成素(ANG)水平等。血管生成素及其受体广泛存在慢性硬膜下血肿包膜中，血管生成素分为ANG-1型及ANG-2型，ANG-2可增加内皮细胞对血管内皮细胞生长因子(VEGF)的敏感性，促进新生毛细血管的生成，增加血管通透性，而ANG-1则竞争性抑制ANG-2的血管生成作用，主要起到促进血管成熟稳定的功能。

（4）糖皮质激素　糖皮质激素可以抑制炎症因子表达，降低炎性反应，应用于CSDH可减少血肿外膜和硬脑膜炎症介质释放及血管渗出，从而抑制局部炎症反应。在目前的文献报道中，糖皮质激素是保守治疗CSDH的常用药物之一。它能阻止CSDH形成中的炎症应答机制。一方面，糖皮质激素能抑制淋巴因子和前列腺素等促炎症因子的释放，同时它也能刺激炎症抑制因子如脂皮素的分泌，以此达到抑制炎症的作用；另一方面，糖皮质激素能与核内受体结合，形成相应的激素-受体复合物，进而抑制炎症因子RNA的合成，减少炎症介质表达，最终减轻局部炎症反应，抑制假膜及新生毛细血管生成。

研究发现，CSDH患者在钻孔引流术前服用糖皮质激素可以降低术后并发症发生率及死亡风险，术后服用糖皮质激素可降低2/3的病死率。

2. 手术治疗

手术治疗是目前公认最有效果的治疗方式，从传统的开颅手术变为现在以钻孔引流等为代表的微创手术。手术顺利的患者术后症状改善率可达80%以上，手术整体死亡率在0%～32%，术后并发症发生率在3%～12%。

对于有症状的慢性硬膜下血肿来说，外科手术是目前公认首选的治疗方案。就目前而言，最常见的手术方法有以下三种。

（1）开颅手术　可以是小骨窗或是大骨瓣，但骨窗直径至少大于3cm。

（2）钻孔引流术　一般指骨孔直径在1～3cm，为了方便引流和手术操作，可以适当扩大骨孔，但是一般不会超过3cm。

（3）穿刺手术及锥颅术　一般指骨孔直径小于1cm的各种穿刺手术，包括YL-1等。手术目的是清除血肿，减轻血肿对脑组织压迫，降低颅内压，并且放置引流管，冲洗硬膜下腔，通畅引流。

一般来说，钻孔引流术和穿刺术是目前神经外科最常见的外科手术方式。穿刺更多的是用来治疗有严重并发症的患者，而开颅手术可以很好地暴露脑组织和血肿，是处理复杂病例的最有效的方法。

Weigel 等通过对比发现，上述三种手术方式在治愈率和病死率方面没有显著差异，但是穿刺手术的术后复发率为33%，明显高于钻孔手术的12.1%以及开颅手术的10.8%。而开颅手术的术后并发症发生率(12.3%)则明显高于钻孔引流术(3.8%)和穿刺术(3%)。

二、我院对颅内动脉瘤的临床研究

我院荆鸿雁医生针对微创穿刺术与钻孔引流术治疗慢性硬膜下血肿的临床疗效进行了研究观察。

选取2011年12月至2013年12月就诊于我院的96例CSDH患者进行了观察，比较微创穿刺术与钻孔引流术治疗慢性硬膜下血肿的临床疗效。治疗方法如下。

(1) 微创穿刺术组　颅脑CT定位，穿刺点选取在血肿层面相对较厚的位置，避开重要皮质功能区和大血管走行区，局麻后，采用手动小型颅钻钻孔，20～25mm穿刺针穿刺，留置穿刺管，接引流管，引流出大部分积血，用0.9%氯化钠溶液冲洗，闭式引流2～5天，行颅脑CT，显示血肿基本清除后，拔出穿刺针。

(2) 钻孔引流术组　局麻后，采用手摇钻钻孔，切开硬脑膜，将血肿冲洗干净，橡胶管引流2～5天，行颅脑CT，显示血肿基本清除后，拔出引流管。

结果分析如下。手术时间：局麻后患者均安静配合，微创穿刺术组手术时间(20.1±6.3)min，钻孔引流术组手术时间(50.3±8.9)min，微创穿刺术组明显低于钻孔引流术组，差异具有统计学意义($P < 0.05$)。术后残余液量：术前两组患者血肿量无明显差异，术后颅脑CT显示微创穿刺术组术后残余液量(18.3±6.4) mL，钻孔引流术组术后残余液量(24.6±10.1) mL，微创穿刺术组明显低于钻孔引流术组，差异具有统计学意义($P < 0.05$)。

参考文献

[1] RustTilmann, Kiemer Nicole, Erasmus Albert.Chronic subdural hematomas and anticoagulation or anti-thrombotic therapy[J]. Anz Journal of Surgery, 2006, 13(8): 823-827.

[2] Andrew F Ducruet, Bartosz T Grobelny, Brad E Zacharia, et al.The surgical management of chronic subdural hematoma[J]. Neurosurgical Review, 2012, 35(2): 155-169.

[3] PeterLundvall, Lars-Owe D Koskinen.Anticoagulants and antiplatelet agents and the

risk of development and recurrence of chronic subdural hematomas[J]. Cardiovascular Drug&Therapy, 2009, 16(10): 1287-1290.

[4] Duane E Haines, H Louis Harkey, Ossama Al-Mefty.The "Subdural" Space: A New Look at an Outdated Concept[J]. Neurosurgery, 1993, 32(1): 111-120.

[5] Haines D E.On the question of a subdural space[J]. Anatomical Record, 1991, 230(1): 3-21.

[6] .Ahmed Ehtisham, Aurangzeb Ahsan, Khan Shahbaz Ali, et al.Frequency of conservatively managed traumatic acute subdural hematoma changing into chronic subdural hematoma[J]. Journal of Critical Care, 2012, 24(1): 71-74.

[7] SonSeung, Yoo Chan Jong, Lee Sang Gu, et al.Natural course of initially non-operated cases of acute subdural hematoma: the risk factors of hematoma progression[J]. Korean Journal of Neurotrauma, 2013, 54(3): 211-219.

[8] 郑皓文，都荣霞，陈礼刚.慢性硬膜下血肿药物治疗的研究进展 [J]. 新疆医学，2016, 46(04): 437-439.

[9] B J Kim , K J Park.Kallikrein-kinin system in chronic subdural hematomas: its roles in vascular permeability and regulation of fibrinolysis and coagulation[J]. Journal of Neurosurgery &Psychiatry, 1995, 59(4): 388-394.

[10] Sawsan Youssef, Olaf Stüve, Juan C Pat arroyo, et al.The HMG-CoA reductase inhibitor, atorvastatin, promotesa Th2 bias and reverses paralysis in central nervous system autoimmune disease[J]. Nature, 2002, 420(6911): 78-84.

[11] Indra WariFrancisca, Wang Haichen, Lei Beilei, et al.Statins improve outcome in murine models of intracranial hemorrhage and traumatic brain injury: a translational approach.: Advanced Healthcare Material[J]. Science, 2012, 29(7): 1388-1400.

[12] Ralf Weigel, Axel Hohenstein, Linda Schlickum, et al. angiotensin converting enzyme inhibition for arterial hypertension reduces the risk of recurrence in patients with chronic subdural hematoma possibly by an antiangiogenic mechanism [J]. Neurosurgery, 2007, 61(4): 788-793.

[13] KoliasAngelos G, Chari Aswin, Santarius Thomas, et al.Chronic subdural hematoma: modern management and emerging therapies[J]. Neurotrauma, 2014, 10(10): 570-578.

[14] Andrew F Ducruet, Bartosz T Grobelny, Brad E Zacharia, et al.The surgical management of chronic subdural hematoma[J]. Neurosurgical Review, 2012, 35(2): 155-169.

[15] Santarius Thomas, Kirkpatrick Peter J, KoliasAngelos G, et al.Working toward rational and evidence-based treatment of chronic subdural hematoma[J]. Clinical Neurosurgery, 2010, 57: 112-122.

[16] Brodbelt A, Warnke P.Outcome of contemporary surgery for chronic subdural hematoma: evidence based review[J]. Journal of Neurology Neurosurgery &Psychiatry, 2004, 75(8): 1209-1210.

第三节　蝶骨嵴脑膜瘤

一、疾病简介

蝶骨嵴脑膜瘤系指主要附着于蝶骨大翼、小翼及其内侧的前床突的脑膜瘤，传统上称为蝶嵴脑膜瘤。占颅内脑膜瘤的12%～23%。按其附着部位又分为内1/3(床突型)、中1/3(小翼型)和外1/3(大翼或翼点型)。内1/3处脑膜瘤起源于蝶鞍前床突，紧贴鞍旁，又称鞍旁脑膜瘤，常侵及海绵窦，有时包绕和侵蚀颈内动脉，也可伸入眶上裂，甚至进入眶内。肿瘤可侵犯前床突骨质，引起骨质增生，前床突明显增大。中1/3和外1/3处脑膜瘤发现时较大，常呈球形生长，基底较窄，主要向后伸入颅中窝，很大时可以伸入颅前窝和颅后窝。肿瘤常伴有明显的蝶骨嵴骨质增生，甚至累及颅中窝底骨质和眶上裂。有时，肿瘤呈扁平状沿颅中窝底生长，称为扁平型，呈地毯式生长，伴有明显的蝶骨翼骨质增生，甚至增生的骨质比肿瘤更明显，并可向颅外生长，也可侵犯眶后、外侧壁和颞下窝。此时CT横断面扫描难以发现，需进行冠状面扫描。

蝶骨嵴脑膜瘤的临床表现与肿瘤部位相关，床突型表现为缓慢进展的单侧视力下降，肿瘤侵犯眶上裂和眶内侧壁时出现眼球突出和眶上裂综合征；肿瘤侵犯海绵窦时出现海绵窦综合征，表现为瞳孔散大、对光反射消失、眼球运动障碍等。小翼型和大翼型临床表现相仿，症状出现较晚，主要表现为头痛、抽搐、癫痫发作等。扁平型主要表现为缓慢进展的单侧突眼、视力损害及颧颞部的骨性隆起。肿瘤生长巨大时，可以引起颅内压增高和对侧肢体运动障碍。

蝶骨嵴脑膜瘤的主要特征：以蝶骨嵴为中心生长的肿块，边界清晰，强化均匀。鉴别诊断主要需与胶质瘤、神经纤维瘤鉴别。

二、治疗

1. 手术治疗

手术治疗对正在生长或引起症状的肿瘤，最大限度安全切除仍是脑膜瘤治疗的标准方式。而对无症状或生长静止的脑膜瘤，也可以选择常规定期影像观察。实现完全切除可能受到许多因素的限制，包括肿瘤部位，累及附近的硬脑膜静脉窦、动脉、脑神经和周围重要功能区，及其他影响手术和麻醉安全性的因素。这些均会影响是否进行手术、手术方法和切除范围。

（1）手术入路的选择　手术入路的选择应该根据肿瘤大小、主体的位置、生长方向、侵袭神经及血管的程度和范围来确定，主要的手术入路包括翼点入路、扩大翼点入路、额颞入路、额颞颧入路、额颞眶颧入路、经额外侧入路等，研究表明翼点入路能较好地显露鞍区前部分的解剖结构；额颞颧入可较多地显示中颅窝和鞍区后部的解剖结构；额颞眶颧入路对海绵窦的显露具有优势；额外侧入路显微手术兼具眶上锁孔入路和翼点入路显微手术的优点，可充分显露并切除大部分鞍区病变翼点入路或扩大翼点入路通过术中旋转床的角度、改变显微镜的方向，基本可获得内侧型蝶骨嵴脑膜瘤良好的暴露。

（2）肿瘤切除的要点　肿瘤切除要点如下。①肿瘤的暴露：应根据肿瘤的生长方向选择合适的入路及骨窗大小，量好的暴露瘤体可以避免脑组织的损伤。②基底部的处理：如肿瘤体积小可先处理肿瘤基底，边电凝边分离，切断肿瘤的血流供应，待肿瘤缩小后再行切除，可减少肿瘤出血。倘若肿瘤巨大，首先处理肿瘤基底难以完成时，可先进行瘤内切除，待有空间时再处理肿瘤基底。

肿瘤血管的处理：处理肿瘤包膜血管时，要仔细分辨是肿瘤供血血管，还是路过或受压移位的正常血管，前者可以电凝切断，后者务必妥善保护。

争取肿瘤全切：对于蝶骨大翼、蝶骨小翼的脑膜瘤，应争取全切除，可以减少肿瘤复发。Heald 等通过对 183 例 WHOI 脑膜瘤病例的回顾性分析，发现进行次全切除的肿瘤与进行全切除的肿瘤相比，进展和复发的风险更高。因此，全切除术应该是手术的目标。但如果肿瘤巨大、质地坚韧且与周围结构粘连紧密或包裹，不要勉强分离与肿瘤粘连紧密的蛛网膜界面，适当保留薄片肿瘤可减少对血管及神经的损伤，术后对残余肿瘤进行放射治疗，可延缓肿瘤的生长。

2. 辅助治疗

（1）放射治疗　随着立体定向治疗技术的完善，其在治疗残留、复发、恶性、重要结构(海绵窦、视神经、颈内动脉)周围的脑膜瘤的作用日益显著。海绵窦脑膜瘤周围结构复杂，这些肿瘤通常接近关键的神经、血管结构，如视神经、动眼神经和颈动脉等，有时会浸润它们。目前不同研究的海绵窦脑膜瘤全切除率各不相同，切除率提高的代价往往是手术并发症的发生率和死亡率增高。为了降低这种并发症的水平，诸如立体定向放射外科手术或不太激进的手术治疗配合立体定向放射外科手术方案，已被用作替代程序，两者都有很好的效果。Dos 等报道 53 例伽马刀治疗的海绵窦脑膜瘤患者，观察 6 ～ 36 个月，其中肿瘤体积减小占 52%，未发现体积增大者占 48%；35.8% 的患者症状得以恢复，仅 **3.8%** 的患者症状加重。

（2）化疗　脑膜瘤对目前的药物并不敏感，美国国立综合癌症网络推荐对于不能手术和放疗的脑膜瘤可以选择化疗。目前脑膜瘤的化疗药物较多，但是疗效不佳，主要包括环磷酰胺、多柔比星、长春新碱、替莫唑胺、伊立替康、干扰素、生长抑素及其类似物等。近年来，其他药物如奥曲肽、甲地孕酮、米非司酮、他莫昔芬也尝试用于脑膜瘤治疗。还有贝伐单抗、吉非替尼、伊马替尼等靶向治疗药物目前也在临床实验中。

参考文献

[1] 李蕴潜. 脑膜瘤的诊断与治疗 [J]. 中国微侵袭神经外科杂志，2020, (07): 289-291.

[2] 江晓春，徐善水，李真保，等. 显微手术治疗蝶骨嵴脑膜瘤的探讨 [J]. 中华神经外科杂志，2008(09): 652-655.

[3] 刘保国，何黎明，肖罡，等. 经额外侧入路显微手术治疗鞍区病变 [J]. 中华神经医学杂志，2012(06): 633-635.

[4] 于春泳，薛洪利，魏学忠. 蝶骨嵴内侧脑膜瘤的显微手术治疗 40 例 [J]. 中国临床神经外科杂志，2009, 14(08): 491-492.

[5] 王龙，焦建同，欧阳陶辉，等. 蝶骨嵴脑膜瘤的显微外科手术 121 例 [J]. 中华显微外科杂志，2014, 37(05): 511-513.

[6] James Barry Heald, Thomas Anthony Carroll, Richard James Mair. Simpson grade: an opportunity to reassess the need for complete resection of meningiomas[J]. Sci Rep , 2014, 156(2): 383-388.

[7] Judith Scheitzach, Karl-Michael Schebesch, Alexander Brawanski, et al. Skull base meningiomas: neurological outcome after microsurgical resection[J]. Neurooncol, 2014, 116(2): 381-386.

[8] Sen C, Hague K. Meningiomas involving the cavernous sinus: histological factors affecting the degree of resection[J]. Journal of Neurosurgery, 1997, 87(4): 535-543.

[9] Larson J J, van Loveren H R, Balko M G, et al. Evidence of meningioma infiltration into cranial nerves: clinical implications for cavernous sinus meningiomas[J]. Journal of Neruosurgery, 1995, 83(4): 596-599.

[10] Michael T. Walsh, William T. Could well. Management options for cavernous sinusmeningiomas[J]. J Neurooncol, 2009, 92(3): 307-316.

[11] Sughrue Michael E, Rutkowski Martin J, Aranda Derick, et al. Factors affecting outcome following treatment of patients with cavernous sinus meningiomas [J]. Yearbook of Neurology & Neurosurgery, 2010, 113(5): 1087-1092.

[12] dos Santos Marcos Antonio, de Salcedo José Bustos Pérez, Gutiérrez Diaz José Angel, et al. Long-term outcomes of stereotactic radiosurgery for treatment of cavernous sinusmeningiomas[J]. Cancers, 2011, 81(5): 1436-1441.

[13] Zhang Z J, Wang J L, Muhr C, et al. Synergistic inhibitory effects of interferon-alpha and 5-fluorouracil in meningioma cells in vitro[J]. Cancer Letters, 1996, 100(1-2): 99-105.

[14] Marc C Chamberlain. Hydroxyurea for recurrent surgery and radiation refractory high-grade meningioma[J]. Neurosurgery, 2012, 107(2): 315-321.

[15] McCutcheon I E, Fryberg A, Hill H, et al. Antitumor activity of the growth hormone receptor antagonist pegvisomant against human meningiomas in nude mice[J]. Nature, 2001, 94(3): 487-492.

[16] Karsy M, Guan J, Cohen A, et al, Medical Management of Meningiomas[J]. Neurosurg Clin Nam, 2016, 27(2): 249-260.

第四节　脑外伤

一、疾病简介

（一）概述

　　脑外伤是临床较为常见的一种外伤性疾病，多由交通事故、摔倒等原因导致脑内神经、血管或其他组织出现牵拉、扭曲或撕裂情况，损伤患者神经通路，严重时会出现出血或水肿问题，伴有诸多并发症，使患者的脑组织缺氧、神经功能损伤、运动障碍、高颅内压等出现，若得不到及时、有效的治疗，严重影响着患者的生活质量和生命安全。分为原发性损伤和继发性损伤，原发性损伤指外力直接作用导致脑组织的损伤，继发性损伤包括一系列病理生理过程如氧化应激、水肿形成、血-脑脊液屏障破坏、炎性反应、颅内血肿形成等对脑组织形成的二次损伤。创伤性脑损伤全球每年发生5000万例，中国年均60万例，占全身各部位损伤的10% ~ 20%，仅次于四肢外伤，位居第二位，致死率和致残率居全身创伤首位，病死率可达20% ~ 40%。随着我国社会的不断发展和人们生活方式的改变，创伤性脑损伤的发生率呈逐年增长的趋势。

（二）高压氧治疗脑外伤研究进展

　　高压氧应用于颅脑外伤疗效明确，其治疗作用主要体现在以下几方面。

1. 保护神经细胞

　　脑外伤患者往往存在脑实质的损伤，维持神经细胞的活性是大脑发挥功能的基础。高压氧能够促进脑外伤患者的神经功能修复，可明显减少受损区域神经细胞的凋亡，其主要机制包括：①高压氧能够刺激脑外伤患者的神经细胞，使其活性增强。②高压氧诱导沉默信息调节因子(SIRT 1)的产生及B淋巴细胞瘤-2(Bcl-2)基因的表达，增强大脑对缺血再灌注的耐受力，从而减少神经细胞凋亡。③高压氧治疗脑外伤能够抑制受损皮质转化生长因子β诱导因子(TGIF)的表达，同时提高转化生长因子β1(TGF-β1)的表达水平，这两种效应均可减轻神经细胞的凋亡。④半胱氨酸蛋白酶-3(Caspase-3)在神经细胞凋亡过程中起着重要的作用。脑外伤患者给予高压氧治疗，能够下调Caspas-3的表达水平，减少受损大脑区域神经细胞的凋亡。

2. 保护血脑屏障

高压氧对脑外伤患者血脑屏障具有保护作用，机制可能为：①保护血脑屏障中的血管基底膜胶原，缩短血脑屏障开放时间及降低开放程度。②调节MMP-9的量，间接减少层粘连蛋白-5的释放，减轻对血脑屏障的破坏。③降低缺氧后引起的缺氧诱导因子-1(HIF-1)及其对于靶基因的表达，减少血脑屏障的损害，保护缺血缺氧后的脑组织。

3. 减轻继发性脑损伤

高压氧对继发性脑损伤的治疗作用为：①高压氧治疗提高重型脑外伤患者血液免疫球蛋白G(IgG)、补体(C)3、补体(C)4水平，这对于早期预防感染具有重要的作用。②高压氧抑制脑外伤大鼠脑组织中兴奋性氨基酸(EAA)的释放，减轻脑外伤后继发性脑损害。③在脑外伤急性期往往存在血小板活化增强，导致脑外伤患者脑组织血管内微血栓形成。高压氧对脑外伤患者血小板活化起到抑制性调节作用，能够抑制脑外伤后脑血管微血栓形成，减轻继发性脑损伤。④高压氧能够上调脑外伤大鼠Nrf2信号通路的表达，减轻继发性脑损伤，保护神经细胞，促使神经功能的恢复。

（三）颅骨成形术材料研究进展

去骨瓣减压术主要用于各种原因引起的恶性颅内压增高且常规治疗方法失效时，可缓解患者的颅高压、挽救生命。病情稳定后为了避免大气压对脑组织的压迫引起神经功能损害，需行颅骨成形术来恢复，然而术后并发症的发生严重影响患者的恢复。目前临床应用的颅骨成形术材料均表现出或多或少的并发症，迄今为止，颅骨成形术最合适的材料仍无共识。目前常用的颅骨成形术材料有以下几种。

1. 钛

钛是一种生物惰性及高度生物相容性的金属，具有良好的延展性与可塑性，合适的质量比和与骨皮质相当的强度。第二次世界大战中，钛开始被用来进行颅骨成形术。随着科技的发展、制造技术不断改进，将钛金属设计成外观复杂的网格状结构能够提供更好的抗压性能。而结合CT扫描数据并通过计算机辅助设计/制造技术（Computer Aided design/Computer Aided Manufacturing，CAD/CAM）定制的钛网能用于大面积颅骨缺损，术后外观恢复效果令人满意。

2. 聚甲基丙烯酸甲酯

聚甲基丙烯酸甲酯（polymethyl methacrylate，PMMA）是20世纪60年代被引进的一种丙烯酸的聚合有机化合物，俗称有机玻璃、亚克力，具有重量轻、易成型、强度高、组织相容性好的优点。与金属相比，其具有更大的灵活性、更低的导热性和更低的成本。主要缺点是材料易分解和破裂。

3. 羟基磷灰石

羟基磷灰石（hydroxyapatite，HA）是天然的无机矿物质，是存在于人类的牙齿和骨组织中的一种碳酸钙。HA具有的孔径结构是细胞增殖和迁移的理想场所。有报道证实当HA紧贴于健康骨时，类骨质能够直接形成而不需要软组织的相互作用。HA具有的骨诱导性及骨传导性是其作为颅骨成形术材料的独特优势，而这种特性也使其能够应用于小儿颅骨缺损。但HA不具有足够的机械强度，并且会随时间分解，这使得一些学者认为其只能应用于小面积颅骨缺损，而对于大面积颅骨缺损，HA的应用有限。

4. 自体骨

自体骨具有优良的生物相容性、低成本、允许生长、可透过射线等特点，目前仍然是颅骨成形术材料的金标准。常见的手术方式有两种，即原有骨瓣回植和供体区取骨移植。将原先去除的骨瓣回植，操作简便，术后外观效果令人满意，是自体骨修补的最佳选择。但骨瓣的保存需要一定条件，早期将骨瓣保存在患者腹部皮下来保留其存活能力，但这会影响患者的生活质量且手术部位感染、出血等风险增大，现已较少应用。另一种方法是低温冷冻保存，但条件严苛，临床难以大规模开展。

5. 聚醚醚酮

聚醚醚酮（polyether ether ketone，PEEK）是一种芳香族半聚合物，作为颅骨修补材料，有以下优点：①低密度，对温度不敏感；②较高的组织稳定性，使其能在高温或辐射下消毒而不产生形变；③具有射线可透过性，对CT与MRI结果不会有影响，此外这种材料也能够通过3D打印或CAD/CAM制成外观效果良好的置入物。PEEK是近10年来颅骨成形术中使用的新兴材料，国内鲜有文献报道。对于患者而言，其价格昂贵是需要被考虑的问题。

二、我院对脑外伤的临床研究

（一）高压氧治疗对脑外伤后认知功能的作用

本院闫海光医生针对高压氧治疗对脑外伤后认知功能的作用进行了研究。

选取2012年3月至2014年7月就诊于我院的脑外伤患者106例，将他们按住院编号顺序随机分为观察组与对照组，每组53人。具体方法如下：对照组患者给予常规对症治疗：给予患者进行止血、抗炎、保证呼吸道畅通及营养神经等对症处理，患者若有手术指征，及时给予手术治疗。观察组患者在常规治疗基础上加用高压氧治疗：当患者生命体征平稳后，采用烟台生产的YG型高压氧舱给予患者行高压氧治疗。将压力设置为2.0个大气压；将空气加压设置为20min；减压设置为25min。患者采用面罩吸氧方式（对于气管切开患者，采用气管套管封闭式吸氧方式），每次坚持吸氧40min后，中间休息10min，每天1次，坚持治疗2个月。采用HDS量表对患者治疗2个月后认知功能进行评分。结果显示，观察组患者近期记忆、计算力、记忆力、定向力及总评分值均优于对照组 $P < 0.05$。两组患者日常知识评分无明显差异 $P > 0.05$。

（二）使用不同修补材料的颅骨成形术的临床效果

我院荆鸿雁医生针对使用不同修补材料的颅骨成形术治疗颅骨缺损患者的临床效果进行了比较。

选取了2010年10月至2013年10月所施行的72例颅骨成形术治疗颅骨缺损患者的病历，对使用不同修补材料的临床效果进行了比较。72例患者造成颅骨缺损主要原因有开放性脑外伤和火器损伤，其他还有脑肿瘤等。颅骨缺损的部位主要集中在额颞顶部（45处），额颞部（8处），颞部（5处），额顶部（3处），枕部（1处）。采用颅骨成形术进行颅骨缺损修复的具体时间及例数如下：伤后1～2个月10例，3～5个月46例，7～16个月16例。

72例患者分为钛网组44例和骨水泥组28例，两组患者的手术均在全麻下进行。对于颅骨占位病变的患者，只在切除占位后，方可应用颅骨成形术进行修复颅骨缺损。手术前，必须保证颅骨缺损的头皮伤口规则，在处理不规则伤口时，要以缺损区为中心，确保充分的皮瓣基蒂供血。操作过程中，不能损伤假性硬脑膜层（颅骨缺损区深面的硬膜因炎症而形成），可以减少并发症。钛网组：在颅骨缺损的上面直接覆盖相当的钛网（面积大于缺损），加螺钉固定。骨水泥组：主要应用镶嵌法来修复颅骨缺损。将骨缺损边缘骨膜切开，然后进行推离，使得骨缘暴露于术野，寻找颅骨锁的固定点，塑形合适的骨水泥，使其嵌入颅骨缺损区，为了促进肉芽生长，在骨水泥上钻一定数量的孔，并打磨修整。

结果：两组患者术后外观得以改善，症状有所缓解，提高了生活质量，仅有几例患者出现了并发症。44例钛网组患者，术后满意度达85%，主要并发症为10%皮下积液，4%材料外露，1%感染。28例骨水泥组患者，术后满意度68%，17%皮下积液，8%材料外露，7%感染。两组患者对比而言，钛网修补的并发症比骨水泥修补为少，相对较安全。

（三）中性颅脑外伤的护理治疗

本院安静波护士针对中性颅脑外伤患者护理治疗进行研究分析。

随机选择我院收治的84例重型颅脑外伤患者作为研究对象，采用随机分组，分为干预组与对照组，每组42例患者。干预组患者实施常规神经外科护理，观察组患者给予综合性护理干预，干预措施如下。①营养支持：护理人员应对重型颅脑外伤患者早期加强营养支持，有助于促进神经突触的形成和再生，因此一方面叮嘱患者多进食富含维生素、蛋白质及高热量的食物，另一方面可在早期给予患者深静脉置管全胃肠外营养，待其病情稳定后改为留置管肠内营养支持。②并发症护理：重型颅脑外伤患者在术后早期极易出现血氧饱和度降低、高热等并发症，从而导致其颅内压升高，造成不良后果。因此，对于重型颅脑外伤患者，在术后密切关注其并发症发生情况，一旦出现异常，及时与主治医师沟通，给予积极的临床治疗和处理。③早期康复护理：对于重型颅脑外伤患者来说，在其病情稳定之后，要指导患者积极进行康复训练。早期康复训练以肢体锻炼为主，首先从保持肢体功能位置和被动体位开始，按关节活动方向和范围进行被动活动。

观察指标和评价标准：①患者的神经功能损伤改善程度，使用NIHSS评分量表对患者的神经功能损伤程度进行评估，评价项目包括意识水平、凝视、视野、面瘫等，患者的得分越低则表明患者的神经功能损伤程度越轻。②患者的运动功能改善程度，使用FMA评分量表对患者的运动功能进行评估，共分为4级，患者的评分<50分为Ⅰ级，50～84分为Ⅱ级，85～95分为Ⅲ级，96～99分为Ⅳ级，患者的评分越高，等级越高，则表明患者的运动功能恢复越好。③患者的临床护理满意度，应用我院自制的《临床护理满意度调查表》对患者进行调查，根据调查结果来评估患者的临床护理满意度，包括满意即患者的调查评分≥90分；基本满意即90分>患者的调查评分≥60分；不满意即患者的调查评分<60分。其中临床护理满意度＝(满意＋基本满意)/总例数×100%。

结果：围术期综合护理服务组满意率、相关生化质量测评值、腰椎间盘突出椎管减压术治疗时间、术后开始功能锻炼的时间、术后抗生素使用天数、住院天数、术后使用止痛药的时间、并发症的发生率方面相较常规护理干预组更好，$P < 0.05$。

参考文献

[1] Lin Hung, Chang Ching-Ping, Lin Hung-Jung, et al. Attenuating brain edema, hippocampal oxidative stress, and cognitive dysfunction in rats using hyperbaric oxygen preconditioning during simulated high-altitude exposure[J]. The journal of trauma and acute care surgery, 2012, 72(5).

[2] 黄春敏，孙剑虹. 基于脑性昏迷患者感知水平的唤醒干预对其觉醒意识及预后的影

响 [J]. 中华护理杂志，2016, 51(01): 29-34.

[3] 贾起华. 高压氧不同时间窗治疗对颅脑损伤患者认知功能的影响 [J]. 中国实用神经疾病杂志，2017, 20(15): 39-42.

[4] 胡悦，宋灏哲，陈佳树，等. 老年急性单纯性创伤性脑损伤患者凝血指标与进展性出血性损伤的相关性 [J]. 首都医科大学学报，2020, 41(02): 302-306.

[5] 李小利，李小战. 高压氧治疗对脑外伤后认知功能障碍的影响 [J]. 当代医学，2014, 20(36): 44-45.

[6] Zhang Y, Yang Y, Tang H, et al.Hyperbaric oxygen therapy ameliorates local brain metabolism, brain edema and inflammatory response in a blast-induced traumatic brain injury model in rabbits. Neurochem Res, 2014, 39(5): 950-960.

[7] Meng X E, Zhang Y, Li N, et al.Hyperbaric Oxygen Alleviates Secondary Brain Injury After Trauma Through Inhibition of TLR4/NF- κ B Signaling Pathway.Med Sci Monit, 2016, 22: 284-288.

[8] Wee H Y, Lim S W, Chio C C, et al. Hyperbaric oxygen effects on neuronal apoptosis associations in a traumatic brain injury rat model[J]. J Surg Res, 2015, 197(2): 382-389.

[9] Wei X E, Li Y H, Zhao H, et al. Quantitative evaluation of hyperbaric oxygen efficacy in experimental traumatic brain injury: an MRI study[J]. Neurol Sci, 2014, 35(2): 295-302.

[10] 王晓，刘建红. 高压氧对重型颅脑损伤患者术后脑代谢和脑血流及颅内压的影响 [J].实用医药杂志，2016, 33(04): 295-297, 304.

[11] 卢雯君，吴德芬，李情操，等.高压氧治疗对重度颅脑损伤患者免疫功能的影响 [J].上海预防医学，2016, 28(01): 33-36.

[12] 贺仕清，邹云龙，雷北平. 高压氧对脑外伤大鼠脑内兴奋性氨基酸水平的影响 [J].中华神经创伤外科电子杂志，2016, 2(5): 289-292.

[13] 雷籍，王国忠，贾兴元. 高压氧对大鼠创伤性脑损伤后血小板膜糖蛋白表达的影响 [J]. 中华创伤杂志，2014, 30(4): 361-364.

[14] Meng X E, Zhang Y, Li N, et al.Effects of hyperbaric oxygen on the Nrf2 signaling pathway in secondary injury following traumatic brain injury[J]. Genet Mol Res, 2016, 15(1).

[15] Zanetti B, Zingaretti N, Varricchio A, et al.Cranioplasty: review of materials [J]. J Craniofacial Surg, 2016, 27(8): 2061-2072.

[16] Wiggins A, Auster berry R, Morrison D, et al.Cranioplasty with custom-made titanium plates—14 years experience [J]. Neurosurgery, 2012, 72(2): 248-256.

[17] Khader B A, Towler M R.Materials and techniques used in cranioplasty fixation: a review[J]. Mater Sci Eng C MateBiol Appl, 2016, 66: 315-322.

[18] Junior A C A, Hama moto Filho P T, Neto A A P, et al.Biomaterials for reconstruction of cranial defects [J]. Arq Bras[J]. Neurocir, 2016, 35(4): 291-295.

[19] Shah A M, Jung H, Ski boll S.Materials used in cranioplasty: a history and analysis [J]. Neurosurg Focus, 2014, 36(4): 1-7.

《第四章》

静脉溶栓、取栓及支架术

第一节　静脉溶栓治疗

急性脑梗死(acute cerebral infarction，ACI)发生后，积极疏通梗死血管、恢复脑部血流、改善神经功能是目前临床治疗ACI最基本的目标。缺血性卒中病理生理学机制有血栓形成、栓塞和血流动力学紊乱。改善脑梗死的预后有两个基本途径：①改善缺血脑组织供血；②保护缺血脑组织免受代谢毒物的进一步损害。而根本的治疗措施则是早期再通闭塞的脑血管，在缺血脑组织出现不可逆损害之前给缺血脑组织及时供血。溶栓治疗能够有效疏通闭塞动脉，迅速恢复脑部血供，一直是ACI临床抢救的重要手段。

溶栓治疗的时机是影响疗效的关键，目前国内外多数学者认为发病3～6h为缺血治疗时间窗，4.5h的早期或超早期的溶栓治疗是急性脑梗死最有效、最有希望的治疗方法，不仅使病灶缩小，神经功能恢复好，而且也比较完全。此时间窗内恢复半暗带的血液供应，处于半暗带的神经元有望得以康复，反之若缺血区血流未能在短时间内恢复，中心坏死区就会向周围扩大。目前认为，恢复缺血脑组织血流最有效的办法为溶解阻塞动脉的血栓，美国国立神经病与卒中研究院对624例发病3h内的脑梗死患者进行rt-PA溶栓治疗，结果显示3h rt-PA治疗组极轻或无致残率比安慰剂组高30%以上，3个月死亡率rt-PA组17%，对照组21%，提示对选择性病例进行超早期溶栓可取得较理想的效果。国际上已有8个较大规模多中心研究对溶栓治疗进行临床评价，结果表明早期动脉溶栓治疗效果是肯定的，局部动脉溶栓优于颈内动脉注入给药，而颈内动脉注入给药又优于静脉滴注法。我们的研究显示，颈动脉用药、静脉用药均有显著的效果，静脉给药组疗效优于颈动脉给药组，但静脉用药的出血发生率是相当高的。动脉溶栓对于后循环脑梗死及存在大血管闭塞以及对静脉溶栓反应差的患者，可能被证实是一种安全的选择，否则患者再梗死的风险较大。早期溶栓治疗脑梗死目前被认为是能迅速开通闭塞脑血管的有效方法。大量实验证明，溶栓能使闭塞的血管尽早开通，尽快恢复脑血流，挽救处于可逆状态的半暗带脑细胞，缩小脑梗死面积。

一、溶栓治疗

溶栓是缺血性卒中的有效治疗方法，但只有少数急性缺血性卒中患者接受动静脉溶栓，这是由于有着严格的适应证和禁忌证，并且需要患者尽快接受评估，因此亟待建立急性卒中医疗质量体系改革，从而提高溶栓获益人群。总之，对于急性脑梗死，早期(发病 < 4.5h)给予rt-PA溶栓治疗疗效确切，值得临床推广。目前，国际公认的静脉溶栓干预的时间窗为3h，但在临床实践中发现治疗时间窗并非一成不变，而是个体化的、动态的、多因素的过程，许多情况(如侧支循环多少、血压高低、年龄、卒中类型、并发症、梗死部位、患者对药物的耐受性等)都会影响时间窗，由于不同患者的血管基础病变不同、血管的侧支循环不同、脑组织血流储备不同以及缺血耐受不同，尽管在相同的"时间窗"内，由于患者的缺血半暗带或可抢救的脑组织千差万别，因此仅靠"时间窗"的概念，往往不能获得足够的信息保证溶栓治疗的安全性和有效性。

二、溶栓的适应证及禁忌证

（一）静脉溶栓适应证

① 有缺血性脑卒中导致的神经功能缺损症状。

② 症状出现3 ~ 4.5h。

③ 年龄 ≥ 18岁。

④ 患者或家属签署知情同意书。

（二）静脉溶栓禁忌证

① 颅内出血（包括脑实质出血、脑室内出血、蛛网膜下腔出血、硬膜下血肿、硬膜外血肿等）。

② 既往颅内出血史。

③ 近3个月有严重头颅外伤史或卒中史。

④ 颅内肿瘤、巨大颅内动脉瘤。

⑤ 近期（3个月）有颅内或椎管内手术。

⑥ 近2周内有大型外科手术。

⑦ 近3周内有胃肠道或泌尿系统出血。

⑧ 活动性内脏出血。

⑨ 主动脉弓夹层。

⑩ 近1周内有不易压迫止血部位的动脉穿刺。

⑪ 血压升高即收缩压≥180mmHg或舒张压≥100mmHg。

⑫ 急性出血倾向，包括血小板计数低于100×10^9/L或其他情况。

三、我院静脉溶栓的治疗成果

静脉给予重组组织型纤溶酶原激活剂(recombinant issue type plasminogen activator，rt-PA)已被证实能改善患者的远期预后，每治疗100例患者有32例获益。在经过筛选的急性缺血性脑卒中患者中，出现局灶性神经系统症状后4.5h之内静脉应用rt-PA效果很显著。下面对于我院近些年在静脉溶栓方面的研究进行阐述。

1.案例一

我院柳丰慧选取治疗中心在2015年12月至2016年2月急诊静脉溶栓救治的242例ACI患者为观察病例，根据所选溶栓药物分为两组，121例使用rt-PA溶栓者为rt-PA组，121例使用奥扎格雷钠溶栓者为对照组。治疗方法在接诊之后所有患者均接受心电监护、降低颅内压(滴注甘露醇)、改善微循环、抗凝以及保护脑组织(胞磷胆碱)等常规治疗。对照组在此基础上进行奥扎格雷钠(规格250mL：奥扎格雷钠80mg+氯化钠2.25g)治疗，80mg/次，2次/日，静脉滴注。rt-PA组在常规治疗的同时进行rt-PA静脉溶栓：0.9mg/kg(最大量不超过50mg)，静脉注射10%(2min内)，剩余90%加入250mL氯化钠溶液静脉滴注(90min内)，溶栓24h复查头颅CT，无颅内出血者继续进行抗血小板聚集治疗(阿司匹林)，连用10天后逐渐减量至停药。治疗后跟踪随时30天在治疗前、治疗后1天、7天、14天以及30天时分别进行NIHSS评分和mRS，同时详细记录随访期间的药物不良反应(主要为颅内出血)和病死率情况。

结果显示：两组神经功能评价结果比较治疗前，组间神经功能评价无明显区别，接受治疗之后，多数病例的神经功能改善，两组治疗后NIHSS分数、mRS明显低于治疗前，且在相同时间上，rt-PA组NIHSS和mRS显著优于对照组，$P < 0.05$或< 0.01，具有显著差异。两组治疗安全性比较，随访期间，两组均有患者出现症状性颅内出血(rt-PA组13例，对照组10例)，并且均有死亡病例(rt-PA组3例，对照组2例)，组间数据水平相近，$P > 0.05$，无明显差异。

ACI梗死区脑细胞由于缺血坏死能够引发神经毒性反应，严重损害神经功能，早期恢复血供对于神经功能恢复极为重要。静脉溶栓治疗是目前最常用的脑血流供应恢复手段，其对于ACI的治疗效果受到广泛认可，但是溶栓治疗存在明确的"时间窗"制约，且越早溶栓效果越好，因此，实验病例接受溶栓治疗时间均在发病4h内即接受治疗，不仅确保符合"时间窗"要求，而且排除了发病时间对于疗效的影响，结果更客观。静脉溶栓药物的选择一直是临床争论不休的问题，截至目前，临床仍然没有统一的溶栓治疗方案。rt-PA是一种利用DNA重组技术制成的人工蛋白酶制剂，其对溶酶原具有高特异性和高亲和力，通过结合溶酶原刺激纤溶系统产生血栓纤维蛋白，在梗死局部产生溶栓作用。此外，rt-PA不仅有结合纤溶酶原的能力，不引发纤维蛋白原血症，加之其代谢时间短，因此，药物不良反应较少。截至目前，国内外多项研究相继证实rt-PA对于ACI具有明确溶栓治疗作用，能够改善患者神经功能。实验中，rt-PA组患者的NIHSS评分、mRS评分显著低于对照组，且颅内出血、死亡率和对照组相仿，说明rt-PA对于神经功能具有高度改善作用，且药物不良事件少、安全性佳。综上所述，rt-PA是ACI高效、安全的静脉溶栓药物，能够安全、强力改善神经功能，推荐临床选择应用。

2. 案例二

我院石磊医生选取来自本院神经内科于2014年10月至2015年6月采用药物溶栓保守治疗62例急性脑梗死患者，根据溶栓方案的差异分为对照组(30例)和观察组(32例)。纳入标准：①经体格检查、实验室检查以及CT检查等证实符合中华医学会关于脑梗死的诊断标准，确诊为急性脑梗死；②发病时间<4.5h；③首次发病；④3天未应用抗生素及对凝血功能有影响的药物；⑤无溶栓禁忌证；⑥知情同意治疗方案和实验内容。排除标准：①合并心功能严重异常、重度高血压、肺肝肾功能异常、肿瘤、脑血管畸形、血液系统功能障碍等其他疾病者；②60天内进行脊柱手术或脑部手术者；③广泛性脑梗死、精神疾病者；④14天内发生活动性出血者。

观察组男19例，女13例，年龄最小43岁，最大75岁，平均年龄(57.39±6.62)岁，体质量指数21.8～24.7kg/m²，平均体质量指数(22.57±2.69)kg/m²，治疗前平均NIHSS评分(15.68±2.19)分；对照组男18例，女12例，年龄最小41岁，最大73岁，平均年龄(56.68±6.81)岁，体质量指数21.7～25.1kg/m²，平均体质量指数(22.43±2.72)kg/m²，治疗前平均NIHSS评分(15.27±2.07)分。两组患者性别、年龄、体质量指数、NIHSS评分等一般资料比较，差异无统计学意义($P > 0.05$)，具有可比性。

治疗方法如下。对照组：①基础治疗有检测生命体征，应用胞磷胆碱保护脑细胞，滴注甘露醇(或甘油果糖)，改善微循环，抗凝等；②rt-PA剂量0.9mg/kg(最大剂量90mg)，总剂量的10%1min内静脉推注，总剂量的90%静脉泵入，60min内泵入完毕；

观察组在对照组基础上加用依达拉奉(吉林省博大制药有限责任公司)30mg+100mL生理盐水，30min内完成静脉滴注，2次/天，连用7天。观察治疗前后参照NIHSS进行神经功能缺损评分，分数越高神经功能缺损越重。治疗后应用MRI观察脑血管血流情况，梗死血管血流恢复者视为血管再通。治疗后随访3个月，详细记录不良反应情况。

结果治疗后，两组多数患者的神经功能明显改善，观察组NIHSS评分为(5.14±1.85)分，血管再通26例，再通率为81.25%，对照组NIHSS评分为(9.84±2.91)分，血管再通20例，再通率为66.67%，两组比较差异均有统计学意义($P<0.05$)；随访期间，观察组发生牙龈出血2例，不良反应发生率为6.25%，对照组牙龈出血6例，颅内出血2例，不良反应发生率为26.67%，两组不良反应发生率比较差异有统计学意义($P<0.05$)。

本实验中选取的病例均为发病后未超过24h的患者，以确保比例为超过时间窗。rt-PA作为临床常用的溶栓药物，其能够激活纤溶酶原活性，通过启动纤溶系统水解血栓纤维蛋白，从而达到溶解血栓的目的。研究证实rt-PA能够在高度选择性结合溶酶原的同时，几乎不与纤溶酶原反应，从而在局部产生特异性溶栓作用，且能够避免出现纤维蛋白原血症，相比于其他溶栓药物，rt-PA具有选择性高、代谢快、疗效显著的优点。依达拉奉作为自由基清除剂，能够清除自由基、抑制过氧化反应，相关研究表明rt-PA联合依达拉奉能够改善ACI患者的神经功能，降低急性脑卒中复发率，提高患者生活质量。本实验结果显示，观察组血管再通率显著高于对照组，差异有统计学意义($P<0.05$)；治疗后两组NIHSS评分显著降低，且观察组NIHSS评分显著低于对照组，差异有统计学意义($P<0.05$)；观察组不良反应发生率显著低于对照组，差异有统计学意义($P<0.05$)，说明联合治疗效果具有显著优势。综上所述，依达拉奉与rt-PA联合能够促进ACI血管再通，改善神经功能，提高治疗安全性，建议临床深入研究。

3. 案例三

我院赵艳医生通过临床工作中总结并附有3例病例报告。

例1：男70岁。以突发左侧肢体瘫、言语不能2h入院。查体神清，完全运动性失语，左侧中枢性面舌瘫，左侧上下肢肌力0级，左侧巴氏征阳性。急诊头颅CT检查右侧大脑中动脉分布区低密度灶，CT灌注提示右大脑中动脉区局部脑血流量(CBF)局部脑血容量(CBV)均下降，达峰时间TTP延长。该患者发病时间在3h内，但影像学提示脑组织已坏死，溶栓效果差，而且出血的风险高。分析原因是患者的脑组织血流储备能力侧支循环代偿建立不完善，对缺血耐受能力差。

例2：女57岁。以左侧肢体无力4h入院。曾就诊当地医院，查体神清语利，脑神经检查无异常，左侧肢体肌力Ⅳ级，左侧巴氏征阳性。当地医院CT检查未见异常。此后上述症状缓慢、进行性加重，2h后就诊我院，查体神清语利，左侧鼻唇沟变浅，左侧肢体肌力Ⅱ级，左侧巴氏征阳性。复查头颅CT提示右侧脑室旁梗死。影像学提示脑组织坏死，已错过溶栓机会。分析该患者缺血组织有一定的血流储备能力，周围侧支循环在一定程度上代偿供血，但仍不能满足正常的组织代谢，随着缺血时间延长，缺血半暗带范围逐渐缩小，脑组织终将发生梗死。所以临床需要争分夺秒，积极干预，最大限度挽救可挽救的脑组织。

例3：男45岁。以右侧肢体无力、言语不利5h入院。查体神清，构音障碍，右中枢性面舌瘫，右侧肢体肌力Ⅱ级，左侧巴氏征阳性。头颅CT未见异常，CT灌注局部脑血流量(CBF)局部脑血容量(CBV)均正常，TTP延长，急诊全脑血管造影提示左侧大脑中动脉血栓形成，同侧大脑前动脉软膜支侧支循环形成，代偿较完全，距发病7h，立即予尿激酶50万U溶栓，患者肢体肌力基本恢复，仅留有轻度构音障碍。分析该患者脑血流储备能力好，侧支循环代偿能及时建立，缺血组织区供血得到及时补充，为临床干预赢得了宝贵的时间，延长患者治疗"时间窗"。

4.案例四

为研究国内人群中低剂量rt-PA与标准剂量rt-PA比较的安全性及有效性，我院石磊医生选取2014年5月至2015年5月来沈阳市第二中医医院神经内科进行rt-PA静脉溶栓治疗的80例急性脑梗死患者作为研究对象，根据rt-PA静脉溶栓剂使用剂量的不同分成2组，即标准剂量组(0.8mg/kg≤剂量≤0.9mg/kg)和低剂量组(0.6mg/kg≤剂量＜0.8mg/kg)，每组40例。

治疗方法如下。标准剂量组：标准剂量组患者按照0.8mg/kg≤剂量≤0.9mg/kg的标准采用rt-PA(广东康虹医药有限公司，生产批号20140728)静脉溶栓进行治疗，10%的rt-PA直接通过静脉滴注，90%的rt-PA与250mL 0.9% NaCl充分混合后通过静脉滴注，滴注时间持续1h，治疗后24h口服阿司匹林(四川升和沪医制药有限公司，生产批号20140530)0.1g/d，同时静脉注射纤溶酶(北京赛升药业股份有限公司，生产批号20140821)，预防脑梗死的复发，首次剂量为100U，于第2日起，将200U的纤溶酶溶于500mL的生理盐水中，充分混合后为患者静脉滴注，连续用药时间为1周。低剂量组：低剂量组患者按照0.6mg/kg≤剂量＜0.8mg/kg的标准进行静脉滴注rt-PA溶栓治疗，除rt-PA溶栓剂量不同，其他治疗方法与标准剂量组相同。

观察指标如下。①2组rt-PA静脉溶栓治疗后的疗效：溶栓治疗后24h内进行CT检查测定两组脑出血(ICH)、症状性脑出血(SICH)、其他出血症状的情况，且记录治疗后

3个月两组预后良好率、总死亡率，以评价rt-PA静脉溶栓治疗的疗效。②治疗前、后两组患者的神经功能缺陷程度NIHSS评分结果：根据NIHSS标准将治疗前、后两组患者神经功能缺陷程度分为NIHSS 4～8分、NIHSS 9～16分及NIHSS 17～24分三个不同程度。③两组治疗疗效与治疗前神经功能缺陷程度统计：按治疗前神经功能缺陷程度分级统计两组治疗后各并发症的例数。

结果表明，两组rt-PA静脉溶栓治疗后的疗效对比：标准剂量组溶栓治疗后3个月总死亡率明显高于低剂量组（$P < 0.05$）。低剂量组NIHSS评分4～8分的比例明显多于标准剂量组（$P < 0.05$）；低剂量组NIHSS评分9～16分、17～24分的比例均明显少于标准剂量组（$P < 0.05$）。两组溶栓治疗后24h内ICH、SICH、其他出血症状的发生率及治疗后3个月预后良好率相比均差异无统计学意义。标准剂量组NIHSS 9～16分的患者治疗后3个月的总死亡率明显高于低剂量组（$P < 0.05$）。本文研究发现标准剂量组溶栓治疗后3个月总死亡率明显高于低剂量组（$P < 0.05$），说明标准剂量及低剂量rt-PA治疗急性脑梗死时的疗效基本一致，只在减少3个月死亡率方面低剂量rt-PA好于标准剂量rt-PA的治疗作用，美国国立神经疾病与卒中研究所证实，溶栓治疗后出血转化及症状性出血转化发生率分别为10.6%和6.4%，大部分出血发生在rt-PA治疗的最初24h内，因此在早期进行溶栓治疗具有重要意义。治疗后低剂量组NIHSS评分4～8分的比例明显多于标准剂量组（$P < 0.05$），低剂量组NIHSS评分9～16分、17～24分的比例均明显少于标准剂量组（$P < 0.05$），说明无论标准剂量还是低剂量rt-PA治疗急性脑梗死均可改善患者的神经功能缺陷症状，在不同神经功能缺陷程度NIHSS分组下，2组溶栓治疗后的临床疗效基本一致，说明不同剂量的rt-PA静脉溶栓治疗急性脑梗死的疗效不受神经功能缺陷程度的影响。另外，研究还发现，随着患者神经功能缺损程度的增高，低剂量rt-PA组与标准剂量rt-PA组患者的预后良好率均有下降趋势，而SICH发生率和总死亡率均呈升高趋势，并且在不同神经功能缺损程度分组间，低剂量rt-PA组与标准剂量rt-PA组的预后良好率、SICH发生率、总死亡率相似，不具有统计学意义。表明低剂量rt-PA组和标准剂量rt-PA组的临床疗效和安全性相似，并且不受神经功能缺损程度的影响，表明在中国人群中采用低剂量rt-PA进行静脉溶栓治疗具有一定的可行性和安全性。

参考文献

[1] Saver J L. Number needed to treat estimates incorporating effects over the entire range of clinical outcomes: novel derivation method and application to thrombolytic therapy for acute stroke[J]. Arch Neurol, 2004, 61: 1066-1070.

[2] HackeW, DonnanG, FieschiC, et al.Association of out come with early stroke treatment: pooled analysis of ATLANTIS, ECASS, and NIND Srt-PA Stroke Trials[J]. Lancet, 2004；363: 768-74.3JuttlerE, Kohrmann M, Schellinger PD.Therapy for early reperfusion after stroke[J]. Nat Clin Pract Cardiovasc Med, 2006, 3: 656-663.

[3] 丁国平 . 应用重组组织型纤溶酶原激活剂早期静脉溶栓对急性脑梗死的临床疗效 [J]. 中国医学前沿杂志 (电子版)，2014, 6(10): 98-100.

[4] 路雅宁，乔丽云 . NIHSS 评分在急性脑梗死临床评估中的价值 [J]. 生物医学工程与临床，2015(3): 331-333.

[5] 余勇飞，张丽，贾复敏，等 . 重组组织型纤溶酶原激活剂静脉溶栓治疗急性脑梗死的临床研究 [J]. 内科急危重症杂志，2014, 20(4): 244-246.

[6] 张晓燕，潘思敏 . 重组人组织型纤溶酶原激酶衍生物治疗急性脑梗死的疗效观察 [J]. 中国实用神经疾病杂志，2014, 17(24): 61-62.

[7] 李欣，李雯，刘凌云 . 依达拉奉联合 rt-PA 超时间窗静脉溶栓治疗急性脑梗死的疗效 [J]. 中国老年学杂志，2013, 33(14): 3287-3288.

[8] 潘丹红，瞿笑丰，沈燕 . 依达拉奉联合 rt-PA 治疗对脑梗死患者的抗心磷脂抗体、内皮素 -1 和 D- 二聚体的影响 [J]. 临床和实验医学杂志，2014, 13(9): 702-705.

[9] Frances. E Jensen, Michael D Privitera. The National Institute of Neurological Disorders and Strickert-PA Stroke Study Group. Tissue plasm Mogen activator for acute ischemic stroke[J]. The New England Journal of Medicine, 1995, 333: 1581-1587.

[10] Hacke W, Kaste M, Freschi C, et al. Randomized double-blind placebo controlled trial of thrombolytic therapy with intravenous plase in acute ischemic stroke(ECASSII): Second European Australasian Acute Stroke Study Investigators[J]. Lancet, 1998, 352: 1245-1251.

[11] Gonzalez R G. Imaging guided acute ischemic stroke therapy: From"time is brain"to"physiology is brain"[J]. AJNR AmJ Neuroradiology, 2006, 27(4): 728-735.

[12] 徐敏，王惠琴，杨红燕，等 . 院内卒中应急流程在急性脑梗死溶栓治疗中的应用 [J]. 中华护理杂志，2012, 47(3): 204-205.

[13] 张荟雪，王宁，陈丽霞，等 . 急性脑梗死拓展时间窗溶栓治疗的临床研究 [J]. 哈尔滨医科大学学报，2012, 46(2): 150-152.

[14] 谢晓，杜娟，刘芸芸，等 . 超早期静脉溶栓治疗脑梗死的护理 [J]. 中外医学研究，2012, 10(13): 105-107.

[15] 庞明武，何超明，王景，等 . 小剂量尿激酶联合低分子肝素钙治疗进展型脑干梗死的疗效观察 [J]. 中国生化药物杂志，2010, 31(4): 276-278.

[16] 徐爱华 . 急性脑梗死早期 rt-PA 溶栓治疗的护理体会 [J]. 中国医疗前沿，2012, 7(4): 85-87.

[17] 尹俊雄，曾宪荣，程远，等 . 纤溶酶治疗急性期脑梗死的随机双盲对照研究 [J]. 神经损伤与功能重建，2013, 8(2): 741-743.

[18] 刘兴媛，邓幼清，单益民 . 尿激酶静脉溶栓治疗急性脑梗死疗效观察 [J]. 医学信息，

2012, 25(8): 400-401.

[19] 张振宇，李锐. 重组组织型纤溶酶原激活剂治疗急性脑梗死 27 例 [J]. 中国药业，2012, 21(3): 62-63.

[20] 窦晓语，徐辉. 尿激酶和重组组织型纤溶酶原激活剂治疗急性心肌梗死的疗效观察 [J]. 中国循证心血管医学杂志，2012, 4(1): 64-65.

[21] 赵长久. 尿激酶超早期静脉溶栓治疗急性脑梗死 20 例疗效观察 [J]. 中国实用神经疾病杂志，2012, 15(12): 37-38.

[22] 中华医学会神经病学分会脑血管病学组急性缺血性脑卒中诊治指南撰写组. 中国急性缺血性脑卒中诊治指南 2010[J]. 中国全科医学，2011, 14(12B): 4013-4014.

[23] 杨瑞琦，张阳，于宪君. 重组组织型纤溶酶原激活剂治疗急性脑梗死 30 例 [J]. 广州医学院学报，2012, 40(3): 81-84.

[24] 唐晓辉. 尿激酶与重组组织型纤溶酶原激活剂超早期静脉溶栓治疗急性脑梗死的疗效和安全性比较 [J]. 中国医师进修杂志，2012, 35(25): 59-61.

[25] 王岩，张贵彬，赵贝. 小剂量尿激酶静脉溶栓治疗急性脑梗死 40 例疗效观察 [J]. 中国煤炭工业医学杂志，2012, 15(9): 1363-1364.

第二节　脑血管支架取栓治疗

一、脑血管支架取栓治疗

脑组织和脑血管是有明确区分的，脑梗死在本质上是脑血管病变，有的脑梗死是由于颅内细小的分支血管堵塞造成的，只是病变不在脑组织重要的功能区，一般症状并不严重，而颅内大血管闭塞可能造成偏瘫、失语等严重的残疾甚至死亡。因此早期发现脑血管病变对于预防脑梗死的发生相当重要。

急性脑梗死治疗是建立在脑血管影像检查基础上的，要求医生尽可能为患者提供脑血管影像学检查，确诊大血管闭塞的患者应尽快取出血栓。取栓手术的发展经历过波折，手术方法和器材的选择对于快速再通具有重要作用。

对于该手术的适应证，国内外的急性缺血性脑血管病救治指南已做出现了明确的规定。2015 年美国心脏学会和卒中学会正式更新了急性缺血性卒中患者早期血管内治疗指南，其中对于支架取栓治疗进行了最高级别的推荐。该指南指出：对于颈内动脉或近端大脑中动脉闭塞的患者应在发病6h 以内尽早进行支架取栓治疗。我国指南随之发布做出了同样的推荐意见。特别是对于房颤患者而言，栓子直接来源于心脏，且体积较大，往往堵塞于颈内大血管，瞬间造成严重的症状，支架取栓往往能发挥奇效。卒中治疗效果具有时间依赖性，脑组织再灌注的时间对于患者的临床预后具有决定性的作用，随着时间的流逝患者获得好的预后的可能性下降，延迟的再通并不能改善临床后果。每延迟30min患者获得好的预后的可能性下降10%。STAR研究数据分析显示每60min临床延误可能造成获得好的临床后果的可能性减少38%。通过分析ESCAPE研究发现每30min的CT检查到再灌注时间的延误将使患者获得好的预后的可能性下降8.3%。时间在卒中治疗中提到多重要的位置都不为过，治疗越及时效果越理想。

脑血管支架取栓术的诞生为医生治疗卒中提供了一个得力武器，彻底改变缺血性脑卒中的治疗规则。这个装置名字叫机械性取栓器，是金属笼状结构。第一代取栓器在2012年获得FDA的批准；第二代取栓器更是被认为是所有血栓患者必备的。

目前，Merci取栓器、Penumbra取栓装置、Solitaire支架取栓、Trevo支架取栓是目前比较常用的取栓装置，使治疗急性缺血性脑卒中在提高再通率、减少并发症方面显示可喜的成果。

支架取栓术的原理是通过微导管技术，支架取栓设备沿下肢动脉通过体内动脉通道到达颅内动脉，然后导管前段的取栓装置主动"抓捕"堵住血管的血栓，恢复血管通畅。在手术过程中，医生只需要在患者大腿切开一个2mm的小口，就可以把支架送入血管并到达发病部位，免除了患者要接受开颅手术的痛苦。

卒中急救中最为重要的就是"快"。缺血性卒中患者的救治有一个关键时间窗，在没有支架取栓技术前，患者必须在发病后4.5h之内到达医院接受静脉输注溶栓药物治疗，治疗后患者血管可能再通。但静脉溶栓有极为苛刻的条件：除了时间窗需在0～4.5h进行，它的禁忌证也特别多，统计数据显示，适合做静脉溶栓的患者仅为10%左右。此外，对于大动脉闭塞，静脉溶栓的开通概率不足20%。因此，预后效果差，多留残障，生活难以自理成了急性缺血性脑卒中患者及其家庭必须面对的问题。实际上，很多患者在这个时间窗内无法到达医院，这无疑又进一步缩减了静脉溶栓的再通率。

支架取栓术作为一个新型技术，与药物溶栓治疗相比，有明显的优势。其一，支架取栓技术可以将脑栓塞患者的救治时间窗延长到6～8h，特别是对于大血管闭塞所致的急性缺血性卒中血管再通有着令人满意的临床效果。当错过最佳治疗时间的急性脑梗死患者送到医院后，若能及时使用支架取栓术，不再错过亡羊补牢的机会，能将大面积脑卒中患者的预后差、病死率和致残率高等发生率降到最低。其二，这个像网笼子的支架取栓设备可通过导管进入堵塞的动脉，到达血栓处便展开捕捉、取出血栓，使大脑血流恢复正常。支架取栓能显著提高血管再通率，尤其对颈内动脉末端、大脑中动脉等大血管的血栓或栓塞疗效更佳。

二、动脉狭窄支架治疗

　　动脉狭窄是引起脑卒中的一个重要原因。一旦发生脑卒中，病死率极高。随着现代医学科学技术的不断发展，现代临床医学将动脉支架逐渐地应用到颈部及颅内动脉狭窄的治疗中，从而有效地改善了患者动脉狭窄的情况，预防了由此引发的脑卒中等严重威胁患者生命的疾病发生。

（一）颈动脉狭窄支架治疗

　　随着现代医学科学技术的不断发展，现代临床医学将颈动脉支架逐渐地应用到了颈动脉狭窄的治疗中来，从而有效地改善了患者颈动脉狭窄的情况，预防了由此引发的大面积脑梗死等严重威胁患者生命的疾病发生。

1. 案例一

　　我院陈军医生选取本院在2015年1月至2017年1月来本院经Solitaire支架取栓术治疗的80例急性缺血性脑卒患者作为治疗前后对比研究的对象，在80例患者中，男42例，女38例，年龄35～72岁，平均年龄为（62.69±16.57）岁，80例患者经诊断均患有缺血性脑卒中的疾病，临床多表现为偏瘫和活动受到限制，其中有23个患者的意识发生了障碍，有27个患者的语言发生了障碍，有12个患者出现了眼球凝视的状况，有18个患者发生了肢体瘫痪的症状，80例患者差异无统计学意义（$P > 0.05$），具有可比性。治疗方法是对住院以后的患者采取积极治疗措施，主要包括让患者体内的酸碱度达到平衡，控制患者的血压，对患者的凝血功能、心脏功能以及肺部功能进行检查，检查确认没有问题以后对患者进行Solitaire支架取栓术的再通治疗。

　　具体的做法为：将引导管由患者的椎动脉或者发生病变的那一侧颈内动脉插入，让阻塞的位置有经过微导丝进行引导的导管通过，使用送至导管远端的微导丝将血栓去除，由远到近依次展开将Solitaire支架放入。放入支架以后，要保持支架的长度比血栓的长度长，这样患者的脑部供血功能就会立即恢复，让患者保持通血的状态3min后，即可以将微导丝和Solitaire支架取出来，在取出支架的过程中要将血栓的碎片处理好。如果患者体内还有没有取尽的血栓，可以重复使用Solitaire支架取栓术来进行治疗。经过治疗以后，对患者的治疗效果使用TICI评估进行分析研究，记录好治疗后患者的神经功能评分以及患者的死亡人数。

　　判定标准将对患者的治疗效果分为显效、有效及无效三个等级。血管再次通畅，血栓基本上被取出，之前由缺血性脑卒中引起的全部临床症状完全消失判定为显效；由缺血性脑卒中所引起的临床症状基本消失，血管再次通畅的状况良好判定为有效；如果急性缺血性脑卒中患者发生了死亡或者病情较以前加重，脑血管没能再次通畅判定为无效。通过显效和有效计算出总有效率。经过治疗以后，治疗效果在80例患者中有28例达到显效，41例达到有效，11例无效，治疗的总有效率为86.25%，80例患者在接受治疗以前的平均神经功能评分为（5.63±2.23）分，接受治疗以后的平均神经功能评分为（17.43±2.56）分，在接受治疗以后有11例患者发生了死亡，其中死于大面积脑梗的有5例，死于脑出血的有4例，死于多个脏器功能衰竭的有2例，因此研究结果显示经过Solitaire支架取栓术治疗的急性缺血性脑卒患者基本上得到有效的治疗，相比于治疗以前病情基本好转。

2. 案例二

我院张贺医生选取2015年11月至2017年8月120例急性缺血性卒中患者临床资料为研究对象。

（1）纳入标准　①卒中前mRS 0～1分。②按照专业医学委员会的指南，急性缺血性卒中发病4.5h内接受了静脉rt-PA溶栓治疗。③ICA或MCA近段（M1）闭塞。④年龄≥18岁。⑤NIHSS评分≥6分。⑥ASPECTS≥6分，从发病到治疗开始的时间（腹股沟穿刺）在6h内，患者及其技术对本次研究知情，并自愿参与。

（2）排除标准　合并肝肾等重要脏器功能严重异常者；6个月中进行过颅脑手术者；存在血液系统疾病以及溶栓手术禁忌证者。

按照治疗方式，分为对照组42例以及观察组78例。对照组采用静脉溶栓治疗，观察组行Solitaire支架取栓治疗方法。对照组：男25例，女17例；年龄（59.5±6.2）岁；发病时间3～5h，平均（3.7±0.3）h。观察组：男50例，女28例；年龄（59.1±6.3）岁；发病时间2～6h，平均（3.4±0.2）h。两组患者一般资料经统计学分析，组间差异无统计学意义（$P > 0.05$）。

方法：对照组采用静脉溶栓治疗，应用阿替普酶，剂量设为0.9mg/kg，其中5例患者采用静脉推注给药方式，其余患者应用生理盐水进行稀释后，应用静脉泵入方法。观察组在DSA操作完成后，以0.038In超滑导丝将6～8F指引导管置于离病变位置较近的目标血管以利增强支撑，在导管抵达预定部位后撤离导丝，采用0.014in微导丝及取栓微导管于路图下穿行闭塞段血管，通过造影技术明确微导管存在于闭塞病变远端的真腔中。充分排气后把Solitaire支架从Y形阀安置进去，并在透视镜辅助下送到微导管头端。二次应用造影技术确定导管在闭塞近端的实际方位后，慢慢回撤微导管到Solitaire支架完全启动。再次造影观察评估闭塞再通及远端再灌注情况。不管再灌注是否达到改良脑梗死溶栓标准，都应维持Solitaire支架在目标血管中＞5min，以为Solitaire支架与血栓有效贴合创造优势条件，最后把Solitaire支架与输送装置一同撤出体外。回撤Solitaire支架的同时用50mL注射器自Y形阀末端回抽血液约20mL。部分情况下，单次回撤Solitaire支架并不能完全解决闭塞病变，多数患者可能残留原位血栓或出现再闭塞。Solitaire支架允许多次重复使用。再通手术完成后，暂缓撤除指引导管、微导丝等辅助器械，观察10～15min经指引导管复查血管造影，再次评价改良脑梗死溶栓分级（mTICI）。

结果：观察组患者临床治疗总有效率为88.46%，显著高于对照组47.62%，组间差异有统计学意义（$P < 0.05$）。不同时段神经功能评分情况比较，治疗前，两组患者的MRS分数无明显差异（$P > 0.05$），治疗后，和对照组相比，观察组在第1个月、3个月的MRS分数明显更低，组间数据存在明显差异（$P < 0.05$）。

两组血管再通率比较对照组采用头部血管CTA观察血管再通情况，观察组采用支架取栓后即刻造影评估血管再通情况。分析两组患者的血管再通率，对照组为28.57%（12/42），观察组为76.92%（60/78），和对照组相比观察组的血管再通率更高，差异有统计学意义（$P < 0.05$）。由此可见，Solitaire支架取栓治疗急性缺血性卒中，可提高闭塞大血管再通率，明显改善患者神经功能，在急性缺血性卒中患者临床治疗期间有一定推广价值。

（二）椎动脉起始段狭窄支架治疗

椎动脉起始段狭窄为后循环缺血及椎-基底动脉供血不足常见原因，新英格兰医学中心研究结果表明，后循环系统短暂性脑缺血发作或卒中患者中，32%左右为椎动脉起始部狭窄。该病外科手术治疗难度较高，内科药物保守治疗效果也欠佳，支架置入因此得到广泛应用。

我院谭俊杰医生选择我院2012年1月至2014年7月收治81例椎动脉起始部狭窄患者为研究对象。随机数字表法分为A组（$n = 41$）与B组（$n = 40$）。A组男25例，女16例；年龄47～76岁，平均（61.7±6.4）岁。脑血管病危险因素：19例合并高血压，14例合并高血脂，11例合并糖尿病，10例合并冠心病，25例有吸烟史。缺血性事件：29例为短暂性脑缺血发作，12例为脑梗死。治疗前狭窄率58%～82%，平均（72.8±5.0）%。B组男23例，女17例；年龄48～78岁，平均（61.9±6.2）岁。脑血管病危险因素：18例合并高血压，13例合并高血脂，10例合并糖尿病，9例合并冠心病，26例有吸烟史。缺血性事件：30例为短暂性脑缺血发作，10例为脑梗死。治疗前狭窄率57%～83%，平均（72.7±4.8）%。两组年龄、性别、并发症、缺血性事件发生率等一般资料差异无统计学意义（$P > 0.05$），具有可比性。

　　两组均戒烟、控制血压、血脂、血糖、抑制血小板聚集及减轻体质量等以控制危险因素。B组：参照《中国急性缺血性脑卒中诊治指南2010》予以药物治疗，阿司匹林100mg/d口服，1次/天，氯吡格雷，75mg/d口服，1次/天。6个月后改为继续口服其中一种药物3个月。阿托伐他汀20mg/d，1次/天，口服9个月。A组：行支架置入治疗，局麻，改良Seldinger技术穿刺右侧股动脉并将6 F动脉鞘置入，全身肝素化。利用动脉鞘将6 F导引导管头端置于患侧锁骨下动脉，采用微导丝通过狭窄段，至少越过狭窄处3～4cm至椎动脉远端平直处，沿导丝送球扩式支架至狭窄处血管，确认位置，逐渐增大至额定压力后释放。以狭窄远端正常血管直径为支架直径选择的参考，长度以远端超出病变区域约10mm且近端突出锁骨下动脉2mm为佳。术后予以联合抗血小板聚集治疗，同时口服阿司匹林或氯吡格雷，用量同B组。对两组进行随访，时间为半年，比较：①后循环缺血事件发生率，包括眩晕、后循环短暂性脑缺血发作（TIA）、后循环系统新发脑梗死等。②治疗前后血管狭窄率。③神经功能缺损程度，具体用美国国立卫生院卒中量表（NIHSS）进行评价，评分越低患者神经功能越良好。

　　结果：两组后循环缺血事件发生率比较A组后循环缺血事件发生率为17.1%，显著低于B组37.5%，差异有统计学意义（$P < 0.05$）。2组治疗前后血管狭窄率与NIHSS评分比较2组治疗前血管狭窄率与NIHSS评分比较差异无统计学意义（$P > 0.05$）；治疗后A组血管狭窄率与NIHSS评分均低于B组，差异有统计学意义（$P < 0.05$）；并发症发生率A组围术期未出现新发神经系统症状、体征，仅出现2例支架内再狭窄，并发症发生率为4.9%（2/41），与B组0.0%（0/40）相比差异无统计学意义（$P < 0.05$）。本研究将支架置入与单纯药物治疗椎动脉起始部狭窄患者疗效进行对比，结果显示支架置入组循环缺血事件发生率为17.1%，显著低于B组37.5%。此外，该组患者治疗后血管狭窄率与NIHSS评分改善幅度均大于单纯药物治疗组，效果显著，优势明显。椎动脉支架成形术可利用支架覆盖防止粥样硬化斑块的脱落，降低血栓脱落风险。同时球扩式支架的置入促进狭窄处管径迅速恢复正常，低灌注脑梗死及不稳定斑块脱落可能导致脑栓塞危险状态得以解除。此外还可改善后循环血供，预防后循环缺血性卒中，患者生活质量也因此获得改善，支架置入有效性得到证实。此外，支架置入组仅出现2例支架内再狭窄，并发症发生率较低，且与B组比较无统计学意义，提示该治疗方法具有较高安全性。本研究还显示，支架置入的应用在改善患者神经功能方面也有一定效果，原因在于支架置入可减少血流灌注不足所导致神经细胞凋亡，促进神经细胞恢复，侧支循环与脑血管自动调节的能力均得到加强，神经功能缺损因此获得改善。

　　综上所述，支架置入在椎动脉起始部狭窄患者中的应用效果优于单纯药物治疗，血管狭窄程度大幅降低，后循环缺血事件发生率低，且神经功能缺损获得明显改善，具有较大临床应用价值。

（三）颅内动脉狭窄支架治疗

缺血性卒中复发率、致残率、致死率高，而颅内动脉粥样硬化能够引起动脉狭窄，动脉狭窄又是诱发缺血性卒中的最主要因素，而在中国30% ～ 40%急性缺血性脑卒中及超过50%的短暂性脑缺血发作(TIA)是由颅内动脉狭窄引起的，其中大脑中动脉狭窄患者同侧脑卒中的年发生率为7.8%。因此，有效治疗颅内动脉粥样硬化是治疗缺血性卒中的关键。既往对于颅内动脉粥样硬化，临床上多采取抗栓药物等二级预防为主，优点是其具有无创性，缺点是复发率较高。近年来，随着血管内支架成形术的发展，特别是新型血管内支架的应用，颅内动脉支架成为治疗高危颅内动脉粥样硬化以及大脑中动脉M1段狭窄患者的新治疗方案。

我院陈军医生选取我院2015年4月至2016年4月入院的115例接受颅内支架植入治疗的高危颅内动脉粥样硬化患者，按照支架植入方式不同分为Apollo组(61例)与Enterprise组(54例)。Apollo组患者采取Apollo颅内支架植入治疗，Enterprise组患者采取Enterprise支架植入治疗。在手术前和手术1个月后评价患者美国国立卫生研究院卒中量表(NIHSS)评分，了解患者治疗1个月内并发症发生情况，记录1年内两组颅内动脉再狭窄情况及复发情况。结果显示，两组手术前后NIHSS评分比较手术前，Enterprise组NIHSS评分为(18.27±2.09)分，Apollo组NIHSS评分为(18.31±2.14)分，比较差异无统计学意义(P >0.05)；手术后，Enterprise组NIHSS评分为(12.42±1.27)分，Apollo组NIHSS评分为(7.95±0.82)分，两组NIHSS评分均较手术前显著降低，且Apollo组显著低于Enterprise组，差异具有统计学意义(P <0.05)。两组并发症、颅内动脉再狭窄及复发情况比较手术后，Enterprise组步态不稳2例、头晕跌倒3例、轻度偏瘫2例、复视2例、意识障碍3例，并发症发生率22.22%(12/54)。Apollo组意识障碍1例、头晕跌倒1例、复视1例、步态不稳1例、轻度偏瘫1例，并发症发生率为8.20%(5/61)；Apollo组患者并发症发生率明显低于Enterprise组，差异具有统计学意义(P <0.05)。Apollo组颅内动脉再狭窄率3.28%(2/61)，明显低于Enterprise组14.81%(8/54)，差异具有统计学意义(P <0.05)。Enterprise组复发率9.26%(5/54)，与Apollo组4.92%(3/61)比较差异无统计学意义(P >0.05)。

本研究通过分析Enterprise支架和Apollo支架在颅内动脉粥样硬化高危患者中的应用，研究发现，Apollo组在降低患者NIHSS评分、并发症率和动脉再狭窄率方面均显著优于Enterprise组(P <0.05)，两组1年内的复发率比较差异无统计学意义(P >0.05)，提示

Apollo 支架治疗颅内动脉粥样硬化有显著优势。Apollo 为一种自膨式支架，是我国自主研发的治疗颅内血管狭窄支架，多用于动脉狭窄成形术，具有良好的穿越性和推送性，通过球囊扩张导管输送器，与其快速交换，凭借其独特的支撑力和柔顺性，可顺利到达复杂曲折的血管病变处，在手术治疗中起到良好效果。而 Enterprise 支架由于具有较高的残余，可能在手术过程中增加了操作难度，难以达到良好的手术效果，提高了颅内动脉再狭窄率。综上所述，Apollo 支架适用于颅内动脉粥样硬化的治疗，能有效改善患者颅内动脉再狭窄病情、调节 NIHSS 评分，降低并发症率，并具有较低的复发率。

参考文献

[1] 李庆伟，闫晓枫，陈冠燃，等 . 缺血性脑卒中急性期 SolitaireAB 支架机械取栓术的临床效果 [J]. 中国现代药物应用，2017, 11(7): 73-75.

[2] 申东峰，王宝山 . 支架取栓术与动脉溶栓术治疗急性缺血性脑卒中的疗效观察 [J]. 中西医结合心脑血管病杂志，2017, 15(10): 1237-1239.

[3] 张红梅，李天晓，蒯洁，等 . 采用 Solitaire 支架取栓术治疗急性缺血性脑卒中的手术配合 [J]. 介入放射学杂志，2013, 22(10): 868-870.

[4] 李航，冉启山，文远超，等 . Solitaire 支架取栓治疗急性缺血性脑卒中的疗效观察 [J]. 临床医药文献电子杂志，2015, 2(24): 4970-4972.

[5] 高峰，杜彬，秦海强，等 . 2007 年颈动脉支架成形术专家共识 [J]. 中国卒中杂志，2007, 2(5): 430-432.

[6] 孙瑄，莫大鹏，缪中荣，等 . 椎动脉起始部狭窄支架置入术后断裂合并再狭窄分析 [J]. 中国临床医学影像杂志，2012, 23(9): 622-625.

[7] 王东升，刘英姿，李宝民，等 . 老年椎动脉起始部狭窄患者经皮血管内架置入术治疗体会 [J]. 中华老年心脑血管病杂志，2011, 13(12): 1112-1114.

[8] 中华医学会神经病学分会脑血管病学组急性缺血性脑卒中诊治指南撰写组 . 中国急性缺血性脑卒中诊治指南 2010[J]. 中华神经科杂志，2010, 25(43): 146-153.

[9] 蔡业峰，贾真，张新春，等 . 美国国立卫生院卒中量表（NIHSS）中文版多中心测评研究 537 例缺血中风多中心多时点临床测评研究 [J]. 北京中医药大学学报，2008, 31(7): 494-498.

[10] 李静，田沈，王正则，等 . Apollo 颅内支架植入治疗 96 例颅内动脉粥样硬化的临床效果分析 [J]. 贵州医药，2015, 39(7): 617-618.

[11] 李航，冉启山，文远超，等 . Solitaire 支架取栓治疗急性缺血性脑卒中的疗效观察 [J]. 临床医药文献电子杂志，2015, 2(24): 4970-4972.

[12] 田宇，王佳君，李宝云，等 . 动静脉联合溶栓与机械取栓治疗早期急性脑梗死的临床效果及预后 [J]. 疑难病杂志，2015,(1): 20-22.

[13] 熊波，李航，史树贵，等 . Solitaire 支架机械取栓与选择性动脉溶栓治疗急性脑梗

死的疗效比较 [J]. 局解手术学杂志，2017, 26(3)：185-188.

[14] 陈甲，杨世泉，余本松，等 . SolitaireAB 支架取栓治疗急性脑梗死 26 例疗效分析 [J]. 安徽医学，2016, 37(9): 1081-1084.

[15] 邹文卫，赵连东，杨光，等 . 动脉溶栓联合 SolitaireAB 型支架取栓术治疗急性缺血性脑卒中的临床疗效观察 [J]. 实用心脑肺血管病杂志，2012, 20(10): 1703-1704.

[16] 罗汝刚 . SolitaireAB 支架取栓治疗急性缺血性脑卒中的预后与风险评估 [M]. 贵阳：贵州医科大学，2016.

[17] 王东，李慎茂，朱凤水，等 . 颈动脉颅外段重度狭窄合并椎动脉开口重度狭窄 30 例血管内支架治疗 [J]. 中国神经精神疾病杂志，2011, 37(4): 232-234.

[18] 杨增烨 . 椎动脉狭窄与后循环缺血的相关性研究 [J]. 中国实用神经疾病杂志，2015, 23(11): 79-80.

[19] 苏凡凡，刘辉 . 腔内支架成形术治疗椎动脉起始部狭窄 [J]. 脑与神经疾病杂志，2012, 20（1）：50-52.

[20] 周发明，王世风 . 血管内支架成形术治疗症状性椎动脉起始部狭窄疗效观察 [J]. 实用医院临床杂志，2013, 10(3): 85-87.

[21] 黄清海，刘建民 . 椎动脉起始部狭窄血管内治疗的困惑及发展趋势 [J]. 中国脑血管病杂志，2011, 8(1): 1-3.

[22] 李晶晶，蔡艺灵，刘丽，等 . 椎动脉起始部狭窄支架置入与药物治疗的对比研究 [J]. 中国脑血管病杂志，2015, 2(1): 1-6.

[23] 朱文斌，李敬伟，徐运 . 颅内动脉狭窄支架成形术研究新进展 [J]. 卒中与神经疾病，2006, 13(6): 367-369.

[24] 姜卫剑，王拥军，戴建平 . 缺血性脑血管病血管内治疗手册 [M]. 北京：人民卫生出版社，2004.

[25] 高连波，杨健，胡荣鑫，等 . 血管内支架成形术治疗有症状大脑中动脉狭窄 [J]. 国外医学：脑血管病分册，2005, 13(12): 903-906.

[26] 武国德，张廷华，王欢，等 . 支架术治疗症状性 MCA 狭窄的围手术期并发症及其管理 [J]. 中风与神经疾病杂志，2007, 24(1): 67-70.

《 第五章 》

中风合并症的治疗经验

 ## 第一节　下肢静脉血栓

一、简介

（一）概念和临床表现

下肢深静脉血栓(deep vein thrombosis in lower limbs，LDVT)是脑梗死患者常见但被低估的严重并发症之一，脑梗死后2周左右，LDVT的发生率可接近于接受髋关节/膝关节置换术的患者术后LDVT的发生率。大型队列研究中表示，肺栓塞(pulmonary embolism，PE)在脑梗死患者中发生率近1%，PE死亡约占脑卒中急性期死亡的25%。因此，脑梗死并下肢深静脉血栓的一级预防(病因预防)具有重要的临床意义。

LDVT最常见的临床表现是一侧肢体突然肿胀，局部疼痛，行走时加剧。轻者局部仅感沉重，站立时症状加重。查体有患肢肿胀，小腿肿胀严重时组织张力增高，静脉血栓部位常有压痛，会导致下肢致残性下肢深静脉血栓后综合征，如下肢深静脉血栓脱落，可导致肺栓塞，将危及患者生命。

（二）脑梗死患者形成下肢静脉血栓的病因、致病因素及转归

1.病因

（1）卧床时间　久卧病床的患者极易发生下肢深静脉血栓，其严重者可导致患者死亡。患者因瘫痪造成体能下降，下肢血液失去了肌力的挤压，小腿肌肉泵减弱，血液淤滞，下肢静脉内出现涡流，使血流中的血小板从轴流逐渐移至边流，加之动脉粥样硬化等，容易形成血栓。

（2）饮水不足　某些脑梗死因患者出现吞咽困难，摄入液体量不充足，造成血容量

严重缺少，易发生血液高凝状态。

（3）并发症 脑梗死患者因昏迷和卧床时间长，容易发生感染，感染易加重血管内皮损伤，从而引发下肢深静脉血栓形成。

（4）年龄 患者年龄越大，发生下肢深静脉血栓形成的可能性越大，分析的原因是老年患者的静脉内膜粗糙，静脉瓣膜萎缩，小腿肌肉泵功能减弱和高凝。随着年龄的增长，深静脉瓣厚度逐渐增加，功能逐渐下降，导致静脉回流不良，血栓形成风险增加。

2. 致病因素

脑梗死并发下肢深静脉血栓发病的主要因素为血脂异常、高血压、肥胖和吸烟等，这些都可视为下肢深静脉血栓形成的危险因素。

（1）糖尿病

① 内皮细胞功能紊乱：由于糖尿病长期的高血糖使NO破坏增加，使正常的血管内皮细胞分泌NO减少，致使前列环素2(PGI_2)合成障碍，舒张血管物质减少，舒张功能障碍，出现内皮功能紊乱及内皮细胞的损害。

② 血小板功能异常：糖尿病患者可能有血小板黏附增强，血小板聚集增强，促进血栓形成。

③ 凝血功能异常：凝血因子Ⅶ、Ⅷ、Ⅺ、Ⅻ在糖尿病患者中是增高的。糖尿病患者机体对凝血酶Ⅺa的灭活减少，纤溶酶抑制减弱，凝血相对增强，处于高凝状态，容易形成血栓。

（2）高血压 与动脉粥样硬化斑块沉积后堵塞易形成局部凝血块的脑动脉或使其变得狭窄有很大关联。粥样斑块导致的缺血后果可能破坏大脑小动脉以及由它们所供血的脑组织。可损伤血管内皮，造成自由基增加，更造成白细胞黏附增多。高血压是下肢DVT的独立危险因素。

（3）吸烟 可导致血小板聚集性增加及纤维蛋白原水平增高，并且香烟中的尼古丁可损伤血管内皮细胞，引起静脉收缩，也会造成血液高凝状态，影响血液循环。

（4）高同型半胱氨酸血症 血浆同型半胱氨酸(Hcy)水平对预测脑梗死的危险程度有一定价值。Hcy的升高不仅是脑梗死的危险因素，也是深静脉血栓的危险因素。

3. LDVT 形成后的转归

（1）静脉血栓形成的急性期，当肢体下肢静脉血液回流受到障碍时，血栓远侧的高压静脉血将利用所有通常不起重要作用的交通支增加回流，若未能建立有效的侧支循环，则引起局部淤血、水肿、疼痛、出血甚至坏死。

（2）血栓的蔓延可沿静脉血流方向向近心端延伸。当血栓完全阻塞静脉主干后，就可以逆行延伸。

（3）栓塞　在血栓未和血管壁牢固黏着之前，血栓的整体或部分可以脱落，形成栓子，随血流运行，引起栓塞。下肢深静脉血栓可以引起肺栓塞，出现胸闷、憋喘等症状，血栓阻塞肺动脉主干可以在短时间内危及患者生命。

（4）血栓可机化、再管化和再内膜化，使静脉腔恢复一定程度通畅。

下肢深静脉血栓如果不及时治疗，血栓长期存在就会引起一系列并发症，例如肺栓塞、下肢浅静脉曲张、下肢深静脉瓣膜功能不全、足靴区皮肤色素沉着、慢性淤血性溃疡、下腔静脉堵塞综合征、淋巴水肿。

（三）辅助检查

（1）超声波检查　二维超声显像可直接见到大静脉内的血栓。

（2）血浆D-二聚体测定　D-二聚体是一个特异性的纤溶过程标记物，增高或阳性见于继发性纤维蛋白溶解功能亢进。

（3）放射性核素检查　^{125}I纤维蛋白原扫描偶用于本病的诊断。

（4）上行性静脉造影　患者仰卧，从足部浅静脉短时间内注入对比剂40～50mL，在近心端使用压脉带，很容易使对比剂直接进入深静脉系统，如果出现静脉充盈缺损，即可作出定性及定位诊断。本检查可观察范围自小腿至下腹部髂外静脉/髂总静脉全程，了解血栓的部位和范围，是本病诊断的"金标准"，也是确定下一步介入置管溶栓治疗入路的依据，同时也可以观察静脉瓣膜情况。

（四）临床分期

① 急性期：发病后14天以内。

② 亚急性期：发病后15～28天。

③ 慢性期：发病28天以后。

④ 后遗症期：出现静脉功能不全（血栓后综合征）症状。

⑤ 慢性期或后遗症期急性发作：在慢性期或后遗症期疾病再次急性发作。

（五）疾病诊断

① 多见于产后、盆腔术后、外伤、晚期癌肿、昏迷或长期卧床的患者。

② 起病较急，患肢肿胀发硬、疼痛，活动后加重，常伴有发热、脉快。

③ 血栓部位压痛，沿血管可扪及索状物，血栓远侧肢体或全肢体肿胀，皮肤呈青紫色，或出现静脉性坏疽。血栓伸延至下腔静脉时，则双下肢、臀部、下腹和外生殖器

均明显水肿。

④ 后期血栓吸收机化，常遗留静脉功能不全，出现浅静脉曲张、色素沉着、溃疡、肿胀等，称为深静脉血栓形成后综合征。

⑤ 血栓脱落可致肺栓塞。

（六）治疗措施

1. 溶栓治疗

早期溶栓效果佳，采取患肢尿激酶注射直接溶栓可使部分新鲜血栓溶解，防止血栓进一步扩展，从而降低了远端静脉压压力，缓解了肢体水肿。

2. 药物治疗

盐酸丁咯地尔为血管扩张剂，具有松弛血管平滑肌，减小血管阻力，抑制血小板聚集，改善微循环，增加氧分压的作用。

3. 中医治疗

久卧、久坐伤气，气血运行不畅，以致瘀血阻于络道，脉络滞塞不通，营血回流受阻，水津外溢，聚而为湿，流注下肢而成。治疗以清热利湿、活血通络为法。

中药外敷是中医治疗外科疾病的特色疗法，对周围血管疾病的治疗效果尤其突出。必须指出的是脑梗死后久病卧床，宜进行适当的下肢关节活动及按摩，以利肢体功能恢复和预防DVT发生。再次强调辨证治疗的同时应重视对患者的整体护理和辨证施护。如有轻度水肿出现，注意下肢保暖，尽早行彩色超声多普勒检查确诊，尽早治疗。按摩时不要过分挤压，防止栓子脱落导致肺栓塞发生。

4. 有效护理干预

可显著改善脑梗死伴下肢静脉血栓患者的生活质量。出现上述结果的原因与下列因素有关。

① 采用个性化的方式对患者进行相关知识介绍，能够提高患者对于疾病的认知能力，更好地配合医护人员治疗和护理工作，进而提高治疗和护理效果，降低不良事件的发生。

② 运动训练增加下肢的血液循环情况，进而改善下肢静脉血栓情况。

③ 饮食指导有利于改善患者的营养情况，增强患者的抵抗力。

5. 介入治疗

可采用下腔静脉滤器置入。下腔静脉滤过器是为预防下腔静脉系统栓子脱落引起肺动脉栓塞而设计的一种装置。通过拦截深静脉栓子来达到防治肺栓塞的目的，下腔静脉滤器可有效降低肺栓塞患者的病死率，对临床治疗效果的提高起到了促进作用。

6. 非手术治疗

介入置管溶栓的同时，尚需要配合相应的非手术治疗。

7. 外科手术治疗

即手术取栓，但因术后血栓仍可再形成，现已很少应用。近年来，对于血栓形成后6个月内的慢性期患者，不断有经介入治疗而血栓完全消融的病例报道，因此，对于血栓形成后1～6个月的患者，主张积极进行介入治疗。

二、临床治疗研究

（一）医疗方面

我院常大伟研究急性脑梗死并发下肢深静脉血栓形成32例分析。采用中西医结合方法治疗。选取32例患者，其中男22例，女10例；年龄最小38岁，最大72岁，平均61.7岁；均经颅脑CT或MRI证实为急性脑梗死。下肢深静脉血栓形成在脑梗死后1周内发病1例，2周内发病21例，3周内发病8例，4周内发病2例，均经彩色超声多普勒检查证实。

体位：让患者仰卧，抬高患肢于心脏水平之上，足跟离床面20～30cm，膝关节置于稍屈曲位。

西药治疗：予尿激酶5万U溶于生理盐水100mL，于患肢尽可能最远端静脉滴注20min结束，拔掉静点针头；在非患侧肢体静点尿激酶20万U溶于0.9%氯化钠注射液250mL，5%葡萄糖250mL加盐酸丁咯地尔200mg静滴，0.9%氯化钠注射液100mL加红花注射液20mL静滴。尿激酶用至7日后停用，同时每日1次皮下注射低分子肝素钠5000U，连用5日。以上静滴用药全部为每日1次。

中药治疗：口服四妙勇安汤加味，金银花30g，玄参30g，当归、赤芍、川牛膝各15g，黄柏、黄芩、栀子、连翘、苍术、防己、紫草、生甘草各10g，红花、木通各6g。热盛加蒲公英、地丁；肿胀较剧者加薏苡仁、泽泻、猪苓；胀痛明显加乳香、没药；有高血压病者加钩藤、牛膝、龙骨、牡蛎；有冠心病者加延胡索、枳壳、葛根；有糖尿病者加知母、生地黄、天花粉。

中药外敷：肢体肿胀明显者用冰硝散，芒硝1000～2000g，冰片5～10g，研成粗末搅匀，装入缝制有条格的双层白色棉布袋内，均匀地摊平，外敷于患肢股中段或小腿的中段，外层加包防水塑料袋，避免水分外漏及药物过快挥发。每隔2天后更换布袋内药物，连敷5～7天。以上治疗以15天为1个疗程。

治疗结果：显效23例，有效8例，无效1例(38岁女性，于下肢肿胀后第2天突发胸闷气短，心源性休克，ECG支持急性肺梗死诊断，经抢救无效临床死亡)，恶化0例。

(二)护理方面

我院王素岩探讨脑血栓伴下肢深静脉血栓患者应用有效护理措施的临床价值。

选取本院2016年1月至2017年1月收治的30例脑血栓伴下肢深静脉血栓患者，其中男21例，女9例；年龄18～75岁，平均年龄(50.2±9.76)岁。纳入标准：①经内科学标准以及CT或磁共振成像(MRI)检查诊断为脑血栓；②不包括短暂性脑缺血和合并颅内出血。患者均采取有效护理方式，具体如下。①心理护理：下肢深静脉血栓是脑血栓长期卧床患者的常见并发症之一，患者心理一时难以接受，再加上急性脑梗死的发生会对神经功能及言语功能产生一定影响，进而极易出现一系列负性情绪，如烦躁、恐惧、精神紧张等。因此，护理人员应评估患者心理状态，并予以个性化心理护理措施，既增强患者配合治疗的依从性，也有利于心理状态改进，进而加速健康恢复。②教育内容：由于急性脑梗死患者治疗后期需要较长时间康复过程，且进展速度较慢，多数患者难以长时间坚持并配合治疗，故应组织急性脑梗死相关的健康宣教讲座，使患者主观上对疾病有所了解，并理解护理干预措施的重要性，进而更好地配合治疗；或邀请成功康复的患者进行自身说教，这样更具有一定的说服力，有利于患者神经功能和生活质量的改善。③饮食护理：制定相关饮食方案，鼓励患者养成健康的饮食习惯，禁烟酒，进食低脂、易消化、营养含量高的食物，保证患者排便通畅。④运动训练：指导患者进行适当锻炼，向患者及家属示范具体锻炼方式，并鼓励患者自己进行操作，对于存在的错误及时给予纠正；制定健康教育手册及肢体功能锻炼流程图，具体操作包括主动直腿抬高及下肢屈伸运动、被动直腿抬高及下肢屈伸运动、咳嗽深呼吸运动、踝泵运动、床上翻身及床上活动双下肢。⑤下肢护理：对患者相关指标如下肢远端皮肤的颜色、温度、脉搏跳动等进行监测，发现异常情况出现及时上报并采取相关处理措施。观察指标：观察并对比患者护理前后的血液相关指标(全血黏度高切、全血黏度低切、血浆比黏度及血浆纤维蛋白原)改善情况和生活质量(躯体健康、生理健康、物质生活及心理健康等)评分。结果显示各项血液相关指标改善情况：护理后，患者全血黏度高切为$(5.42±0.61)$mPa·s、全血黏度低切为$(8.73±1.33)$mPa·s、血浆比黏度为$(1.49±0.10)$mPa·s、血浆纤维蛋白原为$(3.49±0.97)$g/L，均显著优于对护理前的$(5.79±0.65)$mPa·s、

(9.53±1.35)mPa·s、(1.57±0.12)mPa·s、(3.99±0.90)g/L，差异具有统计学意义(P<0.05)。生活质量改善情况：护理后，患者躯体健康评分为(70.12±16.01)分、生理健康评分为(56.45±11.12)分、物质生活为(45.68±7.54)分、心理健康评分为(68.54±6.25)分，均显著优于护理前的(60.25±15.65)分、(50.26±10.12)分、(40.32±7.02)分、(60.56±5.58)分，差异具有统计学意义(P<0.05)。该文章作者认为：发现下肢深静脉血栓应及时给予处理，否则会对患者的生命安全产生威胁。在本次研究中，予以有效护理方式后，患者全血黏度高切为(5.42±0.61)mPa·s、全血黏度低切为(8.73±1.33)mPa·s、血浆比黏度为(1.49±0.10)mPa·s、血浆纤维蛋白原为(3.49±0.97)g/L，均显著优于对护理前的(5.79±0.65)mPa·s、(9.53±1.35)mPa·s、(1.57±0.12)mPa·s、(3.99±0.90)g/L，差异具有统计学意义(P<0.05)。患者护理后躯体健康评分为(70.12±16.01)分、生理健康评分为(56.45±11.12)分、物质生活为(45.68±7.54)分、心理健康评分为(68.54±6.25)分，均显著优于护理前的(60.25±15.65)、(50.26±10.12)、(40.32±7.02)、(60.56±5.58)分，差异具有统计学意义(P<0.05)。

参考文献

[1] Bembenek J, Karlinski M, Kobayashi A,et al. Early stroke-related deep venous throm-bosis: risk factors and influence on outcome[J]. J Thromb Thrombolysis, 2011, 32(1): 96-102.

[2] Pongmor Agot J, Rabinstein A A, Nilanont Y, et al. Pulmonary embolism in ischemic stroke: clinical presentation, risk factors, and outcome[J]. J Am Heart Assoc, 2013, 2(6): 372.

[3] 高宏章，陈荣平，林鸣 . 尿激酶对高龄急性脑梗死患者的静脉溶栓效果及其安全性 [J]. 海南医学，2018, 29(13): 1798-1801.

[4] 王茂湘，王晓东，范铁平，等 . 伴有心房颤动的急性脑梗死患者静脉溶栓疗效分析 [J]. 中国医师进修杂志，2018, 41(4): 301-303.

[5] Desmukh M, Bisignani M, Landau P.Deep vein thrombosis in rehabilitation stroke patients: incidence, risk factom, and pmphylaxis[J]. 2009, 66(2): 326-327.

[6] 欧东仁，房淑欣，芦璐 . 脑梗死合并下肢深静脉血栓形成的病因探讨 [J]. 中华老年心脑血管病杂志，2009, 17(1): 37-39.

[7] 张斌，鲁豫，鲍学斌 . 彩色多普勒超声观察下肢深静脉血栓形成病理转归过程中的价值 [J]. 实用诊断与治疗杂志，2009, 32(6): 534-535.

[8] 李爽，孙丽娟 . 永久性肠造口患者病耻感的研究进展 [J]. 中国社区医师，2018, 34(6): 7-12.

[9] 于媛，刘均娥 . 肺癌患者病耻感的研究进展 [J]. 中华护理杂志，2014, 49(11): 1386-1390.

[10] Wright E R.The Dimensionality of Stigma: A Comparison of Its Impact on the Self of Persons with HIV/AIDS and Cancer[J]. Journal of Health and Social Behavior, 2000, 41(1): 50-67.

[11] 孙葵葵，王辰，庞宝森，等．急性脑卒中住院患者深静脉血栓形成危险因素分析 [J]. 中华流行病学杂志，2008, 36(2): 189-191.

[12] 袁会军，钱才，黄燕．高血压与下肢深静脉血栓形成的相关性研究 [J]. 血栓与止血学，2017, 23(5): 804-806.

[13] Hirmerova J, Seidlerova J, Filipovsky J. Risk factors for residual thrombotic occlusion after proximal deep vein thrombosis of the legs[J]. Int Angiol, 2010, 29(4): 317-322.

[14] 张玲玲，于剑，王坤，等．下肢深静脉血栓形成相关危险因素分析 [J]. 普通外科进展，2016, 19(12): 955-989.

第二节　闭锁综合征

一、简介

（一）概念和临床表现

闭锁综合征(locked-in syndrome)即去传出状态，系脑桥基底部病变所致。主要见于脑干的血管病变，多为基底动脉脑桥分支双侧闭塞，导致脑桥基底部双侧梗死所致。患者大脑半球和脑干被盖部网状激活系统无损害，因此意识保持清醒，对语言的理解无障碍，由于其动眼神经与滑车神经的功能保留，故能以眼球上下示意与周围的环境建立联系。但因脑桥基底部损害，双侧皮质脑干束与皮质脊髓束均被阻断，外展神经核以下运动性传出功能丧失，患者表现为不能讲话，有眼球水平运动障碍，双侧面瘫，舌、咽及构音、吞咽运动均有障碍，不能转颈耸肩，四肢全瘫，可有双侧病理反射。因此虽然意识清楚，但因身体不能动，不能言语，常被误认为昏迷。脑电图正常或轻度慢波有助于和真正的意识障碍相区别。

常见的临床表现如下。

①意识清楚，能听懂别人讲话，明白问话，可用睁眼、闭眼或眼球活动示意回答。

②四肢全瘫，双侧病理反射阳性。

③对疼痛刺激及声音能感知，听力正常，偶有偏身感觉障碍，刺激肢体可出现去脑强直。

④ 预后差，多在数小时或数日内死亡，能存活数日者少见。

（二）脑梗死患者出现闭锁综合征的原因、预后及并发症

1. 主要原因

（1）基底动脉闭塞　脑卒中患者自身因长期卧床、误吸等原因导致血液高凝，易导致血栓脱落，移行至基底动脉导致脑桥腹侧梗死。

（2）脑桥出血　高血压、血管畸形等自身基础疾病导致脑桥出血，常导致昏迷、四肢瘫痪。

（3）肿瘤或脓肿压迫脑干　脑干供血血管受肿瘤或脓肿压迫引起。

（4）毒素或药物刺激　成瘾药物滥用、过度服药等导致脑部海绵状白质变性伴脑水肿，累及脑干出现闭锁综合征。

（5）感染　脑干脑炎、脑干脓肿都可能引起闭锁综合征。

2. 预后

闭锁综合征预后差，患者运动功能显著恢复的情况非常罕见。大多数闭锁综合征患者运动控制无法恢复，但可以通过仪器设备帮助患者进行沟通。在闭锁综合征发病后的前4个月，患者病死率高达90%。但也有少数人可以生存很长一段时间。

3. 常见的并发症

（1）坠积性肺炎　长期卧床，进食意外吸入异物引起的喉反射性痉挛、呛咳引起的吸入性肺炎。

（2）肺栓塞　闭锁综合征导致的长期卧床，血液正常流动发生改变，血栓等嵌塞物质进入肺动脉及其分支，阻断血液供应引起的病理状态。

（3）脓毒症　闭锁综合征导致的进食或吸入异物引起感染，出现反应失调导致多脏器功能损害或衰竭。

（4）窒息　长期平卧及吞咽功能受影响后进食易导致误吸入气管、肺部，发现不及时会引起死亡。

（5）尿路感染　闭锁综合征患者代谢受影响，尿管更换不及时、漏尿等均能导致尿路感染。

（6）消化道出血　目前认为由室旁核、下丘脑前部、后部、灰白结节及延髓内迷走神经有关。

（7）压疮　长期卧床及失去自理能力的患者，因血液循环不畅及细菌滋生等原因导致腰骶部压疮。

（三）辅助检查

（1）颅脑MRI检查　定位出现压迫或血管畸形等导致闭锁综合征出现的病灶位置。

（2）颅脑DSA检查、脑CTA检查　准确判断引起闭锁综合征的血管病变位置。

（3）脑电图　对于意识判断有一定价值，可与脑死亡鉴别。

（4）体格检查　主要包括呼吸、心率、体温、血压、四肢运动检查等。

（四）诊断标准

根据典型临床表现以及头部MRI检查可以明确诊断。病情严重、难以判断意识状态时，脑电图检查尤其是长程脑电图有助于鉴别诊断。脑电图有睡眠周期，可表现为正常或轻度异常，即慢波增多，多在颞区、额区，α波反应性变差。缺乏α波反应性不能认为患者意识丧失。认知事件相关电位对于鉴别有一定帮助。PET-CT也可发现幕上皮质区域代谢水平未降低，急性期时双侧杏仁核代谢水平还会升高，杏仁核代谢水平的升高提示恐惧、焦虑等负面情绪。

（五）鉴别诊断

（1）持续性植物状态　认知能力丧失，无意识活动，不能执行命令，能自动睁眼或在刺激下睁眼，有睡眠-醒觉周期，可有无目的性眼球跟踪运动，不能理解和表达语言，保持自主呼吸和血压，丘脑下部及脑干功能基本保存。植物状态持续1个月以上定为持续性植物状态。闭锁综合征患者的意识清醒，对语言的理解无障碍，以此可以先行鉴别。

（2）昏迷　对外界无反应，不能讲话，眼球运动障碍，双侧面瘫，舌瘫，构音、吞咽运动均障碍，不能转颈耸肩，四肢全瘫，可有双侧病理反射。闭锁综合征患者意识清醒，但仅能睁闭眼和眼球运动，通过脑电图可鉴别。

（六）治疗

以原发病治疗为主，并预防肺部感染、肺栓塞、泌尿系感染，警惕弥散性血管内凝血、多器官功能衰竭，向患者解释病情的发生、发展过程，帮助患者建立康复的信心。患者需长期持续性治疗和康复。

（七）护理方面

闭锁综合征患者护理以积极保守治疗、保持环境及身体洁净、维持患者心情平稳舒畅为主。所以护理上需要患者家属及医务人员积极配合，争取延长患者生存周期。向患者解释病情的发生、发展过程，帮助患者建立康复的信心。严格做好口腔护理，及时彻底吸出鼻、口和咽喉部的分泌物，警惕舌后坠。保持呼吸道通畅，定时翻身拍背，防止坠积性肺炎。留置尿管期间持续夹管、定时放尿，以训练膀胱的收缩功能。

二、临床观察研究

我院谭俊杰探讨脑梗死致闭锁综合征的临床表现、并发症及治疗方面的特点。

选取10例患者，男7例，女3例，年龄42～74岁，平均60岁。既往有高血压病史5例，房颤病史1例，糖尿病病史2例，吸烟史6例，饮酒史4例，2例发病前有TIA病史。临床表现：本组10例均表现为四肢瘫痪、不能讲话、延髓麻痹、眼球水平运动障碍、双侧面瘫、不能转头，有双侧病理反射阳性，神志清楚。影像学表现：本组10例均经头CT或头MRI检查确诊为脑梗死，病灶位于脑桥。并发症：肺内感染8例，消化道出血6例，中枢性高热5例，肾功能不全1例，眼结膜炎1例，心功能不全2例，下肢静脉血栓形成1例。

治疗及预后：由于入院时发病时间已超过时间窗、病情危重、家属拒绝等原因，本组10例患者均未能进行溶栓治疗及介入治疗。常规给予监护、吸氧、抗血小板聚集、脑保护、物理降温、中医中药等治疗，均予留置鼻饲管。肺部感染者均给予抗生素治疗，消化道出血者给予奥美拉唑治疗。

结果：好转4例，但仍有四肢活动不利、不能讲话及进食，病情加重自动出院3例，死亡3例。本组有3例年龄40～50岁的中青年患者，均有吸烟史，考虑其发病可能与吸烟有关。

近年来脑卒中发病率呈上升趋势，闭锁综合征是脑梗死中的严重类型，很多患者往往不是死于脑梗死本身，而是死于并发症。急性脑梗死是一种以脑损害为主的全身性疾病，由于丘脑下部或脑干上部受到直接或间接损害，可引起内脏自主神经功能障碍，其中肺是最常受损的器官之一，临床上出现发热、代谢加快、氧耗增加、呼吸不畅及脑缺氧加重等表现，从而加重病情。本组80%患者合并肺内感染，主要表现为发热、痰多及低氧血症，4例气管切开，1例气管插管，胸部X线片大部分有感染表现，痰培养结果示以革兰氏阴性杆菌为主。其病因考虑主要为咳嗽反射减弱、延髓麻痹后所致吸入性肺炎，治疗难度大，对疾病的预后有重要影响。3例死亡患者均有严重肺内感染。通过观察发现闭锁综合征患者易出现消化道出血及中枢性高热。本组患者50%有消化道出血，主要表现为呕吐咖啡样物或鼻饲管内引出咖啡样物，均给予奥美拉唑静滴，咖啡样物逐渐消失。有4例患者均于发病早期即出现中枢性高热，3例死亡，这表明中枢性高热患者病死率高，2例中枢性高热患者病情加重自动出院。提示有中枢性高热者预后差。

对于闭锁综合征的治疗，并发症的防治至关重要。对肺内感染、消化道出血、中枢性高热等并发症应进行积极的治疗，加强护理及营养支持治疗，防止发生多器官功能衰竭，降低病死率，提高生存率。闭锁综合征具有较高的致残率和病死率，因此应通过改变生活方式、积极干预危险因素，降低其发病率。

参考文献

[1] Feig in V L, Krishnamoorthi R V, Parmar P, et al.Update on the global burden of ischemic and hemorrhagic stroke in 1990 − 2013: the GBD 2013 study[J]. Neuroepidemiology, 2015, 45(3): 161-176.

[2] 任永刚，李文忠 . 闭锁综合征误诊一例 [J]. 山西医药杂志 (下半月刊)，2012(08).

[3] 吴凤银，李利平，宗艳红 . 闭锁综合征 21 例观察与护理 [J]. 齐鲁护理杂志，2007(21).

[4] 姚志国，陈会生 . 急性缺血性卒中静脉溶栓治疗现状及展望 [J]. 中国实用内科杂志，2018, 38(8): 710-713.

[5] 陆玉芳，魏绍辉 . 闭锁综合征病人的护理 [J]. 护理研究，2006(30).

[6] 钟广红 . 闭锁综合征的护理 [J]. 护理实践与研究，2012, 9(19): 86-87.

[7] 王颖，王冬梅，王丹 . 一例闭锁综合征合并呼吸衰竭患者的护理体会 [J]. 天津护理，2014, 22(6): 543-544.

[8] 罗祖明，等 . 脑血管疾病治疗学 [M]. 北京：人民卫生出版社 ,1999.

[9] 梁明明，杜玉凤，李晓敏，等 . 脑卒中患者自我感受负担和主观幸福感的关系 [J]. 中国健康心理学杂志，2017, 25(6): 832-834.

[10] 孙瑞兴 . 脑桥基底部梗死所致的闭锁综合征 [J]. 医学综述，2009, 15(23): 3673-3674.

第三节　呃逆

一、简介

（一）概念和临床表现

呃逆是由膈肌和其他呼吸肌突发不自主强有力的痉挛性收缩所引起，出现延迟的、突然的声门关闭而终止，伴发特殊的不能自控的声音。中医学称为"哕"，为饮食不节、脾胃虚弱、情志不遂等使胃失和降、气逆动膈而发。

临床表现：患者声门出现不适感，伴发呃呃声，且肋间肌与膈肌出现痉挛性收缩。其他伴随症状根据其病因的差别而不同。

（二）呃逆常见的起因

1. 功能性呃逆

多数是正常健康人在饭后、酒后或突然受到某种刺激而引起的。这种呃逆一般持续时间较短暂，多由于吞咽的食物通过食管时刺激膈肌所致。还有一种心因性呃逆也属功能性，多由于受到某种精神刺激或不良暗示所致。同时可伴有各种不同程度的其他症状，如感觉、运动功能障碍，内脏器官和自主神经功能失调以及精神异常等。

2. 中枢神经性

（1）神经性　多见于神经性脑部病变如脑炎、脑肿瘤、脑积水、脑膜炎及脑血管意外(即脑出血、脑血栓形成和蛛网膜下腔出血等)患者，狂犬病、破伤风等患者。当上述病变波及延髓出现频繁呃逆时，往往提示病情恶化。

（2）中毒性　可见于酒精中毒、环丙烷、铅、巴比妥类中毒，全身性感染伴有毒血症如伤寒和中毒性痢疾等患者，痛风伴有肾功能衰竭可引起呃逆，提示疾病预后差。

3. 周围神经性

周围神经性呃逆主要由迷走神经与膈神经受刺激所致。胸肺部疾病如纵隔肿瘤、食管肿瘤或纵隔淋巴结肿大、心包炎、肺胸膜或支气管疾病等。膈肌疾病如肺炎并膈胸膜炎、膈疝等。

4. 腹腔内疾病

能使腹内压增高或使膈肌受刺激的任何原因均可引起呃逆，如胃扩张、饮食过饱、胃肠胀气、胃炎、胃癌、膈下脓肿、肠梗阻、肝胆疾病、腹部手术后腹胀、急性阑尾炎、出血性胰腺炎、弥漫性腹膜炎等。腹部因素可引起神经反射性呃逆，也可因刺激膈肌引起。

脑梗死后出现呃逆在临床并非罕见，且多为顽固性呃逆，多由病灶直接或间接刺激呃逆的反射弧任一部位，致迷走神经或膈神经兴奋性升高，一方面使膈肌产生强烈的节律性痉挛性收缩，同时呼吸暂停；另一方面传至咽喉肌，声门突然关闭，甚至喉头痉挛。呃逆的反射弧包括传入的膈神经和迷走神经的感觉支、中枢的C3～C5的颈髓或脑桥和延髓，传出的膈神经、声门神经和副神经等。呃逆按病程可分为短暂性呃逆、持续性呃逆和顽固性呃逆。引发呃逆脑梗死病灶多位于脑桥和延髓。

（三）症状分类

呃逆根据发病机制可分为以下几类。

（1）胃肠道功能异常所致的呃逆　呃逆的发生可由于胃肠道基础性疾病，比如肠梗阻、肠麻痹、肠胀气、肝脓肿等所致。

（2）中枢神经系统所致的呃逆　呃逆的发生多由于中枢神经系统疾病，如脑炎、脑膜炎、脑肿瘤、脊髓炎等所致。

（3）肿瘤疾病所致的呃逆　一些肿瘤疾病如食管肿瘤、纵隔肿瘤或胃肠道肿瘤等，都会引发呃逆。

（四）治疗

患者在明确病因之后，首先应针对病因进行治疗，如对脑出血、蛛网膜下腔出血、脑梗死、脑炎、脑肿瘤以及脑外伤的治疗，又如对消化道疾病的治疗。在病因治疗的同时也应进行对症处理。偶发的呃逆一般不需要处理可自行消失。对呃逆顽固者可采用以下治疗方法。

1. 非药物疗法

（1）简易法　如分散注意力的交谈、深吸气后屏气、用纸袋罩于口鼻外作重复呼吸、快速饮温热水、颈部置冰袋等方法。可转移患者的注意力或阻断呃逆的反射环，有时可能收效。

（2）导管法　将一根软导管从鼻腔插到咽部，来回移动导管反复刺激咽部。咽中部有咽神经丛所分布，此神经丛主要来自迷走神经与舌咽神经，刺激此神经丛可阻抑经迷走神经传导的兴奋，因而呃逆常可停止。

（3）其他方法　有指压膈神经法、指压眶上神经法、按掐耳部膈穴法、伸舌牵引法、揉压眼球法、吞食烟雾法、体外膈肌起搏法、穴位注药疗法等。

2. 药物疗法

① 钙通道阻滞剂类：尼莫地平、卡马西平等。

② 抗癫痫类：苯妥英钠、丙戊酸钠等。

③ 抗精神病类：利他林、阿米替林等。

④ 其他抗抑郁药：盐酸丙米嗪、多塞平等。

3. 中药及针灸

治疗呃逆的中药常见的有半夏、赭石、丁香等。半夏具有燥湿化痰、降逆止呕的功效，因此常用于痰饮、胃寒所致的呃逆。赭石是一种矿物质中药，具有平肝潜阳、重镇降逆的功效，常用于胃气上逆所致的呕吐等。丁香具有温中降逆、散寒止痛的功效，因此常用于治疗胃寒呃逆。此外，通过针灸穴位可以治疗呃逆，一般常取攒竹、内关、合谷、足三里、丰隆、上巨虚、太冲等穴位。常用点穴手法，若控制不佳可以进行针刺。

4. 体外膈肌起搏器使用

体外膈肌起搏器具有改善膈肌循环功能的作用，在该方式治疗前可以适当进行深呼吸改善紧张情绪，积极配合，有利于治疗的进行，可提高相应的生活能力和生存质量。体外膈肌起搏治疗主要通过电刺激膈神经或者膈肌，使膈肌收缩，维持膈肌功能障碍者的自然负压呼吸，使膈肌规律地收缩和舒张，增加膈肌移动度，消除膈肌疲劳，扩大胸腔容量，从而达到改善膈肌功能的作用。

（五）日常护理

功能性呃逆一般不做处理，临床呃逆多见于危重患者，常因脑干病变、胃内大量积血等所引起的膈肌痉挛所致，多顽固而持续，常影响呼吸和进食，对患者体力消耗较大，故应密切观察和及时处理。

① 呃逆如系肺部感染或胃出血所致，应及时吸除呼吸道分泌物或胃内容物，以减少对膈肌的刺激。

② 维持合理的营养供给。应安排好进食时机，必要时给予鼻饲并做好护理。

③ 呃逆持续时间较长者，患者常有上腹部疼痛（由于膈肌的腹壁肌长时间痉挛所致），可进行腹部按摩或热敷，以减轻患者的痛苦，必要时进行体针或耳针疗法。影响入睡者，可在睡前给予适当的药物。

二、临床观察研究

我院盛力应用降逆清胃汤治疗中风后呃逆。选取2006年2月至2008年3月70例我院住院的中风患者，符合第四届全国脑血管病学术会议修订的《各类脑血管疾病诊断要点》中的脑出血和脑梗死诊断标准，神志清楚，均经颅CT或MRI证实，并排除有胃肠疾病和糖尿病酮症酸中毒者。随机分为治疗组和对照组。治疗组36例，男19例，女17例；年龄45～75岁，平均(58.31±9.57)岁；中风后出现呃逆症状时间为0～5天，平均(1.87±0.56)天；其中脑出血10例，脑梗死26例。对照组34例，男18例，女16例；年龄43～72岁，平均(55.634±8.69)岁；中风后出现呃逆症状时间为0～7天，平均(2.11±0.71)天；其中脑出血8例，脑梗死26例。两组患者在性别、年龄、病程、病情严重程度等方面比较，经统计学处理，差异无显著性意义($P>0.05$)，具有可比性。

治疗方法：治疗组在治疗原发病的基础上以平肝镇逆、清胃止呃为法则，予降逆清胃汤辨证治疗，方药如下：赭石30g（先煎），丁香6g，柿蒂10g，旋覆花10g（包煎），半夏10g，竹茹10g，栀子10g，大黄10g（后下）。阳亢加天麻15g，钩藤20g（后下）；伴腹胀者加槟榔15g；气虚明显者加生黄芪30g，党参30g；胃阴虚者加玄参、沙参、麦冬各15g。用法：水煎服，每日1剂，分2次服，每次150mL。对照组在治疗原发病的基础上，给予甲氧氯普胺10mg肌注，每8h1次。两组均以3天为1疗程，3天后进行疗效对比。疗效判定标准：治愈为3天内呃逆症状消失，无复发；好转为3天内呃逆症状明显减轻，间歇时间延长；无效为呃逆症状无明显变化。治愈和好转即为有效。

治疗结果：治疗组疗效显著优于对照组。

中风是由于内伤七情，饮食劳倦，致脏腑功能失调，瘀血阻滞，痰热内生，心火亢盛，肝阳暴亢，风火相煽，气血逆乱，上冲犯脑而致。中风后进而引发肝风夹痰夹火横逆犯胃，克伐脾土，胃失和降，冲逆于上，故呃逆连作。《素问·宣明五气篇》曰："胃为气逆，为哕"。《景岳全书·呃逆》曰："此皆胃中有火，所以上冲为呃。"

故笔者认为呃逆是由于中风病气血痰火风阳上冲，引动阳明胃火，致胃失和降，胃气上逆动膈所致。针对中风后呃逆的病机，治以平肝镇逆、清胃止呃之法的降逆清胃汤。方中赭石甘平质重，平肝镇逆，下气降痰清火，可驱浊下冲，除摄肺胃之逆气。辅以丁香味辛性温，柿蒂味苦性平，均可降逆止呃，二药一辛热一苦平，合用兼得寒热兼济之妙，且一升一降，调畅脾胃枢机，俾清气升，浊气降。旋覆花消痰下气，止呕逆不下食。半夏降逆化痰，和降胃气。竹茹、栀子清热化痰，除烦止呕。大黄泻热通腑降逆。诸药共奏镇肝降逆清胃、化痰和胃止呃之功。《素问·宝命全形论》曰："病深者，其声哕。"清代程国彭《医学心悟·呕吐哕》认为："至于大病中见呃逆者，是谓土败木贼，为胃绝，多难治也。"中风后出现呃逆昭示病情笃重，久呃不止，饮食困难，导致营养不良、水电解质失调、神疲委顿、抑郁和呼吸受抑等，可致中风病迁延不愈，甚至有土败胃绝之危，故临床应加以警觉。笔者运用降逆清胃汤治疗中风后呃逆经本研究证实有确切的疗效，可为同道兹以借鉴。

参考文献

[1] 赵然，王虹.针刺治疗顽固性呃逆45例[J].针灸临床杂志，2002(06).

[2] 陈炜.急性脑卒中后顽固性呃逆与电解质紊乱的关系[J].齐鲁医学杂志，2002(03).

[3] 薛洪范，杨艺华，刘晓姗，等.氢化考地松致顽固性呃逆1例报告[J].齐鲁护理杂志，2006(03).

[4] 王春杨，邵国兴，杨力军，等.脑卒中后顽固性呃逆的康复治疗探讨[J].中国临床

康复，2003(25).

[5] 王敏，郭放，周府伯．血府逐瘀汤加针刺治疗顽固性呃逆疗效观察 [J]. 航空航天医学杂志，2014(05).

[6] 曾云，廖泽安．针刺联合中药治疗顽固性呃逆 50 例临床分析 [J]. 中国卫生产业，2012(24).

[7] 陈平，贺克勤，孙建平．中药治疗顽固性呃逆 [J]. 山东中医杂志，2007(11).

[8] 吴雄志．中医脾胃病学 [M]. 北京：中医古籍出版社，2001.

[9] 孙同文．654-2 加 VitB6 足三里注射治疗顽固性呃逆 [J]. 中国厂矿医学，1997(03).

[10] 董峰．黄芪注射液双足三里注射治疗慢性肾炎蛋白尿的疗效观察 [J]. 中外女性健康研究，2016(06).

[11] 王娟．颅脑损伤后顽固性呃逆的治疗及护理 [J]. 当代护士（专科版），2011(09).

[12] 焦秉奎，王志刚，曹桂兰，等．针药结合治疗中风后呃逆的临证心得 [J]. 河北中医药学报，2010(04).

第四节　肺炎

一、简介

（一）概念和临床表现

1. 概念

肺炎是由病原微生物（如细菌、病毒、真菌、支原体、衣原体、立克次体、寄生虫等）或其他因素（如放射线、化学损伤、免疫损伤、过敏及药物等）引起的终末气道、肺泡腔及肺间质的炎症。其中细菌性肺炎是最常见的肺炎，也是最常见的感染性疾病，归属于中医的"咳嗽""喘证""喘嗽"等范畴。特发性间质性肺炎归属于中医的"肺痿""肺胀""肺痹"等范畴。

2. 临床表现

（1）寒战与高热　典型病例以突然寒战起病，继之高热，体温可达39 ～ 40℃，呈稽留热型，常伴有头痛、全身肌肉酸痛、食量减少。抗生素使用后热型可不典型，年老体弱者可仅有低热或不发热。

（2）咳嗽与咳痰　初期为刺激性干咳，继而咳出白色黏液痰或带血丝痰，经1 ～ 2天后，可咳出黏液血性痰或铁锈色痰，也可呈脓性痰，进入消散期痰量增多，痰黄而稀薄。

（3）胸痛　多有剧烈侧胸痛，常呈针刺样，随咳嗽或深呼吸而加剧，可放射至肩或腹。如为下叶肺炎可刺激膈胸膜引起剧烈腹痛，易被误诊为急腹症。

（4）呼吸困难　由于肺实变通气不足、胸痛以及毒血症而引起呼吸困难、呼吸快而浅。病情严重时影响气体交换，使动脉血氧饱和度下降而出现发绀。

（5）其他症状　少数有恶心、呕吐、腹胀或腹泻等胃肠道症状。严重感染者可出现神志模糊、烦躁、嗜睡、昏迷等。

（二）肺炎的分类

1.解剖分类

（1）大叶性（肺泡性）肺炎　主要是由肺炎链球菌引起，病变累及一个肺段以上肺组织，以肺泡内弥漫性纤维素渗出为主的急性炎症。病变起始于局部肺泡，并迅速蔓延至整个肺段或肺叶。

（2）小叶性（支气管性）肺炎　是以肺小叶为单位的灶状急性化脓性炎症。由于病灶多以细支气管为中心，故又称支气管肺炎。病变起始于支气管，并向其周围所属肺泡蔓延。

（3）间质性肺炎　是以肺间质为主的炎症。主要侵犯支气管壁肺泡壁，特别是支气管周围血管，有肺泡壁增生和间质水肿。可由细菌、支原体、衣原体、病毒等引起。

2.病因分类

（1）细菌性肺炎　如肺炎链球菌（即肺炎球菌）、金黄色葡萄球菌、甲型溶血性链球菌、肺炎克雷伯杆菌、流感嗜血杆菌、铜绿假单胞菌、大肠埃希菌等。

（2）病毒性肺炎　如冠状病毒、腺病毒、流感病毒、巨细胞病毒、单纯疱疹病毒等。

（3）肺真菌病　如白色念珠菌、曲霉、隐球菌、肺孢子菌等。

（4）其他病原体所致肺炎　如支原体、衣原体、立克次体、弓形虫、寄生虫（如肺包虫、肺吸虫、肺血吸虫）等。

（5）理化因素所致肺炎　如放射性肺炎、胃酸误入引起的肺炎、药物等引起的化学性肺炎等。

3.患病环境分类

（1）社区获得性肺炎（community acquired pneumonia，CAP）　是指在医院外罹患的感染性肺实质（含肺泡壁即广义上的肺间质）炎症，包括具有明确潜伏期的病原体感染而在入院后平均潜伏期内发病的肺炎。

（2）医院获得性肺炎（hospital acquired pneumonia，HAP）　亦称医院内肺炎

(nosocomial pneumonia，NP)，是指患者入院时不存在、也不处于感染潜伏期，而于入院48h后发生的，由细菌、真菌、支原体、病毒或原虫等病原体引起的各种类型的肺实质炎症。

（三）脑梗死患者发生肺炎的原因

脑卒中后肺炎的发生有多种原因，多与吞咽障碍、误吸误咽、脑干损害引起呼吸损害，轻偏瘫引起的呼吸肌无力等有关系。部分意识障碍、营养差或存在不同程度的原发肺部疾病均可加重卒中后肺炎的发生。吸入性肺炎是指口咽部分泌物和胃内容物反流吸入至喉部和下呼吸道引起的肺部综合征。急性脑血管病由于吞咽反射受损可将咽部寄殖菌带入肺内，导致细菌性吸入性肺炎，是致死的主要危险因素。

如果肺炎的诊断成立，评价病情的严重程度对于决定在门诊或入院治疗甚或ICU治疗至关重要。肺炎的严重性决定于局部炎症程度、肺部炎症的播散和全身炎症反应程度。重症肺炎目前还没有普遍认同的标准，如果肺炎患者需要呼吸支持(急性呼吸衰竭、气体交换恶化伴高碳酸血症或持续低氧血症)、循环支持(血流动力学障碍、外周低灌注)和需要加强监护与治疗(肺炎引起的感染中毒症或基础疾病所致的其他器官功能障碍)，可被认为是重症肺炎。目前许多国家制定了重症肺炎的诊断标准，虽然有所不同，但均注重肺部病变的范围、器官灌注和氧合状态。

（四）辅助检查

(1) 血细胞分析　细菌性肺炎患者可出现白细胞计数升高，中性粒细胞计数及比例升高，白细胞升高程度可以反映炎症的严重程度。

(2) C反应蛋白及降钙素原　细菌感染时，血清C反应蛋白、降钙素原明显升高。非细菌性感染时，升高不明显。

(3) 动脉血气分析　对于有其他慢性疾病合并症的患者，呼吸频率加快或者高龄的患者，必要时可进行动脉血气分析，以了解动脉氧含量及酸碱平衡状态。

(4) 病原学检查　包括痰细菌、真菌及抗酸杆菌检测等，通过对患者咳出的痰液进行检查可以了解患者肺炎的类型，可为治疗提供依据。

(5) 影像学检查　胸部计算机断层成像CT或者胸部X线，可明确病变位置、严重程度。抗感染治疗后，可通过影像学检查观察治疗是否有效，检测病情恢复程度，也可用于鉴别诊断。

（五）诊断

肺炎的诊断程序包括确定肺炎诊断、评估严重程度和确定病原体三方面。本病根据病史、症状和体征，结合X线检查和痰液、血液检查，不难做出明确诊断。

（六）治疗

1.抗感染治疗

社区获得性肺炎患者常用青霉素类，如阿莫西林、克拉维酸钾，还有大环内酯类药物如红霉素，或四环素类抗生素如多西环素治疗。耐药肺炎链球菌可使用喹诺酮类药物如莫西沙星、吉米沙星和左氧氟沙星治疗。医院获得性肺炎常用第二、三代头孢菌素，以及 β-内酰胺类、β-内酰胺酶抑制剂、喹诺酮类或碳青霉烯类药物。重症肺炎首先应选择广谱的强力抗生素，并应足量、联合用药。

2.抗病毒治疗

病毒性肺炎需要根据病毒类型选择不同的药物治疗，如流感病毒应用奥司他韦，巨细胞病毒感染可应用更昔洛韦治疗。合并细菌感染时，可根据感染类型选择合适的抗生素。

3.其他治疗

① 氧疗与呼吸支持：存在低氧血症及高碳酸血症患者，需要通过导管或面罩吸氧，调整给氧浓度，维持血氧饱和度。

② 咳嗽、咳痰的处理：对于以干咳为主的患者，可酌情使用镇咳药物，如甘草片。痰量多或有脓痰时，可予祛痰药物如氨溴索，也可使用气道雾化治疗促进排痰。部分患者应用此类药物可能出现心律失常，少数患者可能出现荨麻疹、胃肠道不适。

③ 发热的处理：对于发热的患者，可采用物理降温，或使用退热药物如布洛芬、洛索洛芬等。但退热药物可造成患者大量出汗，并增加消化道出血的风险。

二、临床观察研究

（一）案例一

我院朴智勇探讨中西医结合治疗急性脑卒中合并吸入性肺炎的临床疗效。

采用痰热清注射液联合头孢哌酮钠舒巴坦钠治疗急性脑卒中合并吸入性肺炎患者，疗效显著。所有病例来自2008年11月至2010年6月我院神经内科和ICU住院患者，均符合以下条件：①1995年全国脑血管病会议诊断标准，经头颅CT确诊为脑血栓形成、脑栓塞和脑出血；②住院期间出现发热、咳脓痰、呼吸困难、肺部湿啰音及哮鸣音等症状；③白细胞升高；④胸部X线或CT示肺部不规则片状模糊阴影。排除标准：①合并其他严重心肺疾病（如肺结核、肺部恶性肿瘤、心肌梗死和严重心律失常等）；②存在气管食管瘘和幽门梗阻；③明确的胃酸吸入性肺炎，反流性胃内容物（主要是无菌性胃酸）吸入肺内引起的急性化学性肺损伤；④发生呼吸衰竭或ARDS行气管插管或切开呼吸机辅助通气；⑤蛛网膜下腔出血；⑥青霉素皮试阳性者。将符合纳入标准的62例患者随机分为2组。治疗组32例，男19例，女13例；年龄34～82岁，平均（69.4±7.8）岁；其中，脑血栓12例，脑栓塞8例，脑出血12例；病程2～72h，平均（34.62±18.78）h。对照组30例，男21例，女9例；年龄38～83岁，平均（63.13±13.84）岁；其中，脑血栓10例，脑栓塞7例，脑出血13例；病程1～72h，平均（35.24±20.16）h。两组一般资料差异无统计学意义（$P>0.05$），具有可比性。

治疗方法：两组患者均予保持气道通畅、维持呼吸和循环功能稳定，控制血压、颅压，维持水电解质平衡等基础治疗。根据《2005中国脑血管病诊疗指南》，对急性脑血栓、脑栓塞或脑出血患者分别给予相应病因治疗。对照组：给予头孢哌酮钠舒巴坦钠治疗，10天为1个疗程。体温超过38.5℃者冰敷头部及腋窝，超过39℃者给予复方氨基比林肌注。治疗组：在对照组治疗基础上，同时用痰热清注射液20mL加入0.9%氯化钠250mL，静脉滴注，每日1次。

观察两组患者症状、体征的改变（包括发热、呼吸困难、咳嗽、咳痰缓解情况，干湿啰音变化，肺部阴影吸收情况）及血常规、血气分析等。疗效标准参照《中药新药临床研究指导原则》疗效判定标准。①治愈：症状、体征消失，胸部X线检查正常。②显效：症状、体征基本消失或明显好转，胸部X线检查明显好转。③有效：症状减轻，体征及胸部X线检查有一定改善。④无效：症状、体征无明显变化或加重，胸部X线检查无改善或恶化。

结果，两组临床疗效比较显示，痰热清注射液联合头孢哌酮钠舒巴坦钠治疗急性脑卒中合并吸入性肺炎患者的总有效率高于单纯头孢哌酮钠舒巴坦钠治疗，有统计学意义（$P<0.05$）。两组发热、咳嗽缓解时间及肺部阴影改善时间结果显示，治疗组患者治疗后的发热、咳嗽缓解时间及肺部阴影改善的时间较对照组缩短，有统计学意义（$P<0.05$）。未发现明显不良反应。

由此讨论：急性脑卒中并发吸入性肺炎多在发病1周内发生，尤其是3天内者多见。其发生机制是多方面的，如由于昏迷、长期卧床致自身抵抗力下降；舌后坠阻塞气道，使呼吸道大量分泌物难以排出；患者喉、咽部的神经支配失调，口腔分泌物及呕吐物易流入呼吸道，常发生呼吸道梗阻和肺部感染，严重者可合并肺水肿，导致呼吸衰竭，威胁患者生命。70%的中风患者吞咽反射受损，缺血性中风患者可现食管上括约肌张力增加，食管下括约肌张力减低，胃排空延迟，肠道扩张和蠕动减弱，这些因素都增加了患吸入性肺炎的风险。有学者认为，吸入性院外感染肺炎主要致病菌是肺炎链球菌、金黄色葡萄球菌、流感嗜血杆菌和肠杆菌；而吸入性院内感染肺炎的致病菌主要是革兰氏阴性杆菌，包括铜绿假单胞菌，混合感染也较多。吸入性肺炎一旦诊断，就应根据社区或院内感染及时采用抗菌药物进行经验性治疗，故临床多用头孢菌素类抗生素治疗。由于坠积性肺炎的致病菌多为条件致病菌，在临床上抗生素的耐药性日益突出，因此选择中成药治疗本病有其优势。

中医学认为，急性脑卒中的基本病机在于体内气血虚弱、脏腑阴阳失调，风、火、痰、瘀是主要的病理因素。合并肺部感染的患者多以痰热内盛为主，临床表现为发热、咳嗽、咳大量黄色痰等。痰热清注射液由黄芩、熊胆粉、山羊角、金银花及连翘组成。该方以黄芩为君药，其味苦性寒，归肺、胃、大肠经，具有清热解毒之功。现代药理学实验证明熊胆具有解痉、解毒、抑菌、镇咳、祛痰、平喘等作用。山羊角味苦咸，性寒，归肝、心经，具有平肝息风、清热解毒等作用。熊胆粉、山羊角为臣药，增强了本方清热解毒、化痰解痉之功效。金银花味甘，性寒，具有清热解毒、宣肺止咳平喘的功效。连翘味苦，性微寒，具有调节人体免疫力、增强体质的功效。本方五味相互配伍，共奏清热、解毒、化痰之功效。药理研究证实，黄芩具有较广的抗菌谱，对铜绿假单胞菌、葡萄球菌、链球菌及肺炎球菌均有抑制作用，对青霉素耐药的金黄色葡萄球菌仍有抑制作用，亦有抗病毒、抗变态反应及解热作用，能明显抑制白介素诱导的前列腺素 E_2 和白三烯的合成；熊胆粉能明显抑制甲型溶血性链球菌、金黄色葡萄球菌、大肠埃希菌和肺炎球菌，此外还有解热、抗炎、抗缺氧及解痉作用；山羊角功能接近羚羊角，具有解热降温作用；金银花对金黄色葡萄球菌、溶血性链球菌、大肠埃希菌、肺炎球菌和铜绿假单胞菌均有一定的抑菌作用，对流感病毒、柯萨奇病毒和埃可病毒也能明显抑制；连翘的抗菌谱广，能较强地抑制大肠埃希菌、金黄色葡萄球菌和表皮葡萄球菌等，对柯萨奇病毒和埃可病毒有十分明显的抑制作用，并有较好的解毒、解热和抗炎作用。本观察表明，痰热清注射液联合头孢哌酮钠舒巴坦钠对急性脑卒中吸入性肺炎有较好的疗效，且未发现有明显不良反应，为治疗获得性肺炎提供了新的选择，值得临床应用。此外，预防吸入性肺炎很重要。笔者认为，给脑卒中患者进食泥状食物，适当的进食体位可显著提高吞咽安全性（一般认为躯干与地面成30°～45°角），注意口腔护理等措施可明显减少吸入性肺炎的发生。

（二）案例二

我院陈霞应用中西医结合方法治疗卒中后肺炎的疗效观察。

选取2001年6月至2006年6月卒中后肺炎患者，并设西药对照组对比观察疗效。西医诊断符合脑卒中诊断标准(参照1995年全国脑血管病学术研讨会通过的"各类脑血管病诊断要点")，符合脑梗死或脑出血诊断标准。且于卒中后2天出现发热、痰量比平时增多、咳嗽、呼吸困难。肺部有湿啰音，胸片及CT显示肺纹理增多增重，局限性或弥漫性淡薄的均匀不规则阴影，血白细胞增高或比平时增高，中性粒细胞增高，痰液或血液培养出致病菌。无严重心肝肾及造血系统疾病，排除肿瘤及器质性精神病患者，无β-内酰胺过敏史。67例患者随机分为两组，治疗组33例，其中男19例，女14例；年龄42～70岁，平均(62.35±11.44)岁；起病至入组时间为2～5天，平均(2.3±1.5)天。对照组34例，其中男19例，女15例；年龄44～70岁，平均(63.10±10.36)岁；起病至入组时间为2～5天，平均(2.4±1.7)天。两组性别、年龄、起病至入组时间经统计学分析，无显著性差异(P>0.05)，具有可比性。

治疗方法两组均给予头孢三嗪2.0加入0.9%氯化钠注射液100mL中静滴，每日2次，疗程7～10天。均给予化痰止咳药物，且哮鸣音重者予以气管扩张药物。两组患者仍进行卒中的常规治疗。治疗组在上述治疗基础上予以自拟汤剂口服以清热化痰、止咳平喘。方药：胆南星10g，黄芩15g，瓜蒌20g，茯苓15g，陈皮15g，制半夏10g，桑白皮10g，地龙15g。疗程同对照组。

治疗前后进行血尿常规、血气分析、肝肾功能、X线胸片、痰菌培养等检查。疗效标准如下。①治愈：症状、体征、实验室检查均恢复正常。②显效：病情明显好转，症状、体征、实验室检查三项中有一项未正常。③好转：病情有所减轻，但不明显。④无效：症状及体征均无改善，甚或病情恶化者。

结果：两组有效率比较，治疗组高于对照组。两组在咳嗽消失时间、肺部啰音消失时间、胸片阴影消失时间比较，治疗组均优于对照组。

中风患者多为素禀痰湿偏盛之人，加之中风后情志不畅，五志过极化火，或痰湿日久蕴热，或外感风寒入里化热，致痰热蕴肺而致咳嗽、咳黄痰、发热等，故属痰热蕴肺之实证。治宜清热化痰、理气止咳。方以清气化痰丸加减。《医方集解》曰："气有余则是火，液有余则为痰，故治痰者必降其火，治火者必顺其气。"方中君以胆南星，其味苦性凉，清热化痰，治痰热之壅闭。以瓜蒌仁、黄芩为臣，瓜蒌仁甘寒，长于清肺化痰，黄芩苦寒，善能清肺泻火，两者合用，泻肺火化痰热，以助胆南星之力。"脾为生痰之源，肺为贮痰之器。"佐以茯苓健脾渗湿。陈皮燥湿化痰，理肺气之瘀滞。制半夏燥湿化痰。桑白皮泻肺平喘。地龙清肺热平喘。现代药理研究证实：瓜蒌所含皂苷及皮中总氨基酸有化痰作用。黄芩煎剂体外抑菌试验证明，对金黄色葡萄球菌、溶血性链球菌、肺炎球菌等革兰氏阳性菌，以及大肠埃希菌、痢疾杆菌、铜绿假单胞菌、结核杆菌等革兰氏阴性菌，均有抑制作用，对流感病毒等亦有抑制作用。鲜橘皮煎剂能扩张支气管及祛痰，陈皮能扩张支气管。法半夏能解除支气管痉挛，镇静呼吸中枢，减少支气管分泌物。广地龙黄嘌呤具有显著扩张支气管作用。据报道有脑卒中患者发生肺炎，卒中后肺炎加重了患者病情，严重影响脑卒中患者的预后。

卒中后肺炎的原因，从病原学角度来看，以细菌性为主，还包括支原体、衣原体等。目前随着抗生素的广泛应用，病原体耐药现象突出，尤其对于老年人，因其原发疾病多，包括一些原发肺部疾病，更影响脑卒中患者的预后。我们在临床中发现，以中药汤剂合抗生素治疗卒中后肺炎，可提高总体疗效，改善症状、体征，与对照组相比，有显著性差异。表明中西药协同治疗卒中后肺炎可明显提高临床疗效。

参考文献

[1] Sarah Hoffmann, Uwe Malzahn, Hendrik Harms, et al. Development of a Clinical Score (A2DS2) to Predict Pneumonia in Acute Ischemic Stroke[J]. Stroke, 2012(10).

[2] 张行丰，孙万飞，金龙学，等. 脑卒中相关性肺炎多药耐药菌感染危险因素与药敏分析 [J]. 中华医院感染学杂志，2017(19).

[3] 郭湖坤，洪舒婷，周厚仕，等. 急性期卒中相关性肺炎的病原菌及其耐药性 [J]. 中国感染控制杂志，2016(04).

[4] 王岑立，康志浩，陈利斌，等. 急性脑卒中相关性肺炎的病原菌分布及危险因素分析 [J]. 中华医院感染学杂志，2014(07).

[5] 李杰. 卒中相关性肺炎的病原学特点及发生多重耐药菌感染的危险因素分析 [D]. 新疆医科大学，2016.

[6] Dan-Dan Liu, Shi-Feng Chu, ChenChen, et al. Research progress in stroke-induced immunodepression syndrome（SIDS） and stroke-associated pneumonia（SAP）[J]. Neurochemistry International, 2018.

[7] Martha Vargas, Juan P.Horcajada, Victor Obach, et al. Clinical Consequences of Infection in Patients With Acute Stroke: Is It Prime Time for Further Antibiotic Trials [J]. Stroke, 2006(2).

[8] 刘晓，何艳凛，邢亚威，等. 危重患者医院获得性肺炎的危险因素分析及预测模型的建立 [J]. 中华医院感染学杂志，2015(11).

[9] Laheij Robert J F, Sturkenboom Miriam C J M, Hassing Robert-Jan, et al. Risk of community-acquired pneumonia and use of gastric acid-suppressive drugs. the Journal of the American Medical Association, 2004.

[10] 龙久琴. 吞咽困难患者的康复护理 [J]. 基层医学论坛，2008(33).

[11] 宋晓明, 郑珍婕, 苏立静, 等. 重症脑梗死患者肺部感染的危险因素及病原学分析 [J]. 中华医院感染学杂志, 2017(09).

[12] 瞿介明, 曹彬. 中国成人社区获得性肺炎诊断和治疗指南 [2016 年版] 修订要点 [J]. 中华结核和呼吸杂志, 2016.

[13] 卒中相关性肺炎诊治中国专家共识组. 卒中相关性肺炎诊治中国专家共识 [J]. 中华内科杂志, 2010(12).

第五节　冠心病

一、简介

（一）概念和临床表现

冠状动脉粥样硬化性心脏病指冠状动脉发生粥样硬化, 使血管腔狭窄或闭塞, 导致心肌缺血缺氧或坏死而引起的心脏病, 简称冠心病。冠心病是中老年人的常见病、多发病, 部分患者可无临床症状, 有症状者主要表现为胸闷、胸痛、心悸、呼吸困难等。冠心病患者应长期服药治疗。冠心病是动脉粥样硬化导致器官病变的最常见类型, 近年来发病呈年轻化趋势, 已成为威胁人类健康的主要疾病之一。

祖国医学将冠心病、脑卒中归属于 "胸痹心痛" "中风" 等范畴。早在《黄帝内经》中对本病病因、病机及临床表现均有相关记载。如《灵枢・本脏》中提出 "肺小则少饮……肺大则多饮, 善病胸痹、喉痹、逆气。" 胸痹是病位与病机的概括, 即病位在肺, 病机为 "痹"。痹者, 闭也, 言营卫气血之闭塞不通。胸痹即胸中痞塞不通, 因而引起胸膺部满闷窒塞, 甚至疼痛的病症。后汉的《金匮要略》则正式提出了 "胸痹" 的病名。《灵枢・刺节真邪》曰: "虚邪偏客于身半……营卫稍衰, 则真气去, 邪气独留, 发为偏枯" 讲述了外因致病。张仲景首创 "中风" 病名, 并在《金匮要略・中风历节》篇中专论中风如 "夫风之为病, 当半身不遂, 或但臂不遂者。" 历代对胸痹心痛、中风研究只是局限在各自的范畴内, 少见二者并论同治。随着科学的不断发展, 学术理念的不断更新, 促使了学科之间的横向联合。据《中国心血管病报告 2014》报道, 心血管病死亡是城乡居民死亡的首要原因。通过我国学者多年对心血管病流行规律和主要危险因素的大量研究, 提出将缺血性心脏病和缺血性脑卒中这两类最主要的心血管事件统称为缺血性心血管病。目前, 心血管病是临床常见病、多发病, 严重影响生活质量, 对人类健康已构成严重的威胁, 给家庭和社会带来了巨大的负担, 已列为世界范围内最重要的公共卫生问题之一。所以根据缺血性心血管病发生、发展的临床规律，探讨有效的中医药防治冠心病合并中风的研究具有十分重要的学术理论意义和临床实用价值。

冠状动脉粥样硬化性心脏病的典型症状为心肌缺血引起的胸闷、胸痛、乏力、呼吸困难等，可伴有出汗、恶心、呕吐等症状，病情严重者可出现心力衰竭、低血压或休克等表现。部分患者可出现心室壁瘤、心脏破裂、栓塞性疾病等并发症。

（二）冠心病的病因及好发人群

1.病因

冠心病多发于40岁以上成人，男性发病年龄早于女性，高胆固醇血症、高血压病、糖尿病、长期吸烟以及肥胖是高发因素，运动、情绪激动等因素可以使冠脉的供血与心肌的需氧之间发生矛盾，冠脉血流量不能满足心肌代谢的需要，就会引起心肌缺血缺氧。暂时的缺血缺氧会引起心绞痛，而持续严重的心肌缺血可引起心肌坏死即心肌梗死。

2.好发人群

（1）高血压病患者　高血压时内皮细胞损伤，低密度脂蛋白容易进入动脉内膜，并刺激平滑肌细胞增生，因此动脉粥样硬化发病率明显升高。高血压病患者患冠心病的概率增高3～4倍。

（2）糖尿病患者　糖尿病患者多伴有高甘油三酯血症或高胆固醇血症，动脉粥样硬化的发病率明显升高，糖尿病还可加速动脉粥样硬化血栓形成和引起冠状动脉管腔闭塞，因此冠心病的发病率升高。

（3）高脂血症患者　脂质代谢异常是动脉粥样硬化最重要的危险因素，其中低密度脂蛋白具有明确的致动脉粥样硬化的作用。

（4）肥胖患者　肥胖也是动脉粥样硬化的危险因素，肥胖可导致甘油三酯及胆固醇水平升高，并常伴发高血压或糖尿病，导致冠心病的发病率明显升高。

（5）长期吸烟患者　吸烟者血小板易在动脉壁黏附聚集，易患动脉粥样硬化，焦油会损伤动脉内膜，另外烟草中的尼古丁可直接作用于冠状动脉和心肌，引起动脉痉挛和心肌受损。

（三）辅助检查

心电图；心肌坏死标志物；血常规；影像学，在不影响实施再灌注治疗的基础上，行床旁胸部X线检查，必要时行冠脉CTA、胸主动脉增强CT扫描或磁共振。心脏彩超；冠状动脉造影。

（四）诊断标准

既往有糖尿病、高血压病、脑梗死、高脂血症等病史或有长期吸烟史。

出现典型心绞痛发作特点，或剧烈的胸骨后或心前区疼痛，伴有大汗淋漓、恶心、呕吐等症状。

心电图出现一过性ST段压低≥0.1mV，或T波倒置≥0.2mV，或出现ST段弓背向上抬高、病理性Q波。

心肌坏死标志物：心绞痛者正常，心肌梗死者明显高于正常。

冠状动脉造影直接显示冠状动脉狭窄程度即可确诊。

（五）治疗措施

1. 药物治疗

（1）硝酸酯类　如硝酸甘油、硝酸异山梨酯。

（2）他汀类降血脂药　如阿托伐他汀、辛伐他汀、洛伐他丁，可延缓或阻止动脉硬化进展。

（3）抗血小板制剂　阿司匹林每日100～300mg，终身服用。过敏时可服用噻氯匹定或氯吡格雷。

（4）β受体阻滞剂　常用的有美托洛尔、阿替洛尔、比索洛尔。

（5）钙通道阻滞剂　是冠状动脉痉挛患者首选，如地尔硫䓬、硝苯地平。

2. 手术治疗

冠状动脉搭桥术是从患者自身其他部位取一段血管，然后将其分别接在狭窄或堵塞的冠状动脉的两端，使血流可以通过"桥"绕道而行，从而使缺血的心肌得到氧供，缓解心肌缺血的症状。这一手术属心脏外科手术，创伤较大，但疗效确切。主要用于不适合支架术的严重冠心病患者（左主干病变、慢性闭塞性病变、糖尿病多支血管病变）。

3. 介入治疗

介入治疗不是外科手术而一种心脏导管技术，具体来讲是通过大腿根部的股动脉或手腕上的桡动脉，经过血管穿刺把支架或其他器械放入冠状动脉里面，达到解除冠状动脉狭窄的目的。

介入治疗的创伤小，效果确切，风险小。普通金属裸支架的再狭窄率为15%～30%。药物涂层支架的应用进一步改善了支架术的长期疗效，一般人群再狭窄率3%，糖尿病/复杂病变人群再狭窄率约为10%，其效果可与冠状动脉搭桥手术相媲美。

二、临床治疗研究

我院李艳娟等研究冠心病合并中风不同分期治则治法研究。

为探寻冠心病合并中风各阶段每一证型的主要治法、遣方、用药，筛选并制定有效的基础诊疗方案及证候层面的诊疗方案，为冠心病合并中风的中医规范化诊疗提供理论依据。通过冠心病合并中风治则治法的临床专家调查问卷。将调查问卷使用R3.1.2统计分析平台及 Microsoft Office 2007办公软件，以列联表、堆叠条形式汇总统计，并应用组合分析、排序分析方法对数据进行统计分析。得出冠心病合并中风的不同分期治则治法。急性期热毒炽盛、阴竭阳脱证，应用清热解毒、回阳救阴治法，方选犀角地黄汤等，用药优选清营解毒、温阳固脱、大补元气药；急性期风阳痰火、蒙蔽清窍证，应用潜阳息风、泻火豁痰开窍治法，方选清热导痰汤等，用药优选清热化痰、化浊开窍、平肝息风药。恢复期气虚痰瘀证应用益气化痰、活血化瘀治法，益气类方选四君子汤等，用药优选补益元气、健脾化痰、养血活血药（祛痰类方选半夏白术天麻汤加减，用药优选健脾化痰药；祛瘀类方选黄芪桂枝五物汤加减，用药优选养血活血、活血化瘀药）；恢复期气虚络滞证应用益气理血通络治法，方选补阳还五汤等，用药优选益气通络、养血活血、活血化瘀药。后遗症期气虚瘀阻证应用益气、活血化瘀治法，方选黄芪桂枝五物汤等，用药优选健脾益气、补益元气、活血化瘀、活血养血药；后遗症期肝肾亏虚证应用补益肝肾、燮理阴阳治法，方选大定风珠等，用药优选滋阴潜阳、补肾填精药。冠心病合并中风不同分期治则治法研究得出了专家共识，具有一定的临床应用价值，可为冠心病合并中风的中医规范化诊疗提供科学的理论依据。

参考文献

[1] 宋振丰.中医活血化瘀汤治疗冠心病心绞痛的价值分析 [J].中西医结合心血管病电子杂志，2020(13).

[2] 高柳.复方丹参滴丸对冠心病患者的病情改善效果 [J].中国医药指南，2020(14).

[3] 张艺嘉，樊珂，崔小数，等.中医药治疗动脉粥样硬化临床研究进展 [J].中医学报，2020(09).

[4] 牟雷，梁丽嫦，范雅雯，等.基于 miR-200b 探讨冠心通络方对糖尿病大鼠血管重构的影响 [J].中药材，2020(01).

[5] 李娟，喻正科，韦凤娟，等.喻正科治疗冠心病用药规律 [J].中医药临床杂志，2019(11).

[6] 冯君，刘建和，冉俊宁，等.从痰、瘀、虚探讨动脉粥样硬化的中西医病机 [J].陕西中医，2020(02).

[7] 张超 . 中西医结合治疗不稳定型心绞痛的临床效果及对炎性因子的影响 [J]. 临床医学研究与实践，2018(21).

[8] 伍振莲 . 通阳法结合西药治疗冠心病不稳定型心绞痛临床疗效观察研究 [J]. 心理医生，2017.

[9] 袁法林，郝立革 . 探讨冠心病心绞痛心内科规范治疗临床体会 [J]. 中西医结合心血管病电子杂志，2019(07).

[10] 孟淑芹，芦莉 . 中药活血行气汤联合西药治疗老年气滞血瘀型冠心病心绞痛的临床研究 [J]. 中国医药指南，2019(14).

[11] 尹述平 . 中医活血化瘀方治疗老年冠心病心绞痛的临床疗效 [J]. 中国中药杂志，2015.

[12] 陈敏 . 中药治疗冠心病心绞痛临床分析 [J]. 吉林医学信息，2011(Z1).

[13] 庄洪标 . 中医药在冠心病心绞痛患者治疗中的应用进展 [J]. 中医临床研究，2020(06).

[14] 完玛仁青 . 冠心病心绞痛经藏药红景天治疗的效果探究 [J]. 中西医结合心血管病电子杂志，2020(20).

第六节　卵圆孔未闭

一、简介

（一）概念和临床表现

卵圆孔一般在生后第 1 年内闭合，因此新生儿和婴儿的卵圆孔是未闭合的，若大于 3 岁的幼儿卵圆孔仍不闭合称卵圆孔未闭（PFO），成年人中有20％～ 25％的卵圆孔不完全闭合，留下很小的裂隙。

临床表现：继发孔缺损早年多无症状，一般到了青年期才开始出现，主要为劳累后气促、心悸、心房颤动，可有右心衰竭或呼吸道感染。原发孔缺损症状出现较早，早期可出现明显肺动脉高压和右心衰竭。

（二）卵圆孔未闭与脑梗死的联系及危害

近年来的许多研究表明，卵圆孔未闭与不明原因脑卒中患者之间存在着密切的联系，可作为来自静脉循环"反常性栓子"的通道导致脑梗死。这是因为通过未闭的卵圆孔，下列栓子可进入左心系统引起相应的临床症状：①下肢深静脉或盆腔静脉的血栓；②潜水病或减压病所致的空气栓子；③手术或外伤后形成的脂肪栓子。而且对于发生过血栓事件的卵圆孔未闭患者其再发的危险性依然很高。因此，针对病因治疗，封闭高危人群的开放的卵圆孔，有望降低患者的发生率。另外，也发现卵圆孔未闭与减压病、偏头痛等的发病有关，闭合卵圆孔可能有益于上述患者。

（三）卵圆孔未闭分类

一般将PFO分为三类：①大PFO为≥4mm；②中PFO为2～3.9mm；③小PFO为<2mm。

房间隔缺损可分为原发孔缺损和继发孔缺损两类，以后者居多。继发孔缺损位于冠状窦口的后上方，再根据相应的解剖部位而有下列类型：在房间隔中央部位者称为卵圆孔型，靠近上腔静脉入口者称为上腔静脉型，靠近下腔静脉入口者称为下腔静脉型。绝大多数为单孔，少数为多孔，亦有筛状者。缺损直径一般为2～4cm。偶有完全缺损边缘而成单心房。如伴有肺静脉异位引流入右心房，称为部分性肺静脉异位引流症。原发孔缺损，位于冠状窦口的前下方，缺损的下缘靠近或为二尖瓣环，常伴有二尖瓣大瓣裂缺，称为部分性房室共同通道。

（四）治疗原则

PFO合并不明原因的脑栓塞或TIA发作时，为防止再发脑栓塞才进行治疗，预防PFO所致的反向血栓，药物治疗（抗凝剂或抗血小板制剂），经导管封堵PFO，外科手术关闭PFO。建议对PFO合并不明原因脑卒中患者，常规使用经皮PFO封堵治疗，存在房间隔瘤伴有分流的PFO应预防性经皮PFO封堵治疗。

二、临床观察研究

我院常大伟等研究青年缺血性脑卒中合并卵圆孔未闭临床病例分析。

选取2005年3月至2007年12月本院收治的无明确危险因素的青年缺血性脑卒中合并PFO患者16例。其中男13例，女3例；年龄17～30岁6例，31～45岁10例；有偏头痛病史5例，脑梗死家族史3例，下肢深静脉血栓形成4例，少量吸烟史6例。16例患者生化检查胆固醇、甘油三酯、低密度脂蛋白均正常或稍高，同型半胱氨酸略高者2例，余无异常。所有患者经临床症状、查体结合头颅CT或MRI确诊为脑梗死，且均采用美国GE公司LOGIQ7彩色多普勒超声诊断仪，检查双侧颈内动脉颅外段及双侧椎动脉，无明显狭窄后再行经食管超声检查房间隔。

PFO的诊断标准：①卵圆孔瓣与继发隔之间存在裂隙；②彩色多普勒血流显像可观察到卵圆孔瓣与继发隔之间存在细小的心房水平分流束，且分流束起源于卵圆孔瓣与继发隔交界的边缘处；③由2位超声专业医生结合图像做出判断。结果显示卵圆孔缺损直径≥4.0mm 6例，缺损直径2.0～3.9mm 8例，缺损直径≤1.9mm 2例。

由此讨论脑梗死主要由高血压、动脉粥样硬化、心源性栓子栓塞等原因所致。近年来国内外越来越多的资料证实，缺血性脑卒中与PFO有着密切的关系。PFO发生缺血性脑卒中的可能机制：①可能发生反向栓塞的同时伴有隐性深静脉血栓形成，后者可能发生在脑卒中之前，有时与肺栓塞或肺动脉高压有关（或继发于肺栓塞或肺动脉高压）。②可能在PFO的管道内形成局部血栓，有时食管超声可在房间隔的左和右边看见漂浮的血栓，从而可明确PFO是栓塞的根源。③PFO可以是独立存在的，也可能与房间隔瘤有关，未关闭的卵圆孔如无手术或介入干预可终生存在。出生后由于左心房压力升高，将第一隔推向卵圆孔，第一与第二隔融合则卵圆孔永久关闭，若两者未融合，仍保持分离状态，则当右心房压力高于左心房时，卵圆孔又重新开放，其病理、生理与继发房间隔缺损呈搭错样改变，局部可能形成涡流血流、细小血栓；此外，静脉血流的各类栓子可能通过未闭的卵圆孔，再从左心房进入左心室，又随着血液流动，到达颅内动脉或其他动脉，导致患者出现一系列中风的临床表现，此种情况多见于年轻人。

本组患者除按缺血性脑血管病常规治疗外，均给予拜阿司匹林片100～300mg，口服或皮下注射低分子肝素钠5000IU，住院时间14～21天，其中6例卵圆孔缺损较大者建议择期行经皮PFO封堵术或外科手术治疗，全部患者住院期间未再次发生栓塞。

对于缺血性卒中不明原因的病例中，PFO的发生率明显高于其他原因的病例，尤其是年龄较轻的不明原因卒中患者。存在PFO者年龄较轻，较少有高血压、高血脂、吸烟等脑血管病常见的传统危险因素，当PFO分流量较大合并房间隔瘤，或存在下肢静脉血栓等，易发生缺血性脑卒中。Cabanes等研究证实，PFO和反常栓塞或卒中之间具有显著相关性，与正常对照组相比PFO患者血栓栓塞事件是正常对照组的4倍，如果同时伴有房间隔瘤，则相对危险是正常对照组的33倍。由此看来，存在PFO者发生缺血性卒中应该是综合因素的结果，仅有PFO没有栓子的来源则不会发生，必须存在反常通道及栓子来源才会出现栓塞。目前认为，原因不明的脑卒中合并PFO是封堵器治疗的适应证，潜水员等特殊职业者并发PFO时进行早期干预有可能预防脑卒中的发生。故对于原因不明的脑卒中患者，同时证实伴有PFO、存在右向左分流者，应采用介入封堵治疗的方法。总之，PFO可增加脑卒中的发生，两者密切相关，危险因素不充分的卒中患者，特别是年轻者常规检查经食管超声心动图，有利于早期发现PFO、早期确定相关治疗，减少卒中复发，降低致残率、致死率，应引起临床重视。

参考文献

[1] 张玉顺，朱鲜阳，蒋世良，等 . 卵圆孔未闭处理策略中国专家建议 [J]. 心脏杂志，2015(04).

[2] Paola Palazzo, Pierre In grand, Pierre Agius, et al. Transcranial Doppler to detect right‐to‐left shunt in cryptogenic acute ischemic stroke[J]. Brain and Behavior, 2019(1).

[3] 周丹，唐维红 . 脑卒中患者年龄变化趋势及中青年脑卒中患者危险因素分析 [J]. 检验医学与临床，2019(02).

[4] 范春红 . 脑卒中后患者残疾危险因素及接受度分析 [J]. 中华现代护理杂志，2017(13).

[5] 姜乐，沈红健，沈芳，等 . 隐源性脑卒中合并卵圆孔未闭患者的临床特点分析 [J]. 第二军医大学学报，2018(09).

[6] Schneider M, Siddiqui T, Karch A, et al. Clinical relevance of patent foramen ovale and atrial septum aneurysm in stroke: findings of a single-center cross-sectional study. European Neurology, 2017.

[7] 关颖，张苗 . 卵圆孔未闭与病因不明的缺血性脑卒中 [J]. 北京医学，2005(06).

[8] 王明达 . 卵圆孔未闭与青年缺血性卒中 [J]. 中国伤残医学，2011(01).

[9] 刘婧涵，朱辉 . 卵圆孔未闭导致皮髓交界处多发腔隙性脑梗死 2 例报告 [J]. 中风与神经疾病杂志，2012(04).

第七节　糖尿病

一、简介

（一）概念

糖尿病（PM）是一种由于胰岛素分泌缺陷或胰岛素作用障碍所致的以高血糖为特征的代谢性疾病。持续高血糖与长期代谢紊乱等可导致全身组织器官，特别是眼、肾、心血管及神经系统的损害及其功能障碍和衰竭。严重者可引起失水、电解质紊乱和酸碱平衡失调等，急性并发症有酮症酸中毒和高渗昏迷。糖尿病是脑血管病发病的危险因素之一。糖尿病血栓形成已成为促使糖尿病患者致残、致死的主要原因，近年来其发病呈上升趋势，严重危害和影响患者的生命和生活质量，且不受性别、年龄的限制。我国和日本的研究资料表明，糖尿病患者死于脑血管合并症者远高于欧美国家，故糖尿病作为脑血管病的危险因素在我国具有重要的意义。

（二）临床表现

（1）典型症状　三多一少症状，即多尿、多饮、多食和消瘦。

（2）不典型症状　一些2型糖尿病患者症状不典型，仅有头昏、乏力等，甚至无症状。有的发病早期或糖尿病发病前阶段，可出现午餐或晚餐前低血糖症状。

（3）急性并发症的表现　在应激等情况下病情加重。可出现食欲减退、恶心、呕吐、腹痛、多尿加重、头晕、嗜睡、视物模糊、呼吸困难、昏迷等。

（4）慢性并发症的主要表现

①糖尿病视网膜病变：有无视力下降以及下降的程度和时间；是否检查过眼底或眼底荧光造影；是否接受过视网膜光凝治疗。

② 糖尿病性肾病：有无水肿、尿中泡沫增多或蛋白尿。

③ 糖尿病神经病变：四肢皮肤感觉异常，如麻木、针刺感、蚁走感，足底踩棉花感，腹泻和便秘交替，尿潴留，半身出汗或时有大汗，性功能障碍。

④ 反复的感染：例如反复的皮肤感染如疖、痈；经久不愈的小腿和足部溃疡；反复发生的泌尿系感染；发展迅速的肺结核；女性外阴瘙痒。

⑤ 糖尿病足。

（三）糖尿病的诊断

空腹血糖大于或等于7.0mmol/L，和（或）餐后2h血糖大于或等于11.1mmol/L即可确诊。诊断糖尿病后要进行如下分型。

1.1 型糖尿病

发病年龄轻，大多<30岁，起病突然，多饮、多尿、多食、消瘦症状明显，血糖水平高，不少患者以酮症酸中毒为首发症状，血清胰岛素和C肽水平低下，ICA、IAA或GAD抗体可呈阳性。单用口服药无效，需用胰岛素治疗。

2.2 型糖尿病

常见于中老年人，肥胖者发病率高，常可伴有高血压、血脂异常、动脉硬化等疾病。起病隐袭，早期无任何症状，或仅有轻度乏力、口渴，血糖增高不明显者需做糖耐量试验才能确诊。血清胰岛素水平早期正常或增高，晚期低下。

（四）糖尿病的治疗

糖尿病的治疗包括糖尿病教育、饮食治疗、运动治疗、药物治疗、血糖监测以及其他心血管疾病危险因子的检测和控制几个方面。

1. 糖尿病知识教育

糖尿病一旦确诊，即应对患者进行糖尿病教育，包括糖尿病的一般知识、自我血糖和尿糖的监测、降糖药物的用法、不良反应的观察和处理以及各种并发症的表现及防治等。

2. 饮食治疗

饮食治疗是各种类型糖尿病基础治疗的首要措施。饮食治疗的原则是：控制总热量和体重。减少食物中脂肪，尤其是饱和脂肪酸含量，增加食物纤维含量，使食物中碳水化合物、脂肪和蛋白质的比例合理。控制膳食总能量的摄入，合理均衡分配各种营养物质。维持合理体重，超重/肥胖患者减少体重的目标是在3～6个月期间体重减轻5%～10%。消瘦患者应通过均衡的营养计划恢复并长期维持理想体重。

3. 运动疗法

应根据患者的实际情况，选择合适的运动项目，量力而行，循序渐进，贵在支持。运动方式、强度、频率应结合患者实际情况而定。一般推荐中等强度的有氧运动（如快走、打太极拳、骑车、打高尔夫球和园艺活动），运动时间每周至少150min。当血糖>14～16mmol/L、明显的低血糖症或血糖波动较大、有糖尿病急性代谢并发症以及心肾等器官严重慢性并发症者，暂不适宜运动。

4. 口服药物治疗

根据作用机制不同，分为促胰岛素分泌剂（磺脲类、格列奈类）、双胍类、噻唑烷二酮类胰岛素增敏剂、α-糖苷酶抑制剂、二基肽酶-Ⅳ（VDPP-Ⅳ）抑制剂等。药物选择应基于2型糖尿病的两个主要病理生理改变——胰岛素抵抗和胰岛素分泌受损来考虑。此外，患者的血糖波动特点、年龄、体重、重要脏器功能等也是选择药物时要充分考虑的重要因素。联合用药时应采用具有机制互补的药物，以增加疗效、降低不良反应的发生率。

5. 胰岛素治疗

① 短效胰岛素起效快而作用时间短。常规胰岛素属于短效胰岛素。制剂透明。

② 中效胰岛素的起效时间、峰值和作用时间皆较短效胰岛长。最常用的是NPH。

③ 预混胰岛素：50R即50%NPH胰岛素和50%常规胰岛素的混合液；30R即70%NPH胰岛素和30%正规胰岛素的混合液。

④ 超短效胰岛素类似物：合成的胰岛素类似物，餐时注射，作用时间短。有赖脯

胰岛素和门冬胰岛素两种。

⑤ 长效胰岛素类似物：合成的胰岛素类似物，作用时间长，作为基础量胰岛素的补充。如甘精胰岛素和地特胰岛素。

⑥ 超长效胰岛素类似物：合成的胰岛素类似物，作用时间更长，例如德谷胰岛素。

6. 血糖监测

（1）糖化血红蛋白（HbA1c）　HbA1c是评价长期控制血糖的金指标，也是指导临床治疗方案调整的重要依据之一。标准的HbA1c检测方法的正常值范围为4%～6%，在治疗之初建议每3个月检测一次，一旦达到治疗目标可每3～6个月检查一次。对于患有贫血和血红蛋白异常性疾病的患者，HbA1c的检测结果是不可靠的。可用血糖、糖化血清蛋白来评价血糖的控制。

（2）自我血糖监测　自我血糖监测是指糖尿病患者在家中开展的血糖检测，用于了解血糖的控制水平和波动情况，是指导血糖控制达标的重要措施，也是减少低血糖风险的重要手段。

7. 其他心血管疾病危险因子的监测和控制

2型糖尿病的治疗除了降糖之外，血压控制、血脂控制和阿司匹林的使用也至关重要。

二、临床观察研究

（一）案例一

我院王丽鹂研究糖尿病并发脑血管病的临床观察。

选取2002年6月至2004年6月我院收治的糖尿病并发脑血管病患者66例。男36例，女30例，年龄50～65岁。所有患者均为2型糖尿病患者。合并高血压者40例，其中9例有家族史。有DM史者20例，余46例均为入院后发现血糖高而确诊为DM。对照组（未合并糖尿病）：无DM的脑血栓形成（CT）35例、脑出血（CH）25例，年龄50～60岁，男、女各30例。主要临床表现头痛、头晕、恶心、呕吐及肢体活动障碍或者言语障碍。其中，昏迷15例，意识模糊9例，意识清楚42例。单瘫6例，偏瘫50例，四肢瘫4例，肢体无瘫痪6例。CT检查66例行头颅扫描。基础底节区梗死26例，多发性梗死10例，腔隙梗死4例；内囊出血10例，基底节区出血8例；脑叶出血8例。检测血脂、血液流变学等指标。

结果显示，DM、血脂水平、血液高凝状态、高血压均是脑血管病（cerebrovascular

disease，CVD）常见的危险因素。目前大多研究认为，高胰岛素血症是心脑血管并发症的独立危险因素。DM并发CVD的原因主要是DM的高胰岛素血症可致脂代谢障碍，加速和加重了动脉粥样硬化，加之DM患者血小板功能异常使血液呈高凝状态，这些血管和血液成分的异常促进了CVD的发生。本组病例均为2型DM，提示高胰岛素血症与CVD发生有密切关系。甘油三酯增高、高密度脂蛋白减低提示脂代谢紊乱是产生脑血管病的原因之一，血液流变学指标均增高，说明血液流变学指标的变化在CVD形成过程中起一定作用。但与未合并DM的CVD患者差异无显著性，说明不是其特有因素。本组病例中有69.7%的患者无DM史，入院后检查才确诊。所以，CVD患者要注意血糖、尿糖的监测，除发现血糖应激性升高外，还可发现一些无DM史的DM患者。合并高血压者占60.6%，说明高血压也是产生CVD的危险因素之一。笔者提议向广大患者宣教高血压及DM的基本知识，让患者认识到其危害性，加强平时的规律用药，有可能会减少CVD的发生率。本组患者有年轻化的趋势，可能的原因是合并DM或有高血压家族史，二者均可促使动脉粥样硬化的发生。因此笔者提议有条件的地区应当进行定期定点的体检，尤其有家族史者更应注意。由上述可知，DM、血脂水平、血液高凝状态、高血压均是CVD病发生的危险因素。所以，对DM患者，不但要控制血糖，还要同时控制血压、降低血脂、控制血液高凝状态，综合治疗才能降低CVD的发生。

（二）案例二

我院王艳菊观察养阴益气活血法治疗糖尿病性脑梗死的临床治疗有效性和安全性。其认为糖尿病性脑梗死的基本病机是气阴两虚、瘀血阻滞。在临床中运用养阴益气活血法治疗糖尿病性脑梗死，收到良好效果。

病例选择标准：①年龄40岁以上；②糖尿病患者经头颅CT诊断有脑梗死者，发病时间小于72h；③中风意识昏蒙较轻者；④中风中腑者；⑤临床表现为气阴两虚兼有血瘀者。排除病例标准：①年龄40岁以下；②出血性疾病；③短暂性脑缺血发作；④中风中脏者；⑤妊娠及哺乳期妇女；⑥伴有严重心肝肾疾病者；⑦排除精神障碍因素；发病2周前接受益气养阴活血治疗者。选择2007年4月至2008年9月在本院住院的2型糖尿病合并脑梗死患者60例，按随机数字表法分为两组。治疗组30例，男13例，女17例，年龄43～70岁，平均（65.20±3.25）岁。对照组30例，男12例，女18例，年龄45～71岁，平均（65.50±3.31）岁。

西医诊断标准参照1995年全国第4届脑血管病学术会议制定的标准，并经头颅CT确诊；中医诊断参照1991年国家中医药管理局急症科研组修订《中风病辨证诊断标准》。

治疗方法，中风证及患者虚证的问诊。主证：半身不遂，口眼㖞斜，手足麻木，口中流涎，舌偏，语謇，不语，神志恍惚，神昏。兼证：眩晕头痛，面红目赤，心烦易怒，尿赤便秘，面色㿠白，气虚乏力，烦躁耳鸣，手足心热，舌质淡，苔薄白，脉弱。两组基础治疗相同，包括西药降糖药、脱水药及支持疗法，但不用抗凝药及扩血管药。治疗组分服养阴益气活血中药，每日1次，水煎服，3周为1个疗程。方药：黄芪50g，熟地黄20g，胆南星10g，制半夏10g，茯苓15g，全蝎6g，白芍12g，陈皮12g，红花10g，桃仁10g，桑枝30g。两组疗程均为3周，疗程结束后进行疗效判断。治疗前后查体，测血压、心率，进行实验室检查（包括血常规、尿常规及肝肾功能等），记录所有不良反应。

疗效标准参照《脑卒中患者临床神经功能缺损程度评分标准》评定。①基本治愈：神经功能缺损评分减少91%～100%，病残程度0级。②显著进步：神经功能缺损评分减少46%～90%，病残程度1～3级。③进步：神经功能缺损评分减少18%～45%。④无变化：神经功能缺损评分减少17%以下。⑤恶化：神经功能缺损评分增加18%以上。⑥死亡。

结果比较，两组患者治疗后的总有效率分别为90.0%、66.7%。治疗前后神经功能缺损评分比较治疗组优于对照组。治疗组治疗后纤维蛋白原、血浆黏度较治疗前有所下降。空腹血糖较治疗前相比明显下降。治疗组治疗后TC、TG较治疗前有所下降。两组治疗前后体格检查、血压及心率均无明显变化，两组治疗前后实验室检查（血常规、尿常规及肝肾功能）比较，差异无统计学意义，且无皮疹、腹泻等不良反应发生。

由此讨论：糖尿病性脑梗死属消渴病中风的范畴，糖尿病性脑梗死的病因病机以糖尿病(消渴病)的病因病机为基础，以脑梗死（中风病）的病因病机为转归，而且多发生于消渴病后期。消渴病的基本病机为阴虚燥热，久伤气血，脑络瘀滞而成，即阴虚与气虚同时存在，共同导致瘀血阻滞脑络而发病，瘀血既是消渴病最常见的病理产物，同时又是缺血性中风最直接的原因。

因此笔者认为气阴两虚、瘀血阻滞是消渴病合并缺血性中风的基本病机，且多为本虚标实，气阴亏虚为本，血脉瘀阻为标。治疗上以益气养阴以固其本，兼顾活血化瘀以祛其标。

方中重用黄芪补气，辅以活血行气之品，行气活血之力更速，所谓"治风先治血，血行风自灭"，熟地黄滋补肝肾之阴、益精血，共为君药；红花、桃仁破瘀通经、行血润燥，全蝎入肝祛风并善走散，桑枝通利四肢关节、祛风活络，共为臣药；胆南星、半夏、陈皮、茯苓化痰祛湿、和胃健脾，白芍养血柔肝，共为佐药。诸药合用，君臣有序，佐使有节，共奏益气养阴、祛痰化瘀之功，使瘀化则津液流通，痰邪自散，痰散则脉络通利，瘀不能生。现代药理研究表明黄芪能兴奋中枢神经系统，提高抗病能力，增强毛细血管抵抗力，具有扩血管、降血压之用；并有显著的强心保肝作用和抗缺氧作用，长期服用对预防老年性动脉硬化有一定意义。熟地黄具有增强免疫功能、降血糖、抗脂质过氧化的作用，同时熟地黄（酒、蒸）有显著的降压作用，对高血压引起的心肌劳损、左心室高压及心肌供血不足均有改善作用。桃仁具有活血化瘀、润肠通便、改善血液循环、抗过敏、镇痛止咳、抗感染、保肝、抗衰老等功效；红花有抑制血小板聚集和增加纤维蛋白原溶解作用，且对缺血缺氧性脑病有保护作用。桑枝中总黄酮有显著的抗氧化和清除体内自由基作用，黄酮对糖尿病亦有较好的防治作用。白芍具有抗血栓、抗心肌缺血、增强免疫功能、抗应激等药理作用等。

综上所述，笔者认为糖尿病性脑梗死的基本病机是气阴两虚、瘀血阻滞。养阴益气活血法治疗糖尿病性脑梗死疗效确切。本研究旨在发挥中医药特色，为广大临床医生提供一种新的、安全、有效的防治糖尿病性脑梗死的药物，以期达到降低糖尿病的病死率、减少糖尿病的致残率。

（三）案例三

我院金华将张玉琴教授治疗消渴病合并中风病的经验进行总结。

广义的消渴病合中风病泛指消渴病合并的各种脑部病变；狭义消渴病合并中风即指消渴病并发中风病，与现代医学糖尿病性脑血管病变基本一致。消渴病合并中风病，在古代中医文献中有记载。如明代戴思恭《证治要诀•消瘅》"三消久之，精血既亏，或目无见，或手足偏废，如风疾。"明确指明消渴日久可以导致中风偏瘫。

1. 病因病机

张玉琴教授认为"郁毒"是导致现代消渴病患者急剧增加的重要原因，"郁毒"在消渴病初期以"气郁""酒郁""食郁"为主，消渴病末期以"瘀毒"为主，"瘀"多指血瘀，亦是导致中风发病的重要因素。

（1）饮食不节 《素问•通评虚实论篇》云："凡治消瘅、仆击、偏枯、痿厥、气满发逆，肥贵人则膏粱之疾也。"早在《内经》时代古代医家就认识到嗜食肥甘厚味是消渴病与中风病共同的发病基础。《丹溪心法•中风》所谓"湿土生痰，痰生热，热生风也"。长期嗜食肥甘厚味，导致脾胃运化失司，聚湿生痰，痰瘀化热，热极生风。《素问•奇病论》说："此肥美之所发也，此人必数食甘美而多肥也，肥者令人内热，甘者令人中满，故其气上溢，转为消渴。"明确指出嗜食肥甘，饮酒日久，继而化热，消灼阴精，故致消渴。故"食郁"即饮食不节亦致消渴。现代研究也表明肥胖以及高脂饮食与消渴病和中风病的发生密切相关。

（2）情志所伤　情志失调，肝失疏泄，气机郁滞，血行不畅，瘀阻脑络；暴怒伤肝，则肝阳上亢，上扰脑神，或心境愁郁，郁而化火，心火上燃，上冲犯脑。均易引起气血逆乱，上冲犯脑而发为中风。《灵枢·五变》篇云："怒则气上逆，胸中蓄积，血气逆留……转而为热，热则消肌肤，故为消瘅"。《临证指南医案·三消》曰："心境愁郁，内火自燃，乃消症大病。"即说明"气郁"所致情志失调亦是消渴病发病的重要因素。

（3）年老体弱多病　《景岳全书·非风》说："卒倒多由昏愦，本皆内伤积损颓败而然。"随年龄增加中风病发病率逐年升高。王履云"中风者……凡人年逾四旬气衰之际，或因忧喜忿怒伤其气者，多有此疾，壮岁之时无有也，若肥盛则间有之"。年老之人，加之病久，气血亏损，气虚则运血无力，血流不畅，脑脉瘀阻，发为中风；素体阴虚，壮年不显，年老则阴虚加重，阴无以制阳，阳亢携痰浊、瘀血上侵脑脉，发为中风。消渴病后期以"瘀毒"为主，"瘀"多指血瘀。血瘀既是消渴病理产物，同时也是影响消渴病进展及并发症发生的主要致病因素。消渴病日久，阴损气耗，阴阳两虚，阳气虚则运血无力，阴血虚则血行滞涩，耗伤津液，使瘀血内阻，脑脉瘀阻，或血不循经，泛溢脑络，以及阴虚燥热，伤津耗液化痰，痰瘀阻络，脑脉不通，发为中风病。

2. 辨证论治

对于消渴病合并中风病的辨证论治，古今医家多以益气活血、祛风化痰、化瘀通络、滋阴潜阳、化痰息风、清热解毒、活血化瘀为常用治法。张玉琴教授注重根据疾病分期及证候的不同，多法联用，标本兼顾，随症加减。张玉琴教授对消渴病并发中风病的辨证论治，消渴以阴虚为本，气血不足，主要责之于肝，乙癸同源，精血相生，肾病日久，必损己肝和其他脏腑，最终阴损及阳，渐至阴阳两虚，五脏皆伤，功能失调，风火痰气瘀随之而生，导致中风病。中风病证型以肝肾阴虚为主，兼夹风、火、痰、气、瘀。究其消渴病合并中风原因均以瘀血为主，治疗中强调益气养阴为本、化瘀通络为标的总体治疗原则，辨证论治，取得满意的疗效。

（1）中风急性期　①中经络：a.风痰阻络，治法清热化痰，息风通络。方药化痰消栓通络汤加减。b.痰热腑实，治法通腑泄热化痰。方药通腑消栓清热汤加减。c.肝阳暴亢，治法平肝息风潜阳。方药平肝消栓息风汤加减。②中脏腑：a.风火闭窍，治法清热息风、醒神开窍。方用天麻钩藤饮配合紫雪丹或安宫牛黄丸鼻饲。b.痰火闭窍，治法清热涤痰、醒神开窍。方用羚羊角汤配合至宝丹或安宫牛黄丸鼻饲。c.痰湿蒙窍，治法燥湿化痰、醒神开窍。方用涤痰汤配合苏合香丸鼻饲。

（2）恢复期（发病2周至6个月）　①阴虚风动，治法滋阴潜阳，镇肝息风。方药滋阴消栓通络汤加减。②气虚血瘀，治法益气活血通络。方药补气消栓扶正汤加减。

（3）后遗症期（发病6个月以上）　①半身不遂为主症，治法益气活血、化瘀通络。方药补气消栓扶正汤加减。②言语不利为主症，治法祛风化痰、宣窍通络。方药解语丹加减。

3. 外治法

（1）针灸治疗中风病　只要患者病情稳定、不再加重或病情反复，都可以实施针刺治疗。中风病发作的急性期患者出现神昏为主症。用醒脑开窍针刺法。主穴为人中，涌泉，天柱，内关，神门，三阴交；辅穴为极泉，委中，尺泽。配穴：呛咳吞咽障碍加廉泉，风池，翳风，合谷；语言謇涩加风池，哑门，廉泉，金津，玉液；手指开合加合谷；足内翻加丘墟透照海，委中；便秘加丰隆；尿失禁、尿潴留加关元，气海，中极，足三里，三阴交，局部施灸，配合按摩；睡眠颠倒加百会，印堂，三阴交，涌泉穴。康复治疗以中风病早期康复治疗为主。专业的康复医师告知患者及家属，保持患者良好的肢体位置，积极参加早期康复知识宣教。进行患者被动关节活动度维持训练，体位变化的适应性训练，吞咽功能训练及患者日常生活能力的训练如更衣、吃饭、洗漱、搬运等。

（2）张玉琴教授亦重视患者的心理调节　消渴病为终身性疾病，病程长，用药时间长，需要定期复查，监测血糖，容易让患者的心理产生焦虑、抑郁等情绪，并发中风病后出现肢体偏瘫、失语、二便失禁，生活不能自理，又易产生自卑、消极、急躁、厌世情绪，这种心态会使病情反复甚至加重，糖尿病合并脑梗死患者的治疗固然重要，其综合护理亦不可或缺。在诊治过程中医护人员应随时观察患者情绪，应向患者详细讲解疾病的恢复过程，指导患者正确认识疾病，保持良好的心态，对战胜疾病拥有信心，保持乐观的、积极的态度，努力配合医护人员，进行合理的治疗和监测，并且叮嘱患者家属积极配合，要给予患者精神上的鼓励和帮助，有利于增强患者对抗疾病的信心，在物质上给予患者充分的营养支持，有利于患者的恢复锻炼，并且在治疗过程中戒烟限酒、控制饮食、适当运动、劳逸结合，医患双方努力配合治疗疾病，则事半功倍。

4. 病案举例

患者庞某，65岁，女，以右侧肢体活动不利1周为主诉。患者于1周前无明显诱因突然出现右侧肢体活动不利，无头晕头痛，无恶心呕吐，无耳鸣，无神昏抽搐及二便失禁，就诊本院，查头CT示颅内多发脑梗死、脑软化灶、脑缺血灶、脑萎缩。入院对症治疗，现症见：右侧肢体活动不利，不能行走，无头晕，无耳鸣，纳可，口渴多饮，乏力，腰膝酸软，饮水偶有呛咳，视物可，夜寐可，二便可。既往史：2型糖尿病史10年，现用诺和锐30胰岛素，盐酸二甲双胍片控制血糖，查体：BP：130/80mmHg，面色少华，舌质暗红，有瘀点，舌苔少，脉弦细。神清，语利，颈软，心、肺未见明显异常，腹软，左侧肢体肌力Ⅴ级，右侧肢体肌力Ⅲ级。

中医诊断：中风病，中经络。

辨证：气阴两虚，瘀阻脉络证。

治法：益气养阴，活血通络。

处方：黄芪50g，枸杞子25g，当归20g，桃仁15g，赤芍15g，川芎15g，地龙20g，党参25g，牛膝20g，全蝎3g，地黄20g，麦冬15g，红花15g，茯苓15g，白术15g。共7副，每天1副，水煎分3次口服，针刺（内关，三阴交，极泉，委中，尺泽等）每日一次。

康复：良肢位摆放，手法康复，肢体功能锻炼治疗。并嘱注意饮食及控制血糖。

二诊患者右下肢不利较前好转，可站立搀扶缓行，继服原方30副，再诊可靠拐杖行走。

患者年老体衰，元气已虚，加之消渴病久，阴损气耗，阴阳两虚，气虚则血运不畅，血行滞涩，脉络不畅而成气阴两虚血瘀之证。瘀阻脑脉，则见半身不遂，肢体瘫软；气虚血不上荣故面色白，气虚不摄则短气乏力。舌暗或瘀斑，脉细缓或细涩，为气虚瘀血之象。方中重用黄芪益气；桃仁、红花、川芎、归尾、赤芍、地龙等活血化瘀；枸杞子、地黄、麦冬以滋阴。气虚重者，黄芪加量，或加党参等益气之品；口角流涎、语言謇涩者，加石菖蒲、远志以涤痰宣窍；心悸、不眠者，加炙甘草、桂枝以温经通阳，加酸枣仁、柏子仁养心安神；小便频数或失禁者，为气虚不摄，加桑螵蛸、金樱子、益智仁以温肾固摄；便秘者生白术量稍大，加葛根以滋阴润肠；肢体无力者，可加桑寄生、杜仲以补肝肾、强筋骨。中风病恢复期及后遗症期，本方辨证加减治疗亦适用。

现代医学研究糖尿病是急性脑梗死的独立危险因素，并影响脑梗死治疗效果及后期恢复。糖尿病合并脑梗死，以腔隙性脑梗死为常见中风病最常见导致肢体活动不利，语言謇涩，进食进水呛咳，长期卧床，生活不能自理，需要长期的治疗及护理，对患者及家属的心理产生负面影响，对患者家庭造成经济负担。但患者及家属容易忽视消渴病的治疗，容易导致中风病复发，现代研究提示糖尿病合并脑梗死急性期或急性脑梗死后血糖升高均是脑梗死急性期患者预后不良的危险因素之一。故张玉琴教授也重视中风病合并消渴病的预防及发病后期的康复护理，积极治疗中风病，改善患者症状，提高患者的生存质量，同时重视消渴病的治疗，以益气养阴化瘀为本，控制好血糖、血压、血脂等高危因素，防止中风病再发。

参考文献

[1] 崔莹莹 . 老年糖尿病患者合并重症脑梗塞的护理方法 [J]. 糖尿病新世界，2017(05).

[2] 端木云莺 . 糖尿病老年患者合并脑梗死的全程护理要点分析 [J]. 心理医生，2019.

[3] 魏军平 . 2 型糖尿病治疗新理念对中医治疗的启示 [J]. 北京中医，2007(10).

[4] 胡连玫 . 糖尿病患者中医护理 78 例 [J]. 中国中医药现代远程教育，2013(22).

[5] 高雅文，陈羡人 . 从脾论治肥胖 2 型糖尿病 57 例观察 [J]. 浙江中医杂志，2013(07).

[6] 魏军平 . 2 型糖尿病治疗新理念对中医治疗的启示 [J]. 北京中医，2007(10).

[7] 杨连民 . 糖尿病用药发展与对策研究 [J]. 医药导报，1993(04).

[8] 杨炳火 . 中医医院糖尿病用药分析 [J]. 时珍国医国药，2006(09).

[9] 葛均波 . 内科学 [M]. 北京：人民卫生出版社 ,2013.

第八节 应激性溃疡

一、简介

（一）概念和临床表现

应激性溃疡泛指休克、创伤、手术后和严重全身性感染时发生的急性胃炎，多伴有出血症状。由于目前对此病的病理生理和发病机制有了较多的了解，在外界非特异性的突发强烈刺激下，机体各系统本能地做出功能上和结构上的剧烈反应，牵涉神经、体液和诸多炎性介质以及细胞因子的介入问题，采用应激性一词，可准确地概括病因的含义。

出血是急性应激性溃疡的主要表现，多发生在疾病2 ～ 15天，往往难以控制。这是因为应激性溃疡发生急剧，位于溃疡下面的血管未能形成血栓的缘故。出血往往是提示应激性溃疡存在的第一个征象，也可以发生穿孔，有时可以仅仅具有上腹痛。急性溃疡侵犯裸露的血管时，可造成大出血。患者可发生呕血甚至低血容量性休克。脑出血或大面积脑梗死术后并发应激性溃疡。上消化道出血是临床上较常见的严重并发症，表现为呕吐咖啡样胃内容物和解柏油样便。流行病学调查显示，我国每年新发脑血管病的人数是120万～ 150万人，每年死于脑血管病为80万～ 100万人，并发上消化道出血为10% ～ 30%。认识这一合并症的发病机制和预防方法对于提高急性脑血管病的康复救治水平有十分重要的临床意义。

（二）应激性溃疡发生的病理病因

（1）严重创伤　使机体处于应激状态的创伤有严重外伤、大面积烧伤、颅内疾病、脑外伤、腹部手术等。

（2）长时间低血压　如休克、慢性肾功能衰竭、多器官衰竭等。

（3）药物使用　如抗癌药物和类固醇激素治疗后，阿司匹林、吲哚美辛等的长时间使用。

（4）其他因素　如胃酸、缺血及胃黏膜屏障的破坏等。

（三）辅助检查

（1）血常规　血红蛋白下降，血细胞比容下降。

（2）大便隐血试验　阳性。

（3）纤维胃镜检查　有特殊重要性，早期在胃的近段黏膜上可见多数散在的苍白斑点，24～36h后即可见多发性浅表红色的糜烂点，以后即可出现溃疡，甚至呈黑色，有的表现为活动性出血。

（4）选择性动脉造影　可确定出血的部位及范围，且可经导管注入药物止血。

（四）治疗措施

首先是处理原发病，其次是维持胃内pH在4.0以上。包括以下措施。

（1）纠正全身情况　速补液、输血、恢复和维持足够的血容量。

（2）控制感染。

（3）避免服用对胃有刺激的药物　如阿司匹林、激素、维生素C等。

（4）静脉应用止血药　如血凝酶、PAMBA、维生素K_1、垂体后叶素等。另外还可静脉给奥美拉唑、法莫替丁等抑制胃酸分泌药物。

（5）局部处理　放置胃管引流及冲洗或胃管内注入抗酸剂、止血药，如奥美拉唑、凝血酶等。可行冰生理盐水或碳酸氢钠溶液洗胃，洗胃至胃液清亮后为止。

（6）内镜的应用　胃镜下止血，可采用电凝、激光凝固止血以及胃镜下的局部用药等。

（7）介入治疗　可用选择性动脉血管造影、栓塞、注入血管收缩药如加压素等。

二、临床观察研究

（一）案例一

我院姜洪涛等应用大黄治疗脑卒中术后应激性溃疡60例临床观察。

选取2004～2006年我院神经外科脑卒中术后患者60例，入院前1周内无呕血或黑粪，术后出现二者之一即可确诊：①呕吐液隐血阳性或黑粪；②抽取胃液隐血阳性。随机分为两组，治疗组30例，其中男17例，女13例，平均（67.7±3.4）岁；对照组30例，男16例，女14例，平均（66.7±3.8）岁；两组经统计学比较无明显差异（$P > 0.05$）。

治疗方法：两组均采用常规治疗，静滴0.9%氯化钠注射液250mL加法莫替丁注射液40mg，每日1次，治疗组在此基础上加用大黄5g，水煎服100mL，日2次口服或鼻饲。疗效判断标准：参照1989年中华医学会第二次全国脑血管病学术会议修订的《各类脑血管病诊断要点》。①显效：用药24h内出血停止，患者一般情况好转停止呕血或便血，胃管内抽不出血液，无咖啡色胃内容物呕出，大便隐血试验阴性，血红蛋白和血压稳定不再下降。②有效：用药72h内出血停止，患者一般情况好转。③无效：用药72h出血无法控制患者继续呕血或便血，胃管内抽出新鲜血液，血红蛋白和血压不稳定或继续下降。

结果提示：治疗组总有效率86.7%，对照组总有效率76.7%，治疗组优于对照组。

通过实验结果进行讨论，脑卒中术后发生应激性溃疡出血是由于视丘下部受损，自主神经功能紊乱，交感神经高度兴奋，血中的儿茶酚胺急剧升高，致胃黏膜血管高度痉挛、缺血、坏死、出血。大黄为攻下药，善能荡涤胃肠实热、积滞而长驱直下。入血分既能泻血分实热而凉血，又能通利血脉以消散瘀血，其止血作用在于大黄中的α-儿茶素和没食子酸能降低抗凝血酶Ⅱ的活性，升高α2-巨球蛋白（α2-MG）的含量，竞争性抑制纤溶酶及纤溶酶原活化素的活力增加血小板黏附性和聚集能力加速止血。此外能提高血浆渗透压，改善微循环，加强血管收缩，起到止血作用。大黄有通腑下泻作用，加速排除代谢废物，改善脑组织细胞缺血缺氧，大黄粉可提高胃内pH值，有效预防应激性溃疡的发生。本研究表明大黄治疗组疗效优于单纯两药治疗组，故临床中对于术后应激性溃疡患者能联合应用大黄，可以提高疗效。

（二）案例二

我院赵英敏选择我院2004年1月至2006年12月收治的急性脑血管病患者350例。

所有病例符合1996年中华神经科学会和中华神经外科学会制定的各类脑血管病诊断要点。均为初发病例（病例5～72h）。上消化道出血的诊断依据2002年中华医学杂志编辑委员会制定的应激性溃疡防治建议，既往无慢性反复发作的上腹部疼痛或者凝血功能障碍病史，发生脑血管病后，在无渣饮食，脑梗死患者未溶栓的情况下，出现呕吐或胃管内引流出咖啡样液体，部分患者出现黑粪伴肠鸣音亢进，甚至周围循环衰竭的征象。化验血红蛋白下降、尿素氮升高、大便隐血试验阳性。结果提示如下。①

呕血发生时间和出血量：发病5h内15例，8～24h 20例，2～3天10例，4～20天3例，7～30天2例；呕血次数与呕血量：呕血1次13例，2～4次30例，5～8次7例；呕血量<200mL 20例，200～500mL 21例，500mL以上9例。出血时间：最短1天，最长1周，多为3～4天。②病种分布及死亡情况：350例患者中并发上消化道出血50例（14.3%）。脑出血并发上消化道出血的发生率为43.75%，脑梗死并发上消化道出血的发生率为4.7%，蛛网膜下腔出血并发上消化道出血的发生率18.7%。③年龄及不同意识状态与并发上消化道出血的关系：60岁以下并发上消化道出血15例（11.2%），60岁以上并发上消化道出血35例（16.1%）。意识清楚并发上消化道出血的发生率为6.0%，嗜睡并发上消化道出血的发生率为38.4%，浅昏迷并发上消化道出血的发生率为47.8%，深昏迷并发上消化道出血的发生率为57.1%。

治疗与转归：全部病例按脑血管病的类型及发病时间予不同的治疗包括脱水剂、溶栓、抗凝剂、改善循环、改善脑代谢、纠正酸碱失衡及水电解质紊乱、降压等。同时止血，常规给H_2受体拮抗剂或质子泵抑制剂、抗酸剂、胃黏膜保护剂，积极补充血容量。除上述治疗外予留置胃管，用冰生理盐水洗胃，注入云南白药或凝血酶。结果伴上消化道出血死亡10例，未发生上消化道出血300例，死亡32例，两者相比差异有显著性（$P<0.01$）。

由此讨论：急性脑血管病并发上消化道出血是脑血管病早期严重的并发症之一，可加重脑损害或其他脏器功能衰竭，是预后险恶的信号。其发生与脑血管病的病变性质，年龄及意识障碍程度有关。本组病例脑出血伴上消化道出血的发生率43.7%，显著高于其他各组。60岁以上患者217例，并发上消化道出血35例，深昏迷并发上消化道出血的发生率57.1%。提示年龄越大，意识障碍越重，上消化道出血的可能性越大。

急性脑血管病并发上消化道出血，往往病情较危重，病死率较高，这与病情本身较重，而上消化道出血后又进一步加重病情有关。因此抗休克和快速止血对于预防上消化道出血尤为重要，早期应用H_2受体拮抗剂或质子泵抑制剂，尽量避免使用激素等对胃肠道黏膜有损害的药物，尽早进食或经鼻饲管注入流食，对预防上消化道出血有积极作用。激素有降低脑水肿的作用，但也可激发上消化道出血。本组350例当中145例曾应用地塞米松治疗，其中伴上消化道出血32例，占22.1%，余205例未用激素者有18例并发上消化道出血，占8.7%。因此一旦发生上消化道出血应停用激素。

参考文献

[1] 乔波.脑卒中患者应激性溃疡的调查及预防 [J].吉林医学，2006(07).

[2] 李广超，于岩波，李延青. 质子泵抑制剂预防应激性溃疡的临床研究现状与展望 [J]. 中华医学杂志，2016(38).

[3] 王纯杰，刘洋，程莉. 应激性溃疡的高危因素及防治 [J]. 临床医药文献电子杂志，2019(77).

[4] 尹斌，刘真，贾赤宇. 应激性溃疡动物模型建立的研究进展 [J]. 中华损伤与修复杂志（电子版），2015(05).

[5] 齐洁，高红梅，龙涛，等. 急性脑梗死合并脑心综合征患者血糖水平对预后的影响 [J]. 中华危重病急救医学，2016(07).

[6] BellolioM F, GilmoreR M, Ganti L.Insulin for glycaemic control in acute ischaemicstroke. Cochrane Database of Systematic Reviews, 2014.

[7] 中华医学会神经病学分会，中华医学会神经病学分会脑血管病学组. 中国急性缺血性脑卒中诊治指南 2018. 中华神经科杂志，2018.

[8] 余少雄，苗雨露，尹勇，等. 奥美拉唑镁肠溶片和注射用奥美拉唑钠在急性颅脑损伤并发应激性溃疡出血患者中的疗效分析 [J]. 中国医学创新，2016(18).

[9] 薛慎伍，王辉. 老年性脑卒中吞咽障碍患者营养支持研究进展 [J]. 中国老年学杂志，2015(08).

[10] 潘田宗，曹世植. 现代肠胃病学 [M]. 北京：科学出版社，1994.

[11] 包慧敏. 应激性溃疡应用奥美拉唑和西咪替丁治疗的临床效果研究 [J]. 健康必读 [中旬刊]，2013.

[12] 韩仲岩，等. 实用脑血管病学 [M]. 上海：上海科学技术出版社，1994.

第九节 中风后癫痫

一、简介

（一）概念和临床表现

癫痫是一种表现为反复癫痫发作的慢性脑部疾病，患者的发作形式不一，会突然间毫无缘由的发作，可表现为抽搐、痉挛、昏厥、两眼发直、凝视等临床症状，具有发作性、短暂性、重复性和刻板性的特征。

癫痫的临床表现多种多样，大多数患者在发作间期可完全正常，只在发作期表现为癫痫发作的相关症状，以抽搐、痉挛、昏厥等为主要症状，部分患者可表现为肢体麻木、针刺感、眩晕、面部及全身潮红、多汗、呕吐、腹痛、反复搓手、反复穿脱衣、失神等。

（二）癫痫的分类

1. 病因学分类

（1）继发性癫痫　主要是中枢神经系统结构损伤或功能异常引起，如脑外伤、脑肿瘤、脑血管病等。

（2）特发性癫痫　可能与遗传因素密切相关，病因不明。未发现脑部有足以引起癫痫发作的结构性损伤或功能异常，如良性儿童癫痫、家族性颞叶癫痫等。

（3）隐源性癫痫　临床表现为继发性癫痫，但尚不能明确病因者，占全部癫痫的60%～70%。现有的检查手段不能发现明确的病因。如婴儿痉挛症。

2. 发作特点分类

（1）部分性发作　包括单纯部分性、复杂部分性、部分性继发全面性发作。前者为局限性发作，无意识障碍，后两者放电从局部扩展到双侧脑部出现意识障碍。

（2）全面性发作　发作起源于两侧脑部，多在发作初期就有意识丧失。

（三）中风后发生癫痫的因素

很多原因都可以引起癫痫，特别是大脑皮质的病变，一般认为与下列四种因素有关。

（1）遗传因素　在一些有癫痫病史或有先天性中枢神经系统或心脏畸形的患者家族中容易出现癫痫。

（2）脑损害与脑损伤　在胚胎发育中受到病毒感染，放射线照射或其他原因引起的胚胎发育不良可以引起癫痫胎儿生产过程中，产伤也是引起癫痫的一个主要原因颅脑外伤也可引起癫痫。

（3）颅脑其他疾病　脑肿瘤，脑血管病，颅内感染等。

（4）其他因素　男性患者较女性患者稍多，农村发病率高于城市。另外，发热、精神刺激等也是癫痫发生的诱因。

中风后发生继发性癫痫概率较高，发病率最高的人群为老年人。有相关报道称缺血性脑卒中是诱发脑梗死后出现继发性癫痫的主要因素。脑血管病合并癫痫，为临床上急危重症之一。据报道脑血管病合并癫痫1个月内死亡率较未合并癫痫者死亡率高，其发病率为5.36%，其中脑梗死合并癫痫发病率为4.61%，82.1%的癫痫于发病内2周后发作。脑卒中是中老年人继发性癫痫最常见的病因，而继发性癫痫会阻碍脑卒中患者神经功能的恢复，同时增高脑卒中患者的致残率和病死率，因此，分析脑卒中继发性癫痫临床特征与临床疗效对预防和治疗脑卒中继发性癫痫具有重要临床意义。

（四）辅助检查

（1）脑电图　脑电图是确诊癫痫最重要的辅助检查，理论上任何一种癫痫发作都能用脑电图记录到发作或发作间期放电。但在诊断上存在局限性，有些患者癫痫发作期间脑电图表现正常。

（2）肌电图　肌电图可评估肌肉的神经功能，以及评估癫痫发作后是否出现了骨骼肌受损。这项检查是有创检查，不建议儿童和老人患者多次接受这项检查。

（3）头颅CT检查　头颅CT主要用于判断患者脑部是否有占位性病变、梗死或者出血。同时在检查肿瘤出血方面比MRI检查更具优势。这项检查会有一定的放射性，不建议备孕或者孕期患者接受该检查。

（4）4.MRI检查　主要作用确定脑结构异常或病变，对癫痫诊断和分类有帮助作用。

（5）腰椎穿刺　主要用于鉴别诊断，排除脑膜炎、脑炎等中枢神经系统感染。

（五）疾病诊断

通过有明确的癫痫发作病史，此次出现抽搐、痉挛、昏厥、双眼发直、凝视、意识障碍等典型表现，再结合相关辅助检查，如在癫痫发作时用脑电图记录到发作或发作间期放电、CT或MRI检查确定脑结构异常或病变等结果，一般可作出诊断。

（六）治疗措施

癫痫的治疗是以控制患者的癫痫发作为目的。对于有明确病因的患者，应针对病因治疗。病因不明的癫痫患者以药物治疗为主，常用药有苯妥英钠、卡马西平、丙戊酸钠、乙琥胺、氯硝西泮、加巴喷丁等。难治性癫痫必要时根据患者的情况选择手术治疗。

二、临床观察研究

（一）案例一

我院王冉、陈霞应用风引汤治疗脑梗死继发性癫痫21例。本组21例患者中，男15例，女6例，平均年龄(45.4±14.3)岁。全部病例来自我院1998年10月至2001年10月住院患者。中医诊断标准参照1995年国家中医药管理局《中医病证诊断疗效标准·中风》和《中医病证诊断疗效标准·痫病》。西医诊断标准参照1995年全国第4届脑血管病会议修订脑梗死的标准和1985年中华医学会全国癫痫学术会议制定的痫性发作标准。纳入病例标准：年龄在30岁以上、70岁以下；急性脑梗死发病在2周以内合并癫痫者；首次发病或过去发病未留下神经功能缺损者；符合中医、西医各项诊断标准者。排除病例标准：短暂性脑缺血发作；每例患者除外引起癫痫的其他脑部和代谢障碍疾病后；70岁以上，妊娠或哺乳期妇女，对本药过敏者；合并肝、肾、造血系统和内分泌系统等严重原发性疾病；精神病患者。

治疗方法：风引汤由寒水石30g，滑石(另包)10g，赤石脂、白石脂、紫石英、石膏、龙骨、牡蛎各30g，干姜、大黄各10g，桂枝15g，甘草10g等组成。由本院制剂室生产，制成水煎液，每50mL含生药40g，首次发病后，每日3次口服或鼻饲汤药50mL；局灶性发作不予西药治疗，大发作和癫痫持续状态，首次发病用地西泮20～40mg静脉注射，病情控制后用苯巴比妥0.1g每隔6h肌注1次，治疗3天。注意保持呼吸道通畅，对脑水肿、感染、水电解质失衡要对症处理，全部患者在控制癫痫发作的同时应用治疗脑梗死的药物；出院后随访1年。治疗结果：①显效即与治疗前发作间歇时间比较，延长1年以上，18例。②有效即发作时症状比前较轻，间歇时间明显延长，2例。③无效即发作频繁，或症状加重、死亡，1例。总有效率95.24%。

讨论：脑梗死并发癫痫，主要是脑动脉突然闭塞，引起急性缺氧、脑水肿、缺血，使一些细胞产生病理改变；C-氨酪酸能使神经元丧失，使抑制性递质释放减少；神经元树突状分支减少与突触棘丧失，使抑制性递质释放减少；星形胶质细胞增生，使细胞外液钾的浓度及pH值调节失常，产生膜电位变化，这些变化常发生于缺血缺氧时，尤其多见于软化灶的周边部，形成局部致痫灶，使皮质神经元大量异常放电所致，其发作类型主要为局灶性癫痫和癫痫大发作。

祖国医学对本病早有认识，张仲景《金匮要略·中风历节病脉证并治》附方，风引汤云："除热瘫痫"，后世医家对此曾有误解，如楼英在《医学纲目》中改"瘫痫"为"癫痫"，陆渊雷亦力主"瘫"是"癫"字笔误。其实张仲景断无笔误之错，"瘫"是指半身不遂，肢体瘫痪，是中风常见之症，"痫"是指有癫痫抽搐发作，两者合一的一类特殊病证即"瘫痫"。瘫痫的病因病机：瘫病肢末，痫病心窍，盖厥阴风木与少阳相火同居，火发必风生，风生必夹木势侮其脾土，故脾气不行，聚液成痰，流注四末，因成瘫痪；风阳痰浊流窜经络，蒙蔽心窍发为惊痫抽搐。方中石膏、寒水石、滑石、甘草，即三石汤，用寒凉以清火，辛凉以散风热；配伍大黄以逐邪热，协同三石，可以直折风火；龙骨、牡蛎重镇潜阳；用干姜、赤白石脂养心脾之正，以补脾除痰湿之根；紫石英补心气不足，定惊悸，安魂魄；桂枝祛风，通窍利阳。诸药和而成方，重镇心肝，则风引癫痫可去，风阳、痰浊亦能自去。现代药理研究表明，龙骨、牡蛎均含有丰富的钙质，均可显示镇静效果，有镇静安神作用。桂枝加龙骨牡蛎汤对小鼠有明显镇静作用，表现为自发活动减少，对抗甲基丙胺所产生的过多活动，增强巴比妥类催眠作用。脑电图测定进一步证明，具有一定的镇痛作用。具有调节中枢和自主神经作用。可广泛用于治疗绝经期综合征、癔症、神经官能症、甲亢等。大黄具有解热和抗炎作用，可降低中枢神经系统内升高体温的介质PGE_2和cAMP的水平。单用大黄于用药后30min见解热降温作用，120min更明显，与石膏合用解热效果更显著。近年多项研究表明，石膏对实验性发热有明显的解热作用。桂枝具有镇静、镇痛、解热、抗惊厥等作用。甘草所含的甘草次酸胆碱可通过中枢而产生镇咳作用，甘草还能促进咽喉及支气管的分泌，起祛痰作用。

（二）案例二

我院芦晓宏分析继发性癫痫在脑梗死后的临床情况。

针对脑梗死后出现继发性癫痫患者进行分析，观察其临床情况，选取2016年4月至2017年4月共45例脑梗死后出现继发性癫痫患者。其中男性患者26例，女性患者19例。年龄在44～84岁，平均年龄为（66.4±2.3）岁。病情：高血压23例，高血糖15例，高血脂7例。纳入标准：①均为脑梗死后出现继发性癫痫患者；②排除其他疾病引发癫痫；③肝、肾功能正常；④患者自愿签订同意书；⑤脑梗死后癫痫最少发作2次。

方法：医务人员认真记录患者发生癫痫的时间、类型，并且分析病灶构成情况以及具体治疗方案。根据继发性癫痫发展时间的先后顺序，以脑梗死10天为界限，区分为迟发型和早发型。根据脑梗死病灶。位置对癫痫的类型进行区分，划分为皮质下和皮质。结果如下。①患者癫痫发作情况：全面发作20例（44.44%），部分性发作25例（55.56%），其中复杂性部分发作10例（40%），单纯部分性发作15例（60）。早发型癫痫30例（66.67%），迟发型癫痫15例（33.33%）。发生部位：皮质33例（73.33%），皮质下12例（26.67%）。继发性癫痫患者的部分性发作率高于全面发作，早发型癫痫率高于迟发型癫痫，病灶发生在皮质高于发生在皮质下的比例，差距较大，差异有统计学意义（$P < 0.05$）。②继发性癫痫患者的治疗措施以及预后情况：当医务人员确诊疾病后，对部分性发作患者应用卡马西平片进行治疗，采用口服的方式；对全面发作患者应用丙戊酸钠片治疗，采用口服方式；当癫痫患者处于机体指标处于平稳状态后，应用苯巴比妥、地西泮治疗，采用静脉注射的方式。先对患者进行单药治疗，若效果不理想，可根据情况联合其他药物。30例早发型癫痫患者中，有2例处于持续性状态，同时伴有肺部感染和心功能损伤情况，其余28例患者病情逐渐好转。15例迟发型癫痫患者通过针对性治疗后，预后理想。

讨论：脑梗死发生后，神经细胞供血不足以及代谢紊乱会出现兴奋状态，从而诱发癫痫性放电。有研究表明，脑梗死继发性癫痫的发生情况与病情的严重情况、梗死病灶面积并无关联，而有着密切关系的是病灶的发生位置。梗死皮质病变在皮质下引发癫痫发生率较高。脑梗死后继发性癫痫发作主要与脑部组织缺血缺氧有关。所以，及时促进血液循环，改善脑部缺血缺氧状态，可有效控制病情发展，缓解临床症状。所以，建议早期发作癫痫患者实施抗惊厥、脱水方面的治疗，同时联合短期药物治疗可获得良好治疗效果。对于迟发型癫痫患者，在实施抗惊厥、脱水治疗的时，增加长期抗癫痫药物，可实现抑制癫痫发作的目的。在临床中，常用抗癫痫药物有地西泮、苯巴比妥、卡马西平等，若单独用药效果不理想，病情反复发作者，可联合应用药物。特别是脑梗死后，癫痫患者处于持续状态，会诱发一系列并发症，例如肾功能衰竭、乳酸性酸中毒以及脑水肿严重等，及时采用抗癫痫药物有重要意义。当患者精神状态良好时，医务人员对其和家属进行健康教育，告知其癫痫的发病流程，并告知其饮食方面的禁忌，要按时服用药物，适当进行机体锻炼，促进血液循环，提高抵抗能力。综上所述，脑梗死后继发性癫痫发生率较高，应及时做好预防工作，适当应用改善血液循环药物以及脱水治疗等，从而达到降低癫痫症状发生率，提高患者生存质量，针对病情较为严重患者联合药物治疗，提高预后效果。

（三）案例三

我院赵英敏分析以癫痫为首发症状的老年脑梗死的临床特点及预后。

选取本科2001年至2006年收治的急性脑梗死41例。既往均无癫痫发作史及癫痫家族史。有高血压病史24例，糖尿病病史8例，高脂血症5例，有诱发因素20例，其中劳累或受凉后起病15例，情绪激动5例，无明显诱因发病21例。临床表现：复杂部分性发作23例（56%），全面性强直-阵挛发作11例（27%），单纯部分性发作5例（12%），复杂部分泛化全面发作2例（5%）。肢体在癫痫发作后出现不同程度瘫痪36例，其中肌力Ⅱ级8例，Ⅲ级17例，Ⅳ级11例，无神经系统定位体征5例。经治疗肌力恢复达Ⅴ级29例，Ⅳ级6例，Ⅲ级1例。CT检查：全部病例均做头CT、MRI检查。发现不同部位大小不等的梗死灶，位于脑叶36例，占88%，其中额叶14例（34%），顶叶10例（25%），颞叶7例（17%），额叶、颞叶同时受累3例（7%），顶枕叶交界部位2例（5%），基底节5例，占12%。病灶位于皮质范围32例，占78%，位于皮质下范围9例，占22%。脑电图检查：全部病例均在入院后3天内完成脑电图检查，其中33例正常，5例轻度异常，3例中度异常。

治疗与预后：41例患者入院后常规予脱水剂、脑保护剂、活血通络中药、改善微循环、抗血小板聚集等药物，并控制血压、血糖及对症治疗。22例未用抗癫痫药物，3天发作停止，以后未发作。19例予抗癫痫药物治疗，予丙戊酸钠或卡马西平，总治疗时间1～2个月，停药后随访7个月未见复发。

由此讨论：老年脑梗死患者以癫痫为首发症状的治疗，原则上以对因治疗为主，其次要根据患者的具体病情变化对症处理。经对因治疗后梗死区及其周围脑组织缺血缺氧得到改善，癫痫发作自行缓解。此外癫痫易控制，停药后不易复发，多数不需要长期服药，肢体肌力恢复较好，这与病灶多数损害皮质以及早期癫痫发作的机制有非常大的关系。

参考文献

[1] 王国卿，沈象鹏，董树岗，等 . 卒中后癫痫发作和卒中后癫痫 [J]. 国际脑血管病杂志，2019(06).

[2] Mohammad Anadani, Alain Lekoubou, Eyad Almallouhi, et al. Incidence, predictors, and outcome of early seizures after mechanical thrombectomy[J]. Journal of the Neurological Sciences, 2018.

[3] 张慧如，陈永明 . 卒中后癫痫发作及其发病机制的研究进展 [J]. 中国脑血管病杂志，2020(02).

[4] 苏璐，王政，董强 . 卒中后癫痫的研究进展 [J]. 解放军预防医学杂志，2018(02).

[5] 叶胜阳，孙毅 . 动态脑电图对卒中后癫痫的诊断价值 [J]. 中国现代医生，2015(17).

[6] 谭家香，李丽萍，李玲 . 脑卒中后癫痫 186 例临床特点 [J]. 广东医学，2002(09).

[7] Sa feng Zou, Xiao mei Wu, Bo Zhu, et al. The pooled incidence of post-stroke seizure in 102 008 patients[J]. Topics in Stroke Rehabilitation, 2015(6).

[8] 程海军，吕建宁 . 脑卒中后继发性癫痫 82 例临床分析 [J]. 中西医结合心脑血管病杂志，2014(04).

[9] 王剑刚 . 中医针药治疗脑卒中后癫痫临床观察 [J]. 中国中医药现代远程教育，2014(20).

[10] Asla Pikemen, Reina Roivainen, Katarzyna Lukasik. Development of epilepsy after ischaemic stroke[J]. The Lancet Neurology, 2016(2).

[11] 梁晓霞 . 醒脑静辅助卡马西平治疗脑卒中后继发性癫痫的临床疗效及安全性分析 [J]. 临床合理用药杂志，016(33).

 # 第十节　中风后抑郁

一、简介

抑郁症是一种常见的心境障碍，可由各种原因引起，以显著而持久的心境低落为主要临床特征，且心境低落与其处境不相称，严重者可出现自杀念头和行为。多数病例有反复发作的倾向，每次发作大多数可以缓解，部分可有残留症状或转为慢性。抑郁症至少有10%的患者可出现躁狂发作，此时应诊断为双向障碍，另外我们常说的抑郁症，其实是指临床上的重症抑郁症(major depressive disorder)，人群中有16%的人在一生的某个时期会受其影响。患抑郁症除了付出严重的感情和社会代价之外，经济代价也是巨大的。据世界卫生组织统计，抑郁症已成为世界第四大疾病，可能成为仅次于冠心病的第二大疾病。

临床主要表现为情绪低落，兴趣减低，悲观，思维迟缓，缺乏主动性，自责自罪，饮食、睡眠差，担心自己患有各种疾病，感到全身多处不适，严重者可出现自杀念头和行为。

（一）脑卒中患者与抑郁症之间的关系

脑卒中作为临床高发疾病之一，虽然其治疗方法得到飞速发展，但是病死率、致残率仍然处于较高水平，而目前临床医学相关研究多集中在诊断、治疗方面，对于患者的心理问题却常常忽视。脑卒中患者由于病情重，多遗留神经功能障碍，因此，在卒中后抑郁发生率一直较高，但是仅有不到50%的卒中后抑郁患者被正确诊治，近十多年来，已引起了国内外临床医生的广泛关注。卒中后抑郁能延缓神经功能缺损的恢复时间，增加患者的致残率和死亡率。直接影响患者的康复和生活质量，给患者家庭和社会带来沉重负担。早期诊断是影响患者预后和康复的关键。

（二）辅助检查

抑郁症属功能性疾病，通常实验室检查可有尿5-羟色胺排出减少及脑脊液5-羟色胺含量减低，但临床上需排除因脑炎、脑肿瘤、脑血管病、帕金森病所引发的抑郁情绪；同时需排除躯体疾病所引发的抑郁情绪，如甲状腺功能减退症、慢性肝炎、系统性红斑狼疮等。

（三）疾病诊断

有一定的心理-社会因素作诱因，慢性起病，肯定而不太严重的抑郁伴有神经症症状、工作、交际、生活能力受影响较轻，有求治欲望，人格完整，病程持续2年以上是诊断抑郁性神经症的主要依据，以下10项内容可作为诊断抑郁性神经症的参考。

① 病前有抑郁性格。

② 有精神因素诱发。

③ 精神运动性抑制不明显。

④ 无体重减轻、厌食等生物学症状。

⑤ 心境抑郁为主要症状。

⑥ 伴有焦虑症状。

⑦ 无严重的自责。

⑧ 无妄想、幻觉等精神病性症状。

⑨ 有主动治疗要求。

⑩ 以往没有发作间歇。

（四）治疗措施

1. 药物治疗

抑郁发作往往有复发倾向。因此，治疗目的有两个，即控制急性发作和预防复发。

（1）药物选择　目前仍把 TCAS 作为治疗抑郁的一线药，第二代非典型抗抑郁药为第二线药，其次可考虑 MAOIS。

（2）双相抑郁的治疗基本与单相抑郁一样，但双相患者用抗抑郁药可能转为轻躁狂，故常将抗抑郁药和锂盐合并应用。精神病性抑郁单用抗抑郁药效果可能不理想，往往需合并抗精神病药，如奋乃静、舒必利等。

（3）疗程和剂量　治疗的成功除正确诊断、合理选择药物外，疗程和剂量至关紧要。常见的错误在于对抑郁症的复发和自杀危险性认识不够，因此常常剂量低、疗程短。

抑郁症治疗可分为以下三个阶段(三期治疗)。

① 以控制症状为目标的急性治疗期：用足够剂量至症状消失。

② 以巩固疗效、避免病情反复为目标的继续治疗期：症状消失后至完全康复，需4～9个月，如未完全恢复，病情易反复。

③ 以防止复发为目标的预防性治疗期。

后两期不易截然分开，常统称为维持治疗。

一般认为下列情况需维持治疗。

① 3次或3次以上抑郁发作者。

② 既往2次发作，如首次发作年龄小于20岁；3年内出现2次严重发作或1年内频繁发作2次和有阳性家族史者。维持时间长短、剂量需视发作次数、严重程度而定。

2. 认知治疗

20世纪60年代发展起来的治疗抑郁的方法，其基本原理是抑郁患者对自我、周围世界和未来的负性认知，由于认知上存在偏差，无论对正、负事件都以消极态度看待。

治疗目的在于让患者认识到自己错误的推理模式，从而主动纠正。疗程12～15周，疗效与药物比较无明显差异，如结合使用，疗效可能更好。近年来多采用计算机辅助的认知治疗。

　　3. 另辟蹊径

　　（1）电痉挛疗法　是一种快速而有效的治疗方法，用一定量的电流通过脑部，激发中枢神经系统放电，全身肌肉有节奏地抽搐。此法在专业医生的操作下，几乎不会感受到痛苦，它能使抑郁症状和抑郁情绪迅速得到缓解，总有效率可达70%～90%。通常电痉挛疗法进行完之后，常常还要继续进行心理疗法和药物治疗。

　　（2）替代疗法　对于传统西医不能治疗的抑郁症，可以使用替代疗法，包含从饮食运动到社会环境生活方式等一系列手段。包括针灸、意向引导、瑜伽、催眠、草药、按摩、放松疗法、香料按摩疗法、脊柱指压疗法、生物反馈疗法。单独使用替代疗法只对轻度抑郁症有作用，对重度抑郁症效果并不明显。

　　（3）实验疗法　实验疗法通常不是由医生进行的，其安全性及有效性还未得到证实。

　　（4）女性激素补充疗法（HRT）　女性患抑郁症的比例比男性高，女性经前、产后、绝经后体内激素会发生变化，导致心情变化，常会引起经前综合征、经前不悦症、产后抑郁症。这种疗法可以缓解更年期症状如盗汗、热潮红。激素补充疗法本身也可能引起抑郁症，如果曾经患过抑郁症，在考虑使用这种疗法前应告诉医生。

　　（5）反射疗法　反射疗法是由其实施者对患者手脚固定部位施加压力的一种技术，反射论者认为人体有自身修复功能，手脚中的神经和身体其他部位相联系。通过刺激手脚一定部位，就可以通过反射原理治疗疾病。

　　（6）运动疗法　不同的运动形式可以帮助人们减少压力，放松心情，减轻抑郁情绪，使你精力充沛，增加平衡性及柔韧性。从总体功能上来讲，运动疗法安全、有效而且简单易行，但进行新的运动项目之前，一定要与你的医生商议。

二、临床观察研究

（一）相关影响因素方面

　　1. 我院柳丰慧探讨分析卒中后抑郁的相关影响因素

　　研究通过分析脑卒中后患者发生抑郁的相关因素，旨在为诊断、评估卒中后抑郁提供依据。选择神经内科在2015年1月至2016年1月确诊为脑卒中的420例患者作为受试对象，其中男性220名，女性200名，年龄35～76岁，脑梗死226例，脑出血194例。

病例选择标准：①经CT、MRI确诊为脑梗死或脑出血；②既往无精神、心理疾病史；③病情稳定，无生命安全威胁；④知情同意，具有正常沟通表达能力，能够配合随访。研究项目符合伦理学审查要求，由医院伦理学小组审核并监督。

研究方法：全部脑卒中患者在就诊后建立病历资料信息，收集记录性别、年龄、教育程度、经济收入、家庭社会支持、吸烟、酗酒等一般资料，同时在诊治过程中翔实记录。卒中性质、病变部位、合并症等疾病相关情况。在经过溶栓、改善脑组织等治疗后，待患者病情稳定时进行抑郁程度评价，评价方法为HAMD-24量表，＞8分者均可诊断为抑郁，且分数和抑郁程度成正比，即分数越高，抑郁程度越重。

实验结果如下。

（1）抑郁症发生的单因素　分析实验选取的420例脑卒中患者中，有171例被诊断为卒中后抑郁，发生率为40.71%，卒中后抑郁患者和未抑郁患者资料进行单因素分析，结果发现组间年龄、教育程度、家庭社会支持程度、卒中性质、危险因素数目和神经功能缺损程度具有明显差异。

（2）脑卒中后抑郁影响因素的多元分析　将单因素析出的年龄、教育程度等具有显著差异的指标作为因变量，建立回归方程进行多因素分析，结果显示年龄大、教育程度高、家庭社会支持差、合并基础疾病和神经功能缺损严重为脑卒中抑郁的独立危险因素。

讨论：由于脑血管病后生活质量下降、生活工作能力减退等，病后抑郁的发生率明显提高。脑卒中后抑郁的发病机制尚不清楚，临床报道的发病率也有较大差异，但是普遍认为脑卒中后抑郁是卒中后发病率较高的并发症，能够影响神经功能的恢复，对于预后有重要影响。脑卒中后抑郁相关因素涉及了生活环境、社会支持、工作性质、病程、教育程度、神经功能缺损等诸多方面的信息，各家研究结果一致认为卒中后抑郁的发生并不是单一因素引发，而且诸多因素通过多种机制共同作用形成，早期正确诊断卒中后抑郁、及时干预治疗十分重要。

总而言之，卒中后抑郁发生的独立危险因素包括年龄、教育程度、家庭社会支持等多种因素，积极进行危险因素分析，早做针对性的干预治疗不仅有利于防治卒中后抑郁，而且对于脑卒中患者身心健康的恢复具有积极价值。

2. 李檀、刘俊等观察卒中后抑郁的临床发病率和相关因素

对198例脑卒中患者进行了临床观察，对PSD的发病率和相关因素进行了临床研究。连续观察了2005年8月1日至2006年3月1日在本院神经内科门诊及住院的脑卒中患者，符合1996年中国中医药学会内科学会脑病专业委员会提出制定的《中风病诊断

与疗效评定标准(试行)》和1988年世界卫生组织MONICA项目中风病专家组颁布的脑血管病的诊断标准者198例，其中男126例(63.64%)，女72例(36.36%)，年龄38～76岁。参照《中国精神疾病分类与诊断标准》第3版(CCMD-3)的抑郁诊断标准和1995年公布实施的中华人民共和国中医药行业标准《中医病证诊断疗效标准·郁证》，符合PSD的患者74例。其中男41例，女33例。对所有抑郁症和非抑郁症的中风病患者填写自制的PSD发病相关因素调查表。

结果如下。

(1) 卒中患者早期PSD发病率，本研究共观察脑卒中198例，发病在1个月内的为125例，占63.13%，男126例，女72例，符合PSD诊断74例，PSD发病率为37.37%。

(2) 相关因素分析，本研究对抑郁组和非抑郁组病例的年龄、性别、病灶侧性、卒中性质、神经功能缺损程度(按照MSSS评分量表)、日常生活活动能力(按照ADL评分量表)、文化程度、经济状况等8项可能相关因素进行了调查和比较。

通过结果分析，本研究统计的PSD发病率为37.37%。据文献报道PSD在卒中患病3～6个月为发病高峰，本研究病例病程多在20～30天(125例，占63.13%)，可能致使本研究的发病率统计偏低。

讨论如下。

(1) PSD的发病率　脑卒中患者中抑郁症的患病率明显高于普通人群。本研究统计发病率为37.37%，内外文献报道14%～79%，多集中在40%～50%。发病率各异的原因可能有：卒中后抑郁诊断标准及评定量表的选用标准不统一；病程的不同时期抑郁的发病率不同；各项研究样本中入组患者群体和标准不一等。医生和家属重视程度不够可导致临床上PSD的漏诊率达60%～70%。

(2)PSD发病相关因素分析　本研究应用单因素分析得出女性、神经功能缺损严重、日常生活活动能力差、文化程度低、经济状况差等因素为脑卒中患者发生PSD的危险因素。

① 女性：一般认为与女性敏感、性格内向有关，故有人认为性格内向且不稳定是PSD发病的主要原因。

② 神经功能缺损和日常生活活动能力障碍：一方面可能由于神经功能缺损越严重，意味着脑组织损伤越严重，累及抑郁相关部位和神经递质受损的可能性越大；另一方面，神经功能缺损越严重，患者所受的心理打击越大。有研究显示住院时抑郁评定分值与ADL损害程度呈独立正相关。而在脑卒中后3个月和12个月抑郁的严重程度与ADL损害严重程度均显著正相关。

③ 文化程度低：本研究提示文化程度越高抑郁发病率越低，和其他研究结果一致。多数学者认为是由于文化程度的差异造成对疾病的理解和对前途的看法不同所致。

④ 经济状况差：直接影响患者的情绪，并且影响患者对中风及其并发症的系统治疗能力。

本研究显示尚不能认为年龄大小、卒中性质、病灶部位等因素与PSD的发病有关。

① 年龄：虽然结果显示年龄并非PSD的决定性因素，但抑郁发病年龄集中在40～60岁。可能与这一年龄段人群的社会、家庭的责任和负担都较大，身体的残障使他们的心理产生较大的负面影响有关。

② 卒中性质：其与PSD发病不相关原因有二。一是生物学机制解释相同，即两者病理结局均为脑组织损伤，相应脑功能丧失，对患者的脑结构功能改变相同。二是心理学机制解释相同，即两者均导致躯体功能障碍和社会行为能力下降，对患者的心理影响相同。

③ 病灶部位：有文献报道，左额叶接近额极的区域或左侧基底节的损伤易导致PSD，有学者提出"病变部位假说"。但本研究显示PSD的发生与部位无关，一方面可能因为左侧损伤导致语言障碍者较多，而语言障碍者被排除研究；另一方面可能因为样本例数尚少。

现代医学关于脑卒中后抑郁的发病机制，一直以来存在两种学说：一种认为PSD发生以生物学机制为主，例如"原发性内源性机制学说"、"病变部位假说"，而另一种则更倾向于认为社会心理因素占主导地位，例如"反应性机制学说"等。结合现代医学，笔者提出饮食、劳倦、情志以及气、阴亏虚所致的肝、肾、脾、心等脏腑功能失调是中风后郁证发病的生物学机制，情志内伤导致肝郁气滞、心脾两虚是中风后郁证发病的社会-心理因素机制。痰瘀痹阻、肝郁气滞、神明失调是PSD发病的重要生物学机制。脑为元神之俯，主神明而总统诸神。生命，包括精神、意志、思维活动，也包含情志活动在内。《素问·脉要精微论篇》曰："头者，精明之府，头倾视深，精神将夺矣"。因此，脑神的生理功能正常，人就精神振奋，情志调畅，意识清楚，思维敏捷。反之，就会产生思维混乱、意识模糊、精神萎靡等精神病理症状。而脑的正常功能有赖于脑髓充盈、气机顺畅以及五脏六腑清阳之物上荣于脑。中风病机为饮食、劳倦、情志以及气阴亏虚所致的肝、肾、脾、心等脏腑功能失调，导致风火夹痰夹瘀，上犯清阳，痹阻脑脉，兼以血随气逆，蒙蔽清窍，以致神机受损，神明失调。加之素体肝肾亏虚、气血不足，或久病脏腑虚衰、肾精亏虚而使髓海失养，以致神机失调。以上病机在诱发肢体半身不遂、口舌㖞斜、舌强语謇或不语、偏身麻木的同时，也可导致精神低落、思维缓慢等抑郁症状。肝郁而气机阻滞后，一方面，六腑清阳之气和五脏精华之血不能上荣于脑，影响了脑髓正常功能。另一方面，由气郁而生痰浊、瘀血等病理产物，痰瘀互结复阻气机，加重脉络的瘀滞不畅。另外，郁久化火，可加重中风病肝肾阴虚的病理改变，而使髓海生化无源。以上均可进一步加重脑的病理改变，加重肢体和精神障碍，延缓了中风以及郁证的治疗和康复。情志内伤导致肝郁气滞心脾两虚是PSD的社会-心理因素机制。中风后气机失畅的另一重要缘由为情志内伤导致的肝郁气滞。中风病患者短时间内出现半身不遂和（或）麻木、言语不能等症状，使患者对将来的生活产生思虑、忧愁甚至愤怒，思伤脾，怒伤肝，超过自身调节的限度而致气机升降失常，发为本病。正如王孟英所言："肺主一身之表，六淫之病，多从肺起；肝主一身之里，七情之病，多从肝生。"肝主疏泄，调五脏之气机，而五脏功能活动又是情志活动的物质基础，因此肝的疏泄功能正常与否直接影响精神、情绪、心理行为等改变。肝气郁结，疏泄不畅，则患者消沉悲观、情绪低落，郁证发作。肝郁克乏脾土，或中风后情志不遂，思虑过度而伤及心脾，或病久伤及心脾。脾虚则气血生化无源，心神失养则心神不安，全身疲乏，失眠多梦，情绪低落。肢体失养而致体倦嗜卧、食少纳呆。脾失运化，水谷不化而生痰浊，积于脉络，同时气滞而致瘀血内停，与痰浊互结，复阻气机，加重脉络瘀滞。肝郁日久化火伤阴，亦可加重中风肝肾阴虚的病理基础，肝之疏泄更甚，情绪低落、言语迟滞等症状加重。

（二）病机研究方面

我院陈霞分析了中风后郁证病机。

中风后郁证即卒中后抑郁(poststroke depression，PSD)，是指脑卒中后发生的以情绪低落、兴趣减低为主要临床表现的一类病证。下面从三个方面试论中风后郁证的病机特点。

1. 中风以痰、瘀、虚贯穿始终

① 痰湿中风患者多见形盛气虚之人，由于长期过食肥甘厚味，或好逸少动，食滞不消，损伤脾胃，聚湿生痰，痰浊随气血而动，无处不在。另情志失调，肝气郁结，损伤脾胃，健运失司，导致痰浊内生。

② 瘀血中风多见于老年患者，由于年龄不同及生理差异，有"年老致瘀"之说。《灵枢·营卫生会》曰："老者之气血衰，其肌肉枯，气道涩，五脏之气相搏，其荣气衰少"，中老年以后人体之气逐渐衰减，心主血脉，心气不足则推动无力，血流缓慢，瘀滞于脉管而成瘀血，预示着盛衰过程中有瘀血存在的潜在性。《素问·病机

气宜保命集》中说："五十岁至七十岁……血气凝泣"。《灵枢·天年》"六十岁……血气懈惰"。老年人如积秽沟渠，"必多壅塞"。从体质学角度说瘀血体质者易患中风。且中风患者脏腑虚弱，可因虚致瘀，另痰浊阻塞脉道，血脉不畅，又可致痰瘀互结。

③ 脏腑虚弱中风患者多见于老年人，《千金翼方》亦指出："人年五十以上，阳气日衰"。由于脏腑功能生理性虚衰，正气不足，许多疾病随之而生，正所谓"邪之所凑，其气必虚"。年老肝肾阴虚，肝阳偏亢，阳亢风动，或素体及病后气血亏虚，络脉空虚，风邪乘虚入中经络，气血痹阻，肌肉筋脉失于濡养。

2. 情志不遂是郁证的主要原因

七情是人体正常的七种情志变化，但突然强烈持久的精神刺激可导致疾病发生。中风病起病急骤，患者突然出现半身不遂、口舌㖞斜、言语謇涩或不语、偏身麻木等。对于突如其来的生理功能障碍及生活自理困难，患者难以接受，加之中风病病程长，致残率高，复发率高，患者思想负担重，导致郁证的发生。《丹溪心法·六郁》中提出："气血冲和，万病不生，一有怫郁，诸病生焉，故人身诸病，多生于郁。"

3. 中风后郁证以气滞、痰瘀、正虚为主要特点

单纯的郁证是精神情志改变引起的，而中风后郁证是中风病在前，精神情志改变在后，因而具有气滞、痰瘀、正虚的特点。

① 气滞：《证治汇补·郁症》认为"郁病虽多，皆因气不周流。"《张氏医通·卷三·诸气门上·郁》云："郁证多缘于志虑不伸，而气先受病。"叶天士《临证指南医案·郁》提出："郁则气滞，初伤气分，久延血分。"中风患者面对突如其来的生活不便，社会功能减退，忧愁思虑、恼怒情绪，使得"思则气结"，郁则伤肝，影响肝的疏泄功能，使肝失条达，气机郁滞。气机郁滞，久则津停为痰，血阻成瘀；久病正虚，痰瘀、正虚又可加重气郁，脏腑虚衰，功能失常。

② 痰瘀：中风患者素有痰湿、瘀血，加之病后肝失条达，气机郁滞。肝主疏泄，调畅气机，人体气血津液的运行都与肝的疏泄、调畅有关。气为血之帅，气行则血行，情志不遂，气机失调，气血运行受阻则气机郁滞，瘀血内阻。另气行则水行，气机郁结，水液代谢失调，津停为痰浊，更致痰浊、瘀血互相胶结，难以去除。另肝肾阴虚，阴虚火旺，虚火灼津，津液、膏脂聚为痰浊，血行瘀滞，痰瘀互结。气血亏虚，气行无力，津停血瘀。

③ 正虚：中风患者多见于中老年人，具有增龄性虚损的体质基础，加之中风后遗症迁延难愈，久病成虚。"固久者伐形"，年迈体衰，久病成虚，更进一步加重了脏腑功

能的衰退和气血的虚损。《杂病源流犀烛》言："诸郁，脏气病也，其原本由思虑过深，更兼脏气弱"。"脏气弱"是形成郁证的内在因素。正虚日久，更易形成"痰瘀"，且痰瘀阻滞，损伤正气，脾气不足，气血生化乏源，正气日虚。中风患者多以痰、瘀、虚为主要贯穿始终的病理因素。中风后郁证的形成，由于中风后情志不遂，气机郁滞，气血失调，脏腑功能失常，精神异常而致。以气机郁滞、痰瘀互结、正气亏虚为主要特点，虚实夹杂，互为因果，病程缠绵。因此，在治疗中风后郁证之时，应充分考虑到其"滞、痰、瘀、虚"的特点，以更好地辨证论治，提高疗效。

（三）临床疗效方面

1. 案例一

我院陈霞观察解郁汤合路优泰治疗卒中后抑郁的临床疗效。

68例均为2005年6月至2006年6月本院二病区住院患者。随机分为两组。治疗组35例，男19例，女16例，年龄43～70岁，起病至入组时间为14～33天，其中脑梗死28例，脑出血7例。对照组33例，男18例，女15例，年龄44～70岁，起病至入组时间14～39天，其中脑梗死28例，脑出血5例。两组患者的性别、年龄、入组时间等经统计学分析无显著差异($P > 0.05$)。

诊断及入选标准：中医符合中风病及郁证诊断标准，1995年中华人民共和国中医药行业标准，《中医病证诊断疗效标准》。西医符合脑卒中诊断标准，1995年全国脑血管病学术研讨会通过的"各类脑血管病诊断要点"，并经CT及MRI检查证实，同时符合抑郁症诊断标准，中国精神疾病分类方案与诊断标准第3版CCMD-3。所有患者均无意识障碍、失语、心脏病、肝肾功能不全、器质性精神障碍、痴呆、认知障碍等。并进行简易智能量表(MMSE)测定，排除血管性痴呆。

治疗方法如下。

对照组：除对急性脑血管病常规药物治疗及基本康复训练外，予以心理安慰、劝导，并予路优泰片300mg，每日3次口服。

治疗组：对于急性脑血管病常规治疗、心理治疗及路优泰片口服，如对照组，并予以疏肝解郁、化痰活血。方用解郁汤：柴胡15g，枳壳10g，制半夏10g，陈皮15g，厚朴15g，郁金15g，远志10g，当归20g，川芎10g等。疗程为8周。

治疗结果：采用汉密顿抑郁量表(HAMD)、改良爱丁堡-斯堪的那维亚量表(MSSS)进行评定。结论得出两组患者治疗后HAMD和MSSS评分均较治疗前好转。治疗组治疗后HAMD和MSSS评分均优于对照组。不良反应：治疗组有2例，对照组有3例出现服药后恶心，改为饭后半小时服用则上症消失。

讨论：对卒中后抑郁障碍有三种因素。其一，生物因素：认为其发生与体内单胺类递质降低有关，由于病灶破坏了去甲肾上腺素能神经元和5-羟色胺能神经元及其通路，使两种递质降低而造成，多巴胺也有类似作用。其二，心理因素：脑卒中患者由于偏瘫生活不能自理，无法正常工作和学习，易产生自卑感和自我评价过低。其三，社会因素：部分领导干部或年轻患者因病后不能康复到病前状态，回归原工作的可能性比较小，而失落感重。卒中后抑郁，不仅是一种情感障碍，同时亦影响患者神经功能缺损的恢复及生活质量的提高。目前对于卒中后抑郁的治疗以西药治疗和心理康复为主。

抗抑郁药分三类，即三环类抗抑郁药(TCA)、单胺氧化酶抑制剂(MAOI)、选择性5-羟色胺再摄取抑制剂(SSRI)。路优泰片为圣·约翰草提取物，具有多重抗抑郁作用，可同时抑制突触前膜对去甲肾上腺素(NE)、5-羟色胺(5-HT)和多巴胺(DA)的重吸收，使突触间隙内三种神经递质的浓度增加。同时还有轻度抑制单胺氧化酶(MAO)和儿茶酚-O-甲基转移酶(COMT)的作用，从而抑制神经递质的过多破坏。临床实践中，中医药治疗卒中后抑郁显示了较好的临床疗效，且其不良反应少。抑郁症属中医"郁证"范畴。郁证是由于情志不舒、气机郁结所引起的一类病证，临床表现为心情抑郁，情绪不宁，胁肋胀痛，太息或心烦易怒，善哭，失眠等。《丹溪心法·六郁》中云："气血冲和，万病不生，一有怫郁，诸病生焉，故人身诸病，多生于郁。"《证治汇补·郁症》中云："郁病虽多，皆因气不周流，法当顺气为先。"《素问·六元正纪大论篇》有"木郁达之"之说。笔者认为卒中后抑郁，即中风后之郁证，其病因病机建立在"中风"的基础上，而中风患者多禀痰湿偏盛，一方面易阻滞经络而致"中风"，另一方面痰阻气滞易出现郁证。忧郁伤肝，导致气滞血瘀，不仅阻碍中风康复，而且加重病情，因此对其治疗以理气解郁、化痰活血的解郁汤疏肝化痰、解郁活血，使气机通畅、气血调和，达到加速康复的目的。方中柴胡、枳壳疏肝行气解郁，制半夏、陈皮化痰，郁金、远志解郁安神，当归、川芎活血。诸药合用，共奏理气解郁、化痰活血之效。本研究结果显示自拟解郁汤和路优泰治疗卒中后抑郁疗效显著，解郁汤可起到明显增效作用。两组治疗后的HAMD及MSSS评分显示治疗组明显优于对照组，且安全性高，依从性好。

2.案例二

我院王丽鹏应用赛乐特治疗脑卒中抑郁症的临床观察。

对120例PSD患者神经功能缺损的康复及赛乐特的干预治疗作了追踪观察。卒中后抑郁患者120例，男73例，女47例。年龄48～75岁，平均（67.1±6.0）岁。脑卒中诊断均由CT或MRI证实，其中出血性卒中38例，缺血性卒中82例。所有患者既往均无抑郁症状或其他精神病史，无意识障碍、无失语及认知功能障碍，依从检查。入院1～2周对患者进行抑郁程度及神经功能缺损程度评定，然后分组。对照组60例，男34例，女26例，年龄48～72岁，出血性卒中20例，缺血性卒中40例。治疗组60例，男39例，女21例，年龄50～75岁，出血性卒中18例，缺血性卒中42例。对照组给予神经内科药物治疗。治疗组在上述治疗方法基础上，加用赛乐特20mg，每日1次，连续8周。治疗前对照组和治疗组之间抑郁严重程度、神经功能缺损程度差异无显著性意义（P >0.05），存在可比性。在治疗后4周、8周所进行抑郁程度和神经功能缺损程度评定。结果：在对照组4周、8周后，抑郁程度、神经功能缺损程度和入院时相比差异无显著性意义（P >0.05）。在治疗组，用赛乐特治疗4周后，抑郁程度明显减轻，其中8例抑郁症消失，8周后抑郁程度明显减轻（P <0.01），其中7例抑郁症状消失，同时，治疗4周后，神经功能缺损程度也明显减轻（P <0.01），治疗8周后，神经功能缺损程度更明显减轻（P <0.01）。

由此讨论，PSD的发生主要有两种学说。

(1)原发性内源性机制学说　认为PSD的发生与大脑损害后神经生物学改变即去甲肾上腺（NA）和5-羟色胺（5-HT）有关，5-HT和NA神经元胞体位于脑干，其轴突通过丘脑及基底节到达额叶皮质，破坏该通路神经元的病损，使介质NA和5-HT减少而发生抑郁症。这一学说可以说明急性期的发生机制。

(2)反应性机制说　认为是家庭、社会、生理等多种因素影响，导致卒中后生理、心理平衡失调引起PSD。常用抗抑郁药有三环类抗抑郁药如氯丙米嗪。四环类抗抑郁药如麦普替林。选择性5-HT吸收抑制剂（SSR2）氟西汀、舍曲林、帕罗西汀（赛乐特）与三环类、四环类药物疗效相当。优点是安全、方便、不良反应少，每日1次，不分饭前饭后，一般不分老幼，固定剂量，不需商定调整剂量，为首选药。可以有效地改善或消除卒中后抑郁症状，使患者树立康复的信心，尽早进行神经功能康复锻炼、促进神经功能恢复。

3.案例三

我院金越探究脑卒中后抑郁患者临床治疗中应用疏肝健脾解郁汤的临床效果。

对本院2014年12月至2017年12月收治的80例脑卒中后抑郁患者的治疗情况进行回顾分析，根据治疗方法不同分为对照组和研究组，每组40例。所有患者均符合中医病症诊断疗效标准中关于脑卒中的诊断标准；患者治疗前HAMD评分均符合抑郁症诊断标准；排除妊娠期或哺乳期患者、抑郁症等精神病史患者；患者及家属均自愿签署知情知情书。方法：对照组患者采用常规西药治疗。口服盐酸氟西汀(礼来苏州制药有限公司，国药准字J20170022)，20mg/次，1次/天。研究组患者在对照组基础上联合疏肝健脾解郁汤治疗。疏肝健脾解郁汤药方组成：石菖蒲、丹参各30g，白芍、川芎、制远志各15g，枳壳、柴胡、红花、广郁金、桃仁各10g，制香附12g，青皮6g。大便干燥患者加火麻仁20g，胃呆纳少患者加鸡内金15g，夜寐不安患者加酸枣仁及夜交藤各30g。将所有药物共同以水煎取200mL药汁，分早、晚2次服用。观察指标及判定标准：对比两组患者治疗前后HAMD评分、神经功能缺损评分以及不良反应发生情况。使用HAMD对两组患者治疗前、治疗2周后以及治疗4周后抑郁情况进行评分，评分越高则患者抑郁情绪越严重；使用神经功能缺损程度评分标准对两组患者治疗前、治疗2周后以及治疗4周后神经缺损情况进行评分，评分越高则患者神经缺损情况越严重。

结果如下。

(1) 两组患者治疗前后HAMD评分对比　治疗前，研究组患者HAMD评分为(32.5±3.5)分，与对照组患者的(32.1±4.1)分，对比差异无统计学意义($t=0.469$，$P=0.640>0.05$)；治疗2周后，研究组患者HAMD评分为(23.6±2.5)分，低于对照组的(26.8±3.1)分，差异具有统计学意义($t=5.082$, $P=0.000<0.05$)；治疗4周后，研究组患者HAMD评分为(12.9±1.6)分，低于对照组的(17.5±2.1)分，差异具有统计学意义($t=11.020$, $P=0.000<0.05$)。

(2) 两组患者治疗前后神经功能缺损评分对比　治疗前，研究组患者神经功能缺损评分为(24.3±5.2)分，与对照组患者的(25.3±6.1)分对比，差异无统计学意义($t=0.789$，$P=0.433>0.05$)；治疗2周后，研究组患者神经功能缺损评分为(19.5±5.3)分，低于对照组的(23.6±4.9)分，差异具有统计学意义($t=3.592$, $P=0.000<0.05$)；治疗4周后，研究组患者神经功能缺损评分为(10.1±2.1)分，低于对照组的(16.5±5.3)分，差异具有统计学意义($t=7.100$, $P=0.000<0.05$)。

(3) 两组患者不良反应发生情况对比　研究组患者未出现不良反应，不良反应发生率为0；对照组患者中2例出现便秘、口干情况，3例出现失眠情况，不良反应发生率为12.5%。研究组患者不良反应发生率低于对照组，差异具有统计学意义($P=0.021<0.05$)。

讨论：抑郁作为脑卒中后发病率较高的并发症已经逐渐引起了越来越多研究人员的重视，传统治疗中常用的治疗方式为西药治疗，盐酸氟西汀在治疗中主要通过对突触间隙5-羟色胺(5-HT)浓度的增加达到缓解患者抑郁情绪的作用，虽能够达到一定的治疗效果，但是用药后会对患者消化系统以及神经系统造成一定的刺激，不良反应发生率较高。中医研究中认为，脑卒中后抑郁患者的病情应划为"郁证"范畴内，郁气不散，久必化火，伤及机体。临床治疗需要疏通气血、化解郁气。疏肝健脾解郁汤在其治疗中的应用既能够促进治疗效果的提升，还能够缓解西药对患者造成的刺激，该方中丹参的作用主要是活血养气，石菖蒲的作用是开窍醒脑，白芍养血敛阴、柔肝，川芎行气活血，枳壳、柴胡、青皮以及制香附等药物的辅助作用能够达到解郁理气的作用，从根本上缓解患者抑郁气滞情况，缓解患者肝脏压力，避免气机郁结对患者机体造成影响。本次研究中，研究组患者治疗 2 ~ 4 周后 HAMD 评分以及神经功能缺损评分均低于对照组，差异有统计学意义（$P <0.05$），可见，疏肝健脾解郁汤在脑卒中后抑郁患者治疗中的应用能够有效改善患者抑郁情绪，帮助患者积极面对治疗及康复，缓解患者神经缺损情况，提升治疗效果。研究组患者不良反应发生率明显低于对照组，差异有统计学意义（$P <0.05$），可见，脑卒中后抑郁患者治疗中疏肝健脾解郁汤的应用对于患者使用西药治疗造成的刺激也有非常显著的缓解效果，减少各类不良反应的发生，提高治疗安全性。综上所述，脑卒中后抑郁患者在常规西药治疗基础上联合疏肝健脾解郁汤能够提升临床效果，改善患者的抑郁情绪，促进神经功能的恢复，且用药安全性更高，值得推广应用。

参考文献

[1] 孙继红 . 针刺治疗脑卒中后抑郁的研究进展 [J]. 中国医疗前沿，2010(05).

[2] 马新，杨静娟，马雁冰 . 中药治疗脑卒中后抑郁 42 例疗效观察 [J]. 中国民康医学，2007(10).

[3] 陈东，孙远征 . 电针结合耳穴贴压治疗脑卒中后抑郁的临床观察 [J]. 中医临床研究，2016(02).

[4] 吴洁，张永祥 . 脑卒中后抑郁的中医治疗 [J]. 中国民族民间医药，2015(14).

[5] 肖展翅，倪小红，高聚，等 . 舒肝解郁胶囊治疗脑卒中后抑郁的疗效与安全性 [J]. 中西医结合心脑血管病杂志，2015(11).

[6] 林蓓蕾，张振香，陈颖，等 . 社区脑卒中患者抑郁、ADL 和生活质量的相关性研究 [J]. 中国实用神经疾病杂志，2013(03).

[7] 肖韩艳，张本卓，袁春华 . 脑卒中后抑郁 854 例临床分析及其相关因素的研究 [J]. 牡丹江医学院学报，2011(04).

[8] 王海燕，李宝成，候书敏，等 . 急性脑卒中后抑郁相关因素的调查研究 [J]. 河北医学，2010(03).

[9] Ellen M Whyte, Benoit H Mulsant. Post stroke depression: epidemiology, pathophysiology, and biological treatment[J]. Biological Psychiatry, 2002(3).

第十一节　低血糖

一、简介

（一）概念和临床表现

成年人空腹血糖浓度低于2.8mmol/L称为低血糖，但血糖低于更低的水平才会导致一些症状的出现，叫低血糖症。诊断标准为：男≤50mg/dL（≤2.78mmol/L），女≤40mg/dL（≤2.5mmol/L），婴儿和儿童≤40mg/dL（2.22mmol/L）。当血糖浓度低于50～60mg/dL时，出现低血糖早期症状（四肢发冷、面色苍白、出冷汗、头晕、心慌、恶心等）；当血糖浓度低于45mg/dL时，出现低血糖晚期症状（除早期症状外还出现惊厥及昏迷等）。

临床表现低血糖分为两种类型：①肾上腺素能症状包括出汗，神经质，颤抖，无力，眩晕，心悸，饥饿感，归因于交感神经活动增强和肾上腺素释放增多（可发生于肾上腺切除患者）。②中枢神经系统的表现包括意识混乱，行为异常（可误认为酒醉），视力障碍，木僵，昏迷和癫痫。低血糖昏迷常有体温降低。引起交感神经症状的血糖降低速率较引起中枢神经症状的为快，但低血糖程度轻，无论哪一种类型，血糖水平都有明显个体差异。近年来糖尿病患者因降糖药使用不当，出现低血糖性偏瘫时有发生，因此研究低血糖和中风偏瘫的关系有重要的临床意义。

（二）血糖的正常值

1. 空腹血糖正常值

① 一般空腹全血血糖为3.9～6.1mmol/L（70～110mg/dL），血浆血糖为3.9～6.9mmol/L（70～125mg/dL）。

② 空腹全血血糖≥6.7mmol/L（120mg/dL）、血浆血糖≥7.8mmol/L（140mg/dL），2次重复测定可诊断为糖尿病。

③ 当空腹全血血糖在5.6mmol/L（100mg/dL）以上，血浆血糖在6.4mmol/L（115mg/dL）以上，应做糖耐量试验。

④ 当空腹全血血糖超过11.1mmol/L（200mg/dL）时，表示胰岛素分泌极少或缺乏。因此，空腹血糖显著增高时，不必进行其他检查，即可诊断为糖尿病。

2. 餐后血糖正常值

① 餐后1h：血糖6.7～9.4mmol/L。最多也不超过11.1mmol/L（200mg/dL）。

② 餐后2h：血糖 ≤ 7.8mmol/L。

③ 餐后3h：第3小时后恢复正常，各次尿糖均为阴性。

（三）低血糖诊断

无论患者出现不能解释的中枢神经系统症状，还是不能解释的交感神经症状，确诊时需要证据表明这些症状与低血糖异常有关，并且血糖升高后症状好转。异常低血糖诊断标准通常为：男 ≤ 50mg/dL （≤ 2.78mmol/L），女 ≤ 40mg/dL （≤ 2.5mmol/L），婴儿和儿童 ≤ 40mg/dL （2.22mmol/L）。大多数低血糖见于胰岛素或磺脲类药治疗患者或新近饮酒者，诊断一般没有困难。

（四）低血糖一般治疗

通常急性肾上腺素能症状和早期中枢神经系统症状给予口服葡萄糖或含葡萄糖食物时能够缓解。胰岛素或磺脲药治疗患者若突然出现意识混乱，行为异常，建议饮用一杯果汁或加3匙糖的糖水，应告诉患者家属这些处理办法。一杯牛奶亦可奏效。建议胰岛素治疗患者随时携带糖果或葡萄糖片。磺脲药治疗患者，尤其是长效药和氯磺丙脲，若饮食不足，可在数小时或数天内反复低血糖发作。当口服葡萄糖不足以缓解低血糖时，可静脉推注葡萄糖或胰高血糖素。

二、临床观察研究

我院马龙、胡单强、高伦医生对低血糖致偏瘫21例临床分析。

选取本院2001年至2004年收治的糖尿病低血糖致偏瘫患者21例，均有糖尿病病史，病程1 ～ 15年，其中男9例，女12例，年龄42 ～ 78岁，均符合2型糖尿病诊断标准。19例服用格列本脲或含格列本脲复方药物史，其中8例同时服用其他降糖药，2例为应用胰岛素过量。11例发病前有进食量减少但未及时调整降糖药物用量，8例近期服药量增加，4例近期有上感史。临床特点：21例均为急性起病，以急性脑血管病就诊，均存在不同程度的偏瘫。其中6例为双侧瘫；昏睡3例，嗜睡5例，反应迟钝8例；肌张力增高者2例，肌张力减弱14例；腱反射降低16例，腱反射亢进3例；锥体束征阳性12例；鼻唇沟变浅3例，口角㖞斜1例，伸舌偏4例；失语2例，构音障碍13例。实验室检查：21例患者发病时均查头颅CT，其中17例脑萎缩，5例陈旧腔隙性脑梗死。查电解质均正常或轻度低血钾。心电图正常9例，心电图示心肌缺血8例，房颤1例，窦速3例。血糖值除1例为4.8mmol/L外均为0.6 ～ 2.8mmol/L。结果：确诊后全部21例患者均给予5%葡萄糖60 ～ 100mL静注，10%葡萄糖500mL静脉点滴，治疗后患者血糖恢复正常，临床症状于2h内迅速缓解，并于1～2天内恢复正常。

分析：格列本脲等降糖药在基层医院中仍有使用，其复方制剂更是被广泛应用，而对患者健康宣教不足，致常有低血糖现象发生。其中部分病例主要表现为急性偏瘫，而无明显心悸、汗出、血压下降等典型低血糖症状，或症状较轻而被患者忽略，易与急性脑血管病相混淆，尤其是头CT阴性亦不能除外早期脑梗死。但本组病例有如下特点可与早期脑梗死相鉴别：①有明确糖尿病史且使用降血糖药物，尤其是使用格列本脲等长效降糖药。②多有各种原因引起的进食量减少而未相应减少降糖药用量，或有降糖药加量而未严格监测血糖。③与大部分脑梗死病例起病时间明确、多无意识障碍不同，多不能确定其精确到时、分的起病时间，而为渐进性起病，且起病时多伴有精神不振、少言、反应迟钝等轻度意识障碍，而肢体瘫痪等神经定位体征相对较轻。④肢瘫程度时轻时重，可见不对称性双侧肢瘫。⑤对葡萄糖治疗敏感。据研究临床症状与血糖下降程度及速度有关，如下降速度快，可表现为交感神经兴奋症状，如下降速度缓慢，可表现为脑神经损伤为主表现。本组病例以口服降糖药为主，血糖下降较缓慢，故以偏瘫为主要表现。中老年糖尿病患者脑动脉硬化程度较重，脑供血相对不足且全脑各部分布不均。低血糖时交感神经兴奋致脑血管痉挛，可造成脑部供血不均衡，即血糖正常时狭窄血管供血区尚可能得到足够能量维持其功能，但能量储备少，一旦发生低血糖则该部脑组织首先因供能不足而发生功能障碍，表现为偏瘫等症状。因其有效血循环并未中断，故短时间内尚未出现不可逆性梗死，并随血糖升高而迅速恢复。本组病例中有心肌缺血8例，房颤1例，低血糖发生时心肌能量代谢不足，心排血指数降低，脑灌注压下降，可加重脑缺血。其中1例78岁患者因长期高血糖未能有效控制，近期大量(15mg/d)口服格列本脲后血糖迅速降至4.8mmol/L，考虑机体未能及时适应此大幅度血糖下降而出现低血糖性偏瘫，其血糖上升后症状迅速缓解，故亦考虑为本病。在临床工作中应熟悉低血糖性偏瘫特点，避免误诊误治。对初诊为急性脑梗死病例应常规急检血糖。

参考文献

[1] 中华医学会内分泌学分会. 糖尿病患者血糖波动管理专家共识 [J]. 中华内分泌代谢杂志，2017(08).

[2] Jae-Sung Lim, Chulho Kim, Mi Sun Oh, et al. Effects of glycemic variability and hyperglycemia in acute ischemic stroke on post-stroke cognitive impairments[J]. Journal of Diabetes and Its Complications, 2018(7).

[3] 李杰华. 进展性缺血性脑卒中研究进展 [J]. 医学理论与实践，2016(12).

[4] 李战辉，张增强，张蕾，等 . 无糖尿病史急性缺血性脑卒中患者入院早期动态血糖监测 [J]. 第二军医大学学报，2013(01).

[5] 母义明，纪立农，杨文英，等 . 中国 2 型糖尿病患者餐后高血糖管理专家共识 [J]. 中国糖尿病杂志，2016(05).

[6] 马少玲，余永平 . 应激性高血糖对急性脑梗死患者临床疗效和临床事件发生情况的影响 [J]. 实用临床医药杂志，2014(15).

[7] Derya Ozturk, Omer Celik, Seckin Satilmis, et al. Mehmet Gul. Association between serum galectin-3 levels and coronary atherosclerosis and plaque burden/structure in patients with type 2 diabetes mellitus[J]. Coronary Artery Disease, 2015 (5).

[8] 石泉 . 糖尿病低血糖制定有效方案及时治疗临床效果评价 [J]. 中外医学研究，2014(05).

《第六章》

中风病预防

一、中医预防中风的理论基础

（一）中风预防与"治未病"思想

中医学重视预防为主，早在《黄帝内经》中就提出了"治未病"思想，强调"防患于未然"。《素问·四气调神大论》云："圣人不治已病治未病，不治已乱治未乱……夫病已成而后药之，乱已成而后治之，譬犹渴而穿井，斗而铸锥，不亦晚乎？"生动地指出了"治未病"的重要意义。脑卒中病是急危重症，未病先防尤其重要。

1. "治未病"思想内涵

根据现代医学理论，将人群的健康状态分为三种：一是健康未病态；二是欲病未病态；三是已病未传态。因此，"治未病"就是针对这三种状态，具有未病养生防病于先、欲病施治防微杜渐和已病早治防止传变的作用。

2. 历代脑卒中病与中医防治思想

关于脑卒中的前驱症状及预防，历代文献早有记载。元代罗天益云提出，凡大指、次指麻木或不用者，三年中有中风之患。明代张三锡强调，中风病，必有先兆。中年人但觉大拇指作麻木或不仁，或手足少力，或肌肉微掣，三年内必有暴病。而王清任在《医林改错·记未病前之形状》中记录了34种中风前驱症状，并强调："因不痛不痒，无寒无热，无碍饮食起居，人最易于疏忽。"所以他主张应切实地做好脑卒中的预防工作。在预防中根据脑卒中病的病因病机多强调"宜慎起居，节饮食，远房帏，调情志。"实践证明，以上预防方法有着重要的临床意义。

3. 脑卒中病未病先防的意义

"未病先防"是最积极的预防措施。如发病及早治疗，做到"既病防变，预防再发"。关于脑卒中的复发，清代沈金鳌在《杂病源流犀烛·中风源流》中记载："若风病既愈，而根株未能悉拔，隔一二年或数年必再发，发则必加重，或至丧命，故平时宜预防之，第一防劳累暴怒郁结，调气血，养精神，又常服药以维持之，庶乎可安。"由此可见，脑卒中容易复发，且复发时病情必然加重，甚至有生命危险，故应强调以预防为主，对复中应重视防治，以减少脑卒中反复发作。

脑卒中病的主要病因病机：脏腑功能失调是发病根源，脏腑虚损是根本；痰湿、瘀血为基本病理产物，二者积聚由少渐多，由血到脉，最终脑络受阻而致脑卒中。易感体质阶段脏腑功能失调尚轻微，痰湿、瘀血量少，尚不能显现疾病，但中医四诊有证可辨，通过改变饮食、情志、劳逸、体质等因素易于调整。在预防中首先要分析病因病机，针对不同的病因开展正治与反治，切断病机发展，改变不良生活习惯，从而达到预防再发的目的。

4.脑卒中未病先防的措施

（1）移情易性，调养情志　情志失调能使人体产生多种病理产物，成为脑卒中发病的基础，所以平时要善于调节情志，避免各种精神刺激，保持开朗的性格，戒躁戒怒，改变不良性格。

（2）起居有常，顺应四时　四季气候变化对脑卒中发生发展会起到推波助澜的作用，如冬季寒邪当令，寒主收引，寒邪侵袭人体，经脉凝滞，气血运行不畅，且冬有凉风，风为百病之长，善行数变，故易发脑卒中。

（3）饮食有节，味贵清淡　平时要限制肥甘厚腻、易生痰动火之品，尤其脑卒中先兆者，更应控制饮食，宜清淡，多食蔬菜瓜果。

（4）保精养生，劳逸结合　中老年人要根据自己的体质强弱不同，注意节制情欲，保精养生，使元气充盛，保持旺盛的精力，应劳逸结合，劳逸适度。

（5）加强锻炼，调节阴阳　气血流动的关键在于运动，中老年人可根据自己的实际情况，适当选择如太极拳、八段锦等锻炼方法，以促进气血运行，增强体质，防止脑卒中发生。

（二）从中医体质学说

体质现象是人类生命活动的一种重要表现形式，它与疾病和健康有着密切的联系。几千年的中医学发展历程中，对体质现象的认识和研究方面蕴藏着丰富的理论内涵，而自20世纪70年代"中医体质学说"被提出以来，又进行了一系列学术探讨。

匡调元认为体质是人群中的个体在遗传的基础上和在环境的影响下，其生长、发育和衰老的过程中形成的功能、结构与代谢上相对稳定的特殊状态。这种特殊状态往往决定着其生理反应的特殊性、对某些致病因子的易感性及所产生疾病类型的倾向性。

王琦则定义为体质是个体生命过程中，在先天遗传和后天获得的基础上表现出的形态结构、生理功能和心理状态方面综合的、相对稳定的特质。这种特质反映在生命过程中的某些形态特征和生理特性方面，对自然、社会环境的适应能力和疾病的抵御能力方面以及发病过程中对某些致病因素的易罹性和病理过程中疾病发展的倾向性等方面。

1. 体质类型与中风病的关系

体质是指人体以先天禀赋为基础，在后天生长发育的过程中所形成的形态、结构和功能等方面的相对稳定的特殊性。体质是人体结构与功能差异性的体现，代表了个体的整体特征。中医学认为体质的差异是人体内在脏腑阴阳气血偏颇和功能代谢活动各异的反映，并且对人的体质的差异性早有认识，并重视体质差异对人体健康与疾病的影响，认为有什么样的体质就易患什么样的病。《灵枢·五变篇》曰："肉不坚，腠理疏，则善病风……五脏皆柔弱者，善病消瘅……粗理而肉不坚者，善病痹。"《素问·通评虚实论》："凡病消瘅仆击，偏枯痿厥，气满发逆，甘肥贵人，则膏粱之疾也。"《黄帝内经》是中医体质理论的源头，其关于体质类型的划分主要有五行归属法、阴阳含量划分法等。后世医家在《黄帝内经》体质理论基础上，结合临床实践对临床上常见的体质病理状态及其表现类型进行了分类。现代研究者对体质类型的划分，大多是建立在临床观察基础上的分类方法，同样以临床应用为目的，分类的理论依据也大都是依据人体脏腑经络、气血阴阳津液在非正常状态下的差异表现并结合中医学病因病机理论而提出来的。目前中医体质学说将体质基本上分为9种，包括平和质、阴虚质、阳虚质、气虚质、瘀血质、痰湿质、湿热质、气郁质、特禀质。

研究体质类型的目的在于研究体质与疾病的关系。不同的体质类型的特殊性往往导致对特殊疾病的易感性。病理性体质（非正常体质）是其相关疾病发生的主要物质基础。利用现代流行病学及实验研究方法，通过对肥胖人痰湿体质与冠心病、糖尿病（消渴病）、脑卒中（中风病）的相关性研究，也揭示了痰湿型体质在糖代谢、脂代谢方面的特征。

瘀血质是体内有血液运行不畅的潜在倾向或瘀血内阻的病理基础，并表现出一系列外在征象的体质状态。瘀血体质多见于老年人与久病患者。《素问·病机气宜保命集》中说："五十岁至七十岁……血气凝泣。"预示着衰老过程中有血瘀存在的潜在性。认为老年人"积秽沟渠""必多壅塞"，应当疏通。而动物实验表明："衰老机体可自然形成血瘀体质，老年大鼠为天然形成之血瘀模型。"而中风患者的体质特征除了上面提到的痰湿质及瘀血质外，清代名医王清任的"补阳还五汤"沿用至今，提示中风患者存在气虚质。

2. 改变体质以预防中风

目前对中风病的研究和报道主要以辨证施治为主，其证型众多，且多是复合证。汉方医学认为："各种慢性病、疑难病多属于体质性疾病，强调对体质的治疗，并不考虑病或证的具体情况。"相对证型来说，体质更稳定也更简化。在中风这一漫长的病程中，各种易变的证型相当于一个点或片段，而相对稳定的体质却贯穿始终。

（1）体质的可变　体质是相对稳定的特质，体质要素的稳定性只能是相对的，"相对稳定"意味着体质是可变的。导致体质可变性的原因一是人体的自发性内因，如年龄等，二是外界随机性环境因素，如饮食、起居、疾病等。

（2）如何改变体质　体质是可以改变的，那么如何通过积极的干预使病理体质趋向正常体质呢？在中风病的防治中，张锡纯在《医学衷中参西录》里深有体会地说："愚十余年来治愈此证颇多，曾酌定建瓴汤一方，服后能使脑中之血如建瓴之水下行，脑充血证自愈。"而在现在的临床中，建瓴汤亦为临床医生所常用。通过药物治疗可改变病理体质。"药食同源"，食物具有同样甘、辛、苦、咸、酸五味，对五脏六腑各有所好，各有所归。每种食物作用于人体都能产生一定的反应和功能，《神农本草经》《本草纲目》等中药著作中都包括食物在内。

另外还要重视情志对体质的影响。情志是指喜、怒、忧、思、悲、恐、惊七情变化，是机体的精神状态。《素问·举痛论》云："怒则气上，喜则气缓，悲则气消，恐则气下……惊则气乱，思则气结。"情志变化无论强弱久暂，从其开始出现，就包含有影响脏腑气机协调运行的致偏作用，不同程度地影响体质。如果这种作用超出人体能够耐受和调节的限度，就会导致气机升降失调，体内环境的变化引起体质的变化。反过来说，情志活动贵于调和，情志调和不宜太过是保证良好体质的重要因素。《灵枢·本藏》云："志意和则精神专直，魂魄不散，悔怒不起，五脏不受邪矣"。

二、针对危险因素进行预防

脑卒中不可改变的危险因素有年龄、性别、种族及家族史。年龄增大可能是缺血性脑卒中重要的危险因素。从性别来说，无论缺血性还是出血性脑卒中男性的构成比均高于女性，可能与男性常有不良的饮食、生活习惯(如吸烟等)有关。

脑卒中可改变的危险因素有高血压、吸烟、糖尿病、房颤、血脂异常、高尿酸及高纤维蛋白原等。有研究表明，高血压、糖尿病及房颤是脑卒中的重要危险因素，控制高血压可有效地降低脑卒中的发病率和病死率。另外，一些与高血压相关的危险因素，如吸烟、饮酒、高盐、缺乏体育活动、肥胖、血脂异常及高尿酸等均与脑卒中发病的危险性关系密切。

（一）脑微血管病变致缺血性卒中危险因素及临床表现

脑微血管病变主要分为缺血与微出血两方面。脑微血管疾病包含微动脉小血管病变、颅内小动脉病变等一系列疾病。缺血性脑微血管疾病占缺血性卒中的11%～33%，病变小动脉直径在110～350μm，初端在较大的脑动脉，无侧支吻合，属于解剖终末支，具体病变分为脑干的穿支小动脉，供应脑深部白质以及灰质核团。在病理上，微小血管病变称为腔隙性改变，通过影像学显效，腔隙脑梗死的临床表现是T1处于低信号、T2处于高信号、边界比较清晰而且直径在3～14mm。腔隙性脑梗死的病理特点为蛋白质病变、纤维素样坏死等。脑微血管病变致缺血性卒中的发生率较高，对机体产生的损伤较大，随着影像学的逐步发展，针对脑微血管病变致缺血性卒中疾病的相关危险因素和临床表现受到很多医学研究者的重视。

脑微血管病变致缺血性卒中疾病的主要影响因素为高血压、冠心病、高血脂以及吸烟喝酒。高血压是导致患者认知功能下降的主要因素，而长期处于高压状态，会导致血管壁变薄，管腔出现狭窄情况，进而引发腔隙性脑梗死，使局部脑组织处于缺血缺氧的状态，导致神经元丢失而诱发痴呆。高血脂多与动脉粥样硬化有关。高血脂会导致血液处于黏稠状态，血液缺乏氧分。吸烟是导致脑微血管患者出现认知功能障碍的独立因素，长期吸烟加速脑白质病变，随着年龄的增长病变更加严重。酗酒会对患者的认知能力产生一定影响，而且酒精会通过血脑屏障，直接对皮质下区和大脑产生损伤。

（二）缺血性脑卒中早期复发的危险因素

随着医疗技术水平的不断提高，社会人口老龄化问题的日益突出，脑卒中病死率逐渐降低，但是复发率依然很高，并且复发次数越来越多，致使患者出现残疾等症状，给患者及其家庭带来了很大的负担与困扰。随着脑卒中发病次数的不断增加，神经功能损伤越来越严重，对患者生活能力、社会能力、劳动能力产生了极大的影响，严重降低了患者的生活质量。其中，缺血性脑卒中主要是因为脑供血不足导致的脑组织缺氧、缺血而出现的坏死软化症状，进而形成梗死病灶的一种脑血管疾病，在脑卒中中占80%以上。

缺血性脑卒中的早期复发率非常高，首发性脑卒中急性期在脑卒中复发中是最为危险的时期，最初2周内的复发率可以达到2%～20%，平均复发率为病后前10天中每天

1%。所以，加大对缺血性脑卒中早期复发危险因素的研究力度，是预防缺血性脑卒中患者出现复发的有效手段，必须予以高度重视。

现阶段，相关研究结果显示，脑卒中复发和其危险因素存在着正相关，脑卒中高危人群的复发率非常高。有关报道显示，入院时高血糖、舒张期高血压、糖尿病、高血压是缺血性脑卒中复发的危险因素。另有报道显示，糖尿病是缺血性脑卒中复发的唯一危险因素。

选取2014年1～12月份本院收治的700例缺血性脑卒中患者的临床资料进行研究，所有患者均符合全国脑血管学术会议制定的脑血管病诊断要点，并且经过CT或者MRI检查证实。700例患者中，女310例，男390例；年龄40～71岁，平均年龄(59.7±4.4)岁；脑血栓640例，脑栓塞60例。

研究方法：所有患者入院后均进行常规的病史询问、血液生化检查、心电图检查、神经系统检查等，并且对心率、血压、神经系统体征变化等进行详细记录，给予常规神经保护、脱水、抗凝等治疗，通过心脏彩超与心电图予以诊断。

早期复发诊断标准：根据Sacco诊断标准，在本次脑卒中发病后的2个月内，患者出现以下表现即符合诊断：①在原有神经系统缺损症状与体征消失或者好转的情况下，再次发生同侧或对侧的新神经系统缺损症状或者体征；②CT检查发现新的病灶；③出现新型脑卒中；④短暂性脑缺血发作与脑梗死患者住院中出现的短暂性脑缺血发作成为脑梗死不计在内；⑤进展性卒中或者病情恶化导致的神经系统症状或者体征加重不计在内。

结果：700例患者中2个月内发生缺血性脑卒中早期复发患者60例，复发率为8.6%；其中脑血栓复发54例，复发率为7.7%，脑栓塞复发6例，复发率为0.9%。40例复发在原患侧，15例复发在对侧，5例复发在双侧。54例脑血栓复发中，49例是同类型复发，3例复发成脑栓塞，2例复发成脑出血；6例脑栓塞复发均是同类型复发。复发前后类型一致58例，复发前后类型不一致2例。经研究分析，短暂性脑缺血发作或脑梗死病史、高血压、糖尿病、同部位复发与复发的关系非常密切。

在本组研究中，住院患者2个月内的复发率达到了8.6%，与有关研究显示的结果近似。同时，本文研究结果显示，脑栓塞复发率为0.9%，明显低于7.7%的脑血栓复发率。通常情况下，认为导致脑卒中的因素存在差异，其引起复发的危险性也各不相同。有关研究发现，病因不明的脑卒中复发率显著小于病因明确的脑卒中复发率，如心源性脑栓塞、动脉硬化性脑梗死等。相关研究结果显示，动脉硬化性脑梗死的复发率最高，而不明病因的复发率在心源性脑栓塞与脑梗死之间。

根据复发前后类型是否一致可知，缺血性脑卒中的复发类型大部分还是缺血性，本组研究中，60例缺血性脑卒中复发为缺血性的患者58例，复发率为96.7%，复发为脑出血的病例非常少，只有2例，复发率为3.3%。

本组研究结果显示，短暂性脑缺血发作或脑梗死病史、高血压、糖尿病、同部位复发是缺血性脑卒中复发的危险因素。

三、ABCD评分法预测TIA患者的卒中风险

短暂性脑缺血发作(transient ischemic attack，TIA)是一种重要而危险的缺血性卒中预警事件。有研究指出，TIA发生后，在1周内有5%～10%、90天内有10%～20%的患者发生卒中。TIA后近期卒中和TIA复发较多，Johnston等对急诊室诊断的1707例TIA患者随访90d发现，10.5%发生卒中，半数在TIA后2d内发生。11.2%有TIA复发，半数也在最初2天内。与此相似，本研究中的173名患者有8.67%于TIA发作后7天内发展为脑卒中。这说明TIA患者的脑血管病变并不稳定，有较高近期卒中风险。因此有人提出了TIA是"小卒中、大风险"的观念。

Rothwell等在2项基于人群的研究基础上建立了预测TIA后7天内卒中风险的回归模型，即6分制ABCD评分法。这个研究发现，在TIA后7天内发生卒中的患者中，95%的患者评分≥5分。我们的研究得到了相同的结果。由此可以看出，有明确运动神经症状(即偏瘫或失语)的患者属高危患者，纯感觉事件患者则预后较好；发作时间长的患者是高危患者，发作时间低于10min预后较好；年龄和高血压也是重要的预后因素。Rothwell等根据临床特征提出的这个简单量表可有效发现TIA后7天内患者的卒中风险。因此认为这种简易评分法可常规用于临床实践，以识别高危TIA，可操作性很强。

ABCD评分法只是一个简易的评估方法，而其他危险因素需在完善辅助检查时特别注意寻找。例如CT发现新病灶者中10.9%在TIA后90天内发生卒中，危险度是无新病灶者的4.06倍。另外很多研究也证明发作是否频繁也是高危因素之一。TIA患者的分级处理可减少患者近期卒中风险且防止滥用医疗资源。但无论有无TIA复发均应根据近期卒中的高危因素进行分级并开始二级预防。有近期卒中高危因素者应尽早全面检查，在抗血小板和(或)抗凝治疗的同时针对发现的问题予以科学处理。

以下探讨6分制ABCD评分法在预测TIA患者的卒中风险上的作用，以便对TIA患者进行分层评价和处理。

选取2005年1月至2006年9月间在我院治疗的173例以TIA为起病的患者，其中男

98例，女75例。TIA诊断符合以下标准：①突发的神经功能缺失症状和体征在24h内完全消失；②头CT/MRI检查证实无颅内出血、占位及可解释症状的定位责任病灶。

方法：应用Rothwell等建立的预测TIA后7天内卒中风险的回归模型，即6分制ABCD评分法。①年龄(Age)：≥60岁为1分。②血压(Blood pressure)：收缩压≥140mmHg和(或)舒张压≥90mmHg为1分。③临床特征(Clinical features)：一侧肢体无力为2分，言语障碍但无一侧肢体无力为1分，其他为0分。④症状持续时间(Duration)：≥60min为2分，10～59min为1分，<10min为0分。用以上方法对入选者进行评分，并记录其TIA首次发作后7天内是否有卒中事件发生。

结果：ABCD评分法观察结果。

年龄：年龄37～79岁，平均(58.29±12.02)岁，其中超过60岁的62例。血压情况：收缩压≥140mmHg的143例，舒张压≥90mmHg的65例，收缩压和舒张压同时超过标准64例。临床表现：发作性单瘫或偏瘫109例，失语22例，构音障碍87例，纯偏身感觉障碍128例，复视4例，一过性黑矇9例，视物模糊或视野缺损17例，跌倒发作2例，平衡障碍3例。首次TIA持续时间：≥60min 5例，10～59min 65例，<10min 103例。6分5例，5分28例，4分55例，3分43例，2分14例，1分27例，0分1例。TIA后7天内发生卒中15例，发生脑卒中的时间(7天内)1天3例，2天6例，3天2例，4天2例，5天1例，6天0例，7天1例；在这15例患者中6分4例(在相应得分患者中的比例为80.0%)，5分9例(32.1%)，4分1例(1.8%)，3分1例(2.3%)，无2分、1分、0分病例。

四、脑卒中的二级预防

脑卒中一旦发生，多数存活患者都留有不同程度的残疾。因此国内外专家一致认为：对于卒中和TIA患者管理的首要目标是预防再次脑血管事件的发生。

卒中的二级预防是指有过一次急性卒中事件（包括TIA、脑梗死等）后，防止再次发生卒中所采取的防治措施。国内外大量临床研究证明，重视二级预防并采取有效措施是减少卒中发病率、死亡率和再发卒中的唯一有效方法。

（一）二级预防的内容

（1）治疗和控制疾病所致的危险因素　高血压、糖尿病、心脏瓣膜病、心律失常、血液高凝状态、高纤维蛋白原血症、高脂血症、高血小板聚集、高同型半胱氨酸血症等目前均被视为卒中的独立危险因素，积极治疗相关疾病本身就是预防性治疗卒中。

（2）改善不良的生活习惯　也是卒中二级预防不可缺少的重要措施，如避免高脂、高糖、高盐饮食，戒烟酒等。

（3）定期做神经系统检查及必要的辅助检查和实验室检查。

（4）根据自身情况加强锻炼，对患者及其家属进行健康教育。

近年来，随着循证医学的发展，有关卒中的预防获得了大量的研究证据，而且均说明有效的二级预防是可以让患者受益的。大量国内外长期前瞻性研究证实，有效防治高血压可显著降低脑卒中的发病率和死亡率。

（二）相关研究

2008年美国心脏病协会／美国卒中协会推荐的"缺血性卒中或短暂性脑缺血发作患者的卒中预防指南更新"中对服用阿司匹林及严格控制高危因素均有明确要求，我国的专家共识及指南也有同样的看法，但目前预防指南的推广却远远滞后于临床研究和系统分析的结论。

选取1个月前至3年内发生过脑梗死或短暂性脑缺血发作（TIA）的患者，年龄≥18岁。

1. 诊断依据

确切的缺血性脑血管病既往病史，体检和头CT／MRI等辅助检查结果证实，或过去治疗时的病历材料证实有脑梗死或TIA。高血压、糖尿病、心房纤颤、高脂血症的诊断依据《内科学》教材第7版。

2. 方法

本研究为横断面调查，在本院门诊进行，对2009年7月3日至2009年8月29日符合入选标准的门诊患者进行连续录入。调查内容包括：性别、年龄等自然情况和烟酒嗜好的现况等。特别是对高血压、糖尿病、高血脂、心房纤颤等高危因素的知晓情况、服药情况及控制情况进行询问和检查。着重了解抗血栓药，特别是阿司匹林的服用情况。

评定标准：被调查前连续6个月未吸烟或未饮酒为戒烟或戒酒；被调查前连续服药2周以上为规律用药。

3. 结果

本研究共录入200例符合条件的患者，其中男126例，女74例，年龄46～81岁。脑梗死患者191例，TIA患者7例，病史中同时存在脑梗死和TIA的2例。

规律服用阿司匹林者57例。口服阿司匹林者占被调查者的28.5％，其中每日服用

50mg者16例，服用100mg者40例，服用300mg者1例。未服143例，未服原因：存在禁忌证2例，占1.4%；出现不良反应1例，占0.7%；医生未建议105例，占73.4%；病情好转后自行停药14例，占9.8%；担心药物不良反应6例，占4.2%；医生建议了但自己以为无用10例，约占7%；其他原因5例。

患高血压者120例（60%），用药治疗92例（76.7%），血压控制在标准水平以下的为52例（43.3%）。在所有被调查的患者中，有4例（2%）虽然否认病史，但通过检查发现患有高血压。

患糖尿病者22例（11%），坚持定期复查血糖并治疗的13例（59.1%）。从未检测过血糖的20例（10%）。

高血脂者52例（26%），规律服用降脂药的43例（82.7%）。从未检测过血脂的78例（39%）。

心房纤颤3例（1.5%），均未服用华法林。从未做过心电图的2例（1%）。

在88例有吸烟史的患者中，已戒烟24例，仍吸烟64例，戒烟率27.3%。在58例有饮酒史的患者中，已戒酒23例，仍饮酒35例，戒酒率39.7%。

结果表明，纳入本研究的患者只有28.5%的患者规律服用阿司匹林来进行二级预防，一些患者虽然服用阿司匹林，但剂量不够。经流行病学调查，高血压病和糖尿病的控制情况并不理想，存在三低现象，即低知晓率、低服药率、低控制率。本调查发现，分别有2%和10%的患者没有关心过自己是否患有高血压或糖尿病，对高血压和糖尿病的治疗依从率也只分别为76.7%和59.1%，而服药治疗的高血压患者中，只有43.3%的患者血压得到有效控制。发现和正确治疗如心房纤颤等心脏病变的患者以及对高脂血症的知晓情况也都很低。

切实执行好脑卒中的二级预防指南具有迫切性。笔者认为，做好这一利国利民的工作，最关键的是健康宣教。WHO的专家指出，一般措施（非药物治疗）与药物治疗的成败取决于患者与医务人员之间的合作。在改变患者依从性（指患者执行医嘱的程度）方面提醒大家几个关键问题：①卫生专业人员要不断接受经常性教育；②家庭的积极参加对保证成功的治疗是十分重要的；③鼓励患者之间定期讨论自己的疾病和有关问题，从精神上创造一种互相支持、相鼓舞的气氛；④医生要掌握与患者交流的技巧，应鼓励患者而不是恐吓他们，应着重宣传防止血管受到长期损害的好处，而不是大谈危险；⑤预约复诊，加强随访。如果注意了以上关键问题，在实践中不断尝试改进措施，便可改善患者依从性，增强治疗效果。社区全科医生在这方面有得天独厚的优势，需重视对他们的宣教，发挥他们的作用。

参考文献

[1] 经浩宇."治未病"思想对脑卒中病的防治意义 [J]. 长春中医药大学学报，2013，29(1): 84.

[2] 王琦. 中医治未病解读 [M]. 北京：中国中医药出版社，2007.

[3] 曹关志. 亚健康的防治与中医治未病 [J]. 四川中医，2012,30(8): 26-28.

[4] 曲红. 从脑内微小病变探讨中风"治未病"客观依据的研究 [J]. 天津中医药，2008，25(4): 292-295.

[5] 陈霞，张国华. 从中医体质学说浅谈中风病的预防 [J]. 辽宁中医药大学，2007,9（3）：31-32.

[6] 匡调元. 人体体质学 —— 中医学个性化治疗原理 [M]. 上海：上海科技出版社，2003.

[7] 王琦. 中医体质学 [M]. 北京：中国中医药科技出版社，1999.

[8] 王琦. 9 种基本中医体质类型的分类及其诊断表述依据 [J]. 北京中医药大学学报，2005, 28(4): 1-8.

[9] 王东坡，王琦. 论体质分类研究的源流及其科学意义 [J]. 北京中医药大学学报，2006,29(6): 374-376.

[10] 柴雅倩，陈群，徐志伟. 论瘀血体质的特征 [J]. 国医论坛，2006, 21(4): 12-14.

[11] 中国中西医结合活血化瘀研究所. 血证与活血化瘀研究 [M]. 北京：学苑出版社，1990.

[12] 郭兴富. 从体质学说谈中风病的治疗和预防 [J]. 中医药学刊，2005, 23(9): 1652-1653.

[13] 姜侠，姜建国. 浅谈疾病对体质的影响 [J]. 新中医，2006, 38(4): 7-9.

[14] 匡调元."体质食养学"纲要 [J]. 浙江中医药大学学报，2006, 30(3): 217-219.

[15] 张蕾. 浅谈体质与情志的关系 [J]. 天津中医药大学学报，2006, 25(2): 71-73.

[16] WHO.G lobal burden of disease 2002: deaths by age, sex and cause fo r the year 2002[R]. Geneva Sw itzer land: World Health Organization, 2003.

[17] Goldstein L B, Adam s R, Becker K, et al Primary prevention of ischemic stroke: a statement for healthcare pro fissional from the S stroke Council of the American Heart Association[J]. Circulation, 2001, 103(1): 163.

[18] Helen Rodgers, Jane Greenaway, T ina Davies, et al. Risk factors for firs-t ever stroke in old-er people in the north East of England: a population-based study[J]. Stroke, 2004, 35(1): 7.

[19] 金意，鞠忠，乔大伟，等. 缺血性与出血性脑卒中危险因素对比分析 [J]. 中国公共卫生，2008, 24(3): 285.

[20] 玄峰哲. 急性脑血管病 400 例危险因素探析 [J]. 2004, 31（12）：1032.

[21] 芦晓宏. 脑微血管病变致缺血性卒中危险因素、临床表现的相关分析 [J]. 中国医药指南，2018, 16（26）：114.

[22] Patel B, Markus H S.Magnetic resonance imaging in cerebral small vessel disease and its use as a surrogate disease marker[J]. Int J Stroke, 2011, 6(1): 47-59.

[23] 杨帆，徐书雯，黄越冬，等 . 阿尔茨海默病和血管性痴呆患者血浆同型半胱氨酸水平的差异 [J]. 实用医学杂志，2009, 25(19): 3228-3230.

[24] Jokinen H, Gouw A A, Madureira S, et al.Incident lacunes influence cognitive decline[J]. Neurology, 2011, 76(22): 1872-1878.

[25] 陈默 . 缺血性脑卒中早期复发的危险因素预测 [J]. 中国实用医药，2015, 10(32): 75-76.

[26] 李琳 . 踝臂指数对缺血性脑卒中早期复发风险预测价值的研究进展 [J]. 现代医药卫生，2014, 30(4): 538-541.

[27] 李琦，钟纯正 . 急性缺血性脑卒中复发危险因素分析及低密度脂蛋白与高密度脂蛋白比值对脑卒中复发的预测价值 [J]. 中国循环杂志，2014, 33(9): 694-697.

[28] 贾淑娟，吴红海 . 缺血性脑卒中再发危险因素临床分析 [J]. 疾病监测与控制，2014, 8(7): 453-454.

[29] 崔冬梅 . 有关缺血性脑卒中护理的探讨 [J]. 按摩与康复医学 (下旬刊)，2012, 3(12): 348.

[30] 刘旭强 . 缺血性脑卒中患者血清 hs-CRP、颈动脉 IMT 及其与中医证型相关性研究 [J]. 国医论坛，2013, 28(5): 23-24.

[31] 孟祥亚，何志义，邓淑敏 . 用 ABCD 评分法预测 173 例 TIA 患者的卒中风险 [J]. 中国医科大学学报，2007, 36(3): 332-333.

[32] Johnston S C.Transient ischemic attack: a dangerous Harbinger and an opportunity to intervene[J]. Semin Neurol, 2005, 25 (3): 362-370.

[33] Rothwell P M, Warlow C P.Timing of TIA preceding stroke: time window for prevention is very short[J]. Neurology, 2005, 64(5): 817-820.

[34] Giles M F, Rothwei P M.The need for emergency treatment of transient ischemic attack and minorstroke[J]. Expert Rev Neurother, 2005, 5(2): 203-210.

[35] Giles M F, Rothwell P M.Prediction and prevention of stroke after transient ischemic attack in the short and long term[J]. Expert Rev Neurother, 2006, 6(3): 381-395.

[36] Rothwell P M, Giles M F, Flossmann E, et al.A simple score(ABCD) to identify individuals thigh early risk of stroke after transient ischemic attack[J]. Lancet, 2005, 366(9479): 29-36.

[37] Johnston S C, Gress D R, Browner W S, et al.Short-term prognosis after emergency department diagnosis of TIA[J]. JAMA, 2000, 284 (22): 2901-2916.

[38] Johnston S C, Sidney S, Bernstein A L, et al. Acomparison of risk factors for recurrent TIA and stroke inpatients diagnosed with TIA[J]. Neurology, 2003, 60(2): 280 -285.

[39] Gladstone D J. Commentary: Toward an emergency response to transient ischemicattacks[J]. Postgrad Med, 2005, 117(1): 9-14.

[40] Albers G W, Caplan L R, Easton J D, et al. Transient ischemic attack-Proposal fora New Definition[J]. N EnglJMed, 2002, 347(21): 1713-1716.

[41] Douglas V C, Johnston C M, Elkins J, et al. Head computed tomography findings predict shortt erm stroke risk after transient ischemic attack[J]. Stroke, 2003, 34(12): 2894 -2898.

[42] 富克非，孟祥亚 . 200 例缺血性脑卒中门诊患者二级预防的现况调查 [J]. 中国医学创新， 2011, 8(26): 136-138.

[43] 张茁，张微微 . 缺血性卒中二级预防循证医学证据 [M]. 北京：人民卫生出版社， 2007.

[44] 卫生部疾病控制司，中华医学会神经病学分会 . 中国脑血管病防治指南， 2005: 1-2.

[45] Kirshner H S. Therapeutic interventions for prevention of recurrent is chemic stroke[J]. AmJ Manage Care, 2008, 14: s212-s226.

[46] Antithrombotic Trialists Collaboration.Collaborating meta-analysis of randomized trials of antiplatelet therapy of prevention of death, myocardial infarction, and stroke in high-risk patients[J]. BMJ, 2002, 324(7329): 71-86.

[47] 闻名，蔡定芳 . 缺血性卒中的二级预防 [J]. 国际脑血管病杂志， 2006, 14(10): 56-57.

[48] 王少石，沈凌达，郝俊杰 . 卒中二级预防中血糖管理的原则 [J]. 中国卒中杂志， 2009, 4(2): 132-136.

[49] RobertJ Adams, GregAlberts, Mark J Alberts , et al. Update to theAHA/ ASArecommen-dations for the prevention of stroke in patients with stroke and Irantienl ischemic attack[J]. Stroke, 2008, 39: 1647-1652.

[50] 陈爱萍 . 高血压患者的治疗依从性与健康教育 [J]. 护理研究， 2002, 16(3): 145-146.

[51] 吴敌，马锐华，王炉龙，等 . 缺血性卒中二级预防药物依从性调查 [J]. 中华内科杂志， 2005, 44(7): 506-508.

[52] LehloS, Romneya T, Pyorula K , et al. Predictors of stroke in middle-aged patients with non-insulin-dependent diabetes[J]. Stroke, 2006, 27(1): 63- 68.

[53] 丁海军 . 健康教育对缺血性脑卒中伴高血压患者疗效影响的分析 [J]. 中国现代医生， 2012, 50(27): 111-112.

[54] 茹小娟，王文志，吴升平，等 . 社区人群高血压管理与脑卒中发病关系的研究 [J]. 中华流行病学杂志， 2008, 29(2): 116-120.

[55] 苏娅，吴恳，金水晶，等 . 原发性高血压患者的人性化护理管理探讨 [J]. 中国社会医学杂志， 2010, 27(4): 242-243.

[56] 宋敏 . 小剂量阿司匹林对高血压患者动脉粥样斑块进展干预的研究 [J]. 中国现代药物应用， 2012, 6(3): 74-75.

[57] 郑树梅，李传惠 . 专科护士在高血压健康教育中的作用 [J]. 中医药临床杂志， 2007, 19（2）: 175-176.

[58] 陈敏 . 浅谈住院病人护理健康教育中存在的问题与对策 [J]. 中外健康文摘， 2011, 8(13): 321.

[59] 张丽芹，杨文东，史建 . 综合护理干预在原发性高血压患者中的应用 [J]. 齐鲁护理杂志， 2011, 17（19）: 9-11.

[60] 康波 . 高血压病人的治疗及护理 [J]. 当代医学，2010, 16(13): 115.

[61] 吴江 . 神经病学 [M]. 北京：人民卫生出版社，2010.

[62] 王坚苗，张苏明 . 短暂性脑缺血发作的新认识 [J]. 国外医学脑血管疾病分册，2005, 13(2): 110-115.

[63] 杜敢琴，孙圣刚 . 短暂性脑缺血的实验和临床研究 [D]. 华中科技大学，2008: 87-99.

[64] 徐安定，黎泳欣，黄立安 . 急性缺血性卒中 / 短暂性脑缺血发作的早期抗血小板治疗研究进展 [J]. 国新药杂志 . 2011, 20(11): 968-971.

[65] 路晟，赵建国 . 中风先兆发病机理的探讨 [J]. 中医药管理杂志，2007, 15(4): 711-714.

[66] 袁国强，李叶双，吴以岭，等 . 短暂性脑缺血发作患者中医证候分布规律研究 [J]. 中华中医药杂志，2008, 23(6): 484-486.

[67] 王华 . 热毒积瘀学说在中风先兆防治中的指导意义 [J]. 中国中医急症，2006, 15(1): 51-53.

[68] Fisher M.Occlusion of the internalcarotid artery[J]. Arch Neurol Psychiat, 1951, 65: 346-377.

[69] Siekert R G, Whisnant J P, et al. Cerebral Vascular Diseases: Fourth Confer-ence[M]. New York: Grune&Stratton, 1975.

[70] Albers G W, Caplan L R, Easton J D, et al.Transient ischemic attack: preposel for a new definition[J]. N Eng l J Med, 2002, 347: 1713-1716.

[71] Hoffmann M.Call TIAs "TIBs" [J]. Stroke, 2004, 35: e13.

[72] 韩仲岩，赵仁亮 . 对短暂性脑缺血发作及其脑梗死关系的重新认识 [J]. 临床神经疾病杂志，2004, 17: 401.

[73] Spence J.Tamayo A, DiCicco M.Unstable carotid plaque[J]. CMAJ, 2002, 166(9): 1189-1191.

[74] 王坚苗，张苏明 . 短暂性脑缺血发作的新认识 . 国外医学脑血疾病分册，2005, 13(2): 110-115.

[75] Huang Y N , Gao S , Huang Y.Intra-and ext- ra-cranial arterial lesions in TIA patients[H]. Acta Academia Medicine Sonicare (Chinese), 1995, 17(4): 286-290.

[76] 郭红敏，曾莲意，刘素英 . 短暂性脑缺血发作患者的经颅多普勒检测及评价 [J]. 卒中与神经疾病 2000, 7(1): 54-55.

[77] 马丽丽 . 急性脑血管病患者血清抗心磷脂抗体水平及其临床意义 [J]. 中国实用神经疾病杂志，2006, 9(9): 13-15.

[78] Kelly P J, Shih V E, Kistler J P, et al. Low vitamin B6but not homocysteine is associated with increased risk of stroke and transient ischemic attack in the era of folic acid grain fortifica-tion[J]. Stroke, 2003, 34(6): 51-54.

[79] 倪秀石 . 急性脑缺血性卒中患者的经颅多普勒微栓子监测 [J]. 中国超声医学杂志，2000, 16(7): 488-490.

[80] Garcia-Pastor A, D iaz-O tero F, Castano-Garcia B, et al. Transient ischemic attacks: risk factors,

duration and neu reimaging in a series of 173 patients[J]. RevNeurol, 2002, 35: 107-110.

[81] Vanja C, Doug las, Clarissa M, et al.Head com paedomorphy findings predict short-term stroke risk after transient ischemic attack[J]. Stroke, 2003, 34: 2894- 2898.

[82] Robertus H C, Bischops R H C, Kapelle L J, et al.Hemodynamic and metabolic changes in transient ischemic attack patients: Am agentic resonance angiography and1H-magn et resonance spectroscopy study perform ed within 3 days of onset of a transient ischemic attack[J]. Stroke, 2002, 33: 110- 115.

[83] 张微微 . 诊治短暂性脑缺血发作的新观点 [J]. 人民军医， 2003, 46(9): 536.

[84] 郭红敏，曾莲意，刘素英 . 短暂性脑缺血发作患者的经颅多普勒检测及评价 [J]. 卒中与神经疾病 , 2000, 7(1): 54-55.

[85] 左峰，杨威，李正光，等 . 颈动脉系短暂性脑缺血发作的脑血管造影与介入治疗 47 例临床分析 [J]. 北京医学， 2002, 24(4): 225-227.

[86] 裘敏剑，周晓峻，章士正，等 .CTA 和 DSA 应用于脑血管病变的比较 [J]. 实用放射学杂志 , 2002, 18(2): 95-97.

[87] 黄明，朱凤水，李慎茂，等 .70 例短暂性脑缺血发作患者的脑血管造影结果分析 [J]. 中国脑血管病杂志， 2005, 2(10): 449.

[88] 王拥军 . 分层理念贯穿卒中防治始终 [J]. 中国循环医学论坛报， 2008, 04-03（16） .

[89] 李长安，马海，丁国祥，等 . 短暂性脑缺血发作的现代认识 [J]. 医学综述， 2007, 13(4).

[90] 傅景华，中医四部经典·黄帝内经素问 [M]. 北京： 人民卫生出版社， 1996.

[91] 明·张景岳 . 景岳全书 [M]. 上海： 上海科学技术出版社， 1959.

[92] 宋·方勺 . 泊它编 [M]. 上海： 上海中华书局， 1983.

[93] 刘完素 . 素问病机气宜保命集（卷中）[M]. 北京，科学技术文献出版社，人民卫生出版社， 1956.

[94] 袁国强，李叶双 . 短暂性脑缺血发作中医证候量化诊断标准研究 [J]. 上海中医药大学学报， 2007, 21(5): 23-27 .

[95] 宋·王怀隐，等编 . 太平圣惠方 (卷下)·具列四十五人形 [M]. 北京: 人民卫生出版社， 1959.

[96] 金·刘完素 . 素问病机气宜保命集 .(卷中)·中风论第十 [M]. 北京: 人民卫生出版社， 2005.

[97] 张学文，陶根鱼，李军，等 . 中风先兆证发病规律的研究 [J]. 中国中医急症， 1993, 2(1): 7-15.

[98] 高灌风，等 . 础润而雨知先兆，活血化瘀防中风等 [M]. 当代名医临证精华·中风专辑 . 北京： 中医古籍出版社， 1992.

[99] 唐可清，田立 . 中风先兆病理机制及证治特点分析 [J]. 中西医结合心脑血管病杂志， 2005, 3(5): 458.

[100] 张晓明 . 辨治中风先兆证 38 例临床观察 [J]. 北京中医杂志， 2003, 22(2): 21-22.

[101] 杨光福，王宏建．中西医结合辨证论治短暂性脑缺血发作 [J]．河北职工医学院学报，2007, 24(4): 33-34.

[102] 须进．益气活血化痰法治疗中风先兆症 61 例 [J]．江苏中医，1996, 17(10): 20.

[103] 1995 年国家中医药管理局脑病急症协助组．中风病中医诊断疗效评定标准 [J]．北京中医药大学学报，1996, 19(1): 55.

[104] 中华医学会第四届全国脑血管病学术会议．各项脑血管病诊断要点 [J]．中华神经内科杂志，1996, 29(6): 379.

[105] 饶明俐．中国脑血管病防治指南 [M]．北京：人民卫生出版社，2007.

[106] 吴江．神经病学 [M]．北京：人民卫生出版社，2010.

[107] 杨美菊，朱红军，陆士奇．短暂性脑缺血发作的研究进展 [J]．中国急救医学，2006, 26(4): 293-295.

[108] 楼小亮．短暂性脑缺血发作的研究进展 [J]．中国实用内科杂志，2007, 27(24): 1965.

[109] Lovett J K, Dennis M S, Sandbrook P A, et al. Very early risk of stroke after a first transient ischemic attack[J]. Stroke, 2003, 34: 138-140.

[110] 力生，龚兰生，王文．降压治疗对中国脑血管病患者脑卒中再发预防的多中心随机双盲对照临床研究 [J]．中华心血管病杂志，2005, 33(7).

[111] 周新．应重视血脂指标的联合监测与综合分析 [J]．中华检验医学杂志，2005, 28(1): 8-10.

[112] 王淑珍，张海波．脑梗死和 TIA 患者血液流变学变化的对比研究 [J]．中华今日医学杂志，2004, 4(4): 14-15.

[113] Muir K W.Secondary prevention for stroke and transient ischemic attacks[J]. BMI, 2004, 328(7): 297-298.

[114] Spence J, Tamayo A, Diciccom M.Unstable carotid plaque [J]. CMAJ, 2002, 166(9): 1189-1191.

[115] 候玉立，朵振顺．缺血性脑血管病颅内动脉顺应性研究 [J]．山西医药杂志，2001, 30(1): 18-20.

[116] 唐力，任卫东，任艳．应用彩色超声评定短暂性脑缺血发作时颈动脉的病变情况 [J]．中国实用内科杂志，2000, 20(5): 291.

[117] Huang Y N, Gao S, Huang Y.Intra-and extra-cranial arterial lesions in TIA patients[H]. Acta Academia Medicine Sonicare (Chinese), 1995, 17(4): 286-290.

[118] Spagnoli L G, Mauriello A, Sungiogi G, et al.Extracranial thrombotically active carotid plaque as a risk factor for ischemic stroke[J]. JAMA, 2004, 292(15): 1885-1887.

[119] 宋超美．短暂性脑缺血发作的经颅多普勒诊断及应用 [J]．中国超声诊断杂志，2001, 2(9): 1-2.

[120] 赵振宇，张玉珍，王彦英．短暂性脑缺血发作患者颈动脉多普勒超声研究 [J]．临床超声医学杂志,2002, 4(5): 275-277.

[121] 郭红敏，曾莲意，刘素英．短暂性脑缺血发作患者的经颅多普勒检测及评价 [J]．卒中与神经疾病,2000, 7(1): 54-55.

[122] 北京神经病学术沙龙主编 . BNC 脑血管病临床指南 [M]. 北京：人民卫生出版社，2003.

[123] 尚明谦，曹秉振 . 颈动脉粥样硬化与缺血性脑卒中的研究进展 [J]. 临床神经病学杂志 ,2005, 18: 399.

[124] 邱丽君，汪维乐，周琪，等 . 脑血管病与高凝状态的关系 [J]. 上海第二医科大学学报，2004, 24(6): 448-452.

[125] Kidwell C S, Alger J R, Di Salle F, et al.Diffusion MRI in patients with transient ischemic attacks[J]. Stroke, 1999, 30: 1174-1180.

[126] Albers G W, Caplan L R, Easton J D, et al.TIA Working Group.Transient ischemic attack-proposal for a new definition[J]. N Engl J Med, 2002, 347(21): 1713-1716.

[127] 肚敢琴，孙圣刚，黄丽娜，等 . 重新定义 TIA 的临床和磁共振弥散加权成像的研究 [J]. 卒中与神经疾病，2008, 15(3): 148-151.

[128] Albers G W, Hart R G, Lusted H L, et al.AHA scientific statement.Supplement to the guidelines for the management of transient ischemic attacks: a statement from the Ad Hoc Committee on Guidelines for the management of transient ischemic attacks, stroke council, American Heart Association[J]. Stroke, 1999, 30(11): 2502-2511.

[129] Hacein-Bey L, Varela' s P N.Intracranial angioplasty and stenting for cerebrovascular disease[J]. Neurol Clin, 2006, 24: 697-713.

[130] Eberhardt O, Naegele T, Raygrotzki S, et al.Stenting of vertebrobasilar arteries in symptomatic atherosclerotic disease and acute occlusion: case series and review of the literature[J]. J Vasc Surg, 2006, 43: 1145-1154.

[131] Mehta R H, Zahn R, Hoch Adel M, et al.Effectiveness and safety of carotid artery stenting for significant carotid stenosis in patients with contralateral occlusion(from the German ALKK-CA Registry experience[J]. Am J Car diol, 2009, 104: 725-731.

[132] 熊家锐，王玉斌，王庆宣，等 . 血管内支架成形术治疗症状性颅内动脉狭窄 [J]. 中国临床神经外科杂志，2004, 9(4): 275-277.

[133] 徐昕宇 . 中西医结合治疗短暂性脑缺血发作疗效观察 [J]. 中国医药导报，2008, 5(15): 75-76.

[134] 贾兰霞 . 中西医结合治疗短暂性脑缺血发作 15 例 [J]. 国医论坛，2005, 20(3): 38.

[135] 陈莲风 . 中西医结合治疗短暂性脑缺血发作 40 例 [J]. 山东中医杂志，2007, 26(7): 474.

[136] 熊佐玲 . 中西医结合治疗短暂性脑缺血发作 56 例 [J]. 中国中医药科技，2006, 13(3): 198-199.

[137] 上官稳 . 中西医结合治疗短暂性脑缺血发作的临床研究 [J]. 浙江中医杂志，2008, 43(7): 414-415.

[138] 张迪 . 针对短暂性脑缺血发作中医综合干预的临床研究 [C]. 沈阳：辽宁中医药大学，2013.

《 第七章 》

特殊类型脑病的临床治疗经验

 ## 第一节　基底动脉尖综合征

一、基本概念

基底动脉尖端分出两对动脉即大脑后动脉和小脑上动脉即供血区域包括中脑、丘脑、小脑上部、颞叶内侧和枕叶。基底动脉尖综合征（top of basilar syndrome，TOBS）临床表现为眼球运动障碍，瞳孔异常，觉醒和行为障碍，伴有记忆力丧失及对侧偏盲或皮质盲，少数患者出现大脑脚幻觉。其概念首先由Caplan于1980年提出，约占脑梗死的7.6%，Caplan根据其临床表现分为两组，即中脑和丘脑受损的脑干首端梗死和颞叶内侧面、枕叶受损的大脑后动脉区梗死。随着影像学的发展，特别是MRI的临床应用，确诊的TOBS越来越多。

二、局部解剖结构

小脑上动脉起于基底动脉尖端，沿小脑幕腹侧向外，分布于小脑的上面、小脑髓质深部和齿状核等中央核团，以及脑桥首端被盖部、脑桥中脚、中脑尾端被盖外侧部。大脑后动脉在脚间池内行向外侧，环绕大脑脚转向被侧面，越过海马旁回沟，沿海马沟向后，直到胼胝体压部的后方进入距状沟始段分为两终末支：顶枕动脉和距状沟动脉。大脑后动脉皮质支分布于颞叶底面和枕叶内侧面，包括海马旁回及海马旁回沟、枕颞内侧面、舌回、扣带回峡、楔叶、楔前叶后1/3和顶上小叶后部。大脑后动脉中央支起自其环部和主干，支配丘脑的主要有丘脑穿动脉，供应丘脑内侧核与中线核的下半部分以及中央中核和脑后内侧核、丘脑膝。TOBS是因以基底动脉顶端为中心直径2cm范围内的左、右大脑后动脉，左、右小脑上动脉和基底动脉顶端交叉部位的血液循环障碍造成的。膝状体动脉一般有 1 ~ 6 支，供应丘脑枕、丘脑外侧核群；脉络膜后动脉分内侧和外侧两组，供应丘脑背外侧核、丘脑枕和膝状体。支配中脑的血管与脑干的其他部位略有不同。旁正中动脉先由大脑后动脉环部或后交通动脉根部发出的小支在脚间窝形成一动脉丛，再从丛上发出分支进入后穿支，供应中脑旁正中区。短旋动脉起于大脑后动脉环部、小脑上动脉近侧段和脉络膜后动脉，供应脚底外侧黑质和被盖的外侧部、外侧丘系和其周围的网状结构。长旋动脉为小脑上动脉和大脑后动脉的四叠体动脉发出的分支，供应上丘脑、下丘脑。

三、主要发病原因

发病主要原因为脑栓塞，约占61.5%，栓子主要为心源性，其次可能为动脉粥样硬化斑块脱落所致。有学者对10例由小脑上动脉阻塞造成的单纯小脑梗死患者进行病因学研究，7例有心房纤颤病史，1例有心肌梗死病史，此8例经血管造影未见动脉硬化的证据。Finocchi 等报道一组 TOBS 患者均有心房纤颤病史，经 Doppler 对颅内外动脉检查未见有意义改变。其次为脑血栓形成。部分患者病因不明。危险因素与脑卒中相似，以原发性高血压最常见，其次为心脏病（心房纤颤、心肌梗死等）、糖尿病、动脉炎、吸烟、酗酒、高脂血症等。

四、临床表现

TOBS 是一种特殊类型的缺血性脑血管病，由于 TOB 区局部解剖的特点，此区血循环障碍常出现2个或2个以上梗死灶，且临床表现多样。大部分学者将其表现分为两组：脑干首端梗死和大脑后动脉区梗死。由于供应脑干首端的血管多为深穿支或终末支，并直接从大血管发出，易造成血管的损伤，故脑干首端梗死多见。

Caplan 依病灶部位不同将 TOBS 分为脑干首端型、枕叶颞叶型和小脑型，便于显示分支血管梗死发生率的高低；Mehler 根据预后不同将 TOBS 分为传统型和可逆型；Martin 将 TOBS 分为双侧背侧丘脑型、枕叶颞叶型、脑干上部型和小脑型。临床中常见不同分型症状先后出现或多样性组合。

1. 意识障碍

当中脑上端的被盖部及丘脑（正中核和中线核）上行网状激活系统、脑室周围灰质受损时体内外刺激不易上传至大脑皮质，后者兴奋性下降，表现为间断性发作的不同程度的意识障碍，常见意识低下、无情感、对周围缺乏注意力、无动缄默，可有睡眠倒错、睡眠障碍，严重时出现嗜睡、昏睡、昏迷，甚至去大脑强直。

2. 眼球运动障碍、眼震及瞳孔异常

眼球运动障碍、眼震及瞳孔异常是最突出的临床特征。位于中脑被盖内侧的动眼神经核或神经根缺血致一侧或双侧动眼神经麻痹，多为不全麻痹，表现为眼睑下垂、复视、眼球分离及眼球运动障碍；上丘水平眼球垂直运动中枢病变出现眼球垂直注视麻痹；病灶侧完全动眼神经麻痹伴对侧上视障碍引起假性Parinand综合征，是核性损害最具有特征的表现；内侧纵束缺血出现核间性眼肌麻痹及眼震，出现"一个半综合征"；瞳孔反射弧传入纤维在视束至动眼神经副核段（W-E核）受损，出现瞳孔不等大、不规则、偏离中心、对光反射迟钝或消失；间脑病灶损伤瞳孔反射弧的传入纤维及双侧交感纤维时，出现小瞳孔、很弱的一过性光反射、会聚障碍及假性外展神经麻痹。

3. 其他

（1）视觉障碍　一侧枕叶缺血出现对侧同向象限盲、偏盲，双侧受累出现皮质盲，少数为闪光幻觉、视物变形。由于枕颞叶血供的皮质支较粗，故视觉障碍较少见。

（2）幻视　常于黄昏多次、重复出现，可持续1～2h，内容生动具体，如看见动物、奇怪颜色等。可能与大脑脚、间脑、小脑上脚、黑质、红核及中脑导水管旁灰质结构损害有关。

（3）记忆障碍　丘脑损害易出现近事记忆障碍，严重记忆障碍可能为颞叶边缘内侧环路中断所致。

（4）运动障碍　丘脑内囊与大脑脚锥体束失血供时可出现中枢性偏瘫或四肢瘫，锥体束征阳性；周围病灶缺血水肿波及锥体束，引起轻偏瘫、不全瘫痪，多上肢重于下肢，且恢复较快与侧支循环建立有关。

（5）感觉障碍　表现为偏身痛温觉减退，一侧面部麻木感，深感觉减退，持续时间长，临床不易恢复，可能与丘脑腹后外侧核、中脑被盖背侧及其附近内囊缺血受损有关。

（6）共济失调　小脑性共济运动障碍不突出，与小脑侧支循环丰富有关；感觉性共济失调与丘脑腹外侧核受损有关；舞蹈样动作和手足徐动为丘脑外侧核和红核上极受累引起。

（7）内脏行为异常　脑干网状结构是内脏感觉上行束与调节内脏活动下行束的转换站，丘脑背内侧核是内脏与躯体冲动进行复杂整合的中枢，由于意识障碍引起患者合作程度下降，此类症状常被忽略。

五、影像学表现

TOBS的梗死形式多种多样，涉及幕上、幕下多部位分布和多样组合，对称或不对称。MRI呈现T1低信号、T2高信号。双侧丘脑内侧对称性分布的"蝶形"影像为该病的特征性表现。发病24h内CT扫描阳性率低，而MRI敏感性高，尤其对后颅窝病变的诊治更具优势，可分辨急性和亚急性梗死，发病4h即可显影。磁共振弥散加权成像（MRI-DWI）能清楚全面地显示超急性期及急性期T2加权像不能显示的病灶。磁共振灌注成像（MRI-PWI）能够确定缺血范围，与DWI结合可以确定缺血半暗带的范围，可更好地指导临床用药。

数字减影血管造影（DSA）和磁共振血管造影（MRA）能及时准确地发现基底动脉顶端的狭窄和闭塞部位及程度，还能同时检出颅内各部位的动脉瘤、动静脉畸形、合并发生的颈动脉-基底动脉异常吻合、烟雾病、基底动脉发育不良或狭窄等病变，从而为进一步处理提供有效的血管影像资料，为寻找病因提供依据。DSA在图像质量、判断血流方向和优势供血等方面优于其他检查手段，是公认的诊断血管性疾病的"金标准"。急性期行DSA的患者可进行动脉内溶栓治疗。

六、我院相关研究

我院石磊医师对2013年4月至2014年4月收治的46例基底动脉尖综合征患者进行临床分析。

本项研究主要探究和分析基底动脉尖综合征的临床表现、影像学特点以及治疗效果。结果显示，基底动脉尖综合征以头晕呕吐为首发症状，且大部分患者伴有意识障碍、嗜睡等症状，可为一过性、反复发作或者持续性。这种意识状态发生机制：中脑以及丘脑网状上行激活系统由于缺血缺氧功能损伤，导致外周刺激不能传至大脑皮质，引起大脑皮质的兴奋性下降。其次基底动脉尖综合征可伴发眼征，其主要表现在眼球运动障碍以及瞳孔异常，发生机制可能与动眼神经核所在的导水管腹侧中脑被盖内侧缺血缺氧有关。除此之外，还伴发有行为异常、感觉异常以及共济失调等。

大多数基底动脉尖综合征患者核磁共振成像为双侧病灶，且多为丘脑以及中脑，其原因为中脑及丘脑的血液供应来自大脑后动脉的深穿支，其较为细小，且在闭塞后较难建立侧支循环，因而中脑及丘脑较易出现梗死。根据本次研究对象的MRI检查结果显示，基底动脉尖综合征有幕上和（或）幕下两个或者两个以上部位对称性受损的特点。出现双侧丘脑内侧梗死时，MRI成像可为"蝶形"，且T1呈低信号、T2呈高信号。本文章总结治疗前后患者NIHSS评分，考虑基底动脉尖综合征临床治疗效果一般，无法达到令临床医师满意的目的，甚至伴有较差的预后。

 第二节　大面积脑梗死的临床治疗分析

大面积脑梗死（large hemispheric infarction，LHI）也称恶性大脑中动脉梗死，是导致人类死亡或残疾的重要疾病。大面积脑梗死通常是颈内动脉主干、大脑中动脉主干或皮质支完全性卒中，主要是由于脑动脉硬化及外源性栓子引起大动脉狭窄、闭塞而未能获得及时充分的侧支循环，导致其供血区域的脑组织广泛缺血、水肿、坏死、软化。此类患者具有较典型的临床症状，相对单一的进程，常常因小脑幕切迹疝而死亡。为此，在美国心脏协会/美国卒中协会（American Heart Association/American Stroke Association，AHA/ASA）《大脑和小脑梗死伴水肿治疗指南（2014)》基础上，美国神经重症监护学会（Neurocritical Care Society, NCS)、德国神经重症监护和急诊医学学会（German Society for Neuro-intensive Care and Emergency Medicine）汇集了来自北美和欧洲神经重症、神经外科、神经内科、神经介入和神经麻醉等多学科专家，为解决LHI治疗中遇到的诸多临床问题制定了2015年《大面积脑梗死治疗指南》。该指南对提高LHI临床诊疗水平具有重要的指导意义。

一、内科治疗相关问题

（一）体位

头部抬高可促进静脉回流并降低颅内压，同时也降低脑灌注压（cerebral perfusion pressure，CPP)。平卧位颅压增高，但CPP也随之增加。大多数LHI可取平卧位，但应注意预防误吸；对伴有高颅压者，可取头高30°位（弱推荐，极低质量）。

（二）呼吸道相关问题

LHI常伴有意识障碍、呼吸运动减弱、保护性反射减弱以及吞咽困难，易出现呼吸衰竭。机械通气是肺脏功能支持治疗的重要手段。

1. 气管插管

格拉斯哥昏迷评分（GCS）<10、呼吸衰竭、保护性反射减弱、颅内压增高、梗死面积>2/3大脑中动脉供血区域、中线移位、肺水肿、肺炎以及拟手术患者，都是气管插管的适应证。对于伴有呼吸功能不全或神经功能恶化者，应行气管插管（强推荐，极低质量）。

2. 气管插管拔除

意识障碍和吞咽困难都可导致拔管困难，而再次插管却可增加重症监护病房（ICU）患者的致残率和致死率。对于不能交流和配合动作的LHI患者，满足如下条件就可以尝试拔管：自主呼吸实验成功、无流涎、无频繁的吮吸动作、存在咳嗽反射且不耐受气管插管、未使用镇静和镇痛药物（强推荐，极低质量）。

3. 气管切开

一项针对ICU患者的回顾性研究表明，气管切开可以改善预后并减少机械通气时间、ICU治疗时间和治疗费用。对于拔除气管插管失败或7～14天不能拔除气管插管的LHI患者可以考虑气管切开（弱推荐，极低质量）。

4. 过度通气

过度通气曾用来收缩脑血管降低颅内压。此法虽数分钟就可起效，但维持时间短暂；另外，过度通气可导致LHI患者血管收缩加重脑缺血，恢复至正常碳酸水平后还可促使血管反射性舒张并增加颅内压。故不建议预防性过度换气（强推荐，极低质量），仅在出现脑疝时可以考虑短期使用以挽救生命（弱推荐，极低质量）。

（三）镇痛和镇静

LHI急性期如伴有疼痛、紧张和抽搐，则需镇痛和镇静（强推荐，极低质量）。镇痛和镇静还可降低颅压，便于医疗操作或手术。但为了避免镇痛镇静导致的低血压、免疫抑制、血栓形成、延长昏迷和机械通气时间、药物不良反应等，建议在维持生理稳态和避免患者不适情况下，使用最低剂量的镇静药物并尽早停药（强推荐，极低质量）。

有学者认为唤醒试验可减少部分ICU患者机械通气时间并改善预后，但最近临床对照试验否定了上述结论。对伴有高颅压的患者，此疗法有导致严重颅内压增高的可能。故不建议每日对LHI患者行唤醒试验，特别对于易发生高颅压危象者；可通过检测颅内压和CPP来指导镇静，如出现机体不适则应取消或推迟每日唤醒试验（强推荐，极低质量）。

（四）吞咽功能评估和肠内营养

脑卒中急性期吞咽困难发生率为30%～50%。早期行吞咽功能评估（如Gugging吞咽功能评估表）可有效降低肺炎发生率；吞咽激发试验不需要患者主观配合，用于不随意吞咽功能筛查。内镜吞咽实验也不需要主观配合，还可对吞咽困难确诊并进行分类。光纤内镜可用于严重吞咽困难且不能配合的患者，可靠性强。LHI患者停用镇静药物、拔除气管插管后应尽早行吞咽困难筛查（低推荐，极低质量）。

有研究表明，早期肠外营养可使伴有吞咽困难的营养不良脑卒中患者获益；而伴有吞咽困难、肠外营养超过2周或不能耐受留置胃管的LHI患者可行经皮内镜胃造口术（percutaneous endoscopic gastrostomy，PEG）。指南建议应尽早给伴有吞咽困难的LHI患者鼻饲（低推荐，极低质量）；美国国立卫生研究院卒中量表（National Institute of Health Stroke Scale, NIHSS）高评分且内镜提示吞咽困难的LHI患者在ICU治疗1～3周后，可以考虑行PEG（低推荐，极低质量）。

（五）抗血栓治疗

临床实验表明，脑梗死患者发病7～10天时深静脉血栓（deep venous thrombosis，DVT）形成发生率为11.4%，25～30天发生率降至3.1%。对血流动力学稳定且不伴有高颅压的LHI患者应鼓励早期肢体活动以预防DVT形成（强推荐，极低质量）；而不能活动的患者应持续进行预防性治疗（强推荐，极低质量）。短弹力袜可促使DVT形成；长弹力袜不能预防DVT形成，却有致皮肤溃疡、坏死、下肢缺血的风险；使用间歇充气加压装置可有效预防DVT形成。因此，不推荐使用弹力袜预防LHI患者DVT形成（强推荐，中等质量），推荐使用间歇充气加压装置预防DVT形成（强推荐，极低质量）。皮下注射普通肝素可以预防急性脑梗死患者DVT形成，但有致出血的风险；低分子肝素疗效优于普通肝素，也比较安全，推荐低分子肝素预防LHI患者DVT形成（强推荐，低质量）。

（六）抗凝治疗

伴有房颤的脑梗死患者即使接受了低分子肝素治疗，仍有8.5%的患者在发病14天内症状会继续进展。因此，有发生血栓形成倾向的LHI患者（例如房颤或人工瓣膜置入术后），发病2～4周可以考虑口服抗凝药物（低推荐，极低质量）。由于抗凝治疗有致脑出血的风险，因此早期抗凝需要依据临床风险评估和相关实验室检查（例如人工瓣膜置入术后、急性DVT形成、急性肺栓塞、食管超声心动图证实心内血栓形成）（低推荐，极低质量）。伴有房颤的脑梗死患者口服阿司匹林效果虽不如华法林，但相对安全可靠。对伴有房颤或其他血栓形成倾向的LHI患者，近期不考虑手术时，可口服阿司匹林（低推荐，极低质量）。

（七）血压控制

迟发性脑梗死、大脑前或后动脉梗死都可导致神经功能恶化，故应避免低血压。

（八）药物治疗

1. 脱水药物

甘油可以降低脑梗死患者颅内压，但疗效不确定，甘露醇和高渗盐水比较安全。伴有脑水肿的LHI患者，可使用甘露醇和高渗盐水（强推荐，中等质量）。依据渗透压间隙（不是血浆渗透压）来指导甘露醇使用剂量和治疗间歇（弱推荐，低质量）；依据血浆渗透压和血钠水平指导高渗盐水应用（强推荐，中等质量）。伴有急性肾功能障碍的患者慎用甘露醇（强推荐，中等质量）。高渗盐水可增加血容量，伴有心衰、肝硬化的患者慎用（强推荐，高质量）。

2. 糖皮质激素

糖皮质激素不能改善LHI患者的预后，不推荐使用糖皮质激素防治脑水肿（强推荐，低质量）。

3. 巴比妥类药物

巴比妥类药物曾用来治疗顽固性脑水肿。但前瞻性研究表明，巴比妥类镇静药物不能缓解LHI高颅压症状，却可导致低血压。不推荐LHI患者使用巴比妥类药物（强推荐，低质量）。

（九）其他合并症处理

1. 血红蛋白

理论上，血氧对缺血脑组织的预后起决定性作用；临床给颅脑外伤和蛛网膜下腔出血患者输注红细胞可促进神经功能恢复。指南建议将LHI患者血红蛋白浓度维持在0.07g/mL以上（强推荐，极低质量）；同时还要兼顾手术计划、血流动力学、心肌缺血、活动性出血和血氧摄取障碍等因素（弱推荐，极低质量）；另外，尽可能减少抽血化验的次数以减少医源性贫血（弱推荐，极低质量）。

2. 血糖

高血糖和低血糖都可增加急性脑梗死患者的致死致残率。对神经重症监护病房（Neurological Intensive Care Unit，NICU）系统回顾发现，严格控制血糖并不能使患者获益，却容易发生低血糖而增加死亡率。可用胰岛素将LHI患者血糖控制在

1.4 ~ 1.8mg/mL（7.8 ~ 10.0mmol/L）为宜（强推荐，极低质量），不建议静脉使用糖水制剂（强推荐，极低质量）。

3. 体温

低温可降低LHI患者颅内压，对非计划手术的LHI患者可考虑低温治疗（弱推荐，低质量），将体温控制在33 ~ 36℃，持续24 ~ 72h（弱推荐，低质量），但应保持体核正常温度（弱推荐，极低质量）。另外，应注意低温可以导致肺炎、凝血障碍等不良反应，而复温时有颅内压增高的风险。

4. 梗死后出血

再灌注后血液可从血管壁向脑组织内渗出，发生梗死后出血。一般发生在梗死后2周内，若出血量多则恢复慢，预后较差，所以要积极防止出血性脑梗死的发生。慎用或不用抗凝药物及溶栓、降纤药物，可以最大限度减少梗死后出血的发生。

二、外科手术指征、手术时机和手术方式

LHI常并发脑水肿、高颅压甚至脑疝形成，单纯内科治疗预后往往很差，积极的外科手术常常能挽救患者生命。自从Scarcella首先提出了去骨瓣减压术（hemicraniectomy，DHC）以来，许多研究已表明DHC可以显著降低LHI患者死亡率，提高生存率，因此DHC应作为LHI备选方案之一，而不必考虑年龄因素（强推荐，高质量）以及病变是否位于优势半球（强推荐，低质量）。

（一）手术指征和手术时机

DHC手术指征和时机目前尚未达成共识。由于不是所有LHI患者都会出现严重的脑组织移位或脑疝，故预防性DHC可能会导致过度医疗；而患者出现神经功能恶化、中线结构移位、环池受压甚至脑疝时再手术可能延误病情。有研究将60岁以内LHI患者发病48h内行DHC手术与内科治疗进行对照发现，DHC可显著降低LHI患者死亡率（死亡率分别为22%和71%），但2组幸存患者的神经功能预后无明显差别。还有人将LHI发病24h以内和24h以外行DHC进行对照，发现24h内行DHC可降低死亡率，且发病6个月和12个月以后的神经功能恢复也明显改善。Dlashaw等认为，患者接受内科治疗后神经功能障碍仍进行性加重，应在脑疝前行DHC手术；Koadziolka和Fazl认为，当患者出现脑疝症状即单侧瞳孔扩大、对光反射消失时，应该尽早手术；徐锋等认为，CT提示大面积脑梗死和水肿，中线结构侧移≥5mm可作为手术指征之一；AHA/ASA建议脑水肿加重患者意识水平进行性下降时应行DHC手术。该指南

建议，为达到较好的临床预后，应在LHI发病后24～48h且脑疝发生前行DHC（强推荐，中等质量）。对于60岁以上的高龄患者，DHC在降低死亡率同时常伴有严重神经功能障碍，因此，是否行DHC还应尊重患者本人及其家属的意愿（强推荐，中等质量）。

（二）手术方式

去除骨瓣<12cm可增加并发症，一般推荐骨瓣≥12cm，有人建议>13～14cm，甚至达上矢状窦，还有人建议切除颞肌以最大程度减压。其他相关问题（如骨瓣的保存、颅骨修补时机、自体骨或人工骨的选择）还缺乏临床研究。指南推荐骨瓣至少12cm，而更大的骨瓣14～16cm可能提示更好的预后（强推荐，中等质量）。DHC手术需要敞开硬脑膜以充分减压，但是否需要使用自体筋膜或人工硬脑膜减张修补还存在争议，切除梗死颞叶组织的临床疗效也不肯定。因此，只在特殊情况下才考虑切除梗死脑组织、减张修补硬脑膜或切除颞肌（低推荐，低质量）。

（三）伦理学问题

DHC可以降低LHI患者死亡率，但幸存者常常伴有严重的神经功能障碍。由于对生活质量的理解还存在社会文化背景差异，故是否行DHC还应充分考虑患者本人及其家属的意愿（低推荐，低质量）。

三、我院对本病的特色治疗

我院对于早期大面积脑梗死患者，通过及时的早期CT或磁共振加DWI影像学诊断，发现早期病灶，同时根据患者同向凝视往往提示大面积脑梗死的发生，必须及时进行治疗以改善其预后。对于大面积脑梗死患者，治疗的关键在于早期控制脑水肿、降颅压，脑疝是其早期死亡最主要原因，并发症是其死亡及病情加重的重要原因。通过观察发现，大面积脑梗死患者肺内感染发生率较高，可能是由于发病后患者的抵抗力下降，长期卧床，吞咽功能障碍，易引发吸入性肺炎，且炎症不易控制，临床治疗过程中必须重视，及时合理使用抗生素，尽早阻断吸入，早期预防。在治疗过程中，基础护理，保持酸碱、水、电解质平衡，营养支持也是非常重要的。许多患者病情好转、意识清楚后，面对自己的语言及肢体功能障碍难以接受，感到沮丧、焦虑，这时应给予适当的心理治疗，使患者逐步树立起战胜疾病、面对生活的信心，这对疾病的恢复是非常有利的。总之，对于大面积脑梗死患者，应尽早明确诊断。急性期脑水肿明显者应积极降颅压，包括早期药物使用，一旦效果不佳，可尽早行手术治疗，同时采取综合疗法，积极治疗基础病和并发症，尽可能挽救患者的生命。条件允许可早期积极配合理疗、针灸及患肢和语言功能锻炼，对于减少患者的病残率、提高生活质量有重要意义。由于大面积脑梗死病死率及致残率均高，因此积极预防是非常重要的，对于危险因素应尽早进行干预。

 # 第三节　混合性脑卒中的临床治疗

混合性脑卒中一般指的是，患者在临床治疗过程中，脑内的血管在短时间内出现出血或者梗死的情况。

一、病因及发病机制

经长期临床实践发现，长期的高血压以及动脉硬化是脑卒中患者发病的主要因素，具体如机体功能退化的老年人，具有冠心病、高血压、高血脂等疾病的患者群体。脑出血的主要原因有动脉硬化导致的血管狭窄或者闭塞等，这个过程中由于患者在出血后，血压值会迅速下降，脑内部出现低灌流状态，同时血管出现痉挛，血流的动力源会随之改变，血黏稠度升高以及血管作用的活性物质会随之增多等，最后则会引发患者出血多直至脑梗死。当患者脑梗死发生后，受损血管的通透性增加，之后由于血管缺氧通透性也会相应增加，从而形成恶性循环，让病情进一步加剧。加之，患者在实际治疗过程中，往往会大量使用止血、抗凝等相关药物，而这个过程中如果没有正确的用药方式，也会增加脑卒中病症的发病率。

二、特征

患者混合性脑卒中发病过程中，主要表现特征为高血压性粥样硬化。同时，经过实际调查发现，患者在发病前均存在不同程度的原发性高血压、糖尿病以及血脂异常等危险因素。同时，一些医源性因素也是引发该病的一个重要内容，如在患者治疗过程中不能严格把控溶栓和抗凝的适应证，则会导致患者凝血时间变长、血小板数量减少，从而较容易发生梗死后出血情况。同时，在治疗期间，过分的脱水降颅压而忽视液体的补充，加之过量使用抗高血压、止血等药物，会使患者的血液黏稠度增加，大大提升了患者脑出血继发梗死的机会。

三、诊断与治疗

患者住院治疗期间，作为责任医生需要密切关注患者的病情变化特征，对于重症患者病情出现反复时，应采用CT加以早期诊断。

（一）混合脑卒中的诊断标准及依据

① 患者以急性脑血管病的形式发病，并伴有脑血管病病史。

② 患者一经发病，经诊断不能采用常规的出血或者梗死等单一病症解释，治疗过程中出现了新的病灶。

③ 患者经CT诊断，患者血管供血区同时出现了出血灶及梗死灶。

④ 诊断过程中排除出血性梗死及蛛网膜下腔出血后的脑血管痉挛所导致的脑梗死等情况。

（二）治疗原则

① 患者在住院初期，应该根据患者的初诊情况，给予相应的治疗，在患者明确为混合性卒中后，则可采用中性治疗方式。也有一部分专家认为，对于患者治疗中出现以梗死为主、出血量较少的非功能区，且没有出现占位效应或者凝血机制异常的患者，在早期给予较缓和的药物，同样能够取得较好的治疗效果。

② 患者在降颅压脱水治疗中，要注重采取科学的方式，防止患者出现过度重视降颅压而导致的血液浓缩情况。同时，要注重保持患者体内电解质的平衡，防止出现肾功能损坏等情况。

③ 患者血压控制应保持在合理的范围内。高血压是患者混合性脑卒中发病的重要引发因素，如患者的血压过高，容易出现动脉硬化性微动脉瘤出血情况，而血压过低则极可能加重患者脑供血不足等情况，从而促进脑梗死情况的发生。

④ 患者一经发病，需要及时进行早期治疗，这样才能最大限度将病情降至可控范围内，并取得较理想的治疗效果。

四、预防

通过对于患者传统的病史治疗以及用药方式进行询问，发现许多高血压或者冠心病的患者在用药过程中往往没有按照医生的嘱咐科学用药，有的患者用药量不足，有的患者则用量相对较大，这都是引发混合脑卒中的关键因素。因此，面对上述情况，需要医院相关部门加大宣传力度，让患者了解到更多的预防混合性脑卒中的预防知识，在生活中养成良好的生活习惯，从而将脑卒中疾病的引发因素降至最低水平。

 ## 第四节　小脑不同动脉梗死病灶的症状及预后

一、概述

小脑梗死占所有卒中的2%～3%。在美国，每年大约发生2万例新发小脑梗死。年轻且既往健康的患者经常发生误诊。在一项研究中，仅3%因头晕、眩晕和失衡而到急诊室就诊的患者最终诊断卒中/短暂性脑缺血发作（TIA）。此外，CT扫描在初始阶段可能是正常的，使诊断复杂化。因此，对于出现急性头痛、眩晕、恶心或呕吐以及共济失调的患者，即使头部CT扫描无异常，也要警惕发生小脑卒中的可能性。

小脑卒中会导致严重的并发症。后颅窝是一个很小的空间，几乎没有额外的扩张空间。因此，小脑任何占位性病变都有压迫第四脑室和脑干的危险。根据一些研究，大约20%的小脑卒中患者由于占位效应出现临床和影像学恶化的迹象。与前循环一样，小脑缺血通常是由于栓塞或大血管粥样硬化所致。椎-基底动脉夹层是小脑梗死的另一个重要原因。小脑供血主要有三条血管即小脑后下动脉（PICA）、小脑前下动脉（AICA）和小脑上动脉（SCA）。卒中可发生在这些血管的任何一个部位。有时涉及不止一个血管区域。

二、病史

小脑梗死患者通常表现为非特异性症状，如头晕、恶心、呕吐和头痛。许多这些症状可以在良性非神经系统疾病中看到，如胃炎或病毒性肠炎，这在急诊科患者中更为常见。仔细观察病史中的某些细节，可能会发现病因是小脑卒中。患者病史中的这些细节包括以下内容。

突然发作；与头部或颈部创伤有时间相关性；伴有急性发作颈部疼痛（椎动脉夹层所致）；存在卒中危险因素（糖尿病、高血压、高胆固醇血症、吸烟、高龄、心房颤动）；TIA或卒中病史；与恶心和呕吐不成比例的步态或四肢不协调。

症状	体征
头晕	四肢和（或）步态不协调
恶心	眼球震颤[1]
呕吐	意向性震颤
	辨距不良
头痛	反跳现象[2]
言语不清	构音障碍（断续言语）
听力下降[3]	肌张力降低
顽固性呃逆[4]	摆动反射[5]

[1] 方向改变或垂直，不受视觉固定的抑制，没有任何相关的耳鸣提示中枢而不是周围的原因。

[2] 当肌肉因阻力而收缩，然后阻力突然消失，拮抗物无法阻止运动，肢体继续朝着肌肉收缩的方向运动。

[3] AICA 区梗死可能发生。

[4] PICA 区梗死，同时伴有髓质受累可能发生。

[5] 引起反射后肢体的摆动运动。

三、查体

诊治疾病需进行详细的神经系统检查，并特别注意意识水平、凝视和眼球运动、脑神经功能缺损、言语、长束征（单侧运动障碍或感觉障碍）、自主神经变化（心率、血压、霍纳综合征）、协调性以及步态检查。躯干性共济失调可能是小脑蚓部卒中的唯一表现，如果不评估步态则很容易误诊。

由于椎-基底动脉血管通路异常，小脑缺血可能与脑干缺血同时存在。在这种情况下，由于脑干功能障碍引起的其他症状和体征可以帮助临床医生定位和诊断病变：复视或反向偏斜；脑神经功能缺损；霍纳综合征；长束征（单侧运动或感觉障碍）；瞳孔反应异常；意识水平降低。

另外，这些临床特征也可能是由于占位效应引起的梗阻性脑积水或脑干移位引起的。由组织肿胀引起的恶化通常表现为意识水平降低，这更多地取决于所涉及的梗死体积而不是血管区域。然而，大多数需要手术减压的梗死灶涉及 PICA 区，很少涉及 SCA 区。孤立的、单侧的 AICA 区梗死和局限于外侧小脑的梗死不需要手术治疗。

四、诊断

非对比头部CT扫描(NCCT)通常是一线成像方式。但有些患者的NCCT可能是正常的，因此需要磁共振成像，特别是在症状出现后不久进行的NCCT。偶尔，NCCT可显示基底动脉高密度，这可能表明有闭塞性血栓。

五、病因病机

心源性栓塞	心房颤动；卵圆孔未闭（反常栓塞）；瓣膜血栓或赘生物；严重心肌病伴心力衰竭
动脉粥样硬化	椎 - 基底动脉粥样硬化；主动脉弓动脉粥样硬化伴动脉至动脉栓塞；椎动脉或基底动脉夹层；头部或颈部外伤；非创伤性自发性夹层
高凝状态	遗传性（例如遗传性蛋白 C 缺陷症，蛋白 S 缺陷症，或因子 V Leiden 突变）；口服避孕药
血管炎 / 血管病	传染性（如梅毒、莱姆神经疏螺旋体病）；炎症（如中枢神经系统血管炎）；药物诱导（例如可卡因或甲基苯丙胺）
偏头痛	
隐源性	

卒中的发病机制因患者年龄而异。动脉粥样硬化多见于中老年人群（男性>45岁，女性>55岁），并伴有高血压、糖尿病、高脂血症、肥胖和吸烟等高危因素。年轻患者卒中的常见原因包括药物滥用、血管夹层、感染和高凝状态。确定正确的病因对于二级卒中预防很重要。然而，在某些情况下，即使经过详尽的搜索，卒中原因仍然是未知的。

六、鉴别诊断

临床医生的第一步是确定出现的症状是否由神经系统疾病引起。一旦怀疑神经源性，应考虑以下鉴别诊断。

中枢性	小脑梗死；小脑出血；脱髓鞘疾病，如多发性硬化症或急性播散性脑脊髓炎；小脑炎（感染性或非感染性） 药物毒性（如苯妥英或卡马西平等抗癫痫药）；非法药物和酒精；小脑肿瘤（很少引起急性症状）
外周性	前庭神经元炎；迷路炎；良性阵发性位置性眩晕；梅尼埃病

七、治疗

（一）气道管理和机械通气管理

由于以下原因，可能需要气管插管。

① 意识水平低下导致无法保护呼吸道和清除分泌物(通常用格拉斯哥昏迷量表评分)。

② 低氧血症或高碳酸血症呼吸衰竭。

③ 需要后颅窝减压。

④ 窒息。

应当维持内环境稳定（酸碱平衡）。在即将发生或进展性脑疝的病例中使用过度通气(仅在短时间内)可以降低颅内压，但预防性过度通气没有作用。如果怀疑有误吸，可能需要进行支气管镜检查以清除任何异物。

（二）血压管理

急性高血压常发生在缺血性卒中后，小脑卒中也不例外。允许高血压优化半暗带灌注；然而，准确的血压参数是未知的。极度高血压（例如收缩压>220mmHg或舒张压>105mmHg）会增加出血性转化的风险。需要根据基线血压个体化定制血压目标。慢性高血压患者的自动调节曲线可能向右移动，容易出现脑灌注不足而血压降低，因此抗高血压治疗应更加谨慎。除非必要（由于主动脉夹层或心肌梗死等原因），通常的做法是当收缩压低于180mmHg或平均动脉压低于120mmHg时不治疗。

（三）体温管理

发热对损伤的大脑有害，已经证明会使缺血性卒中后的结果恶化。如果单独使用药物治疗（对乙酰氨基酚）无效，则保持正常体温（核心温度≤37.5℃）并使用冷却用品(冰毯、冰袋、冰垫等)。目前没有足够的证据推荐常规低温治疗缺血性卒中。发热通常不是由小脑梗死引起的，而可能是全身感染/炎症（例如吸入性肺炎或肺炎）的表现。

（四）血糖管理

高血糖与缺血性中风患者的预后较差有关。最佳血糖目标尚未阐明，建议使用胰岛素将血清葡萄糖水平维持在100～180mg/dL，胰岛素可以连续输注或"按比例给药"。因为有增加低血糖发生的风险，严格的糖控制和强化胰岛素治疗不适用。在一项试验中，该策略与前24h内更大的梗死面积发生有关。应避免低血糖发生。

（五）液体和电解质管理

避免使用低渗液体或含有葡萄糖的液体。如果存在脱水，使用等渗盐水保持血容量正常。应始终纠正低钠血症。对于正常血钠较低的患者，可考虑使用轻度高渗溶液(如1.5%生理盐水)作为维持液。优化血清钾(≥4.0mmol/L)和镁(≥2.0mg/dL)，因可能发生心律失常(如果卒中除了小脑外还累及脑干)，而低钾血症和低镁血症可能会加重这种情况。

（六）抗凝和抗血小板治疗

可以使用抗血小板单药治疗（阿司匹林81mg/d或325mg/d），但在出血性转化患者中需要谨慎，在急性期最好避免使用。由于出血性转化的风险，双抗血小板治疗对梗死面积较大的小脑卒中没有作用。对于可能需要减压手术或脑室穿刺的梗死面积较大的患者，最好避免使用氯吡格雷。应采用皮下注射肝素预防深静脉血栓形成。对于梗死面积较大的患者，在仔细权衡不使用抗凝剂的风险后，由于出血性转化的风险，可能需要在急性期逆转全剂量抗凝(用于正在使用华法林或其他抗凝药物的患者)。

（七）可改变危险因素的治疗

治疗高血压、糖尿病、高脂血症（理想低密度脂蛋白目标<70mg/dL）和肥胖等危险因素对于卒中二级预防很重要。生活方式的改变（增加体力活动和戒烟）至关重要。治疗目标与前循环卒中没有区别。

（八）并发症及其管理

大面积脑梗死病情危重，患者预后差，该病情的发生率及死亡率均较高。对大面积脑梗死患者应及早进行正确处理，有助于改善患者预后，降低患者死亡率，减少并发症发生。现将大面积脑梗死并发症的有效预防措施及临床疗效介绍如下。

1. 出血转换

大面积脑梗死合并出血的发生率及致死率较高，严重危害到患者的生命安全。出血机制主要有：自发性溶解、远端血栓块迁移和缺血区再灌注。预防出血的措施有：①大面积脑梗死患者不应进行溶栓治疗，要慎重选择抗凝药物，尽量不要选择扩血管药物。②针对伴有糖尿病患者，急性期血糖>11.1mmol/L，应选择胰岛素进行治疗。将血糖控制在8.3mmol/L以下。③血压>220/120mmHg，降压值不可过低，防止出现脑组织灌注不足。一般急性期保持在（180 ～ 220）/（100 ～ 120）mmHg。④对于脑水肿患者应及时进行有效治疗，可采用脱水降颅压治疗1周以上。对淤血性出血转换且继续发展者，可给予多剂量的渗透性脱水剂进行治疗。对出血量多的患者应避免使用抗凝、抗血小板、扩血管等药物。

2. 消化道出血

急性脑血管疾病患者的消化道出血发生率及死亡率较高。发病机制主要有：①胃肠黏膜血流量减少；②胃黏液-碳酸氢盐屏障功能下降；③胃黏膜PGE_2含量较少。出血治疗方案如下。①胃内灌洗：冰生理盐水100 ～ 200mL，其中50 ～ 100mL加去甲肾上腺素1～2mg或加凝血酶1000～2000u口服。也可服用云南白药，肌注注射用血凝酶、酚磺乙胺，静滴氨甲苯酸、生长抑素等。②制酸剂应用：选择质子泵抑制剂进行治疗。③出血较多时要暂停抗凝、抗血小板及扩血管等药物应用。④防治休克：如有循环衰竭表现，应补充血容量。如血红蛋白低于70g/L、心率120次/分、收缩压<90mmHg，可静脉输新鲜全血或红细胞悬液。⑤胃镜下止血或外科手术治疗：采用胃镜下高频电凝进行止血，若出血量大且危及患者的生命安全，需行手术进行止血。

3. 感染

感染是造成大面积脑梗死死亡率上升的严重并发症之一。呼吸系统及泌尿系统是最易发生感染的部位，并且呼吸系统感染的概率远远高于泌尿系统感染。发病因素包括：机体抵抗力下降、吞咽困难、误吸、卧床、急性肺水肿、营养状况及意识障碍等，从而发生吸入性肺炎、坠积性肺炎及院内获得性肺炎。若对患者及早进行有效的预防，可以避免感染的发生。预防措施包括：①护理人员要增加对患者的护理，及时帮助患者清理呼吸道痰液及呕吐物，避免患者误吸，导致呼吸不畅。②患者应取合适的体位，避免影响患者的正常呼吸，护理人员要经常帮助患者翻身及拍打背部，排除痰液，使患者呼吸通畅，降低坠积性肺炎的发生率。③对进食困难、呛咳的患者及时采用鼻饲管，避免吸入性肺炎的发生。④给予患者富含热量、蛋白质等营养丰富的食物，增强身体免疫力。⑤根据患者情况选择适当的氧疗、雾化等方案，使患者呼吸顺畅，防止痰液阻塞。未发现显著感染患者无需采用抗生素药物治疗。出现肺部感染患者应根据痰培养及药敏试验选择适合的抗生素。尿路感染是由于留置导尿所致，间歇导尿和酸化尿液可降低尿路感染的发生率。发生尿潴留的清醒患者可根据自身的身体情况进行合理的膀胱功能康复训练。对需要插导尿管的患者在操作过程中要严格执行无菌操作。

4. 心脏损伤

脑卒中合并的心脏损伤是脑心综合征的表现之一，其死亡率较高。脑血管病患者主要以老年群体为主，由于自身患有冠心病、慢性心功能不全等心脏疾病，当发生大面积脑梗死时会加重心脏损伤。脑心综合征的发病机制不明确，可能是由于脑部病变导致脑对心脏的调节作用紊乱、神经体液调节作用紊乱以及心脑血管病共同的发病有关。有效的预防措施主要包括：①护理人员要及早观察患者心脏的变化情况，必要时可行动态心电监测及心肌酶谱测查，及早发现心脏损伤。②对有过心脏病病史的老年患者要适当使用高渗性脱水药物，如甘露醇，每6～8h一次静滴，间隔以呋塞米静脉注射脱水治疗，或改用其他脱水剂，减轻心脏负担。③有过心脏病病史的老年患者要减少液体输入，每日2500～3000mL，部分患者可通过鼻饲管分流。静滴速度不要过快。④尽量不要使用增加心脏负担的药物。

5. 急性肾功能衰竭

急性肾功能衰竭患者发生大面积脑梗死时会增加脑血管疾病，甚至会导致死亡。肾功能不全的主要发病机制是：①有过原发性高血压病或糖尿病性肾损伤病史；②脑血管病后下丘脑或脑干受损，导致分泌活性物质及刺激迷走神经使肾细胞损害及肾血管舒缩功能障碍引起肾脏损伤；③治疗药物选择不当损伤肾脏；④急性循环衰竭。有效的预防措施主要包括：①慎重选择治疗药物，避免损伤肾脏；②控制补液量，确保体内液量平衡。治疗方案：①减少或停止甘露醇及其他损伤肾脏药物；②应用利尿剂，如呋塞米40～100mg肌内注射，每日2～4次；③保证纠正水、电解质和酸碱平衡；④必要时透析治疗。

6. 其他常见急性期并发症

大面积脑梗死的并发症较多，严重的可能危及患者生命安全。其他主要的并发症及预防措施如下。

（1）水、电解质紊乱　原因有摄入不足、丢失过多及神经内分泌功能障碍。预防措施：确保每日液体的出入平衡，监测血清离子及酸碱情况，若发现水、电解质平衡失调要及时补充和有效处理，补液速度不要过快。每天补钠不要超过20mmol/L，补钠期间要随时进行监测。对高钠患者，可通过口服或鼻饲水分等方法降低血钠。重症高钠血症可通过静脉补液纠正，但要缓慢进行。

（2）深部静脉血栓及肺栓塞　应督促患者及早活动，抬高下肢，使下肢血液回流，尽量避免使用抗凝治疗，对严重的患者可适当采用抗凝或溶栓治疗，并监测患者的生命体征及血气，保持呼吸道通畅。

（3）癫痫发作　若患者未出现癫痫症状不应给予预防性用药治疗，发生癫痫发作应及时给予抗痉药物治疗。一次发作且发作可控制的患者不要长期用药，若出现癫痫持续状态可实施有效治疗，清醒后进行长期药物治疗。

（4）中枢性高热　大部分大面积脑梗死患者在急性期会出现中枢性体温调节障碍，体温明显上升。中枢性高热的发病机制为高颅压、脑组织缺血、缺氧致下丘脑体温调节中枢损伤。可以采用物理降温方法控制患者高热，合并感染者及时给予适量敏感抗生素，注意补足液体，原则为体温每升高1℃需补液量300mL。

综上所述，大面积脑梗死患者因严重的脑组织损伤、高颅压，加之患病主要以老年人为主，体质较弱，预后极差，而患者大多伴有各种并发症，会使患者病情加重，且严重危及患者的生命安全。对大面积脑梗死并发症的相关因素进行分析，并实施有效预防措施及治疗方法，可提高大面积脑梗死患者的治愈率，降低致残率和死亡率，促进临床治疗效果。

参考文献

[1] 吴均超 . 41 例大面积脑梗死患者临床分析 [J]. 蛇志，2016, 23（02）：125-126.

[2] 蔡浩 . 大面积脑梗死的发病特点及临床诊治研究 [J]. 中国医药指南，2017, 14(13): 211-212.

[3] 邵素君 . 大面积脑梗死的临床研究 [J]. 中国现代医学杂志，2016, 26(06): 255-256.

第五节　烟雾病和烟雾综合征诊断与治疗 中国专家共识

　　烟雾病是一种病因不明的，以双侧颈内动脉末端及大脑前动脉、大脑中动脉起始部慢性进行性狭窄或闭塞为特征，并继发颅底异常血管网形成的脑血管疾病。1969 年，由日本学者 Suzuki 和 Takaku 首先报道。由于这种颅底异常血管网在脑血管造影图像上形似"烟雾"，故称为"烟雾病"。烟雾状血管是扩张的穿通动脉，起着侧支循环的代偿作用，是该病的重要特征。

　　烟雾病在东亚地区高发，且有一定的家族聚集性，遗传因素可能参与发病，女性多发，有儿童和青壮年两个高峰发病年龄，脑缺血和颅内出血是该病的两种主要危害，总体上儿童和成年患者均以脑缺血为主，而颅内出血多见于成年患者。近年来，烟雾病在我国的发病率和患病率有逐渐上升的趋势，但在诊断和治疗上仍存在诸多争议，尤其是该病与烟雾综合征的鉴别主要依赖于排除数十种伴发疾病，临床实践中缺乏可操作性且存在一定的法律风险。有鉴于此，我们共同商讨制定了关于烟雾病和烟雾综合征诊疗的中国专家共识。

一、诊断

（一）背景和证据

　　烟雾病和烟雾综合征的临床表现复杂多样。脑缺血最为常见，可表现为短暂性脑缺血发作（transient ischemic attack，TIA）、可逆性缺血性神经功能障碍（reversible ischemic neurologic deficit，RIND）或脑梗死，其中 TIA 常由情绪紧张、哭泣、剧烈运动或进食热辣食物等诱发。自发性颅内出血多见于成年患者，主要原因是烟雾状血管或合并的微动脉瘤破裂出血，以脑室内出血或脑实质出血破入脑室最为常见，也可见基底节区或脑叶血肿，单纯蛛网膜下腔出血较少见。神经功能障碍与脑缺血或颅内出血部位等相关。其他临床表现还包括认知功能障碍、癫痫、不随意运动或头痛等。

（二）辅助检查

脑血管造影是诊断烟雾病和烟雾综合征的金标准，其还可用于疾病分期和手术疗效评价。头颅CT和MRI可显示脑梗死、颅内出血、脑萎缩、脑室扩大、微出血灶等脑实质损害，有时还可显示颅底异常血管网-基底节出现多发的点状血管流空影。

CT血管成像（CTA）或磁共振血管成像（MRA）可显示与脑血管造影相一致的异常。MRI平扫结合MRA可作为筛选性检查，对无法配合脑血管造影检查者可作为有效的代替手段。脑血流动力学及脑代谢评估可以提供更为客观的指标，作为临床症状和影像资料的重要补充，对手术方案的选择以及疗效的评估具有重要的参考价值，常用的方法包括氙CT（Xe-CT）、单光子发射计算机断层显像术（SPECT）、磁共振灌注成像、CT灌注成像（CTP）及正电子发射计算机断层显像术（PET）等，可以较全面地反映患者的血流动力学损害程度。近年来，烟雾病患者的认知功能受损受到广泛关注，逐渐成为临床评估的重要内容。烟雾病的病变血管处存在特征性的病理变化，有助于诊断和鉴别诊断。

（三）推荐意见

1. 烟雾病和烟雾综合征的诊断依据

数字减影脑血管造影（DSA）的表现：颈内动脉（ICA）末端和（或）大脑前动脉（ACA）和（或）大脑中动脉（MCA）起始段狭窄或闭塞。动脉相出现颅底异常血管网。上述表现为双侧性，但双侧的病变分期可能不同。分期标准参考表7-1。

表7-1 烟雾病或烟雾综合征患者的脑血管造影表现分期

分期	脑血管造影表现
I	颈内动脉末端狭窄，通常累及双侧
II	脑内主要动脉扩张，脑底产生特征性异常血管网（烟雾状血管）
III	颈内动脉进一步狭窄或闭塞，逐步累及大脑中动脉及大脑前动脉；烟雾状血管更加明显
IV	整个Willis环甚至大脑后动脉闭塞，颅外侧支循环开始出现；烟雾状血管开始减少
V	IV期的进一步发展
VI	颈内动脉及其分支完全闭塞，烟雾状血管消失；脑的血供完全依赖于颈外动脉和椎-基底动脉系统的侧支循环

（1）MRI和MRA的表现 ICA末端和（或）ACA和（或）MCA起始段狭窄或闭塞。

① 基底节区出现异常血管网（在1个扫描层面上发现基底节区有2个以上明显的血管流空影时，提示存在异常血管网）。

② 上述表现为双侧性，但双侧的病变分期可能不同。分期标准参考表7-2。

表7-2 烟雾病或烟雾综合征患者的磁共振血管成像分期系统[12]

磁共振血管成像结果	分数／分
颈内动脉	
正常	0
C1段狭窄	1
C1段信号中断	2
颈内动脉消失	3
大脑中动脉	
正常	0
M1段正常	1
M1段信号中断	2
大脑中动脉消失	3
大脑前动脉	
A2段及其远端正常	0
A2段及其远端信号减少	1
大脑前动脉消失	2
大脑后动脉	
P2段及其远端正常	0
P2段及其远端信号减少	1
大脑后动脉消失	2

注：大脑半球左侧和右侧单独计算总分、独立评价。

（2）确诊烟雾病需排除的合并疾病 动脉粥样硬化、自身免疫性疾病（如系统性红斑狼疮、抗磷脂抗体综合征、结节性周围动脉炎、干燥综合征）、脑膜炎、多发性神经纤维瘤病、颅内肿瘤、21-三体综合征、头部外伤、放射性损伤、甲状腺功能亢进症、特纳综合征、Alagille综合征、Williams综合征、努南综合征、马方综合征、结节性硬化症、先天性巨结肠、Ⅰ型糖原贮积症、Prader-Willi综合征、肾母细胞瘤、草酸盐沉积症、镰状细胞贫血、范科尼贫血、球形细胞增多症、嗜酸细胞肉芽肿、Ⅱ型纤维蛋白原缺乏症、钩端螺旋体病、丙酮酸激酶缺乏症、蛋白质缺乏症、肌纤维发育不良、成骨不全症、多囊肾、口服避孕药以及药物中毒（如可卡因）等。

（3）对诊断有指导意义的病理学表现

① 在 ICA 末端及其附近发现内膜增厚并引起管腔狭窄或闭塞，通常双侧均有；增生的内膜内偶见脂质沉积。

② 构成 Willis 动脉环的主要分支血管均可见由内膜增厚所致的程度不等的管腔狭窄或闭塞；内弹力层不规则变厚或变薄断裂以及中膜变薄。

③ Willis 动脉环可发现大量的小血管（开放的穿通支及自发吻合血管）。

④ 软脑膜处可发现小血管网状聚集。

2. 诊断标准

（1）烟雾病的诊断标准

① 成人患者具备上述诊断依据中的（1）或（2）+（3）可做出确切诊断。

② 儿童患者单侧脑血管病变+（3）可做出确切诊断。

③ 无脑血管造影的尸检病例可参考诊断依据中的（4）。

值得注意的是，由于影像技术的限制，使用 MRI/MRA 做出烟雾病的诊断只推荐应用于儿童及其他无法配合进行脑血管造影检查的患者，在评估自发代偿及制定手术方案等方面更应慎重。

（2）烟雾综合征的诊断标准　单侧或双侧病变[可同时或单纯累及大脑后动脉（PCA）系统]，伴发上述诊断依据中所列的合并疾病者为烟雾综合征，或称之为类烟雾病。

（3）鉴别诊断

① 单侧烟雾病：定义为成人单侧病变而无上述诊断依据（3）中所列合并疾病者，可向烟雾病进展。

② 疑似烟雾病：定义为单侧或双侧病变而无法确切排除诊断依据（3）中所列合并疾病者。

烟雾病与烟雾综合征的鉴别缺乏分子标志物或其他特征性的客观指标，主要依赖形态学特征以及排除数十种伴发疾病，这在临床上缺乏可操作性。而大多数情况下二者在治疗原则上并无明显差异。为减少麻烦和争议，为患者提供确实有效的治疗或随访建议，本专家共识对疑似烟雾病的诊治意见参考烟雾病和烟雾综合征。

（4）疾病分期　建议采用广泛接受的 Suzuki 分期，根据脑血管造影表现将烟雾病分为 6 期（表 7-1），双侧的病变分期可能不同。典型的发展过程多见于儿童患者，而且可以停止在任何阶段。

对于采用 MRI/MRA 进行诊断的患者，可参考表 7-2。在该评估系统中，对 MRA 结果进行简单评分后统计总分，总分0～1分定义为1期，相当于DSA分期的Ⅰ和Ⅱ期；2～4分为2期，相当于DSA分期的Ⅲ期；5～7分为3期，相当于DSA分期的Ⅳ期；8～10分为4期，对应于DSA分期的Ⅴ期和Ⅵ期。

（5）其他

① 脑血管造影作为术前诊断以及术后随访的重要手段，应包含双侧颈外动脉的超选造影，对侧支代偿的详细评估有利于选择最佳的手术方案和评估手术疗效。

② 建议将脑血流动力学评估作为术前检查及术后随访的常规内容，其能为病情评估和治疗决策提供更为客观的指标，作为临床症状和影像资料的重要补充。

二、治疗

（一）背景与证据

1. 药物治疗

对烟雾病目前尚无确切有效的药物，但对于处在慢性期患者或烟雾综合征患者，针对卒中危险因素或合并疾病的某些药物治疗可能是有益的，如血管扩张剂、抗血小板聚集药物及抗凝药等，但需要警惕药物的不良作用。日本2012年新指南推荐口服抗血小板聚集药物治疗缺血型烟雾病，但缺乏充分的临床依据，而且值得注意的是，长期服用阿司匹林等抗血小板聚集药物可能导致缺血型向出血型转化，一旦出血后不易止血，对患者预后不利。

2. 外科治疗

颅内外血管重建手术是烟雾病和烟雾综合征的主要治疗方法，可有效防治缺血性卒中。近年来，其降低出血风险的疗效也逐渐得到证实。一项多中心前瞻性随机对照临床研究表明，脑血管重建手术能将5年再出血率从31.6%降低至11.9%，国际上多家中心报道的结果与此相似。因此，对于该病不论是出血型或缺血型，主流观点越来越倾向于采取积极的手术策略。关于手术时机，因为该病呈进展性病程，目前较一致的观点是一旦确诊应尽早手术，但应避开脑梗死或颅内出血的急性期，具体时间间隔存在较大争议，应根据病变范围和严重程度等作出决策，一般为1～3个月。

血管重建术式主要包括三类：直接血管重建手术、间接血管重建手术及联合手术。

（1）直接血管重建手术

① 颞浅动脉-MCA分支吻合术最常用；颞浅动脉-ACA或颞浅动脉-PCA吻合术可作为补充或替代，当MCA动脉分支过于纤细或者缺血区位于ACA或PCA分布区时选

择应用。

②枕动脉或耳后动脉-MCA分支吻合术，在颞浅动脉细小时可以选用。

③枕动脉-PCA吻合术，主要改善PCA分布区的血流灌注，较少应用。

（2）间接血管重建手术　方式很多，较常用的包括：脑-硬脑膜-动脉血管融合术（encephalo-duro-arterio-synangiosis，EDAS）、脑-肌肉血管融合术（encephalo-myo-synangiosis，EMS）、脑-肌肉-动脉血管融合术（encephalo-myo-arterio-synangiosis，EMAS）、脑-硬脑膜-动脉-肌肉血管融合术（encephalo-duro-arterio-myo-synangiosis，EDAMS）、脑-硬膜-肌肉-血管融合术（encepho-duro-myo-synangiosis，EDMS）、多点钻孔术（multiple burr holes，MBH）以及大网膜移植术（omental transplantation，OT）等。

（3）联合手术　是直接和间接血管重建手术的组合。目前，各种手术方式的疗效报道不一，且存在较大争议，缺乏高质量的循证医学证据。

（二）推荐意见

1. 非手术治疗

建议对基础疾病或合并疾病进行积极的药物治疗，对卒中的危险因素进行有效的控制和管理。

2. 手术指征

（1）Suzuki分期≥Ⅱ期（Ⅴ～Ⅵ期患者，存在尚未建立自发代偿的颈外动脉分支者）。

（2）有与疾病相关的脑缺血（如TIA、RIND、脑梗死、认知功能障碍、癫痫及头痛等）临床表现，或陈旧性脑梗死、微小出血灶、脑白质变性及脑萎缩等缺血相关的脑实质损害。

（3）与疾病相关的颅内出血，排除其他原因。

（4）存在脑血流动力学损害的证据。

（5）排除其他手术禁忌证。

3. 手术时机以及方式的选择

（1）脑梗死或颅内出血急性期　应根据实际情况选择保守治疗或急诊手术以及具体的手术方式。急诊手术设计和实施过程应当为二期直接血管重建手术提供良好的条件，建议：尽可能将可用于血管重建的动脉保护完好，包括颞浅动脉、枕动脉、脑膜中动脉等供体血管以及可作为受体血管的脑表面动脉。严密封闭硬脑膜，以防止脑表面与周围组织发生粘连。如二期血管重建手术可能性较小时，建议同时行颞肌贴敷术及硬脑膜翻转贴敷或其他形式的间接血管重建手术。

（2）手术时机 建议诊断明确后尽早行颅内外血管重建手术。但在近期有脑梗死、颅内出血或颅内感染等情况时推迟手术也是合理的，具体时间间隔尚无定论。

（3）脑血管重建术式的选择 不推荐对疾病的狭窄性病变进行血管内干预，包括球囊扩张或支架成形术。手术方式的选择应根据患者的一般情况、临床和影像学特征、血流动力学、代谢评估结果以及术者擅长的手术方法等多种因素综合考虑。联合手术可能具有更好的近期和远期效果，所以计划开展烟雾病治疗的医院和个人应该具备实施两种术式的能力。对于术前已经形成的颅内外自发吻合血管（如脑膜中动脉或颞浅动脉等）应予保护完好。

4. 伴发动脉瘤的治疗

① Willis 环动脉瘤建议采用血管内治疗或显微外科夹闭直接处理。

② 周围型动脉瘤，如短时间内反复出血，建议直接栓塞或显微外科切除；如无出血迹象也可行颅内外血管重建手术并密切随访，此类动脉瘤有术后自发闭塞的可能。

三、围术期管理

（一）背景和证据

烟雾病和烟雾综合征患者是脑血管病患者中耐受手术能力最差的一类，尤其是儿童患者，故围术期管理至关重要。脑血管重建手术的主要并发症包括脑梗死、癫痫及RIND 等。许多学者发现，直接血管重建术后的过度灌注可能是其主要原因，甚至可能导致颅内出血，故认为降压治疗可能是有效且必要的；但也有学者认为，这是术后重建血流与原有血流竞争所致，在颅内出现"局部高灌注，全脑低灌注"的矛盾状态，大幅度降低血压可能是危险的，尤其是对未经手术治疗的对侧半球，可能增加其脑梗死的风险。此外，有的临床中心在烟雾病术后会使用抗凝、抗聚集药物以减少吻合口微血栓形成，其中阿司匹林最为常用，也有临床医师倾向于使用低分子肝素。但围术期抗凝、抗聚集治疗有一定的出血风险，应用与否尚无定论。

（二）推荐意见

① 术前应该对患者进行充分评估，包括影像学评估、血流动力学评估等，以制定最佳的手术方案，控制安全合理的手术时间及临时阻断时间。

② 血压、血容量以及二氧化碳分压等血气指标是围术期的重点监控指标。需神经

外科、麻醉科及重症监护等多学科的协作。

③ 出现术后神经功能障碍时应仔细寻找病因，确诊为过度灌注时，应在保证循环容量和较低血黏滞度等指标的基础上，适当降低血压，以达到既能降低局部高灌注又不造成严重全脑低灌注的目标，切勿贸然大幅度降压。

④ 抗凝、抗聚集药物的应用对降低围术期缺血性卒中可能是有益的，但可能增加出血的风险，尤其是对出血型患者的应用指征尚无定论。

⑤ 围术期应强调对癫痫的防治，疼痛及情绪的管控可能有助于降低卒中风险，尤其是儿童患者。

（三）随访策略

① 告知患者该病有进展的可能，即使是在成功的脑血管重建手术后仍有发生卒中的风险。

② 参与随访的临床医师应当是对烟雾病熟知的神经外科或神经内科医师。

③ 至少对患者进行每年1次的终身随访。

④ 影像学随访建议包括脑实质及脑血管评估，如头部MRI、MRA或CTA或DSA等，血管检查建议包含颈外动脉系统。

⑤ 单侧烟雾病患者应当每年进行1次头颅CTA或MRA随访，以评估疾病的进展情况，至少持续3～5年。

⑥ 建议对烟雾病患者进行动态的血流动力学及代谢评估随访，如Xe-CT、SPECT、磁共振灌注成像、CTP或PET等。

参考文献

[1] Suzuki J, Takako A.Cerebrovascular "Moya Moya" disease.Disease showing abnormal net-like vessels in base of brain[J]. Arch Neurol, 1969, 20(3): 288-299.

[2] Kuroda S, Houkin K.Moya moya disease: current concepts and future perspectives[J]. Lancet Neurol, 2008, 7(11): 1056-1066.

[3] Duan L, Bao X Y, Yang W Z, et al.Moya Moya disease in China: its clinical features and outcomes[J]. Stroke, 2012, 43(1): 56-60.

[4] Miao W, Zhao P L, Zhang Y S, et al.Epidemiological and clinical features of Moya Moya disease in Nanjing, China[J]. Clin Neurol Neurosurg, 2010, 112(3): 199-203.

[5] Kim T, Lee H, Bang J S, et al.Epidemiology of Moya Moya Disease in Korea: Based on National Health Insurance Service Data[J]. J Korean Neurosurg Soc, 2015, 57(6): 390-395.

[6] Piao J, Wu W, Yang Z, et al.Research progress of Moya Moya disease in children[J]. Int J

Med Sci, 2015, 12(7): 566-575.

[7] Scott R M, Smith E R.Moya Moya disease and Moya Moya syndrome[J]. N Engl J Med, 2009, 360(12): 1226-1237.

[8] Smith E R, Scott R M.Spontaneous occlusion of the circle of Willis in children: pediatric Moya Moya summary with proposed evidence-based practice guidelines[J]. J Neurosurg Pediatr, 2012, 9(4): 353-360.

[9] Nobuo HASHIMOTO Research Committee on the Pathology and Treatment of Spon-taneous Occlusion of the Circle of Willis, Health Lab our Sciences Research Grant for Research on Measures for Infract able Diseases.Guidelines for diagnosis and treatment of Moya Moya disease (spontaneous occlusion of the circle of Willis)[J]. Neurol Med Chir (Tokyo), 2012, 52(5): 245-266.

[10] Sun X S, Wen J, Li J X, et al.The association between the ring finger protein 213(RNF213) polymorphisms and Moya Moya disease susceptibility: a meta-analysis based on case-control studies[J]. Mol Genet Genomics, 2016, 291(3): 1193-1203.

[11] Matsushige T, Kraemer M, Schliemann M, et al.Ventricular microaneurysms in Moya Moya angiopathy visualized with 7T MR angiography[J]. AJNR Am J Neuroradiol, 2016, 37(9): 1669-1672.

[12] Kikuta K, Takagi Y, Nozaki K, et al.The presence of multiple microbleeds as a predictor of subsequent cerebral hemorrhage in patients with Moya Moya disease[J]. Neurosurgery, 2008, 62(1): 104-111, discussion 111-112.

[13] Houkin K, Nakayama N, Kuroda S, et al.Novel magnetic resonance angiography stage grading for Moya Moya disease[J]. Cerebrovascular Dis, 2005, 20(5): 347-354.

[14] Tanaka Y, Nariai T, Nagaoka T, et al.Quantitative evaluation of cerebral hemodynamics in patients with Moya Moya disease by dyna-mic susceptibility contrast magnetic resonance imaging-comparison with positron emission tomography[J]. J Cereb Blood Flow Metab, 2006, 26(2): 291-300.

[15] Federau C, Christensen S, Zun Z, et al.Cerebral blood flow, transit time, and apparent diffusion coefficient in Moya Moya disease before and after acetazolamide[J]. Neuroradiology, 2017, 59(1): 5-12.

[16] Nakagawa a J. Reconsideration of hemodynamic cerebral ischemic using recent PET/SPECT studies[J]. Acta Neurochip Suppl, 2016, 123: 99-108.

[17] Lei Y, Li Y J, Guo Q H, et al.Postoperative executive function in adult Moya Moya disease: a preliminary study of its functional anatomy and behavioral correlates[J]. J Neuro surg, 2017, 126(2): 527-536.

[18] Lei Y, Li Y, Ni W, et al.Spontaneous brain activity in adult patients with Moya Moya disease: a resting-state fMRI study[J]. Brain Res, 2014, 1546: 27-33.

[19] Shim K W, Park E K, Kim J S, et al.Cognitive Outcome of Pediatric Moya Moya Disease[J].

J Korean Neuro surg Soc, 2015, 57(6): 440-444.

[20] Takagi Y, Kikuta K, Nozaki K, et al.Histological features of middle cerebral arteries from patients treated for Moya Moya disease[J]. Neurol Med Chir (Tokyo), 2007, 47(1): 1-4.

[21] Jang D K, Lee K S, Rha H K, et al.Bypass surgery versus medical treatment for symptomatic Moya Moya disease in adults[J]. J Neuro surg, 2016: 1-11.

[22] 刘兴炬，张东，王硕，等.手术与保守治疗烟雾病患者的单中心长期随访观察[J]. 中华医学杂志，2012, 92(9): 604-607.

[23] Kuroda S, Houkin K.Bypass surgery for Moya Moya disease: concept and essence of surgical techniques[J]. Neurol Med Chir (Tokyo), 2012, 52(5): 287-294.

[24] Matsushima T, Fukui M, Kitamura K, et al.Encephalon-duro-arterio-synergists in children with Moya Moya disease[J]. Acta Neurochip (Wien), 1990, 104(3-4): 96-102.

[25] Ren B, Zhang Z S, Liu W W, et al.Surgical outcomes following encephaloduroarterio synangiosis in adult Moya Moya disease associated with Type 2 diabetes[J]. J Neuro surg, 2016, 125(2): 308-314.

[26] 段炼，咸鹏，杨伟中，等.硬膜动脉血管融通术治疗儿童烟雾病[J]. 中国临床神经外科杂志，2009, 14(1): 4-7.

[27] Xu B, Song D L, Mao Y, et al.Superficial temporal artery-middle cerebral artery bypass combined with encephalo-duro-myo-synangiosis in treating Moya Moya disease: surgical techniques, indications and midterm follow-up results[J]. Chin Med J (Engl), 2012, 125(24): 4398-4405.

[28] 徐斌，宋冬雷，毛颖，等.颅内外血管吻合结合间接血管重建治疗烟雾病[J]. 中华神经外科杂志，2009, 25(2): 102-105.

[29] 徐斌，宋冬雷，毛颖，等.颞浅动脉-大脑中动脉吻合术结合脑-硬脑膜-肌肉血管融合术治疗烟雾病[J]. 中国脑血管病杂志，2007, 4(10): 445-448.

[30] 张岩，赵飞，张东，等.直接血运重建术联合颅骨多点钻孔治疗儿童缺血型烟雾病[J]. 中华医学杂志，2015, 95(27): 2202-2204.

[31] Scott R M, Smith J L, Robertson R L, et al.Long-term outcome in children with Moya Moya syndrome after cranial revascularization by pial synangiosis[J]. J Neuro surg, 2004, 100(2 Suppl Pediatrics): 142-149.

[32] Guzman R, Lee M, Achrol A, et al.Clinical outcome after 450 revascularization procedures for Moya Moya disease.Clinical article[J]. J Neurosurg, 2009, 111(5): 927-935.

[33] Narisawa A, Fujimura M, Tominaga T.Efficacy of the revascularization surgery for adult-onset Moya Moya disease with the progression of cerebrovascular lesions[J]. Clin Neurol Neurosurg, 2009, 111(2): 123-126.

[34] Veeravagu A, Guzman R, Patil C G, et al.Moya Moya disease in pediatric patients: outcomes of neurosurgical interventions[J]. Neurosurg Focus, 2008, 24(2): E16.

[35] Fujimura M, Tominaga T.Lessons learned from Moya Moya disease: outcome of direct/in-

direct revascularization surgery for 150 affected hemispheres[J]. Neurol Med Chir (Tokyo), 2012, 52(5): 327-332.

[36] Miyamoto S, Yoshimoto T, Hashimoto N, et al.Effects of extracranial-intracranial bypass for patients with hemorrhagic Moya Moya disease: results of the Japan Adult Moya Moya Trial[J]. Stroke, 2014, 45(5): 1415-1421.

[37] Wan M, Duan L.Recent progress in hemorrhagic Moya Moya disease[J]. Br J Neurosurg, 2015, 29(2): 189-191.

[38] Huang Z, Ding X, Men W, et al. Clinical features and outcomes in 154 patients with hemorrhagic Moya Moya disease: comparison of conservative treatment and surgical revascularization[J]. Neurol Res, 2015, 37(10): 886-892.

[39] Jiang H, Ni W, Xu B, et al.Outcome in adult patients with hemorrhagic Moya Moya disease after combined extracranial-intracranial bypass[J]. J Neurosurg, 2014, 121(5): 1048-1055.

[40] Liu X, Zhang D, Shuo W, et al.Long term outcome after conservative and surgical treatment of hemorrhagic Moya Moya disease[J]. J Neurol Neurosurg Psychiatry, 2013, 84(3): 258-265.

[41] Houkin K, Kuroda S, Ishikawa T, et al.Neovascularization (angiogenesis) after revascularization in Moya Moya disease.Which technique is most useful for Moya Moya disease?[J]. Acta Neurochir (Wien), 2000, 142(3): 269-276.

[42] Houkin K, Nakayama N, Kuroda S, et al.How does an giogenesis develop in pediatric Moya Moya disease after surgery? A prospective study with MR angiography[J]. Childs Nerv Syst, 2004, 20(10): 734-741.

[43] Kim H, Jang D K, Han Y M, et al.Direct bypass versus indirect bypass in adult Moya Moya angiopathy with symptoms or hemodynamic instability: a meta-analysis of comparative studies[J]. World Neurosurg, 2016, 94: 273-284.

[44] Pandey P, Steinberg G K.Neurosurgical advances in the treatment of Moya Moya disease[J]. Stroke, 2011, 42(11): 3304-3310.

[45] Khan N, Dodd R, Marks M P, et al.Failure of primary percutaneous angioplasty and stenting in the prevention of ischemia in Moya Moya angiopathy[J]. Cerebrovascular Dis, 2011, 31(2): 147-153.

[46] El-Hakam L M, Volpi J, Maw ad M, et al.Angioplasty for acute stroke with pediatric Moya Moya syndrome[J]. J Child Neurol, 2010, 25(10): 1278-1283.

[47] Chen Y, Dai D, Fang Y, et al.Endovascular treatment of ruptured large or wide-neck basilar tip aneurysms associated with Moya Moya disease using the stent-assisted coil technique[J]. J Stroke Cerebrovasc Dis, 2015, 24(10): 2229-2235.

[48] Ni W, Xu F, Xu B, et al.Disappearance of aneurysms associated with Moya Moya disease after STA-MCA anastomosis with encephaloduro myosynangiosis[J]. J Clin Neurosci, 2012, 19(3): 485-487.

[49] Funaki T, Takahashi J C, Takagi Y, et al.Unstable Moya Moya disease: clinical features and impact on perioperative ischemic complications[J]. J Neurosurg, 2015, 122(2): 400-407.

[50] Sakamoto T, Kawaguchi M, Kurehara K, et al.Risk factors for neurologic deterioration after revascularization surgery in patients with Moya Moya disease[J]. Anesth Analg, 1997, 85(5): 1060-1065.

[51] Parray T, Martin T W, Siddiqui S.Moya Moya disease: a review of the disease and anesthetic management[J]. J Neurosurg Anesthesiol, 2011, 23(2): 100-109.

[52] Soriano S G, Sethna N F, Scott RM.Anesthetic management of children with Moya Moya syndrome[J]. Anesth Analg, 1993, 77(5): 1066-1070.

[53] Vendrame M, Kaleyias J, Loddenkemper T, et al.Electro-encephalogram monitoring during intracranial surgery for Moya Moya disease[J]. Pediatr Neurol, 2011, 44(6): 427-432.

[54] Hayashi T, Shirane R, Fujimura M, et al.Postoperative neurological deterioration in pediatric Moya Moya disease: watershed shift and hyper perfusion[J]. J Neurosurg Pediatr, 2010, 6(1): 73-81.

[55] Fujimura M, Mugikura S, Kaneta T, et al.Incidence and risk factors for symptomatic cerebral hyper perfusion after superficial temporal artery-middle cerebral artery anastomosis in patients with Moya Moya disease[J]. Surg Neurol, 2009, 71(4): 442-447.

[56] Kohama M, Fujimura M, Mugikura S, et al.Temporal change of 3-T magnetic resonance imaging/angiography during symptomatic cerebral hyper perfusion following superficial temporal artery-middle cerebral artery anastomosis in a patient with adult-onset Moya Moya disease[J]. Neurosurg Rev, 2008, 31(4): 451-455; discussion 455.

[57] Tu X K, Fujimura M, Rashad S, et al.Uneven cerebral hemodynamic change as a cause of neurological deterioration in the acute stage after direct revascularization for Moya Moya disease: cerebral hyper perfusion and remote ischemia caused by the 'watershed shift' [J]. Neurosurg Rev, 2017.

[58] Cho H, Jo K I, Yu J, et al.Low flow velocity in the middle cerebral artery predicting infarction after bypass surgery in adult Moya Moya disease[J]. J Neurosurg, 2017, 126(5): 1573-1577.

[59] Kuroda S, Ishikawa T, Houkin K, et al.Incidence and clinical features of disease progression in adult Moya Moya disease[J]. Stroke, 2005, 36(10): 2148-2153.

[60] Kelly M E, Bell-Stephens T E, Marks M P, et al.Progression of unilateral Moya Moya disease: A clinical series[J]. Cerebrovasc Dis, 2006, 22(2/3): 109-115.

[61] Zhang Q, Wang R, Liu Y, et al. Clinical features and long-term outcomes of unilateral Moya Moya disease[J]. World Neurosurg, 2016, 96: 474-482.

第八章

脑病治疗的护理方面

一、内科护理

在生活模式不断改变及相关因素共同影响下，急性脑梗死患者数量不断增多，严重影响人们的身体健康与生活质量，在疾病恢复期间，护理干预对患者预后具有非常重要的意义。同时，诱发脑梗死的相关因素非常多，其中包括酗酒、心脏病、糖尿病、肥胖等。脑梗死合并上述疾病会降低机体抵抗力，导致患者病情加重，直接影响患者预后，甚至对患者生命安全造成威胁，因此为脑梗死伴有合并症患者提供有效的护理干预显得非常重要。

（一）前瞻性护理方法对脑梗死恢复期患者作用

前瞻性护理是一种有效的护理方案，是根据脑梗死患者的实际状况为患者提供相关的干预指导。针对脑梗死患者在恢复期容易出现多种并发症如压疮、深静脉血栓和肠梗阻等情况提前做好相关的护理准备工作，可以提高患者的生活质量，避免患者在康复的过程中产生不良情况而导致生活质量大大降低。前瞻性护理可以帮助患者完善早期康复训练，对患者的身心恢复具有重要的价值。综上所述，对脑梗死恢复期患者通过前瞻性护理干预方法进行护理指导可有效促进患者生活质量改善，降低患者并发症发生率。

我院车鑫霞选取本院在2017年3月至2018年11月收治的脑梗死恢复期患者68例作为研究对象，分为观察组和对照组，每组34例。对照组患者均采用常规护理方案进行护理，需要密切关注患者的生命体征和病情状况，为患者进行健康宣教，对患者进行相关的心理指导，做好对患者的生活指导等相关周密护理。观察组患者选择前瞻性护理方法进行护理指导，具体的护理方法如下。

（1）压疮的预防　为患者进行肢体康复等相关教育宣传，采用视频海报等形式讲解肢体康复和压疮形成等发生的相关原因，使患者明确相关问题出现的严重后果，做好日常的注意事项，督促患者做好相关的临床配合。为患者选择气液化支撑物、持续低压支撑物、交替压力支撑物、低气损床、坐垫、翻身等多种方案。

（2）深静脉血栓的预防　为患者选择气压泵进行相关的护理指导，临床做好对患者的营养干预，保证摄入足够的营养，患者卧床休息的过程中，对患者进行相关的康复训练，讲解康复训练的方法和频率，促进肢体血液流动。指导患者进行肌肉的等长张缩训练，使患者绷直大腿，将患肢抬高大约30°，为患者选择的活动量以不引起不适为适度，尽量避免出现下肢深静脉血栓。

（3）肠梗阻的预防　为患者进行积极的腹部按摩，具体方法为：指导患者选择四肢伸展的仰卧位，护士用右手对患者腹部采用顺时针和逆时针交替的按摩方式，摩擦力度应该先由轻到重再由重到轻，30min/次，2次/天，1周1个疗程。同时也对患者进行相关的饮食干预和胃肠护理。患者在饮食上应该进行充分的肠内营养，必要时为患者补充维生素和复方氨基酸等相关的营养物质，提高患者机体免疫力。

（4）早期康复训练　对患者进行肢体功能康复训练时，进行简单的被动训练，按照从大关节到小关节的顺序进行按摩，适当采用针灸和理疗等方法对患者进行干预，刺激神经功能，保证肢体灵活，防止出现肌肉萎缩，不断强化对患者肢体功能的锻炼，变被动锻炼为主动锻炼。调查比较两组患者的SS-QOL评分，分数越高，说明患者的生活质量越好。

研究结果表明对照组并发症发生率为38.24%(13/34)，高于观察组的11.76%(4/34)，差异有统计学意义($P<0.05$)；观察组SS-QOL评分为(198.2±11.20)分，对照组为(171.±32.51)分，比较差异有统计学意义($P<0.05$)。

（二）临床规范化护理管理对脑梗死急性期的重要性

个性化护理是一种科学理论，指在护理诊断的指导下，按照一定方法进行的护理活动。护士根据护理诊断特点与患者康复功能、患者与护士能力确定个性化护理干预措施，帮助患者达到预防并发症、改善患者心理与生理功能。个性化护理干预主要措施包括为患者打造健康的康复环境、对患者执行康复护理、给患者心理支持以及对患者用药的管理、帮助患者维持康复活动的持续性、患者出院后的随访活动等。

1.案例一

我院车鑫霞选取本院2017年3月至2018年3月接收的92例急性脑梗死患者作为研究对象，采用随机数字表法分为对照组与观察组，各46例。经诊断所有患者均符合急性脑梗死判断标准。

对照组患者实施常规护理管理，依据治疗情况提供各类护理服务。观察组患者采用临床规范化护理管理，主要内容如下。

（1）饮食护理管理 多数急性脑梗死患者伴随高血压病症，针对此类患者实施饮食护理管理，需明确告知其不可太晚进食。一般情况下于17:30半左右进食，以免血压生物节律低谷影响进食，增加胃肠耗氧量，加大心脏负荷。患者夜间睡眠时血压处于较低水平，血流速度会变缓，此时血液黏度会升高，是脑梗死多发阶段。护理人员应告知患者可早起，睡觉前可饮用白开水稀释血液，改善血液黏稠度。

（2）作息护理管理 急性脑梗死患者常出现睡眠紊乱情况。21:00～5:00属于机体细胞休养与推陈出新的时间，护理人员应告知患者此时间段尽可能休息。同时，对于需要安眠药的患者，护理人员应将用药时间控制在睡觉前的30～60min，以提高血液药物浓度。此外，护理人员应注意观察患者夜间休息情况，减少夜间刺激，以维持患者稳定。如患者需要夜间起床，护理人员需告知其睡醒后维持平躺姿势30s后再起身。患者坐起后同样需要在床沿坐30s后再站起来，以避免突然性体位改变引起脑缺血。

（3）药物护理管理 护理期间，护理人员需严格依照治疗药物的药代动力学等结合患者实际情况指导患者遵医嘱用药。如需服用抗高血压药的患者，护理人员可指导其6:00～8:00服用药物，此时药效相对最佳；短期的抗高血压药可在6:00或14:00左右服用，此时药效最好；要想使用长效抗高血压药，应在6:00服用，此时可控制患者血压；另外，如急性脑梗死患者昼夜血压变动明显，可告知患者睡觉前减少药物使用量，也可不用药物治疗，以免产生血栓。

（4）并发症预防护理管理 急性脑梗死患者需长时间卧床休息，因此很容易出现多种并发症。护理人员需经常性为患者翻身，清洁患者皮肤。在患者病情严重时，应注意避免引发感染。根据患者实际情况提供针对性的预防性措施，以提高患者生活质量。

（5）健康知识与康复护理管理 临床规范化护理管理期间，护理人员应指导患者与家属熟练掌握基础性疾病知识，包括患者病情、病因与危险因素，详细了解患者康复知识与相关预防性知识的掌握情况，帮助改变患者不良生活习惯，制定出可行的疾病康复方案。对于偏瘫患者而言，康复过程较长，且致残率与复发率也比较高，护理人员应不断鼓励患者，帮助患者树立战胜疾病的信心，消除急躁心理。康复过程中，护理人员应帮助保持患者与医师的密切联系，并依据患者病情不断优化调整康复护理方案，指导患者完成康复训练，同时建议家属积极督促患者进行康复训练，帮助患者强化自身保健意识与能力，掌握必备的自我护理技能。

研究结果显示，两组患者护理满意度比较，观察组患者护理满意度为97.8%(45/46)，明显高于对照组的76.1%(35/46)，差异具有统计学意义(P <0.05)。两组患者护理前后日常生活能力评分、认知功能评分、肢体神经功能评分比较：护理前，对照组患者日常生活能力评分(56.8±4.3)分、认知功能评分(12.6±3.2)分、肢体神经功能评分(19.9±1.3)分与观察组的(56.7±4.6)分、(12.9±3.4)分、(19.8±1.5)分比较差异无统计学意义(P >0.05)；护理后，两组患者日常生活能力评分、认知功能评分、肢体神经功能评分均较护理前改善，且观察组患者日常生活能力评分(76.9±7.2)分、认知功能评分(19.3±4.7)分、肢体神经功能评分(9.5±1.2)分均优于对照组的(70.3±6.9)分、(15.2±4.3)分、(12.4±1.3)分，差异具有统计学意义(P <0.05)。本研究中，对照组患者实施常规护理管理，观察组患者采用临床规范化护理管理。实践表明，临床规范化护理管理对改善患者预后具有显著的效果。规范化护理管理根据患者临床治疗情况，为患者提供各方面的护理管理，以此纠正患者临床不良现象。综上所述，为急性脑梗死患者提供临床规范化护理管理，可提高临床护理质量，并有助于提高患者生活质量，有利于改善预后。

2. 案例二

我院林长伟选取2012年5～10月份在我院住院治疗的缺血性脑卒中患者100例。采用日常生活能力量表(ADL)对患者入院当天、出院时及出院1个月、3个月、6个月后±2天进行随访。对照组常规内科治疗，并开展饮食、用药、康复等健康宣教，给予心理辅导。观察组在对照组的基础上对患者及家属讲解脑卒中危险因素；对患者进行积极心理疏导，特别是对有焦虑与抑郁倾向患者采用认知、行为干预；指导患者用药，如何检测血压、血糖等健康宣教；指导其进行康复，如良肢位摆放、被动运动、主动运动、吞咽、步态等的训练，并赠送康复光碟一份指导其出院后康复锻炼；提倡患者采用中医养生法开展康复锻炼，练习太极拳部分拳势，推荐给患者及家属适宜食用的中药药膳等。建立网络患者群或院方联系电话，解答患者院外遇到的健康问题。

结果显示，两组患者入院、出院及出院后1个月、3个月、6个月后日常生活能力量(ADL)随访情况，入院时两组患者无差异，出院时观察组优于对照组，但差异无统计学意义；出院1个月具有统计学差异(P <0.05)，出院3个月、6个月具有显著统计学差异(P <0.01)。

在入院后开展健康宣教、改变其不良生活习惯与生活方式，同时重视不同发病人群的心理特点，针对不同的并发症给予康复指导与训练，指导家属学习简单的康复训练帮助患者后期康复。提供中医康复适宜技术，如熏洗、中药足浴、穴位按摩等简便的方法。对出院患者建立有效联系方式，制定出院后康复卡片，写明复诊时间、出院后用药、中医保健方法、出院康复要点等，嘱其如有病情变化及时沟通。从本次观察数据也发现多角度连续护理，并结合患者实际情况开展，患者反馈良好，临床效果明显。但对农村老年患者的随访细节，仍需进一步完善。

3. 案例三

我院李冬梅选择2011年3～7月份在我院住院治疗的初发缺血性脑卒中患者120例，分为对照组、治疗组各60例。方法予对照组常规内科治疗及护理13～15天；两组患者入院后便开展健康宣教，包括脑卒中发病的病因、诱因、发病先兆；配合康复科、针灸科针对患者不同情况进行肢体、语言等功能训练，并进行饮食、用药、心理支持等指导。治疗组在对照组的基础上对患者采用连续护理模式，即在患者出院时制定出院护理计划，定期随访给予指导。对比分析患者入院当天及出院2个月后美国国立卫生研究所卒中量表（NIHSS）和日常生活能力评定Barthel指数变化情况。

结果显示，入院时与出院后2个月NIHSS、Barthel变化情况出院后2个月对患者随访并与入院时进行比较，两组出院后2个月NIHSS、Barthel评价情况均明显好于入院时情况，而治疗组出院后2个月两项评分均好于对照组出院后2个月情况。出院后2个月患者综合疗效判定情况按照评价标准进行客观评价，治疗组明显优于对照组。本研究发现，连续护理治疗组护理效果明显优于常规护理的对照组。NIHSS评分、Barthel指数的差异均有统计学意义，而两项评价的综合评价提示连续护理治疗组明显优于常规对照组（$P \leqslant 0.01$）。说明连续护理对患者总体生活质量的提高有着重要的临床意义。提示患者在出院后的康复十分重要，很多患者的致残可能与出院后的康复方式不正确有关。我们在连续护理中强调持续性、有序性、循序性。根据患者实际情况，有针对性地指导患者在出院后进行肢体、语言、生活技能训练。告诉家属如何正确操作，特别是对患者的心理支持与安慰。对于出院后的护理不仅是按时吃药、每天做几次康复训练，要安慰患者，在不能持续锻炼时给予支持和鼓励，在过于急躁时给予劝解，使患者保持精神健康、情感正常。充分调动患者主观能动性，提高其心理承受能力及参与社会能力，从而提高患者生活质量，使其重新适应社会、步入社会。综上所述，建立专科护理逐步完善及建立相应连续性护理方案的临床意义十分显著。特别是对初发缺血性脑卒中的患者，采用连续性护理模式可以提高患者的日常生活能力。

4. 案例四

我院徐秋兰将2016年8月至2018年5月我院所收治的70例脑血栓伴糖尿病患者作为本研究对象。全部患者均满足脑血栓的相关诊断标准，存在肢体功能障碍；满足糖尿病的相关诊断标准，患者或者其家属签署知情同意书，本研究经我院伦理学会研究批准同意。排除严重慢性并发症和肝肾功能异常患者。将全部70例患者通过随机方法分为两组，对照组和实验组各为35例。

为对照组提供环境护理、一般宣教、病情观察等一般护理。实验组则在一般护理的同时实施针对性护理。护理内容如下。

(1) 心理护理　对于脑血栓伴糖尿病患者来讲，其病程长，需要接受长时间治疗，而且有较高的致残率，所以患者容易出现各种不良情绪，如焦虑、忧郁、紧张等，使患者自信心降低。针对这一现象，护理人员在开展日常工作时，应与患者主动、积极地交流，提供个性化的心理疏导，安慰和关怀患者。护理人员对患者应保持关心和尊重，不能模仿或谈论患者的步态、语言，工作态度应保持严谨，举止应大方稳重，护理操作应娴熟精湛，让患者及其家属能更加信任护理人员，进而主动配合。

(2) 饮食护理　告知患者饮食应定时定量，不能暴饮暴食。饮食主要为低糖食物，结构应均衡，并进食适量水果。告知患者多进食全麦饼干、全麦面包、各种蔬菜以及水煮马铃薯等高纤食物。烹饪方式主要为蒸煮，尽可能避免煎炸，对盐分摄取进行严格控制。

(3) 并发症护理　科学的足部护理和预防教育能让糖尿病足溃疡的发生显著减少，让截肢率显著降低。所以护理人员应加强足部皮肤护理。严密观察足部皮肤的颜色、温度等变化情况，对足部皮肤感染、水肿、皮损、足病进行认真检查，常规抬高患者下肢30°～40°，促进静脉回流，避免发生下肢水肿。采用轻柔的动作每天按摩足部数次，可改善患肢血液循环，足部皮肤应每天清洗并擦干，保持足部干爽和温暖。不能采用热水袋进行热敷和保暖，避免烫伤。选择舒适的鞋袜。在出现表皮破溃时应及时向临床医师反馈，并进行对症处理。

(4) 康复护理　早期康复训练主要为抗痉挛康复，训练内容主要为卧位坐起、抗痉挛肢体摆放、肢体被动训练、深呼吸和腰腹肌训练、坐位平衡训练、站起训练、健肢主动活动训练，每天进行1次训练，每次训练时间为30～40min，每周共训练5天。通过单腿站立、行走训练、站立训练、站立平衡、上下楼梯训练显著提高患者行走功能，每天进行2次训练，每次训练时间为30～40min，每周共训练5天。在基础肢体训练活动产生一定效果后，应加强日常生活能力训练，如个人卫生、吃饭、穿衣、日常梳洗等，让患者的独立生活能力得以显著提高，每天进行2次训练，每次训练时间为30～50min，每周进行5～7天训练。

结果显示，结合患者的病情特点、体质情况、心理状态、生理状况，为其提供有针对性的护理，能让患者的自理生活能力得以及时恢复，进而来对患者预后进行改善，让其生活质量显著提高。为患者提供心理护理，能让患者及其家属的自信心显著提高，让患者不良情绪有效缓解，有序开展各项护理工作；为患者提供科学的饮食指导，保证营养供给，能增强患者的免疫力和抵抗力，对血压水平进行严格控制；通过并发症护理，对糖尿病足进行有效预防和控制，能让截肢概率显著降低；通过肢体功能锻炼，能促进患者肢体康复。总之，为脑血栓伴糖尿病患者提供有效的护理干预，能让其自理生活能力得以及时恢复，具有临床推广价值。

5. 案例五

我院富丽岩从2012年9月至2014年9月收治的脑梗死患者中随机抽取84例进行研究。84例对象均符合全国脑血管病会议修订后的诊断标准，且经抑郁量表测试有不同程度的抑郁表现，将二次发病和神志不清、语言障碍以及精神性疾病的患者排除在外。在获取患者本人和家属同意的前提下，随机将他们平均分成两组，对照组42例，观察组42例。两组患者的性别和年龄构成等基线资料对比，$P > 0.05$，差异不显著，具有可比性。对照组护理行常规护理，期间对患者的各项生命体征进行密切观察，并根据医嘱执行抗血小板聚集和血管扩张治疗，此外有责任护士宣讲必要的健康卫生知识。观察组护理在常规护理的基础上加行预见性护理，及时根据护理工作中遇到的问题调整护理措施，有效预防护理工作中的潜在风险，具体措施如下：①准确甄别合并抑郁症的主要临床表现。如果患者经常表达自己的情绪不好，对周围的事物完全不感兴趣，对家人有歉疚感，并且经常坐立不安、心慌气短等，就要怀疑抑郁症的可能，采取对应的措施解决。②给予必要的心理疏导。在识别出对应的临床症状后，护士要告知患者的家属和亲人，鼓励患者大胆说出心中的想法，并在条件许可的范围内尽量满足他们的需求。③及时有效控制临床症状，选择有针对性的抗抑郁药物，观察用药后反应。观察指标和评价标准：观察两组患者护理前后的HAMD评分变化评价标准参照抑郁量表，其得分越低，表示抑郁程度越低。观察并对比两组患者护理前后的神经功能缺损评分其评价标准参照MESS(脑卒中患者临床神经功能缺损程度评分标准)，其得分越低，表示神经功能缺损的程度越小，效果越好。

结果在同一时间段内对治疗前后的HAMD评分和神经功能缺损评分进行组内比较，护理后两项评分显著下降；不同时间内的组间对比显示，观察组的两项评分显著低于对照组。组内和组间对比的差异均显著，有统计学意义($P < 0.05$)。

脑梗死会给患者带来极大的心理负担，使患者情绪低落，甚至表现出自杀倾向，是脑梗死患者比较常见的一种心理障碍，称之为抑郁症，在脑梗死中的发生率约为40%。为此，在这类患者的临床护理中应用预见性护理对于纾解他们的心理障碍具有重要意义。预见性护理是时代发展的新产物。随着人们医疗维权意识的不断增强，对现代护理工作也提出了更高的要求。所谓预见性护理就是针对可能导致患者发病或者病情恶化的风险因素采取针对性预防措施。这种护理方法因为能够提前做好相关的预防工作，所以对于控制患者病情具有一定的效果，而且随着抑郁症状的减轻和消除，患者因为脑组织损伤而产生的神经功能缺损程度也有所缓解。研究的结果，在同一时间段内对治疗前后的 HAMD 评分和神经功能缺损评分进行组内比较，护理后两项评分显著下降；不同时间内的组间对比显示，观察组的两项评分显著低于对照组。组内和组间对比的差异均显著，有统计学意义（$P < 0.05$），充分证明了上述观点的正确性。这是因为，开展预见性护理可以使脑梗死患者克服抑郁情绪，主动参与功能锻炼，另外医务人员、家属、陪护的积极参与，使患者处于兴奋状态，以乐观、自信的心理状态积极配合治疗，从而达到最佳的治疗效果。

随着社会主义市场经济与现代化建设不断加快，物质生活不断丰富，人们对健康的要求也日益提高，不仅追求生活上的舒适，更注重于心理和社会各方面的舒适。1989年，台湾萧丰富先生提出了"萧氏舒适护理模式"，认为护理人员应以患者舒适为考虑重点。它是一种整体化的、创造型的有效护理模式。舒适环境的管理是重要的护理活动，创造良好的休息环境，保证空气新鲜，环境清洁，温湿度适宜，床单位整洁，光线柔和，安静舒适。鼓励患者多与人交谈，多听音乐，禁止在患者面前谈论起比较敏感的事情；将性格开朗的患者安排在大病室，鼓励患者之间互相交流、谈心。护士在护理操作过程中尽量体现美学原则，操作规范，技术娴熟，严格无菌操作，避免交叉感染，这对于患者减轻紧张、焦虑的情绪，预防并发症的发生有着重要意义。心理舒适护理方面，从接受患者住院开始，就要根据个体心理状况的不同而给予相应的心理疏导。及时做好患者心理护理及采取适当的预防措施，满足患者内在心灵性的需要，以解除患者的各种压力及不利于治疗和康复的情绪，使心理和药物治疗达到最佳结合，以促进疾病的康复。舒适的结果不在于沟通，而在于心灵之间的共鸣，以护士的心去感受和体验患者的心，通过护理活动，帮助他们实现目的，达到愿望。社会舒适护理方面，患者住院卧床期间，特别是生活无法自理的患者，最希望得到家人及亲朋好友的支持。经济问题、预后问题、隐私问题带来的痛苦及担心、焦虑、忧伤、失望等情绪笼罩着患者。与患者交谈并探寻原因，引导家属多关心、照顾患者，使他们认识到身体健康是家庭和事业的根本，从而增强信心，减轻不愉快的程度，乐于接受治疗，并达到舒适的感受。舒适护理使患者在住院期间紧张、焦虑、入睡困难者明显减少，压疮等并发症的发生率明显降低，平均住院日数减少，降低了患者在住院期间费用支出，减少了护士的工作量，护理劳动强度也随之减轻，而且安全性较好，无不良影响，因此是一种安全可靠、效果明显的方法。

二、围术期护理

围术期护理是指围绕手术的一个全过程，术前护理可使患者以良好的生理及心理状态进入手术，保证手术的顺利进行，而术后护理可明显减少并发症，加快患者疾病的康复，提高患者的生活质量，促进患者早日重返社会。因此全面细致的围术期护理是使患者得到及时有效治疗、保证手术成功的关键。

（一）案例一

我院张敬伟选取2012年5月至2013年2月收治的颈动脉内膜狭窄行颈动脉内膜剥脱术患者10例。男8例，女2例；年龄50～70岁，平均（62.0±2.3）岁；右侧狭窄5例，左侧狭窄3例，双侧狭窄2例，狭窄程度均在70%以上；脑梗死2例，无脑梗但多次出现短暂性脑缺血发作（TIA）8例；其中伴有头晕头痛4例，伴有肢体麻木2例，伴有记忆障碍4例；均排除其他心源性及血压异常所致TIA发作。10例患者按主诉分为两组，有症状组6例，无症状组4例。

术前全面评估患者全身状态，详细了解患者年龄、病史、生活习惯及生活自理情况。对于有吸烟史者，劝其戒烟，以防尼古丁刺激致血管痉挛，从而进一步加重患者病情，指导患者合理饮食，以低盐、低脂、富含营养食物为宜，勿食肥甘厚腻之品，经常巡视病房，加强患者安全防护，并与患者多沟通，了解其心理状态，解除其心理顾虑。控制并治疗基础疾病。一般脑血管疾病患者多伴有血压、血糖的升高，因此术前要积极采取各种措施加以控制与治疗基础疾病。护理人员要指导患者按时、正确服用抗高血压药、降糖药，以期达到有效控制血压、血糖的目的，进而使患者顺利平稳渡过手术。研究报道术前患者收缩压可控制在140mmHg左右，血糖控制在接近正常水平。咳嗽、咳痰训练及床上二便训练患者因颈部手术，术后不敢咳嗽、咳痰，再加之术后局部沙袋压迫，头部不宜活动，因此为了防止术后肺部感染，术前训练患者平卧、侧卧咳嗽、咳痰。另外，术后患者卧床，一般不习惯床上排尿、排便，以致造成二便困难，因此术前训练床上大小便及翻身，用500g装盐袋压在模拟伤口上，并指导患者家属在患者排便时给予床头抬高，腹部按摩等方法。颈动脉压迫训练是为了建立良好的脑血流侧支循环，方法是：患者仰卧位，手指在环状软骨平面、胸锁乳突肌前缘，按压患侧颈总动脉，以同侧颈动脉搏动消失为准。每日压迫3～5次，于餐后开始，每次压迫5min，以后逐渐延长，以患者无不适为宜，最长压迫时间可持续30min。

术后给予监护室监护，麻醉未醒前给予去枕平卧位，清醒后半卧位，局部沙袋压迫，避免头部活动，使其处于中立位，并给予头置冰帽，翻身时动作轻柔，患者病情平稳后，可鼓励患者下床活动，既可防止坠积性肺炎的发生，又可避免产生下肢静脉血栓。另外由于手术可引起颈动脉压力感受器敏感性增高，可致患者血压升高，是术后48h最常见、最危险的并发症之一。因此术后血压监测是重点，以防血压过高致切口处血管破裂，局部血肿形成压迫气管，从而影响呼吸功能。对于引流管要保持其通畅，将引流管放置于低于切口处的位置，定时挤压，观察引流液的量、色及性状，同时注意观察局部敷料包扎是否完好，对于有渗血者，要及时更换，如渗血较多要及时通知医生，以便采取相应措施给予处理，拔管后注意切口处用沙袋压迫，加压包扎，防止切口渗血肿胀。用药护理：有效的抗凝治疗可防止血栓形成，对防止颈动脉闭塞和脑梗死非常重要，一般术中应用肝素钠抗凝，术后常规给予口服阿司匹林、静滴右旋糖酐40，注意监测患者用药期间的出凝血时间，并注意观察患者牙龈、针眼等处有无出血情况，留置针尽量减少穿刺机会。

呼吸道护理：卧床期间给予口腔护理，2次/天，以保持口腔清洁。术后因颈部疼痛，一般患者尽量避免咳嗽、咳痰，这样很容易造成呼吸道深部痰液积聚致肺部感染，因此术后在指导患者有效咳嗽的基础上，给予定时翻身，有效叩背，充分吸痰。同时给予患者4次/天氧气雾化吸入，以利于痰液的稀释与吸出，进而改善呼吸功能，预防肺部感染的发生。另外要鼓励患者早期活动，但不可操之过急，同时注意观察、询问患者活动时有无不适。

并发症的预防与护理：颈动脉内膜剥脱术术后早期可出现高灌注综合征、脑水肿、脑出血、血压异常、脑神经损伤等并发症，晚期可出现颈动脉再狭窄、假性动脉瘤等。其中脑出血是术后严重并发症之一，而颈动脉再狭窄的发生率较高，可达24%，并且是不可避免的。为了有效减少术后并发症的发生，护理工作则是重中之重。

（1）高灌注综合征　高灌注综合征是由于颈动脉狭窄解除后，脑灌注恢复导致脑血管自身调节失灵后的局部高灌注或术后脑水肿、高血压处理不及时致颅内高压所产生的一系列症状，患者可表现为头痛、癫痫发作、谵妄、局灶性神经功能缺损等。因此术后严密观察患者的神志及瞳孔变化，控制液体总量，应用脱水剂时，注意用量及间隔时间，使之达到最佳疗效。同时给予持续镇静，消除其紧张心理，防止癫痫发作。

（2）再狭窄　颈动脉再狭窄是局部血管损伤后的一种修复反应，是局部血管重建和再塑，是一系列基因异常表达所引起的血管功能和结构的改变，因此为了预防颈动脉的再狭窄，术后护士要向患者讲解应用抗凝药的重要性，详细告知药物的名称、剂量、服用方法及注意事项，并应严格观察患者用药后的反应，指导患者规范用药，同时告知患者要坚持长期应用，不可自行停药。

（3）神经功能受损　严密观察患者意识状态及肢体活动情况，正确判断患者头痛性质，如患者出现躁动、昏迷、癫痫要及时治疗。做好健康宣教，告知患者养成良好的生活习惯，饮食上避免高胆固醇、高糖食品，多吃蔬菜、水果，注意营养均衡。戒烟、戒酒，生活要有规律，保持心情舒畅，避免过劳。观察指标术前及术后第2天行脑血流（TCD）检查；同时观察并比较术前、术后TIA发作次数，采用数字评分法判断患者术前、术后头晕头痛、肢体麻木程度及记忆力改善等情况；观察并发症情况。

结果经过手术及精心护理，10例患者手术顺利，术后恢复良好；无一例发生护理并发症。两组术后患侧TCD速度较术前提高，而对侧脑血流速度较前有所缓解（$P<0.05$），患侧、对侧血流均恢复正常，本组患者术后各项临床症状较术前均明显改善（$P<0.05$）。由此得出结论，全面、细致的术前评估、训练指导、心理护理以及术后严密的病情观察、用药指导可明显减少并发症的发生，从而确保了手术的效果。

（二）案例二

张敬伟选取我科2012年1～12月份收治的颅内动脉瘤行手术治疗的患者60例。其中男29例，女31例，年龄40～65岁，平均(48±5.8)岁，随机分成试验组和对照组各30例。对照组给予神经外科专科护理，试验组在对照组常规护理措施基础上重点加强围术期的心理、饮食、康复等护理。结果显示，两组患者术后评分均高于术前评分，且试验组患者手术前后评分均高于对照组。

术前护理：患者卧床休息，头置冰帽，以降低脑代谢，加强脑保护。密切观察生命体征、神志、瞳孔的变化，注意患者是否出现突然意识改变，伴有剧烈头痛、呕吐、抽搐等颅内压增高的症状。每日测量血压1～2次，避免血压升高诱发或加重出血。给予患者服用抗高血压药并告知按时、正确服药的意义，以保证原有高血压的患者收缩压下降30%～35%，舒张压下降10%～20%。用药护理应用20%甘露醇可降颅压，减轻脑水肿。在滴注该药物时要保证液体输注速度，以期达到治疗作用，同时注意患者输液血管的选择，一般在较粗大的血管输入，且保证输液的顺畅，以防液体外渗造成血管的损伤。为了减轻出血，在输注降颅压药物的同时一般应给予氨基己酸、巴曲亭等抗纤维溶酶及止血药物的治疗。此时要注意肢体的活动与抬高，以防下肢静脉血栓的形成，并配合每日2次给予患者下肢气压泵的治疗。不良的精神刺激、情绪波动会导致血压升高而引起动脉瘤破裂出血，因此术前应对患者进行心理疏导与安慰，讲解成功病例及各项检查的目的与意义，对于患者的疑虑给予及时解除，与家属积极沟通，取得家属的信任与配合，同时要创造舒适的病房环境，使患者能够得到较好的休息，并尽可能减少探视，以避免不良刺激。告知患者注意饮食宜清淡，避免坚硬食物，以便于咀嚼及消化，多进食高纤维食物，以保证大便通畅。另外，要注意保暖，避免感冒，如有咳嗽者要及时给予化痰、止咳药物。

术后护理：基础护理术后给予监护室监护，麻醉未醒前给予去枕平卧、头偏向一侧，清醒后给予头高脚低卧位，床头抬高15°～30°，以促进颅内静脉回流，降低颅压，减轻头痛。密切观察病情变化，尤其神志、血压、瞳孔的改变，发现异常及时通知医生给予处置。一般术后宜将血压维持在正常偏高的水平。保持呼吸道通畅，呼吸道有分泌物者要及时吸出，对于痰液黏稠者给予雾化吸入，并配合适度的叩背以促进痰液的排出，同时给予持续低流量吸氧，以保证脑部氧气的供应。另外，感染是颅内动脉瘤术后最常见的并发症，严重感染可致患者死亡，因此术后病室要保持安静、温湿度适宜，减少探视，加强患者保暖，避免感冒，各种护理操作要规范，注意无菌原则，以避免医源性感染的发生。

头部引流管护理：对于留置头部带引流管的患者，术后保持头部引流管通畅，定时挤压，避免受压与折曲，注意观察引流液的量、色、性状。如引流液颜色鲜红且量突然增多，应立即通知医生。引流管的高度一般为侧脑室平面以上10～15cm，并保持引流24～48h。

饮食护理：术后患者进食要循序渐进，可先给予高热量、高蛋白、富营养、易消化流质饮食，而后逐渐过渡到软食、普食。对于留置胃管者要注意胃管的长度，每次注食前要观察胃管的长度及颜色，如胃管已脱出，要给予更换，而后再行注食，胃管颜色如呈褐色，应注意观察是否有胃出血，如果有出血应暂停注食，并给予胃肠减压，待出血停止后再给予饮食。

康复训练可促进患者肢体、语言等功能的恢复，现代康复医学认为，任何疾病发作之时，康复护理即应开始。因此术后康复训练应尽早进行，在患者卧床休息、病情平稳后，应鼓励患者床上、床边活动，给予良肢位摆放，并配合针灸、激光、电疗等辅助治疗以促进肢体血液循环，利于功能恢复，同时指导家属辅助患者肢体功能锻炼。综上所述颅内动脉瘤是一种常见的、多发的脑血管疾病，是由局部血管异常改变导致的脑血管瘤样突起，可引起自发性蛛网膜下腔出血。手术治疗可以夹闭动脉瘤，预防再出血，同时清除血肿，降低颅压，减轻患者的临床症状，并且手术治疗费用明显低于介入治疗所需费用，是目前主要的治疗方法。加强围术期护理可以有效提高患者疾病恢复效果，也是保证手术成功的关键。

（三）案例三

张敬伟选取2006年1月至2007年12月我院神经外科收治的脑出血行开颅手术患者100例。其中并发肺部感染患者40例，其中男性29例，女性11例，年龄50～75岁，平均61岁，肺部感染诊断标准参照1999年中华医学会呼吸病学分会制订的医院内获得性肺炎诊断和治疗指南。方法：采用回顾性调查方法针对术前、术后可能危险因素进行单因素分析，并在单因素分析基础上进行多因素Logistic回归分析以使调查结果更加全面合理。结果：脑出血术后患者100例，并发肺部感染的有40例，占40％，明显高于19.3％的报道。

术前及术后可能危险因素的单因素分析：术前可能危险因素的单因素分析以P<0.05为显著性标准，年龄≥60岁、营养状态差、病情危重与术后肺部感染的发生有关。术后可能危险因素分析以P<0.05为显著性标准，机械通气时间、气管切开、气管插管、吸痰与术后肺部感染有关。术后可能危险因素的单因素分析结果危险因素：机械通气时间(≥2天)RR为26.8963、χ^2值为7.396；气管插管RR为3275.6170、χ^2值为8.359；气管切开RR为1384.1943、χ^2值为6.587；使用抗生素种类RR为1.0759、χ^2值为0.213；卧床时间RR 8.1976、χ^2值为2.361；吸痰RR为6.2853、χ^2值为3.624（P值均为<0.05）。术前、术后可能危险因素的多因素分析将单因素分析中提示与术后肺部感染相关的10个因素引入Logistic多元回归方程，经过多次拟合，最终筛选出7个因素具有统计学意义。本组多因素Logistic回归分析结果危险因素：年龄≥60岁、营养状态差、病情危重、机械通气时间(≥2天)、气管切开、气管插管的相对危险度分别为12.7593、6.0365、23.9651、27.9564、19.8937、16.2847、12.3491(变异系数均为1；P均<0.05)。

讨论原因分析如下。①年龄：随着年龄的增长，脑出血术后肺部感染发生率逐渐增高，这是因为患者年老多病，各器官功能减退，免疫功能下降，机体活力减低，肺顺应性降低，呼吸功能低下，咳嗽无力，排痰困难等有关。②营养状态：营养不良，机体耐受力降低，易导致各种病菌的侵入，从而造成肺部感染的发生。③病情危重甚至昏迷脑出血患者由于脑功能受损，致内脏自主神经功能紊乱，可产生肺水和肺淤血，肺内分泌物淤积，细菌繁殖，引起肺炎，或病变造成咽喉肌运动麻痹，均易继发感染。④气管插管、气管切开、机械通气、吸痰这些侵入性操作使呼吸道与外界直接相通，呼吸道防御机制破坏，造成致病菌侵入，引起肺内感染。

护理对策是严密观察病情，脑出血患者行开颅血肿清除术，改善对脑组织及神经的压迫，但仍有再出血的可能，因此要密切观察病情的变化，注意患者神志有无改变，发现问题及时处理，并适时减少脱水剂的应用。加强呼吸道管理的要点如下。①吸痰的护理：正确掌握抽吸的方法及技巧，吸痰管最好用一次性的，吸痰用无菌盐水要每日更换，气管内吸痰管与口鼻部吸痰管分开使用。②人工气道的管理：首先保持气切纱布的清洁、干燥，减少周围皮肤感染；其次保持气道湿化，增强呼吸道纤毛活动能力，稀释痰液，利于痰液排出，减少肺内感染。基础护理要点如下。①翻身、叩背：定时翻身、叩背，通常每2～3h翻身1次，动作要缓慢，翻身时配合叩背，注意在呼气时进行叩击，利于松动的分泌物在呼气气流的冲击下排出；操作时注意观察，防止窒息。②口腔护理：每日3～4次，注意观察有无口腔霉菌感染、黏膜溃疡等。

结论：肺部感染是脑出血术后常见的并发症之一，若不及时处理，常导致患者病情加重甚至死亡。正确分析脑出血术后并发肺部感染的原因，针对不同原因给予相应的护理手段，降低肺部感染的发生或加快肺部感染的恢复，进而增加疾病的治愈率，提高患者的生存质量。

参考文献

[1] 林丽君.动脉溶栓术治疗急性脑梗死围术期护理方法及对患者临床预后的影响 [J]. 中外医学研究，2017, 15(26): 76-78.

[2] 李丽莎.安全护理管理措施对手术室患者的护理效果与预后影响 [J]. 中医药管理杂志，2017, 13(21): 108-110.

[3] 徐萍.急诊护理快速通道对急性脑梗死救治时间及治疗效果的影响分析 [J]. 实用临床医药杂志，2017, 13(10): 14-16.

[4] 杨扬.护理流程优化对急性脑梗死患者溶栓疗效及预后的影响探析 [J]. 实用临床护理学电子杂志，2018, 3(11): 36.

[5] 冯媛媛.急性脑梗死临床规范化护理管理对预后的影响 [J]. 中国医药指南，2016, 14(11): 24.

[6] 尚明.个性化护理模式在脑梗死患者中的应用效果体会 [J]. 中西医结合心血管病电子杂志，2016, 4(14): 98-99.

[7] 黎瑞仪，陈树娣，蔡树泳，等.个性化护理对脑梗塞患者康复功能的影响 [J]. 国际医药卫生导报，2014, 20(5): 724-726.

[8] 赵娟.个性化心理护理在老年脑梗死患者护理中的应用 [J]. 心理医生，2016, 22(19): 132-133.

[9] 李亚静，王素婷，李慧芳.舒适护理理论的临床研究进展 [J]. 护士进修杂志，2004, 6（1）：68-69.

[10] 李继兰，张薇.循证护理在脑梗死并发高血压护理中的运用 [J]. 大家健康(学术版)，2015, 5(5): 235-236.

[11] 陶晓葆.循症护理在脑梗死伴发高血压护理中的应用 [J]. 中国医药指南，2013, 6(26): 552-553.

[12] 马惠军，朱学珍.循证护理在脑梗死伴发高血压护理上的应用疗效 [J]. 大家健康(学术版)，2014, 4(12): 266.

[13] 兰平.中风偏瘫患者肩手综合征的康复护理 [J]. 航空航天医学杂志，2013, 24(6): 749.

[14] 龚云珍，史永进.脑卒中后肩手综合征的护理干预 [J].护理实践与研究，2008, 5(9): 15.

[15] 徐家喜，顾伟萍，王忠玲.不同护理干预措施在脑血栓患者中的应用 [J].护理实践与研究，2013, 10(5): 52-53.

[16] 孙春华.急性脑血栓形成早期康复护理干预的效果分析 [J].中国医药指南，2012, 10(35): 658-660.

[17] 徐家喜，顾伟萍，王忠玲.不同护理干预措施在脑血栓患者中的应用 [J].护理实践与研究，2013, 10(5): 52-53.

[18] 孙春华.急性脑血栓形成早期康复护理干预的效果分析 [J].中国医药指南，2012, 10(35): 658-660.

[19] 朱冬梅，胡采云.脑梗死患者恢复期护理指导 [J].中外医学研究，2010, 8(5): 116.

[20] 张艳红，李雅丽.褥疮的预防及护理 [J].中国伤残医学，2015(1): 198-199.

[21] 靳小娟，冯翠红.康复护理干预对脑梗死恢复期患者心理状态、功能恢复及生活质量的影响 [J].甘肃医药，2018, 37(8): 757-758.

[22] 王长玲.细节化优质护理在急性脑梗死患者护理中的应用价值 [J].河南医学研究，2018, 27(24): 4591-4592.

[23] 戴翠梅.健康教育对急性脑梗死早期溶栓治疗中护理效果的影响 [J].中国继续医学教育，2018, 10(36): 145-147.

[24] 张敏娜，贾月.早期康复训练对脑中风偏瘫患者肢体功能康复重要性及防止异常模式 [J].中国卫生产业，2014(15): 149-150.

[25] 王美娜，李欢.综合护理干预控制重症监护病房院内感染发生率的效果分析 [J].罕少疾病杂志，2018, 25(6): 59-60, 85.

[26] 秦羽.个体化运动疗法和常规护理在抑郁症患者护理中的应用效果对比观察 [J].吉林医学，2013, 28(13): 5927-5928.

[27] 王亚华.护理干预对脑梗死伴抑郁症患者的影响 [J].当代护士（中旬刊），2013, 10(2): 23-25.

[28] 李梅.循症护理在脑梗死伴发高血压护理中的应用 [J].中国医药指南，2015, 3(18): 227-228.

[29] 顾丽.循证护理在脑梗死伴发高血压护理中的应用研究 [J].中国医药指南，2015, 3(40): 234-235.

[30] 陈鸿梅，兰鸿，唐莉，等.中医情志护理措施对脑梗死后抑郁症患者的临床观察 [J].四川中医，2015, 2(31): 176-177.

[31] 马娟.10 例颈动脉内膜切除术患者的围手术期护理体会 [J].护理实践与研究，2011, 8(5): 51.

[32] 王改荣.翻转式颈动脉内膜切除术 80 例手术配合体会 [J].山东医药，2011, 51(47): 29.

[33] 赵书慧，付淑萍，罗咏，等.颈动脉内膜切除术病人的观察与护理 [J].护士进修杂志，

2008, 23(23): 2152.

[34] 冀秦，陈淼，王珊珊.颈动脉内膜切除术患者围手术期的护理 [J].护士进修杂志，2009, 24(9): 807.

[35] 陈龙益，蒋万书.颈动脉内膜切除术治疗短暂性脑缺血发作 [J].四川医学，2001, 9(32): 858.

[36] 陈宇，吴巍巍，刘暴，等.颈动脉内膜剥脱术后过度灌注综合征 [J].中国卒中杂志，2010, 5(4): 338.

[37] 梁春阳，周定标.细胞因子与颈动脉内膜切除术后再狭窄 [J].国外医学：脑血管疾病分册，2004, 12(7): 513.

[38] 郭金满，胡火军，王雄伟.40 例颅内动脉瘤手术治疗的疗效分析 [J].中国医学创新，2011, 8(17): 155.

[39] 姚莉娟.颅内动脉瘤手术 39 例护理体会 [J].齐鲁护理杂志，2007, 13(24): 32.

[40] 刘晓霞，贡浩凌.在显微条件下行颅内动脉瘤手术病人的护理 [J].镇江医学院学报，2001, 11(2): 281.

[41] 韦宏，任正华.颅内动脉瘤手术患者护理体会 [J].实用医院临床杂志，2006, 3(5): 105.

[42] 李栋良，黄光富.颅内动脉瘤手术预后的影响因素 [J].实用医院临床杂志，2009, 6(4): 26.

[43] 聂小荣.急性脑血管病瘫痪患者卧床期的康复护理 [J].现代医药卫生，2010, 26(18): 2833

第九章

影像方面的发展与研究

　　医学影像学可检查人体内部功能和结构，对疾病的诊断提供了科学和直观的依据，并且在某些疾病早期无明显临床症状和体征时，可做到早发现、早诊断、早治疗。医学影像学逐渐发展成为越来越重要的临床诊断方法。在医学领域起到了不可替代的作用。医学影像学可以更好地配合临床的症状、实验室检查等方面，在临床诊断和疾病治疗方面有广泛应用。由此，医学影像学在医学中具有举足轻重的地位，随着现代医学的不断发展，影像技术也迎来了新的崛起。

　　医学影像学泛指通过X线（X-ray）成像、电子计算机断层扫描（CT）、磁共振成像（MRI）、正电子发射型计算机断层显像（PET）、超声影像技术、脑电图（EEG）、眼球追踪（Eye-tracking）、穿颅磁波刺激（TMS）等现代成像技术检查人体无法用非手术手段检查的部位的过程。医学影像学不仅可以作为一种医疗辅助手段用于诊断和治疗，也可以作为一种科研手段用于生命科学研究中。下面结合我院目前影像设备和技术，详细介绍各成像技术在我院临床应用中的发展和使用价值。

第一节　医学超声影像技术

一、超声医学的原理及历史

（一）超声波检查

　　超声波检查是利用人体对超声波的反射进行观察。一般称为US的超声波检查，是用弱超声波照射到身体上，将组织的反射波进行图像化处理。所谓US是根据英语超声波(Ultrasonic)这个词而来的。

（二）超声波

1. 超声波的产生

20世纪初期，物理学研究上发现了压电效应，可以进行机械能—电能—机械能的转换。机械能转化为电能的过程称为正压电效应，电能转化为机械能的过程称为逆压电效应，逆压电效应产生超声波。

2. 超声波的概念和特点

超声波是一种频率高于20000Hz的声波，功率密度≥0.3W/cm²。超声波的方向性好，反射能力强，易于获得较集中的声能，在水中传播距离比空气中远，可用于测距、测速、清洗、焊接、碎石、杀菌消毒等。

（三）超声医学的历史发展

1. 基础二维超声成像

1880年，两位法国科学家Jacques和Pierre Curie共同发现了压电现象，这成为超声探头的基础。1915年法国科学家Paul Langevin发现了超声的第一个用途——水下声波测距法探测水下目标，也就是今天大家所熟知的声呐。在此过程中，Paul Langevin发现并报告了高强度超声对鱼类等小水生动物具有明确影响的现象。1922年德国首先获得了超声治疗的发明专利，然而直到1933年才出现第一篇有关超声治疗疾病的临床效果的报道。1952年，Wild和Reid提出了超声成像的概念，并将其引入医学领域。其后，超声诊断技术开始逐步出现并获得迅速发展。1959年Satomura等应用多普勒效应获得血流流速方面的信息。1969年，Hartley等通过对尸检颈动脉标本，选取5MHz探头研究颈动脉粥样硬化斑块。60年代末，A型(Amplitude Mode)超声诊断仪应用于临床，不久B型(Brightness Mode)、M型(Motion Mode)和D型(Doppler Mode)超声诊断仪相继问世。70年代B型超声诊断仪迅速发展，成像基础为人体内的声阻抗变化，它们显示的均为人体内结构形态信息。同时，建立在多普勒效应基础之上的、显示血流及心脏等运动信息的D型超声诊断仪出现，其后B型和D型相结合的双功型(Duplex Mode)超声诊断仪相继问世，该仪器用同一探头，既显示B型图，又可以在图像中任意一处取样显示其多普勒频谱。

2. 超声的血液成像

80年代出现的彩色血液显像(color flow imaging，CFI)则是在实时B型超声图像中以彩色表示心脏或血管中的血液流动，故属于结构形态–生理功能型显像仪。它是利用多次脉冲回波相关处理技术(而不是利用多普勒频移技术)来取得血液运动信息，故又常称为彩色多普勒血液显像(color Dopper flow imaging，CDFI)。20世纪80年代以后对血管疾病的检查发展达到了一个新的高度。

随着科学技术的飞速发展，超声技术与计算机技术紧密结合，探头高频化，线路数字化。20世纪90年代经颅多普勒(trans cranial Doppler，TCD)诊断仪应用低频多普勒超声，通过颞部、枕部、眶部及颈部等透声窗，可以显示颅内脑动脉的血流动力学状况。

3. 三维超声成像

1961年Baun将二维超声采集到人体器官二维平行的断面相叠加，经处理得到了人体器官的三维图像，最早提出了三维超声成像 (three-dimensional ultrasound imaging，3D-US) 的概念。1982年Greenleaf等成功将颈动脉一系列切面图像进行数字化处理，形成了颈动脉的数字化三维图像，不但能显示颈动脉的立体结构，更能显示动脉管腔内附壁的动脉粥样硬化斑块的立体形态。对颈动脉的三维超声成像研究兴起于20世纪90年代中期以后，如1994年Delcker等对颈动脉、1998年Palombo等对颈动脉粥样硬化斑块模型分别进行了三维超声重建，结果显示三维重建在显示颈动脉及颈动脉粥样硬化斑块的检查中重复性好、准确性高，受操作者人为因素影响较二维超声检查少。

血管三维超声检查的发展背景是以显示血管的立体结构为主要目的，解决二维超声成像方面的不足。新型的彩色三维TCD则采用独特的颅脑血管扫描技术，同步对颅内血管的X、Y、Z三维空间坐标参数进行检测并馈入计算机，重新建立颅内血管的三维图像，并可以在颅内血管多普勒信号模拟三维图上选择样点，显示脑血管血液的流速和流向。该技术用于脑血管疾病的诊断、功能评价、危重患者的监护和预防保健。

我国三维超声于20世纪80年代兴起，起步较晚，但发展较快。21世纪初期开始有国内学者探讨颈动脉粥样硬化的三维超声成像特征及其临床应用价值。基于我院脑血管疾病患者居多，超声影像技术在我院已应用得较为成熟，并做了诸多实验研究。

医学超声影像技术和X线、MRI及核医学成像(PET、SPET)一起被公认为现代四大医学影像技术，成为现代医学影像技术中不可替代的支柱。医学超声影像技术具有实时性好、无损伤、无痛苦、无电离辐射以及低成本等优点。超声影像设备广泛用于临床检查和诊断，倍受广大医务工作者和患者的欢迎。根据我院临床使用的要求，超声影像设备的领域正在发生重大变化，目前最显著的发展特点是应用范围不断拓展，性能不断提高，功能不断完善。

二、我院超声影像技术的具体应用

（一）颈动脉超声对于缺血性脑血管病分型诊断的临床应用价值

1. 颈动脉超声的应用价值

心脑血管疾病处于高发趋势，发病率逐年增高。缺血性脑血管病指的是脑部血液供应不足或血流不畅而引发的一系列脑部缺氧的临床症状。本病主要病理特征是动脉硬化斑块形成、中膜厚度增加、管腔狭窄，因此监测患者的血管情况是临床需要重视的问题。

颈动脉超声是随着临床检查技术不断发展起来的超声检查技术，主要通过超声对病理特征进行动态观察。现在评估颈动脉病变的有效手段就是进行颈动脉彩超，在颈动脉体表投影部位均匀涂抹耦合剂后，通过超声显像观察患者颈动脉内的病理变化，在预防和诊疗动脉粥样硬化环节中起到至关重要的作用。

2. 我院应用颈动脉超声的具体体现

我院蒋天红医生为探讨颈动脉超声对于缺血性脑血管病分型诊断的临床应用价值，选用颈动脉超声多普勒血流分析仪监测了2015年2月至2017年12月，我院120例缺血性脑血管病患者及同期在我院检查治疗的120例非心脑血管疾病患者的颈动脉指标，监测患者的颈动脉内部结构变化情况，比较两组患者的颈动脉超声检查结果，进而分析患者病情发展情况。病例组中男性患者64例，女性患者56例，最大年龄是73岁，最小年龄是45岁，平均年龄是（60.52±3.57）岁。对照组中男性患者60例，女性患者60例，最大年龄74岁，最小年龄43岁，平均年龄是（61.84±3.73）岁。检查240例患者的颈动脉斑块、中膜厚度及管腔情况。

操作方法：患者取坐位，将颈动脉超声多普勒血流分析仪的探头放置在患者颈部的适当位置，探头频率选用2MHz，通电记录30min，观察斑块、中膜厚度及管腔的具体特征及病变情况。

120例缺血性脑血管疾病患者经颈动脉超声检查后发现，颈动脉斑块患者38例，颈动脉内中膜厚度增加患者47例，颈动脉管腔狭窄患者35例；120例非心脑血管疾病患者未发现颈动脉斑块、中膜厚度正常且颈动脉管腔正常；病例组与对照组比较时，差异显著，$P < 0.05$，具有统计学意义。因此得出结论，颈动脉超声对于缺血性脑血管疾病的分型诊断意义重大，该方法可准确监测患者颈动脉情况，及时反映缺血性脑血管疾病患者的病情，为缺血性脑血管疾病患者的临床治疗提供理论依据。

（二）三维超声在颈动脉内膜剥脱术（CEA）中的应用

1. 颈动脉内膜剥脱术

人体血液中附着的脂质会发生沉降，附着在光滑的动脉内膜上，形成脂质堆积物，产生白色斑块，斑块的大量聚集会造成动脉血管狭窄。颈动脉斑块主要从两方面导致脑梗死：其一，斑块导致狭窄，远端灌注压低，形成梗死；其二，不稳定斑块脱落或破裂堵塞远端血管形成梗死。由此可见斑块、狭窄、梗死三者密切相关，早期干预治疗尤其关键。

颈动脉狭窄分为症状性和无症状性，相关证据表明，对于症状性患者，颈动脉内膜剥脱术能将5年卒中发生率降低5%～16%，具有预防意义；对于无症状性患者，CEA使重度狭窄患者5年卒中发生率减少5%～10%，同样具有预防意义，能良好地解决颈动脉狭窄，有效减少脑卒中的发生。行CEA术前必须做好动脉狭窄位置、程度范围及斑块稳定性的判断，做好手术时机的选择，确保手术的顺利进行。

2. 三维超声与颈动脉内膜剥脱术的关系

（1）三维超声在CEA中的优点　三维超声是基于二维超声发展起来的超声影像学技术。优点是：其一，能显示血管的立体结构、空间走行及斑块的三维视觉效果，病变结构显示得更加完整。其二，能更清晰地显示斑块表面形态、内部回声，更准确地判定斑块性质，特别是溃疡型斑块，而溃疡型斑块的发生是CEA术的绝对适应证。

通过三维超声直观显示病变血管内通道的空间立体走行，提供准确的解剖关系，便于临床医师进行术前模拟术式，确保手术的顺利开展，保证手术的成功率。

（2）颈动脉内膜剥脱术手术指征标准　对于颈动脉内膜剥脱术手术指征标准的制定，国外各实验中心已做过多项临床研究，其中最为主要的两项研究为NASCEA（Northam American Symptomatic Carotid endarterectomy）和ECST（European Carotid Surgery Trial）。通过研究结果证实对于有临床脑缺血症状的患者来说，颈动脉内膜剥脱术治疗效果要优于单纯药物治疗，能有效预防缺血性脑卒中的发生。

2005年更新的由AAN（The American Academy of Neurology）制定的颈动脉内膜剥脱术指南中指出如下内容。

有临床症状的患者	颈动脉狭窄程度 >50% 时即可进行颈动脉内膜剥脱术治疗，可有效预防脑卒中的发生；特别是近半年来有发作的和颈动脉狭窄率 >70% 的患者，疗效尤为明显
没有临床症状的患者	临床主要的两项研究为 ASCT（Autologous Stem Cell Transplantation）和 ACAS（Asymptomatic Carotid Atherosclerosis Study），结果显示颈动脉狭窄率 >60% 的患者接受颈动脉内膜剥脱术手术，可降低 5 年内的脑卒中发生率

当患者年龄在 40～70 岁，预期存活时间在 5 年以上的，颈动脉狭窄 >60% 但未达到闭塞程度，进行颈动脉内膜剥脱手术有意义，可预防脑卒中发生

(3)超声对不稳定斑块的诊断意义　21世纪初，Ellisiv等开始探索在颈动脉狭窄、缺血性脑卒中等脑血管事件的发生与颈动脉粥样硬化性斑块形态学上的相关性，这一项前瞻性研究开启了学者们研究的新领域。之后数年，Tegos等的研究结果证实，颈动脉内不稳定性斑块形成的微栓子与脑皮质或皮质下脑梗死有关。近年来国外学者进行了一系列观察颈动脉斑块形态学对脑卒中发生危险性的研究。首先排除动脉狭窄程度及心血管危险因素等原因，研究发生脑缺血性事件的危险性与其颈动脉管腔内具有不稳定斑块的相关性。结果表明颈动脉内不稳定斑块，早期干预，可减少脑缺血性事件的发生。超声血管检查无疑是检测不稳定斑块的首选方法。稳定斑块与不稳定斑块的超声图像特点与组成见表9-1。

表9-1　稳定斑块与不稳定斑块的超声图像特点与组成

斑块分类	超声图像特点	组成
不稳定斑块	低回声或混合性回声	由大量脂肪组织组成的，内部结构松散。混合回声斑块内部回声复杂，组成成分多样
稳定斑块	强回声	纤维组织为主，内部结构致密，相对稳定

不稳定斑块的危险性如下。

① 斑块的纤维帽发生蜕变或轻微破损时，血液中的血小板就会在该位置聚集，引起斑块表面血栓的形成，继而随血液流动造成微小栓子的脱落，是脑卒中发生的潜在危险。

② 当斑块纤维帽破损较大，形成表面溃疡时，更引起血栓的形成，短期内就可造成斑块体积增大，继而造成动脉管腔狭窄甚至闭塞，使脑缺血症状加重，脑卒中风险增加。

③ 当斑块边缘新生的薄壁血管在血流剪应力的作用下发生破裂时，造成斑块内部出血，超声图像上斑块回声不均、局部回声减低，此时斑块会更加隆起，造成管腔狭窄，斑块的不稳定性增加，可伴有微栓子脱落。

因此，准确评价颈动脉粥样硬化性斑块的性质，特别是对不稳定性斑块的诊断，对于发现可能发生缺血性脑卒中的高危患者至关重要。

所有文献研究达成的共识是：超声血管检查可诊断颈动脉狭窄程度，评价动脉内粥样硬化性斑块的稳定性，可有助于挑选可能发生脑卒中的高危患者，进行颈动脉内膜剥脱术。

3. 超声在颈动脉内膜剥脱术前的重要作用

通过超声判断颈动脉狭窄程度、观察斑块形态、评价斑块稳定性、测量狭窄远端颅外段相对正常颈动脉的长度以及颈动脉管径、血流动力学参数。颈动脉粥样硬化性斑块性质的判断是颈动脉内膜剥脱术前超声检查的重点。

比较不同类型粥样斑块超声声像图特征：颈动脉超声检查根据斑块内部回声的不同特点将粥样硬化性斑块分为三类：①软斑块，内部呈中低回声；②硬斑块，内部呈高回声，发生钙化时斑块后方常伴有声影；③混合斑块，内部回声均匀，呈高、低相间回声。

根据动脉粥样硬化斑块的继发性改变可把斑块分为四型：钙化型、溃疡型、血栓型和出血型，其中钙化型属于稳定性斑块，溃疡型、血栓型和出血型属于不稳定性斑块。①钙化型：呈高回声，有时后方伴声影，内部回声显示不清。②溃疡型：斑块表面纤维帽破损，可见"火山口"样龛影。③血栓型：斑块表面呈低回声膨出，连续性中断。④出血型：血管壁分离，周边高，中心低回声，伴新生血管生成可见斑块内彩色血流显示。

特别是对于颈动脉内具有溃疡型斑块的患者，是颈动脉内膜剥脱术治疗的绝对适应证，准确评价动脉粥样硬化性斑块的性质，也有利于颈动脉内膜剥脱术治疗时机的选择。研究显示超声对颈动脉粥样硬化性斑块声像图的特征能显示斑块的位置、形态、大小、表面回声，特别是对不稳定斑块的诊断有效。

颈动脉内膜剥脱术术前超声检查的另一项重点观测内容是颈动脉狭窄远端相对正常的颅外段颈动脉长度，要求对这段距离做出准确测量。因为颈动脉内膜剥脱术治疗的术式要求在术中要进行颈动脉血流阻断，要充分显露手术部位颈动脉，便于手术切除斑块，那么阻断远端就要有一段正常的颈动脉以便操作，临床实践显示该段长度不得小于2cm，这样才能保证手术的顺利进行及操作过程中的安全性，也可为颈动脉内膜剥脱术术中有需要进行转流的病例提供置管的足够空间。二维超声进行血管检查因颈动脉全程长度较长，受线阵探头宽度限制，探头固有扫查长度为定值，所以二维单幅图像显示颈动脉长度有限，无法完整显示颈动脉全程，只能一段一段扫查，将每段扫查得到的图像信息在检查者脑中拼加构建，形成一幅颈动脉（颈总动脉-颈动脉分叉部-颈内、颈外动脉）的完整图像，进而整合动脉内通道情况，检查结果受操作者主观因素影响较大。3D-US可完整显示颈动脉颅外段全长，重建直接得到颈动脉的立体图像，显示内通道结构，图像清晰，可重复性好。有利于整体测量颈动脉狭窄以远段正常颈动脉的长度，在颈动脉内膜剥脱治疗术前评价患者是否有足够条件进行手术，是保证颈动脉内膜剥脱术安全进行的重要检查手段，是临床工作中的必要步骤。三维超声建的图像形象直观，空间关系清楚，临床医师易于理解，也方便手术医师与超声医师间的交流，还可供术前选择模拟手术路径，提高手术成功率。

4. 我院相关研究结果

我院蒋天红医生对颈动脉内膜剥脱术治疗前、颈动脉内膜剥脱术治疗中及颈动脉内膜剥脱术治疗后这三大方面进行了严谨的实验研究。通过对研究结果的正确归纳总结及合理的统计学分析，有助于我院及其他医疗工作者神经外科开展CEA治疗工作，同时推动超声检查在CEA术治疗中的应用，并可探讨彩色多普勒超声检查与三维超声重建相结合检查颈动脉病变的优势作用。

（1）选取我院2012年1月至2014年6月间临床诊断为颈动脉粥样硬化狭窄性病变，初筛符合CEA术治疗且预行CEA术的30例患者。其中男性27例，女性3例，年龄在51～72岁，平均（63.4±6.6）岁。采用飞利浦iU22超声诊断仪，具有二维及三维超声成像功能，选用线阵探头频率3～9MHz及矩阵X6-1三维探头，配备Qlab7.0工作站。患者采取去枕仰卧，自然放松，头稍微偏向对侧的检查方式，从颈总动脉起始段开始对颈动脉系统依次长轴、短轴交替扫查，直至获取满意图像。二维超声观察内容包括颈动脉走行、斑块位置、大小、表面形态、内部回声、累及范围等。二维超声成像后，对感兴趣区再进行三维重建，将采集的数据传输至Qlab7.0工作站，显示方法包括横断面显像、多平面重建等，将三维图像进行部分分割、旋转，直至得到满意的颈动脉三维成像。

根据临床推荐的颈动脉狭窄超声诊断标准，颈动脉狭窄程度分级如下：50%为颈动脉轻度狭窄；50%～69%为颈动脉中度狭窄；70%～99%为颈动脉重度狭窄；100%为颈动脉闭塞。

研究结果显示，30例患者中，共发现病变48处。其中轻度狭窄10处，中度狭窄14处，重度狭窄21处，闭塞3处。30例患者中，最终行CEA术患者26例，不适合而未予手术患者4例。其中，实施CEA术的26例患者中，动脉狭窄率均＞60%。4例不适合行CEA术的患者中，2例为单侧病变患者，且均为一侧颈动脉内完全闭塞；2例为双侧病变患者，均为合并颅内串联病理，不适合进行手术。对于轻度狭窄病变未予手术治疗。

本研究中，利用三维超声成像技术对行CEA术的患者进行了术前检查，准确进行了病情的判断，为手术方式的选择提供了客观的数据，为临床医师术前选择治疗方式、手术路径及最佳手术时机提供帮助，为CEA术前准备提供有效帮助。

（2）选取2013年7月至2014年12月在我院住院符合初筛入选标准并预行颈动脉内膜剥脱术治疗的患者32例(男性26例，女性6例)，年龄49～77岁，平均（63.4±6.6）岁。颈动脉超声初步筛查入选标准有：有临床脑缺血症状的患者，颈内动脉直径狭窄率≥60%；无临床脑缺血症状的患者，颈内动脉直径狭窄率≥70%。一般资料既往有高血压25例，冠心病13例，糖尿病6例，高血脂27例，吸烟史23例，无症状3例，有症状

29例。其中既往有短暂性脑缺血发作11例，既往有腔隙性或陈旧性脑梗死27例。

研究对象行颈动脉内膜剥脱术前均行颈动脉彩色多普勒超声检查，完成颈动脉感兴趣区进行三维超声重建。

颈动脉内膜剥脱术术后即时、7天、1个月、3个月、6个月、1年进行定期检查随访。3个月以内属于近期并发症，3个月以后属于远期并发症随访。

（3）选用L9-3高频线阵探头进行检查，过于肥胖者可以使用C5-2凸阵探头，患者取仰卧位，双手自然放松放于身体两侧，一般不使用枕头，使颈部放松稍偏向对侧，充分暴露受检者颈部。探头方向：纵切面扫查时探头方向朝向患者头侧，横切面时探头方向朝向患者右侧。纵切扫查从颈根部颈总动脉起始处开始，由足侧向头侧，依次扫查双侧颈总动脉、颈总动脉分叉部和颈内、颈外动脉颅外段长轴图像。横切扫有甲状腺水平颈总动脉横断面开始向上依次推进，显示颈动脉分叉部和颈内、颈外动脉。扫查中前后摆动探头，直至获得满意图像。

二维超声显示颈动脉管腔内血液充盈情况，狭窄处彩色血流颜色；观察颈动脉粥样斑块的大小、形态、内部回声；测量颈动脉内中膜厚度（IMT）；颅外段颈动脉狭窄处的残余内径、相对正常段内径，计算颈动脉直径狭窄率；测量狭窄段长度，颅外段相对正常颈动脉长度，描绘颈动脉窦部体表标记及狭窄远端高度。脉冲多普勒测量术前、术后颈动脉血流动力学各项参数及手术部位血流动力学参数的变化，主要参数包括手术前后狭窄部位动脉收缩期血流峰值速度(PSV)、舒张末期血流速度(EDV)、狭窄处血流峰值速度与同侧颈总动脉比值(PSVICA / PSVCCA)。测量血流速度时保证取样框平行于颈动脉走行方向，声束与管腔内血流方向夹角≤60°。

术后即时检查着重观察手术部位有无内膜与血管壁分离形成血管内活瓣，局部有无血栓的形成，有无血肿的产生；对患者术后远期随访，主要检查患者手术部位血管壁有无新生斑块形成，及血栓造成管腔再狭窄的发生。

术前从不同方位角度观察斑块的立体结构、表面形态、血管内通道空间走行。术后主要观察手术部位血管内壁形态，新生斑块的立体形态。如发生再狭窄，了解术后血流通道空间走行。

颈动脉管壁较厚由里到外分为内膜、中膜、外膜。超声图像显示三层结构内膜为线样高回声、中膜为低回声、外膜为高回声。颈动脉管壁的内膜表面至中层外膜表面的厚度即为颈动脉内中膜厚度（IMT）。超声显示为内膜高回声上缘至外膜高回声上缘。在静息状态下进行检查，选用L9-3探头，患者取仰卧位，头稍偏转对侧，纵切面扫查颈总动脉，观察颈总动脉内径在整个心动周期中的变化。在舒张期测量颈动脉IMT。测量位置选距颈动脉分叉部下方 1.0 ～ 1.5cm 处颈动脉后壁作为测量点。

IMT 增厚的诊断标准如下。

① 颈动脉分叉处下方 1.0 ～ 1.5cm 处 IMT ≥ 1.2mm。

② 颈动脉其余部位 IMT ≥ 1.0mm。

当符合上述任何一条即可诊断为增厚。

颈动脉粥样硬化斑块的诊断标准如下。

① IMT ≥ 1.5mm。

② 与周围正常 IMT 值相比 ≥ 0.5mm。

③ IMT 大于周围正常值 50% 以上，且表面隆起、凸入管腔。

当符合以上条件中任意一条时即可诊断为颈动脉斑块。

颈动脉狭窄诊断标准，选用 2003 年北美放射超声会议推荐的颈动脉粥样硬化性狭窄超声诊断标准，将颈动脉粥样硬化性狭窄分为：①轻度狭窄，直径狭窄率 ＜ 50%；②中度狭窄，直径狭窄率 50% ～ 69%；③重度狭窄，直径狭窄 ≥ 70%；④闭塞。综合各参数指标制表如下 (表 9-2)。

表 9-2　北美放射超声会议推荐的颈动脉粥样硬化性狭窄超声诊断标准

狭窄程度	主要参数		次要参数	
	PSVICA/（cm/s）	斑块评估[①]	PSVICA / PSVCCA	EDVICA /（cm/s）
正常	＜ 125	无	＜ 2.0	＜ 40
＜ 50%	＜ 125	＜ 50%	＜ 2.0	＜ 40
50% ～ 69%	125 ～ 230	≥ 50%	2.0 ～ 4.0	40 ～ 100
≥ 70%，但不到接近闭塞	＞ 230	≥ 50%	＞ 4.0	＞ 100
接近闭塞	高、低或探测不到	可见	不定	不定
完全闭塞	探测不到	管腔内充填斑块	无法测量	无法测量

①斑块评估：选用直径狭窄率测量方法。

本组研究全部患者颈动脉内膜剥脱术术前均顺利完成超声检查。32 名患者共检出动脉狭窄 48 处，其中单侧病变 12 例，双侧病变 18 例。狭窄率 <50% 有 10 处，50% ～ 69% 有 21 处，70% ～ 99% 有 14 处，闭塞有 3 处。同一患者超声检查与 DSA 检查在评价动脉狭窄程度上符合性较好，仅有一例患者 DSA 报告次完全性闭塞（99%），超声报告闭塞。超声 32 例患者中，有 30 例患者适合进行颈动脉内膜剥脱术，2 例患者不适合。由于颈动脉狭窄处远端颅外段要有一段相对正常的颈动脉管腔，该段颈动脉长度不得 ＜ 2.0cm，这样才有足够的长度空间供颈动脉内膜剥脱术术中进行血流阻断和转流，以确保颈动脉内膜剥脱术手术操作的安全性，研究中 2 例患者因狭窄远端正常颈动脉长度

不足2.0cm，无法保证手术顺利进行，遂未予手术治疗。实验中30例患者终行单侧颈动脉内膜剥脱术治疗，术后切除斑块大体标本显示，有溃疡性斑块1例，1例斑块病理结果显示，斑块内有血管内皮结构即为活动性斑块，斑块内有新生血管生成。超声报告溃疡性斑块2例，1例经术后证实存在。对患者术后进行定期随访，随访结果满意。

通过上述研究结果显示超声检查可有效显示颈动脉粥样硬化性斑块表面形态、内部回声等情况。观察病变区域斑块大小、累及范围，评价斑块性质，对一些不稳定易损型斑块做出诊断，经术后结果证实，斑块声像图与手术切除标本在形态对比上符合性较好。但也存在着不足，如对低回声斑块的表面纤维帽情况显示不清，容易漏诊；对钙化型斑块在内部回声及基底情况上无法显示等。

3D -US 对颈动脉的重建图像可显示颈动脉的立体结构，自由臂采集不受探头固有扫描长度的限制，可完整显示颅外段颈动脉的三维影像。可对图像进行多角度的旋转、剪切，保留感兴趣区的有效观察信息。使图像直观、易于理解。尤其对二维超声不能全程显示的多节段性病变有观察优势。利于观察病变狭窄部位颈动脉的内通道空间走行情况。

3D -US 成像能显示颈动脉内斑块的立体结构，但因为三维超声重建降低了图像的细微分辨力，不利于观察微小病变的，容易造成误诊，对颈动脉斑块形态学观察及性质判定未见优于二维。

本组研究结果显示颈动脉内膜剥脱术后患者无论在原狭窄部位血管内径上还是在血流动力学参数上均较术前有了明显改善。术前颈内动脉直径狭窄率为（74.3±6.1）%，术后均得以解除。CEA 术前颈动脉狭窄处残余管径为(1.44±0.39)mm，术后原狭窄处动脉内径为(5.60±0.78)mm，内径明显增宽(P <0.001)。术前 PSVICA / PSVCCA (6.11±4.34)，术后 PSVICA / PSVCCA（1.01±0.60），术后血液流速恢复正常(P <0.001)。见表9-3。

表9-3　颈动脉内膜剥脱治疗前后血管内径及血流动力学参数的对比

项目	狭窄处管径 / mm	峰值流速 PSV / (cm/s)	舒末流速 EDV / (cm/s)	PSVICA/PSVCCA
术前	1.44±0.39	427.8±215.8	171.8±107.4	6.11±4.34
术后	5.60±0.78	68.6±24.7	40.7±16.9	1.01±0.60

5. 超声检查在颈动脉内膜剥脱术后并发症及随访中的应用

（1）颈动脉内膜剥脱术后近期并发症　颈动脉内膜剥脱术后近期并发症有颈动脉血栓形成、颈动脉假性动脉瘤及颈部血肿产生等。颈动脉血栓常形成于术后7天内，超声表现为：动脉管径增宽，管腔内充填云雾状弱回声或等回声，阻塞部位无彩色血流信号显示，未探及频谱或仅见闪烁样搏动频谱显示。颈动脉假性动脉瘤多出现于颈动脉内膜剥脱术后30天内，可扪及搏动性，多数是由于颈动脉内膜剥脱术中进行动脉补片成形术造成的。其典型超声表现为：囊性包块，边界尚清晰，但无明确正常动脉的三层结构，彩超显示颈动脉有一破口与假性动脉瘤相通，瘤体内可见红蓝相间的彩色血流信号。假性动脉瘤在超声检查中有其特征性诊断标准：收缩期假性动脉瘤内血流频谱高尖，流向探头，舒张期血流频谱时相较低。颈动脉内膜剥脱术后产生的颈部血肿如范围较大或对气管造成压迫就有可能危及生命，是比较危险的并发症。因此早期发现血肿，观察其病变范围及毗邻关系十分重要，为手术医师及时做出正确处理提供必要帮助。超声检查可以显示血肿的大小、位置等图像信息，但对于累及范围较大血肿无论是在血肿大小的测量上还是对血肿形态及毗邻解剖关系的观察上都存在局限性。

（2）颈动脉内膜剥脱术后远期并发症　术后远期并发症主要有术后动脉部位的新生斑块形成、动脉再狭窄、闭塞等。颈动脉内膜剥脱术后均存在着内膜的增生情况，随着术后时间的延长，根据斑块形成理论在手术部位也会形成新生斑块进而导致动脉管腔的再狭窄。一般认为术后2年内发生的动脉再狭窄属于动脉肌内膜过度增生所致；术后2年以上发生的动脉再狭窄属于为颈动脉粥样硬化复发。新生的动脉肌内膜过度增生多发生在颈动脉分叉部或颈内动脉，造成动脉管腔环状狭窄；颈动脉粥样硬化复发则表现为动脉管腔的不规则性狭窄，并可伴局灶性溃疡的发生。以华盛顿大学的研究指标为依据当CEA术后颈动脉PSV＞125cm/s，频谱频带增宽、频窗填充，管腔直径狭窄率＞50%时即可诊断为颈动脉术后的再狭窄。三维超声可显示动脉斑块表面形态，且因动脉粥样硬化复发性再狭窄常伴有表面溃疡的形成，通过本组研究显示，超声检查在评价溃疡型斑块有一定的依据，可为临床提供有效信息，所以超声在术后远期随访中变得极为重要，可有效减少卒中的发生和闭塞的形成。

（3）颈动脉内膜剥脱术中并发症　颈动脉内膜剥脱术中修补产生的异常有颈动脉内膜剥脱术后动脉内膜活瓣的形成以及因术中缝合不良造成的血管管腔的狭窄是颈动脉内膜剥脱术中修补常见的技术差错。内膜活瓣的形成是颈动脉内膜剥脱术中常见的现象，临床观察显示，活瓣长度＜3mm时无需特殊处理，注意密切观察，＞3mm时需切开进行补片贴敷。活瓣的产生可以继发活瓣性动脉栓塞及夹层动脉瘤的产生。超声检查可以观察活瓣的形态、长度，对微小病变形态观察、测量清晰准确，判定活瓣的产生及是否需进一步治疗中可提供辅助诊断，为手术医师做出正确处理提供依据。

在前面实验基础上对颈动脉内膜剥脱术后患者近期并发症检查中，发生颈部血肿2例，一例范围较大，压迫动脉，遂行血肿清除术，后顺利出院。一例范围较小(12mm×3mm)，未予处理，1个月后复查，血肿吸收消除。一例活瓣形成，经超声检查显示范围<3mm，未予处理，1个月后复查，见活瓣于血管壁间显示低回声，未见明显活动。一例术后1周复查时见颈动脉内膜剥脱部位组织增厚、水肿，1个月后复查，水肿增厚程度减轻，无血流动力学异常。本组病例均未出现急性血栓形成、颈动脉夹层动脉瘤形成等严重并发症。

术后远期随访主要检查患者手术部位血管壁有无新生斑块形成及血栓造成的狭窄。本研究30例病例有4例手术部位在随访的半年和一年期时形成新生斑块，均无再狭窄的发生。因本组研究观察时间较短，随访不够系统，观察资料不够完善。

通过本研究显示，患者接受颈动脉内膜剥脱术治疗后狭窄处动脉无论是内径还是血流动力学参数均较术前明显改善，手术效果显著($P < 0.001$)。超声检查客观的提供检查数据，能评价颈动脉内膜剥脱术后治疗效果，是临床术后随访中首选的检查手段。

经过 Zwiebel总结过去三十年发表的160多篇关于颈动脉内膜剥脱术后再狭窄方面的文献，显示颈内动脉再狭窄的发生率仅为6%，所以在随访期间观察对侧颈动脉粥样硬化进展显得更需关注。利用超声对颈动脉进行检查有利于早期发现病症并及时治疗。

通过我院蒋天红医生的以上研究结果证实，颈动脉内膜剥脱术是以切除动脉狭窄处斑块从根本上解除动脉狭窄的一种有效的外科治疗手段。术后患者动脉狭窄得以解除，血流动力学参数恢复正常，远期疗效满意，可有效预防和减少脑卒中的发生率。

(4) 超声检查在CEA术治疗中的应用的优势价值及存在问题

① 优势价值

a.经济、灵活是颈动脉粥样硬化性病变首选的筛查手段。

b.能观测颈动脉狭窄程度、血流动力学指标、预估CEA术可行性。

c.能观察斑块形态、评价斑块性质，利于选择手术时机。

d.结合三维成像可对多节段性病变做出更准确评价。

e.有效进行术后随访，预防和减少并发症的发生。

② 存在的问题

a.超声不能通过气体或骨骼，无法显示有较强声阻抗物体后方的影像。三维超声图像重建是基于二维超声图像形成的，它也不能显示二维超声采集不到的信息。且成像分辨力会下降。所以超声检查对一些病变无法做出诊断。

b.对用超声声像图判别颈动脉粥样斑块成分构成上认识不一。

c.受操作者主观因素影响较大，可重复性差，对一些病变容易存在误诊和漏诊。

综上，颈动脉内膜剥脱术作为治疗颈动脉粥样硬化性狭窄的"金标准"，从根本上解除了颈动脉的狭窄病因，治疗效果显著。彩色多普勒已经被广泛应用于颈动脉内膜剥脱术治疗前的筛查、评估及术后随访工作。本组研究总结了超声检查在颈动脉内膜剥脱术治疗中的应用情况，显示出其在颈动脉内膜剥脱术治疗中的作用、优势。证明三维超声作为颈动脉检查的补充手段，有其优势，应被广泛应用于颈动脉粥样硬化病变的检查之中。

（三）血管超声诊断椎动脉开口处狭窄的应用

椎动脉开口处狭窄可在颅外或颅内任何部位发生，在缺血性脑卒中患者的血管造影中我们不难发现在颅外椎动脉近端呈现不同程度的狭窄。椎动脉狭窄也会导致椎－基底动脉短暂性脑缺血等后循环或椎－基底循环的病变，脑缺血不仅危急而且是极易使患者死亡的重症。目前临床应用的血管内膜技术是可以对上述椎动脉狭窄进行治疗的。但是，随着医学的发展临床上出现了血管超声诊断，满足对椎动脉开口处狭窄的诊断和治疗的需求。彩色多普勒是一种常见的对椎动脉狭窄程度的评估具有较高的敏感性和特异性的诊断方法。

我院蒋天红医生对使用超声技术诊断椎动脉开口处狭窄进行了实验研究，研究的主要对象为在我院诊治的椎动脉开口处狭窄的患者和健康体检结果健康的志愿者，内容为血管超声诊断椎动脉开口处狭窄的诊断结果。具体实验如下。

本次的研究对象为2016年12月至2017年12月期间在本院就诊治疗的椎动脉开口处狭窄病患。其中正常者的对照组中男性100例，女性68例，年龄在52～73岁，平均年龄为（58.8±13.3）岁，病程为2～8年；为椎动脉开口处狭窄病患的观察组年龄在51～74岁，平均年龄为（59.2±12.5）岁。参与研究的两组患者的临床资料的差异没有统计学意义，$P > 0.05$。有一定的可比性。纳入标准：①无其他肺、肾、肝等脏器病变。②参与本次研究的患者都是在患者及家属阅读同意书的条件下自愿的，对照组为健康的志愿者。

所有参与研究的椎动脉开口处狭窄患者进行研究前均进行医学影像等常规检查排除其他病症。①首先要将相关的仪器与设备等准备好，两组参与研究的人员均应为仰卧位。②准确的进行扫查和确认椎动脉开口处。a.纵切扫查。显现颈部总动脉的长轴。b.将探头向外侧倾斜，操作过程注意缓慢，找到椎体的横突进行图像显现。c.当出现间断性的排列强回声，就能清楚准确地找到在横突之间椎间段的椎动脉。d.当沿着颈部总动脉的长轴对整个椎动脉进行扫查时方能确认椎动脉开口处。③对出现的不同问题采取不同的针对性方法。当出现从主动脉或椎动脉锁骨下方动脉发出的位置比较深的情况时，采用高频线阵探头来进行扫描。当在检测过程中出现不能顺利对颈椎动脉的开口位置和开口情况进行探测的情况时，采用凸阵探头来扩大检查和扫描诊断的范围来解决问题。

实验观察指标：患者PSVos>85cm/s、EDVos>27cm/s、PSVos/PSViv>1.3，椎动脉开口狭窄程度＜50%；椎动脉开口狭窄程度50%～69%：PSVos>140cm/s，EDVos>35cm/s、PSVos/PSViv>2.1；椎动脉开口狭窄程度70%～99%：PSVos>210cm/s，EDVos>50cm/s、PSVos/PSViv>4。观察组患者临床椎动脉开口处狭窄情况：观察组动脉开口处狭窄患者椎动脉开口处狭窄＜50%的所占比例最高。

椎动脉的管径正常情况下是在3.0mm以下的，当机体出现动脉栓塞等病变时椎动脉的管腔会变细、发育不良等。椎动脉开口处狭窄会导致很多疾病如椎－基底动脉短暂性脑缺血等，也是发生动脉栓塞等病变的重要发生因素。因为椎动脉是供应人体大脑组织、脑干组织等的主要供血血管，当椎动脉开口处狭窄时导致的后果非常严重，危害人体的脑组织危害人的生命与健康，所以临床上高度重视椎动脉开口处狭窄。

参考文献

[1] 高长银.压电效应新技术及应用[M].北京：电子工业出版社，2010.

[2] 郭万学.超声医学[M].北京：人民军医出版社，2011.

[3] 王纯正.超声诊断学[M].北京：人民卫生出版社，1993.

[4] 任卫东，唐力.血管超声诊断基础与临床[M].北京：人民军医出版社，2005.

[5] 唐杰，温朝阳.腹部和外周血管彩色多普勒诊断学第三版[M].北京：人民卫生出版社，2007.

[6] 陆恩祥，任卫东.血管超声诊断图谱[M].沈阳：辽宁科学技术出版社，2006.

[7] 郝晓辉，高上凯，高小榕，等.三维超声成像的发展现状及若干关键技术分析[J].生物医学工程学杂志，1998, 3: 54-55.

[8] Greenleaf J F. Three dimensional imagingin ultrasound[J]. J Med Syst, 1982, 6: 579-589.

[9] Delcker A, Diener H C. Quantification of atherosclerotic plaques in carotid arteries by three-dimensional ultrasound[J]. The British Journal of Radiology, 1994, 67: 672-678.

[10] Carlo Palombo, Michaela Kozakova, Carmela Morizzo, et al. Ultrafast Three -Dimensional Ultrasound Applicationto Carotid Artery Imaging[J]. Stroke, 1998, 29: 1631-1637.

[11] 李英杰，于维汉，刘贞铮，等.三维超声心动图-正常人的左室三维重现及左室壁段的识别[J].哈尔滨医科大学学报，1987, 2: 9-13.

[12] 邢晋放，王新房，曹铁生，等.颈动脉血流的三维彩色多普勒成像研究[J].中国超声医学杂志，2004, 20(4): 292-294.

[13] 张红伟.颈动脉超声在缺血性脑血管病诊断中的价值[J].影像技术，2017, 3(9): 270.

[14] 邱莹 . 颈动脉超声检查在缺血性脑血管病分型诊断中的应用价值 [J]. 中西医结合心脑血管病杂志，2016, 7(14): 767.

[15] 申丽红 . 急性脑梗死患者微栓子与颈动脉粥样硬化斑块的相关性研究 [J]. 中华老年心脑血管病杂志，2014, 3(16): 237-239.

[16] 钱平安 . 经颅多普勒微栓子监测在急性脑梗死中的临床应用 [J]. 现代实用学，2015, 11(27): 1430-1432.

[17] 杨宏 . 经颅多普勒超声对急性脑梗死的诊断价值 [J]. 长春：吉林大学，2007.

[18] 符伟国，王利新，王玉琦 . 颅外段颈动脉狭窄治疗指南 [J]. 中国实用外科杂志，2008, 28(11): 913-915.

[19] 刘承基 . 脑血管外科学 [M]. 南京：江苏科技出版社出版，1999.

[20] Mc Clelland S. Multimodality Management of Carotid Artery Stenosis: reviewing the Class-I Evidence[J]. J Natl Med Assoc, 2007, 99: 1235-1242.

[21] 张勤奕 . 缺血性脑血管病外科治疗学 - 颈动脉内膜剥脱术 [M]. 北京：人民军医出版社，2010.

[22] Derdeyn C P, Powers W J, Moran C J, et al. Role of Do poler US in screening for carotid atherosclerotic disease[J]. Radioloy, 1995, 197: 635.

[23] 李曦，陈光杰 . 三维超声成像原理及其发展 [J]. 中国医学物理系杂志，2001, 18(3): 136-140.

[24] 周定标，陈东源，许百男 . 动脉内膜切除治疗颈动脉狭窄 [J]. 中华医学杂志，1999, 79(11): 816-817.

[25] Naylor A R, et al. Overview of the principal results and secondary analyses from the European and North American randomised trials of endarterectomy for symptomatic carotid stenosis[J]. Eur J Vasc Endovasc Surg, 2003, 26(2): 115-129.

[26] Ferguson G G Eliasziw M, Barr Hetal. surgicalresultsin 1415 patients[J]. Stroke, 1999, 20: 1751-1758.

[27] Chaturvedi S, et al. Carotid endarterectomy-an evidence-based review: report of the therapeutics and technology assessment subcommittee of the American Academy of Neurology [J]. Neurology, 2005, 65(6): 794-801.

[28] Endarterectomy for asymptomatic carotid artery stenosis. Executive Com- mittee for the Asymptomatic Carotid Atherosclerosis Study[J]. JAMA, 1995, 273: 1421-1428

[29] Chambers B R et al.Carotid endarterectomy for asymptomatic carotid stenosis[J]. Cochrane Database Syst Rev, 2005, Oct 19(4).

[30] Biasi G M, et al . Indication for carotid endarter ectomy versus carotid stenting for the prevention of brain embolization from carotid artery plaques: in search of consensus[J]. J Endovasc Ther, 2006, 13(5): 578-591.

[31] Joseph F et al. Hypoechoic plaque at US of the carotid artery: all independent risk factor for incident stroke in adults aged 65 years or older[J]. Radiology, 1998, 208: 649-654.

[32] Sarzynska-Dlugosz I, et al. Echolucent intemal carotid artery plaques are a resk factor for stroke[J]. Neurol Neurochir Pol, 2008, 42(2): 91-98．

[33] Marie-Louise M, et al. Ultrasonic echolucent carotid plaques predict future strokes[J]. Circulation, 2001, 104: 68-73．

[34] Borge Geta1．Cholucentrupture-prone plaques [J]. Lipidology, 2003, 14: 505-512．

[35] Marie Louise M, et al. Ultrasonic echolucent carotid plaques predict future strokes [J]. Circulation, 2001, 104: 68-73．

[36] Ellisiv B, et al．Cholucent plaques ale associated with hirisk of ischemic cerebrovascular evens in carotid stenosis: the tromso study[J]. Circulation, 2001, 103: 2171-2175．

[37] 刘中杰．急性脑梗塞患者脑动脉微栓子检测的相关研究 [D]. 宁夏：宁夏医科大学，2012.

[38] 王晓君，王忠．颈动脉内膜剥脱术在经动脉狭窄患者中的应用 [J]. 中国医药科学杂志，2013, 3(21): 101-102.

[39] 丁佳懋．颈动脉内膜剥脱术治疗颈动脉狭窄的疗效及治疗规范化的研究 [D]. 上海：复旦大学，2009.

[40] 倪秀石．颈动脉内膜剥脱术前后三维超声研究—分析狭窄病变及手术对血管的影响 [J]. 国外医学（脑血管疾病分册），2009, 7(4): 240-247.

[41] 李曦，陈光杰．三维超声成像原理及其发展 [J]. 中国医学物理学杂志，2011, 18(3): 130-140.

[42] 焦明德，蔡爱璐，吴长君，等．实用三维超声诊断学 [M]. 北京: 军事医学科学出版社，2004.

[43] 王晓君，王忠．颈动脉内膜剥脱术在经动脉狭窄患者中的应用 [J]. 中国医药科学杂志，2013, 3(21): 101-102.

[44] Mc Clelland S. Multimodalitymanagement of carotidartery stenosis: reviewing the class-I evidence[J]. J Natl Med Assoc, 2007, 99: 1235-1242.

[45] 唐杰，温朝阳．腹部和外周血管彩色多普勒诊断学 [M]. 3 版．北京: 人民卫生出版社，2007.

[46] Zwi bel W J, Pellerito J S.Introduction to Vascular Ultrasonography[M]. Fifth ed. USA: Elsevier Saunders Press, 2005.

[47] 卢云．血管超声诊断椎动脉开口处狭窄的价值分析 [J]. 系统医学，2017, 2(18): 89-91.

[48] 中国超声医学工程学会．中国超声医学工程学会成立 30 周年暨第十二届全国超声医学学术大会论文汇编 [C]. 中国超声医学工程学会，2014: 2.

[49] 王薇．颈椎动脉超声在脑卒中诊断中的应用 [J]. 医学新知杂志，2017, 27(2): 145-146, 149.

[50] 王凌，崔蓉，李宇晖，等．血管超声在椎动脉开口狭窄的诊断意义 [J]. 医药前沿，2016, 6(29): 46-47.

[51] 丁亚芳, 惠品晶, 仲伟花, 等. 颈部血管超声评估椎动脉颅内段狭窄的可行性分析 [J]. 中国脑血管病杂志, 2016, 13(12): 638-643.

第二节　电子计算机断层扫描

CT（computed tomography）即电子计算机断层扫描仪器。它利用精确的X线、γ射线、超声波等，与灵敏度极高的探测器共同围绕人体的某一部位一个接一个断面扫描。该仪器具有扫描时间快、图像清晰等特点，可用于多种疾病的检查；根据所采用的射线不同可分为：X线CT（X-CT）、超声CT（UCT）以及γ射线CT（γ-CT）等。

一、CT 的作用原理

自从X线发现后，医学上就开始用它来探测人体疾病。但是，由于人体内有些器官对X线的吸收差别极小，因此X线对那些前后重叠的组织的病变就难以发现。于是，美国与英国的科学家开始寻找一种新的物质来弥补用X线技术检查人体病变的不足。1963年，美国物理学家科马克发现人体不同的组织对X线的透过率有所不同，在研究中还得出了一些计算公式，这些公式为后来CT的应用奠定了基础。CT是用X线束对人体某部一定厚度的层面进行扫描，由探测器接收透过该层面的X线，转变为可见光后，由光电转变为电信号，再经模拟/数字转换器（Analog/Digital converter）转为数字，输入计算机处理。图像形成的处理有如对选定层面分成若干个体积相同的长方体，称之为体素。

扫描所得信息经计算而获得每个体素的X线衰减系数或吸收系数，再排列成矩阵，即数字矩阵，数字矩阵可存贮于磁盘或光盘中。经数字/模拟转换器把数字矩阵中的每个数字转为由黑到白不等灰度的小方块，即像素，并按矩阵排列，即构成CT图像。所以，CT图像是重建图像。每个体素的X线吸收系数可以通过不同的数学方法算出。

CT的工作程序是这样的：根据人体不同组织对X线的吸收与透过率的不同，应用灵敏度极高的仪器对人体进行测量，然后将测量所获取的数据输入电子计算机，电子计算机对数据进行处理后，就可摄下人体被检查部位的断面或立体的图像，发现体内任何部位的细小病变。

1967年，英国电子工程师亨斯菲尔德(Hounsfield)在并不知道科马克研究成果的情况下，也开始了研制一种新技术。首先研究了模式的识别，然后制作了一台能加强X线放射源的简单的扫描装置，即后来的CT，用于对人的头部进行实验性扫描测量。后来，他又用这种装置去测量全身，获得了同样的效果。

1971年9月，亨斯菲尔德又与一位神经放射学家合作，在伦敦郊外一家医院安装了他设计制造的这种装置，开始了头部检查。10月4日，医院用它检查了第一个患者。患者在完全清醒的情况下朝天仰卧，X线管装在患者的上方，绕检查部位转动，同时在患者下方装一计数器，使人体各部位对X线吸收的多少反映在计数器上，再经过电子计算机的处理，使人体各部位的图像从荧屏上显示出来。这次试验非常成功。

1972年第一台CT诞生，仅用于颅脑检查，当年4月，亨斯菲尔德在英国放射学年会上首次公布了这一结果，正式宣告了CT的诞生。

1974年制成全身CT，检查范围扩大到胸、腹、脊柱及四肢。

第一代CT机采取旋转/平移方式进行扫描和收集信息。由于采用笔形X线束和只有1~2个探测器，所采数据少，所需时间长，图像质量差。

第二代CT机扫描方式跟上一代没有变化，只是将X线束改为扇形，探测器增至30个，扩大了扫描范围，增加了采集数据，图像质量有所提高，但仍不能避免因患者生理运动所引起的伪影。

第三代CT机的控测器激增至300~800个，并与相对的X线管只做旋转运动，收集更多的数据，扫描时间在5s以内，伪影大为减少，图像质量明显提高。

第四代CT机控测器增加到1000~2400个，并环状排列而固定不动，只有X线管围绕患者旋转，即旋转/固定式，扫描速度快，图像质量高。

第五代CT机将扫描时间缩短到50ms，解决了心脏扫描，是一个电子枪产生的电子束射向一个环形钨靶，环形排列的探测器收集信息。64层CT仅用0.33s即可获得患者的身体64层的图像，空间分辨率小于0.4mm，提高了图像质量，尤其是对搏动的心脏成像。

CT设备主要有以下三部分：

① 扫描部分由X线管、探测器和扫描架组成。

② 计算机系统将扫描收集到的信息数据进行贮存运算。

③ 图像显示和存储系统将经计算机处理、重建的图像显示在电视屏上或用多幅照相机或激光照相机将图像摄下并保存。

探测器从原始的1个发展到多达4800个。扫描方式也从平移/旋转、旋转/旋转、旋转/固定发展到新近开发的螺旋CT扫描。计算机容量大、运算快，可达到立即重建图像。由于扫描时间短，可避免运动产生的伪影，例如，呼吸运动的干扰，可提高图像质量；层面是连续的，所以不至于漏掉病变，而且可行三维重建，注射对比剂做血管造影可得CT血管造影（CT angiography，CTA）。

超高速CT扫描所用扫描方式与前者完全不同。扫描时间可短到40ms以下，每秒可获得多帧图像。由于扫描时间很短，可摄得电影图像，能避免运动所造成的伪影，因此，适用于心血管造影检查以及小儿和急性创伤等不能很好合作的患者检查。

二、CT 的图像特点

（一）CT 图像像素

CT图像是由一定数目由黑到白不同灰度的像素按矩阵排列所构成。这些像素反映的是相应体素的X线吸收系数。不同CT装置所得图像的像素大小及数目不同。大小可以是1.0mm×1.0mm，0.5mm×0.5mm不等；数目可以是256×256即65536个，到512×512即262144个不等。显然，像素越小，数目越多，构成图像越细致，即空间分辨力高。CT图像的空间分辨力不如X线图像高。

（二）CT 图像灰度

CT图像灰度反映器官和组织对X线的吸收程度。因此，与X线图像所示的黑白影像一样，黑影表示低吸收区即低密度区，如含气体多的肺部；白影表示高吸收区即高密度区，如骨骼。但是CT与X线图像相比，CT的密度分辨力高，即有高的密度分辨力。因此，人体软组织的密度差别虽小，吸收系数虽多接近于水，也能形成对比而成像。这是CT的突出优点。所以，CT可以更好地显示由软组织构成的器官，如脑、脊髓、纵隔、肺、肝、胆、胰腺以及盆部器官等，并在良好的解剖图像背景上显示出病变的影像。

（三）CT 图像与组织密度的关系

X线图像可反映正常与病变组织的密度如高密度和低密度，但没有量的概念。CT图像不仅以不同灰度显示其密度的高低，还可用组织对X线的吸收系数说明其密度高低的程度，具有一个量的概念。实际工作中，不用吸收系数，换算成CT值，用CT值说明密度，单位为Hu。

水的吸收系数为10，CT值定为0Hu，人体中密度最高的骨皮质吸收系数最高，CT值定为+1000Hu，而空气密度最低，定为-1000Hu。人体中密度不同和各种组织的CT值则居于-1000Hu到+1000Hu的2000个分度之间。

（四）CT的多应用

CT图像是层面图像，常用的是横断面。为了显示整个器官，需要多个连续的层面图像。通过CT设备上图像重建程序的使用，还可重建冠状面和矢状面的层面图像，可以多角度查看器官和病变的关系：分平扫、增强扫描和造影扫描。

（1）平扫　是指不用造影增强或造影的普通扫描。一般都是先做平扫检查。

（2）增强扫描　用高压注射器经静脉注入水溶性有机碘剂，如60%～76%泛影葡胺60mL后再行扫描的方法。血内碘浓度增高后，器官与病变组织内碘的浓度可产生差别，形成密度差，可能使病变显影更为清楚。方法主要有团注法和静滴法。

（3）造影扫描　是先做器官或结构的造影，然后再行扫描的方法。例如向脑池内注入碘曲仑8～10mL或注入空气4～6mL进行脑池造影，再行扫描，称之为脑池造影CT扫描，可清楚显示脑池及其中的小肿瘤。

三、CT的优点与缺点

（一）优点

CT检查对中枢神经系统疾病的诊断价值较高，应用普遍。对颅内肿瘤、几个部位的CT图像脓肿与肉芽肿、寄生虫病、外伤性血肿与脑损伤、脑梗死与脑出血以及椎管内肿瘤与椎间盘脱出等病诊断效果好，诊断较为可靠。因此，脑的X线造影除脑血管造影仍用以诊断颅内动脉瘤、血管发育异常和脑血管闭塞以及了解脑瘤的供血动脉以外，其他如气脑、脑室造影等均已少用。螺旋CT扫描，可以获得比较精细和清晰的血管重建图像，即CTA，而且可以做到三维实时显示，有希望取代常规的脑血管造影。

CT对头颈部疾病的诊断也很有价值。例如，对眶内占位病变、鼻窦早期癌、中耳小胆脂瘤、听骨破坏与脱位、内耳骨迷路的轻微破坏、耳先天发育异常以及鼻咽癌的早期发现等。但明显病变，X线平片已可确诊者则无需CT检查。

对胸部疾病的诊断，CT检查随着高分辨力CT的应用，日益显示出它的优越性。通常采用造影增强扫描以明确纵隔和肺门有无肿块或淋巴结增大、支气管有无狭窄或阻塞，对原发性和转移性纵隔肿瘤、淋巴结结核、中心型肺癌等的诊断有较大的帮助；肺内间质、实质性病变也显示较好；CT对X线平片检查较难显示的部分更具有优越性；对胸膜、膈、胸壁病变也可清楚显示。

心及大血管的CT检查，尤其是后者，具有重要意义。心脏方面主要是心包病变的诊断。心腔与心壁的显示由于扫描时间一般长于心动周期，影响图像的清晰度，诊断价值有限。但对于冠状动脉和心瓣膜的钙化、大血管壁的钙化及动脉瘤改变等，CT检查可以很好显示。

腹部及盆部疾病的CT检查应用日益广泛，主要用于肝、胆、胰、脾、腹膜腔及腹膜后间隙以及泌尿系统和生殖系统的疾病诊断，尤其是占位性、炎症性和外伤性病变等。对于胃肠病变向腔外侵犯以及邻近和远处转移等，CT检查也有很大价值。当然，胃肠管腔内病变情况主要仍依赖于钡剂造影和内镜检查及病理活检。

骨关节疾病多数情况可通过简便、经济的常规X线检查确诊，因此使用CT检查相对较少。

（二）缺点

辐射剂量较普通X线机大，故妊娠妇女不能做CT检查。

计算机断层扫描（CT）能在一个横断解剖平面上准确地探测各种不同组织间密度的微小差别，是观察骨关节及软组织病变的一种较理想的检查方式。在关节炎的诊断上，主要用于检查脊柱、骶髂关节。CT优于传统X线检查之处在于其密度分辨率高，而且还能做轴位成像。由于CT的密度分辨率高，所以软组织、骨与关节都能显示得很清楚。加上CT可以做轴位扫描，一些传统X线影像上分辨较困难的关节，都能在CT图像上"原形毕露"。如由于骶髂关节的关节面本来就倾斜和弯曲，同时还有其他组织的重叠，因此对有问题的患者建议做CT检查。

磁共振成像（MRI）是根据在强磁场中放射波和氢核的相互作用而获得的。磁共振一问世，很快就成为在对许多疾病诊断方面有用的成像工具，包括骨骼肌肉系统。肌肉骨骼系统最适于做磁共振成像，因为它的组织密度对比范围大。在骨、关节与软组织病变的诊断方面，磁共振成像由于具有多于CT数倍的成像参数和高度的软组织分辨率，使其对软组织的对比度明显高于CT。磁共振成像通过它多向平面成像的功能，应用高分辨的表面线圈可明显提高各关节部位的成像质量，使神经、肌腱、韧带、血管、软骨等其他影像检查所不能分辨的细微结果得以显示。磁共振成像在骨关节系统的不足之处是，对于骨与软组织病变定性诊断无特异性，成像速度慢，在检查过程中患者自主或不自主的活动可引起运动伪影而影响诊断。

磁共振X线摄片、CT、磁共振成像可称为三驾马车，三者有机地结合，既扩大了当前影像学检查范围，又提高了诊断水平。

四、CT 的飞速发展

CT诊断已广泛应用于临床。但CT设备对某些部位的检查、诊断价值还有一定限度，所以不宜将CT检查视为常规诊断手段，应在了解其优势的基础上合理应用。

随着工艺水平、计算机技术的发展，CT得到了飞速发展。多排螺旋CT投入使用的机型已经发展到了320排，同时各个厂家也在研究更先进的平板CT。CT与PET相结合的产物PET/CT在临床上得到普遍运用，特别是在肿瘤的诊断上更是具有很高的应用价值。

五、CT 的其他用途

（一）工业检测

现代工业的发展，使得CT在无损检测和逆向工程中发挥重大的作用。

（二）安保检测

CT航空运输、运输港湾、大型货物集装箱。

六、我院电子计算机断层扫描技术的具体应用

（一）CT 在颅脑肿瘤临床诊断中的价值

颅脑肿瘤是一种常见且多发的病症，具有较高的致死率与致残率，能严重影响患者的身体健康与生活质量。由于颅脑肿瘤的病症较为复杂，其临床因素也无特异性，使得医护人员在早期诊断中易发生误诊漏诊现象，易使患者错过最佳治疗时机。

肿瘤病症是否确诊、肿瘤的定性、定位及定量等数据，为诊断颅脑肿瘤病症的重要诊断指标。针对颅脑肿瘤患者采用64排CT诊断，其临床诊断价值显著，不仅能便利患者，而且还能使诊断数据更具实用性、准确性及科学性。诊断治疗过程中采用影像学检查技术，可有效对肿瘤位置予以准确定位，而且还能对脑室内外和脑内外等进行辨别，通过脑实质病变对脑回水平进行定位。数字成像技术可定量，对肿瘤的径线、密度和体面积等实施测量，可使诊疗价值更具优势。由于颅脑肿瘤的定性与确诊性等方面具有一定的复杂性，使得在治疗期间需要对存在的问题予以注意。所以，医护人员在诊断前，

需要为患者讲解CT检查注意事项，并对存在的问题予以研究讨论，可有效提高诊断准确率。

因此，为了提高治疗效果，通常在治疗前，医护人员都会先予以诊断。虽然CT诊断的准确率较高，但也存在一定的缺陷性，在使用期间需要注意的问题也较多。我院王刚医生结合我院实际情况，探究64排CT在颅脑肿瘤临床诊断中的应用价值。

采用本院2013年7月至2015年4月收治的颅脑肿瘤患者102例作为本次研究对象，按照入院时间顺序的先后分为对照组及观察组，每组51例。对照组中，男性30例，女性21例，年龄28～73岁，平均年龄(53.4±6.6)岁。观察组中，男性29例，女性22例，年龄30～71岁，平均年龄(54.6±5.5)岁。两组患者一般资料比较，差异无统计学意义($P > 0.05$)，具有可比性。

所有患者均采用64排CT设备仪器进行检查。观察组则需要在检查前，通过医护人员的讲解与介绍，了解CT诊断的注意事项，包括以下几方面。

① 了解肿瘤密度：如低密度、高密度和等密度等，为颅脑肿瘤的常见密度。由于肿瘤密度的变化没有一定的规律性，易导致医护人员无法在肿瘤内看见原有的脑结构轮廓，使得在诊断治疗期间易发生误诊现象，比如将其诊断为放射性脑病、脑水肿及脑炎等。

② 了解肿瘤形态：大部分脑颅肿瘤形状多为圆形，且三维径线都相差不大。可如果实性肿瘤沿某一表面或者结构浸润性生长，其三维径线的差距则会相差很大，需要注意的是，该病症不仅要与炎性病变相区分，而且要与肿瘤样病变相区分，例如增生性病变、血肿及脓肿等。

③ 占位效应：表示因受压导致脑室变形，相邻的脑沟与脑池变窄，而且中线结构发生移位甚至脑疝，如果脑脊液循环被脑瘤阻碍，易引发脑积水的发生。大部分肿瘤均有占位效应，但就少数肿瘤则会形成萎缩性改变或者负占位效应，因此，若病变无显著占位效应，也不能将其排除。

④ 增强检查：其价值主要体现在肿瘤的定性、定位及发现等方面。不仅便于对病症的发现，将肿瘤的内部结构显示出来，而且还能对血脑屏障的完整性和肿瘤的血供情况进行判断。若CT检查呈阴性，也不能将脑肿瘤彻底排除，只有再进一步实施检查才能对其判断；结合临床资料对肿瘤与肿瘤样病变予以区分，通过与影像学检查、血清检查和临床资料等方面的结合，寻找证据实施判断，待分析完后方可采取CT检查。观察比较两组患者的检出情况。

观察组患者的检出率为94.1%，明显高于对照组的76.5%，差异具有统计学意义（χ^2= 6.3310, P <0.05）。

本次研究结果显示，观察组患者的检出率为94.1%，明显高于对照组的76.5%，差异具有统计学意义（χ^2= 6.3310, P <0.05）。通过上述对比可发现，为了能准确判断出患者是否患有颅脑肿瘤，除了相关医护人员要熟练掌握CT诊断技术外，还要探讨与总结临床诊断中需要注意的问题，通过改进与完善，有效降低诊断中错误现象的发生，提高对颅脑肿瘤的评估与诊断，对患者的预后也具有重要意义，促进患者恢复。

总之，对颅脑肿瘤患者采用64排CT检查，其临床应用价值显著，在检查前对患者讲解CT诊断的注意事项，可使诊断的成功率显著提高，避免误诊漏诊现象的发生。

（二）CT 在高血压性脑出血诊断中的应用价值分析

高血压病是指由于血管壁增厚，以体循环动脉血压[收缩压和(或) 舒张压]增高为主要特征[收缩压 ≥ 140mmHg (1mmHg=0.133kPa)，舒张压 ≥ 90mmHg]，可伴有心、脑、肾等器官的功能性或器质性损害的临床综合征。高血压可导致脑梗死，由于为了治疗高血压而服用的抗高血压药，其原理是扩张血管导致血管壁变薄，削弱了血管壁强度，出现局限性扩张，并可形成微小动脉瘤，在紧张情绪激动时易造成血管壁破裂引发脑出血。临床上根据有高血压病变的经验、观察患者运动状况、意识分辨能力、头痛、头晕等症状来判断脑出血，但准确率有待商榷。而CT则一目了然地观察到患者脑内的血肿状态，更直接地判断病发根据。我院王刚医生以我院108例高血压性脑出血患者为研究对象，对CT在高血压性脑出血的临床诊断进行探析。

采用本院收治的108例高血压性脑出血患者为研究对象，病例纳入时间为2013年2月至2015年2月，男性62例，女性46例，年龄最大75岁，最小32岁，平均年龄(55.23±6.59)岁，其中32 ～ 42岁23例，43 ～ 52岁26例，53 ～ 62岁40例，63 ～ 75岁19例；头晕、头痛34例，肢体不能自主支配36例，无运动能力20例，语言障碍18例。

108例患者均进行CT检查，给予脑部扫描，一般为横断面扫描，多以听眦线为基线，依次向上或向下连续扫描。血肿的体积根据CT机的体积计算程序进行测定，或者可以根据多田公式[血肿量＝血肿长轴(cm)×血肿宽度(cm)×层面(cm)× π/6]计算血肿体积。

评定标准：脑CT检查可见脑内血肿呈高密度影，对直径>1.5cm的血肿均可精确地显示，可确定出血的部位、大小，是否破入脑室，有无脑水肿和脑疝形成。确诊以脑CT扫描见到出血病灶为准，CT对脑出血几乎100%诊断。

通过CT检查发现108例患者检查出112个血肿，其中76个(67.86%)位于基底节及丘脑，65个(58.04%)呈蚕豆形或圆形。72例(66.67%)患者血肿周边出现积水，37例(34.26%)血肿破入脑室系统，最大体积达到121.00cm³，最小体积为1.26cm³。出血量最高者达35.60mL，最少者6.87mL。具体血肿位置分布及出血量统计见表9-4、表9-5。

表9-4 108例患者血肿位置分布情况分析（n，%）

血肿分布	例数	个数	比重/%	存活	存活率/%
基底节	26	39	34.82	22	84.62
丘脑	19	37	33.04	16	84.21
小脑	18	15	13.39	16	88.89
脑干	16	9	8.04	11	68.75
其他	29	12	10.71	25	86.21
总计	108	112	100.00	90	83.33

表9-5 108例患者出血量统计（n，%）

出血量/mL	例数	比重	存活	存活率/%
> 30	36	33.33	22	61.11
10 ~ 30	45	41.67	42	93.33
< 10	27	25.00	26	96.30

高血压性脑出血是高血压病最严重的并发症之一，是脑血管病中病死率和致残率都很高的一种疾病，常发生于50 ~ 70岁人群，但在年轻的高血压患者中也可发病，男性略多。脑出血与高血压病的密切关系在于高血压患者约有1/3的机会发生脑出血，而脑出血的患者伴有高血压的约占95%。

临床上常见脑出血部位如下。

① 基底节区出血：典型内囊出血呈凝视病灶，出现肢体不协调、运动障碍及半身不遂症状，出血急性期患侧肢体呈弛缓性。

② 丘脑出血：占脑出血的13% ~ 31%，国内报道占17.3%。常为丘脑膝状体的丘脑外侧核出血或丘脑穿通动脉破裂引起丘脑内侧核出血。少量出血局限在丘脑，临床上常见患者出现语言含糊不清、发音障碍、流口水、常哭泣或有时兴奋不止等。

③ 小脑出血：国内报道占脑出血3.4%，主要是由于高血压的不当治疗致使血管壁

变薄，日常生活中的激动情绪、便秘、穿鞋、出力等高强度的动作导致。

④ 脑室出血：任何部位的脑出血，当血肿破入脑室中时称继发性脑室出血，如尾状核头、丘脑、壳核等出血破入脑室。脑室直接发生出血为原发脑室出血，如脉络丛血管，室管膜下1.5cm区域内出血。

⑤ 脑干出血：主要表现出神经系统无法正常支配。

脑出血量的界定为大脑半球30mL，小脑10mL，脑干5mL。通常说大脑半球的出血大于30mL、小脑大于20mL、丘脑大于10mL就有手术指征。颞叶血肿可能对侧裂静脉造成压迫引起严重脑水肿，因此出血量20mL就有手术指征。

血压增高是脑出血的根本原因，通常在活动和情绪激动时发病。大多数学者认为长期高血压可使脑动脉发生脆化变性，先使血管内膜下基质肿胀，内膜下有脂质沉淀，在内膜与内弹力层之间形成无结构物质，弹力降低，脆性增加。血管壁张力丧失并有纤维素性坏死，产生局部动脉在血压冲击下呈纺锤体或球状凸出，即粟粒状动脉瘤，血液还可侵入管壁而形成夹层动脉瘤。当血压骤然升高时，动脉瘤破裂引起出血，其中豆纹动脉破裂最为多见，其他依次为丘脑穿通动脉、丘脑膝状动脉和脉络丛后内动脉等。另外，高血压还可引起脑小动脉痉挛，导致远端脑组织缺血、缺氧、坏死，产生出血。此外，脑内动脉壁薄弱，中层肌细胞及外膜结缔组织少，且无外弹力层，可能导致高血压脑出血多于其他内脏出血。

脑出血的CT表现为新鲜血肿，呈均匀一致高密度区，CT值为50～80HU，周围水肿呈低密度环，4～6周血肿变为等密度，由周边向中心发展。CT对脑出血几乎100%诊断，更可直接发现出血部位、形态、出血量；而传统的诊断方式则是通过观察、询问来判断的，主要询问是否有头晕、头痛、恶心、肢体难以支配、意识是否出现模糊、发声是否有障碍等。

本次研究主要探析了高血压性脑出血诊断中CT的应用价值。经研究，CT可以直观看出血肿的位置、大小、数目、周边情况、是否出现位移以及动态变化。本结果与相关研究结果具有一致性。因此，此种诊断方案在临床诊断和治疗中具有较高价值。

（三）CT 联合其他影像技术在脑血管疾病中的应用

1. MRI 配合 CT 诊断颅内静脉窦血栓

颅内静脉窦血栓形成（cerebral venous sinus thrombosis，CVST）是由多种病因导致的以脑静脉回流受阻、脑脊液吸收障碍为特征的一组特殊类型的脑血管病。临床表现多样，缺乏特异性，诊断较困难，误诊率高，严重者可导致死亡，近几年其发病率上升。

因此，选择合理、有效的检查方法，尽早诊断并治疗尤为重要。影像学检查是该病确诊的首要诊断依据。

我院医生孙雪莲对2007年1月至2015年10月收治的30例CVST患者的CT及MRI表现进行回顾性分析，旨在选择有效的检查方法，达到早期诊断、合理治疗的目的。

30例中，男性19例，女性11例，年龄25～84岁，平均54.5岁。其中5例无明显诱因，8例有心脏病史（心瓣膜病），5例既往下肢静脉窦血栓，4例为产褥期，4例患严重感冒，2例阑尾炎术后，1例中耳炎，1例颅脑外伤。13例头晕、头痛；5例恶心、呕吐；6例肢体力弱、嗜睡；5例视盘水肿、复视；4例肢体行动不利、偏瘫。30例均行腰椎穿刺检查，脑脊液（CSF）压力均不同程度增高，19例（200mm H_2O ≤ CSF压力 <300mm H_2O）；11例CSF压力>300mmH_2O，蛋白及白细胞大多正常或轻度升高。其中11例经手术治愈；10例溶栓后好转；6例高龄患者由于合并其他疾病无明显好转；1例颅脑外伤患者死亡。

30例均行CT与MRI扫描。CT检查采用西门子16层CT扫描仪，行常规头颅平扫。扫描参数：120kV，150mA，层厚6mm，层距6mm。扫描范围从听眦线至颅顶。CT静脉成像（CTV）扫描参数：120～140kV，40～120mA，矩阵512×512，层厚4mm，螺距1.15，延迟10s。采用高压注射器经肘静脉注射对比剂碘海醇75mL，流率3.0mL/s。MRI应用GE Signa HD 1.5T MRI扫描仪，头颅双控阵线圈。常规平扫横断面T1 FLAIR，TR 2100ms，TE 25ms，TI 750ms；横断面SE T2WI，TR 3000ms，TE 110ms；冠状面T2 FLAIR序列，TR 9000 ms，TE 130ms，TI 220ms。MRI静脉成像（MRV）采用冠状面2D-TOF序列，TR 23ms，TE 4.1ms。层厚1.5mm，层距1.5mm。扫描范围从颅底到颅顶。

30例中，12例CT平扫呈直接或间接征象，其中5例呈上矢状窦高密度三角征、束带征，提示为上矢状窦后部的新鲜血栓，CT值50～70Hu。4例横窦、直窦异常高密度，3例脑室缩小、皮质及皮质下见斑片状出血病灶。CT平扫未见异常的18例中，10例CTV表现为颅内静脉窦不同程度充盈缺损，其中1例CT平扫颈静脉孔附近异常高密度影，周围见扩张、迂曲的静脉血管，CTV证实为右侧乙状窦、横窦静脉窦血栓形成。

MRI表现30例中，12例经CT平扫及10例经CTV检查证实及高度怀疑CVST 的患者，经MRI及MRV证实静脉窦血栓存在，表现为颅内静脉窦的流空效应消失，T1WI呈等信号，T2WI 呈低信号，MRV显示静脉窦血流高信号消失；其中9例病变边缘可见静脉侧支形成，引流静脉扩张。8例行CT平扫及CTV未见异常者，经MRI及MRV扫描，7例见颅内静脉窦局限性狭窄，颈内静脉多发充盈缺损影，结合病情发生、发展过程，高度怀疑静脉血栓形成。1例左侧横窦、乙状窦边缘模糊，形状不规则，考虑静脉窦血栓。CVST的年发病率约5/100万，占脑卒中的0.5%～1.0%。颅内静脉窦血栓导致脑静脉发生回流、静脉窦窦腔闭塞等，可造成颅内压增高等。其常继发于大的出血性病变导致的经天幕脑疝，其次是多发病变或弥漫性脑水肿所致的脑疝。CVST缺乏特异性，其症状、体征表现各异。急性起病，也可缓慢起病。最常见的症状有头痛、头晕、局灶性神经功能缺损、癫痫发作、意识障碍、视盘水肿等。儿童、孕妇、青壮年、老年人均可发病，据报道发生于青壮年相对较多，男女比例1.29：1。发病原因分为感染性与非感染性两种，约20%原因不明。感染性CVST，最常发生在海绵窦和乙状窦，常见病灶为颜面部病灶，特别是危险三角区内的疖、痈等化脓性病变，易通过眼静脉进入海绵窦；耳部病灶如中耳炎或乳突炎可引起乙状窦血栓形成；蝶窦或筛窦炎症，通过筛静脉或破坏蝶窦壁而入海绵窦；颈深部或扁桃体周围脓肿、上颌骨骨髓炎等；脑膜炎、脑脓肿可经皮质静脉累及上矢状窦等。非感染性CVST形成病因及危险因素中，有各种导致血液呈高凝状态的疾病或综合征，如全身衰竭、脱水、慢性消耗性疾病，妊娠及产褥期，脑外伤，血液病如真性红细胞增多症、急性淋巴细胞白血病、血小板增多症、阵发性血红蛋白尿症、先天性或获得性凝血机制障碍（抗凝血酶Ⅲ缺乏、蛋白C缺乏、蛋白S缺乏、凝血因子Ⅴ突变及活性蛋白C抵抗等）。

　　CT平扫在一定程度上对CVST起提示作用，对CT或CTV提示可疑静脉窦血栓形成者，应及时行MRI及MRV检查，以弥补CT平扫之不足。颅内静脉窦的流空效应消失，MRV显示受累静脉窦闭塞、狭窄、充盈缺损，因静脉回流障碍，常见脑表面及深部静脉扩张、静脉血淤滞及侧支循环形成等表现可明确CVST。MRI可分辨出CVST病情发展的不同时期。有学者按其MRI改变分为三期：①急性期（发病<1周），T1WI、T2WI上静脉窦或静脉内正常血管流空现象消失，T1等信号，T2低信号；②亚急性期（发病1～2周），T1、T2均示高信号；③慢性期（发病2周至3个月），血管流空现象重新出现，T1、T2信号减弱。部分患者发病4个月后MRI示管腔内等密度信号，无正常流空现象，表明持续闭塞。MRI间接征象与CT均出现脑水肿、出血、梗死及脑室系统改变的影像。MRV可确认主要的静脉和静脉窦的闭塞，如上下矢状窦、直窦、横窦、Galen静脉等，其内血流信号消失，可为临床治疗提供重要依据。患者首诊常规检查CT时，部分患者可发现病变，对急诊CT正常或可疑者，应及时行MRI及MRV，两者联合是目前诊断CVST首选的检查方法，MRI无创、简单易行、敏感性强，能够作出早期诊断，且可

用来随访，还可观察由静脉窦血栓继发的脑实质病变。

总之，CT联合MRI检查技术简单、实用、快速、可靠，可用于静脉疾病的筛选、诊断，值得临床推广使用。

2. CT 联合 MRI 在脑血管疾病中诊断的应用

脑血管病是危害人类健康的重要疾病。以颅内动脉瘤、动静脉畸形为代表的脑血管病具有较高的致死率。早期发现并准确诊断疾病能够有效降低不良事件的发生率，显著改善患者预后。影像检查具有快速、简便、检出率高等优点，近年来，随着影像检查技术的快速普及和飞速发展，CT和MRI检查在脑血管疾病的筛查和诊断方面具有非常重要的作用，也越来越受临床的重视。

我院史学斌医生选取2015年6月至2017年1月在我院诊治为脑血管疾病的90例患者资料进行研究，分析和比较了CT和MRI检查技术在诊断脑血管疾病方面的有效性差异，提供给临床医生更可靠的确诊依据。

研究对象为90例在我院2015年6月至2017年1月确诊为脑血管疾病患者，其中，男性49例，女性41例，年龄平均在（65.7±6.4）岁，病程4～27天，平均（11.4±3.2）天。所有患者均伴有恶心、头晕、呕吐、活动迟缓、意识模糊等临床症状，且从出现明显的临床症状到就诊时间均 < 24h。经询问沟通取得患者信任和同意后，对这90例脑血管疾病患者行CT和MRI检查，分析并对比这两种方法在诊断脑血管疾病方面的检查效果。

CT检查：采用德国西门子公司生产的64排128层螺旋CT机对患者进行扫描，扫描参数设置为每次扫描8层，管电压120kV，管电流330mA，层厚1.25mm，螺距0.625，矩阵512×512，速率0.5秒/圈；用碘对比剂80mL注射，注射速率约3.5mL/s，采集不同时间段CT图像数据；再将原始数据传送到HP Ultra ADW4.2工作站，采用GR公司4.2版本软件包对原始数据进行MPR、MIP、SSD、VR等图像后处理；由医师评估图像是否正常以及病变所在部位、病变性质和病变特征等。

MRI检查：采用美国GE公司生产的1.5T超导磁共振扫描仪，首先选取体位为头先进，仰卧位，扫描时加上头颈联合线圈；选用3D-TOF序列进行扫描，参数设定为TE 6.6ms，TR 30ms，层厚1.0mm，层间距0.5mm，视野360mm×360mm，矩阵256×196。最终将MRA扫描图像传至工作站进行图像后处理并加以重建血管，观察脑血管MRI图像，并由医师判断图像质量情况、病灶部位以及病灶特点。

观察并分析这90例脑血管疾病患者，两种方法对于不同脑出血疾病检出率不同，其中蛛网膜下腔出血CT与MRI检出率差异不具有统计学意义（$P > 0.05$）；而脑动脉瘤、脑动脉或静脉畸形CT与MRI检出率差异显著，MRI检出率显著高于CT。

目前，颅脑CT是脑血管疾病的常规首选检查方法，在临床的应用日益广泛。近年来，随着CT技术的不断成熟，图像质量有了进一步提高；随着CTA头部血管技术的进一步开展，CT检查所涉及的领域也在不断拓宽，不仅可以清楚地显示大脑深部、颅面骨质，以及病灶所在部位与周围组织结构的关系，而且该诊断方法快速、准确、检查费用相对较低，同时在蛛网膜下腔出血等脑血管疾病的早期诊断中也具有较大价值。但与MRI相比较而言，CT对脑血管疾病的一些微小病灶、脑动脉瘤以及脑动脉或脑静脉畸形等方面的诊断仍具有一定的困难。

MRI作为近年来崛起的影像学技术，是继CT技术后在影像学领域的又一次飞跃，与传统X线以及CT技术相比，既无骨伪影的干扰，也无X线辐射等优点，且MRI检查技术的组织分辨能力高，同时可显示机体功能和新陈代谢过程等信息的变化，从而使机体组织从单纯的解剖显像发展为解剖学与组织生化和物理学特性变化相结合的"化学性图像"，为一些疾病的早期阶段提供了诊断依据，常常比CT能更有效和更早地发现病变，因此在脑血管疾病诊断尤其是其早期诊断方面MRI具有更高的诊断价值。颅脑MRA成像不仅可以清晰地观察大脑动脉的重要分支以及脑血管的解剖分段，而且可以清楚地显示微小脑血管病变的位置、大小、形状等，尤其以一些特殊序列如磁敏感加权成像、弥散加权成像显示更为清楚，对病灶的检出也更为准确。

综上所述，与传统的CT检查方法相比较而言，MRI在脑血管疾病的诊断方面更为准确，检出率更高，并且具有更广阔的发展空间，为临床上早期确诊疾病提供了更为重要的参考依据，值得在临床上推广使用。

3. 经颅多普勒超声及 CT 在腔隙性脑梗死中的应用

近几年来，随着我国人口结构越发趋向老年化，并且影像学如 CT 等神经系统检查技术的不断发展，对腔隙性脑梗死的诊断率也随之提高。

我院王丽滨医生、张贺医生就本院200例腔隙性脑梗死患者TCD和CT的临床应用价值进行对比性研究和分析。

选取2015年1月至2017年1月本院神经内科接受治疗的经头核磁共振成像(MRI)确诊的200例腔隙性脑梗死患者，依据随机数字表法分为观察组和对照组，各100例。观察组患者中男性76例、女性24例，年龄45～88岁，平均年龄(64.3±9.2)岁；其中有高血压病史85例，糖尿病史38例，冠心病史27例，高血脂患者70例。对照组患者中男性68例、女性32例，年龄46～87岁，平均年龄(63.2±9.4)岁；其中有高血压病史80例，糖尿病史40例，冠心病史25例，高血脂患者75例。所有的患者均根据我国第四届脑血管病学术会议所制定的诊断标准。两组患者性别、年龄等一般资料比较差异无统计学意义（$P > 0.05$），具有可比性。

采用深圳德力凯公司生产的EMS-9EBX2p型号的TCD检查仪器进行检查，嘱患者采取仰卧位后采用2MHz的探头经过颞窗检查颅脑内双侧大脑中动脉（MCA）、前动脉（ACA）、后动脉（PCA）；再嘱患者取坐位从患者的枕窗检查患者的基底动脉（BA）和椎动脉（VA）；根据患者频谱的形态、血流速度和声频以及脉动指数等作出诊断。

使用东软128排螺旋CT扫描机进行检查，嘱患者平卧在扫描的床上，并以听眦线为基线对轴位横断面进行平扫，扫描的层距为5mm，对患者的头颅进行连续扫描。其扫描的范围为头顶至第一颈椎，采用120kV和400mA的频率进行扫描。

CT平扫检查中梗死灶显示低密度改变，显示病灶面积的范围为0.3～2.0mm²；TCD检查的诊断标准参照相关诊断标准。两组异常检出率比较观察组检出91例患者出现持续性高血压及小动脉硬化等异常症状，而对照组患者检出梗死灶70例，两组异常检出率比较差异有统计学意义（$P < 0.05$）。

TCD可检测梗死灶的血流动力学情况。但是CT只能检查其梗死的部位和大小，无法检查梗死灶的血流动力学情况。观察组100例患者中TCD检查出92例患者出现血流动力学异常改变，其异常率为92.0%，主要表现为64例血流速度减慢，其中MCA和ACA供血不足有44例，PCA、BA、VA供血不足有20例；脑血管痉挛有32例，脑动脉硬化症有98例，这说明TCD检查在血流动力学异常检测中较CT检查更具有优势。

腔隙性脑梗死患者的血管病变基础不仅存在微动脉硬化和小动脉硬化，同时大动脉也变狭窄。近几年来有相关研究报道，颈动脉粥样硬化是脑梗死发病的一种重要因素，而脑动脉硬化为缺血性卒中最多见的原因。脑动脉硬化导致脑组织长期供血不足，末端小动脉出现血流减慢，从而导致局部脑组织缺血甚至坏死。本次研究中，观察组患者中TCD显示有98例患者存在脑动脉硬化频谱的变化，其次梗死区域还出现血管痉挛、狭窄等情况。虽然腔隙性脑梗死患者的预后较好，但是比较容易出现病情反复，因此预防疾病的复发尤其重要。对腔隙性脑梗死患者应该进行危险因素的干预，规劝患者戒烟戒酒，患有"三高"的患者应该给予积极治疗原发疾病，按时服药稳定病情，并做定期检查。

4. CT和彩色多普勒超声评价脑梗死患者颈动脉斑块的应用

有报道表明，单纯以颈动脉狭窄诊断脑梗死的诊断率较低。而颈动脉斑块对诊断脑卒中有重要的病理学特性，其可明确显示动脉硬化程度。彩色多普勒超声检查以其无损伤及快捷的检查方式受广大患者接受。其根据超声反馈的回声的强弱判断斑块的性质及内膜中层厚度，例如一般斑块质量较高的呈现低回声，而形态、质量不规则的斑块呈现的回声是不均匀回声。超声检查虽然可根据回声判断斑块的性质，但是无法呈现直观血管影像，而且如果患者过于肥胖、血管发育异常或闭塞等均影响医师对超声结果的诊断，因此，医院需加强对超声医师技能及诊断的培训。CT是直观呈现血管影像的一种检测方式，通过CT师对后期图形的处理，可多层次、多视角的为临床医师呈现颈动脉血管、管壁、斑块的形态及体积，同时可根据CT成像判断斑块的成分；但CT是创伤性、放射性检查，因此需要医师操作熟练，尽量减少检查时间，维护患者机体健康。

我院王丽滨医生和张贺医生为探讨彩色多普勒超声（CDFI）和多层螺旋CT血管成像（MSCTA）评价脑梗死患者颈动脉斑块结果，选取我院2015年1～12月份收治的140例脑梗死患者（均符合国际心脑血管诊断标准）进行了实验研究。收治的患者均同意其本次影像检查发生并配合调研。男性76例，女性64例；其年龄为46～72岁，平均年龄为（60.59±4.35）岁；其中合并高血压49例，合并糖尿病40例，有吸烟喝酒史者8例。

多层螺旋CT检查：患者平躺，使用头托固定头部。经肘静脉注射75～90mL碘帕醇（370mgI/mL）后进行扫描；扫描自主动脉弓部至颅底Willis环。扫描参数：120kV，200mA，4mm×0.75mm序列，螺距1.15，重组间隔0.7mm，矩阵512×512。检查后均后期处理图像彩色多普勒超声检查：仰卧位，采用3～11MHz的探头频率检查患者的双侧总动脉—颈总动脉分叉部—颈内动脉。其中有24例患者行数字减影血管造影术检查。

影像观察指标：检查与分析患者双侧颈动脉管壁厚度、斑块的大小与形态、动脉狭窄状况等。CT诊断标准：主要评价管壁厚度及斑块稳定性。CDFI及CT诊断标准：①正常指颈动脉内膜中层厚度＜1.0mm；②增厚指颈动脉内膜中层厚度1.0～1.3mm；③斑块指颈动脉内膜中层厚度＞1.3mm；④不稳定斑块指混合回声或均质低回声斑块；⑤稳定斑块指强回声斑块或表面光滑等回声斑块。颈动脉狭窄诊断标准：①轻度指内径减少＜30%；②中度指减少30%～69%；③重度指减少≥70%。共检查颈动脉分叉部240处，其中CT检查出斑块144例，管壁增厚50例，正常46例；超声检测出斑块143例，管壁增厚49例，正常47例。两种影像检测数据比较，其对病变诊断一致性为80.8%（194/240）。

颈动脉狭窄状况比较：经检查24例采用DSA检查后，经统计48处颈动脉均有不同程度狭窄，同时与CT及超声检查结果比较，轻度例数相同，11例；中度MSCTA12例，CDFI 14例；重度MSCTA 25例，CDFI 23例；$P > 0.05$；差异无统计学意义。

本次研究表明，全部患者中经CT及超声检测颈动脉分叉部，其中约80.8%的患者有斑块或管壁增厚，$P > 0.05$。24例患者经DSA检测后，比较CT及超声检测结果，48处颈动脉均有不同程度狭窄，$P > 0.05$。因此，对于血管狭窄的检出率，两种检测一致性较高。但因CT对机体的空间及时间分辨率较高，呈现血管直观影像，所以对斑块的稳定性的检出率较高，而超声检测一定情况下受患者身体条件影响。综上所述，CT及彩色多普勒超声检测对脑梗死疾病的病理学诊断一致性较高，但CT对血管空间的分辨率高，而超声检测可直观判断管壁中层厚度，因此为加强正确诊断率，临床医师可结合两种诊断方式进行确诊。

（四）CT联合对比剂在脑血管疾病中的应用

CT中联合对比剂应用主要有三大类：CTP（CT灌注扫描）、CTA和动脉检查的金标准DSA。CTP是在静脉快速团注对比剂时，进行连续CT扫描，通过计算机重建，更有效量化反映局部组织血流灌注量的改变，对明确病灶的血液供应具有重要意义，主要用于缺血性脑血管病的评估。CTA技术则是通过三维图像重建，在对比剂的显影下从多角度多方位显示血管结构，其是在常规螺旋CT扫描基础上利用对比剂浓度和血管壁、增强血流之间的差异，得到狭窄血管管腔内壁表面的仿真重建图像，充分显示狭窄血管内形态，立体化血管内血栓、钙化斑块等数字减影血管造影(digital subtraction-geography，DSA)为颅内动脉狭窄或动脉瘤筛查和诊断的金标准，但属于有创，有潜在风险，也会增加术后并发症(出血、脑梗死及脏器功能衰竭或障碍)的发生率。近年来，CT血管造影(computed tomography angiography，CTA)逐渐成为一种安全有效的影像学检查方法，其无创、快捷和方便，有较高的应用前景。

1. CT灌注联合CT造影在缺血性脑卒中患者中的诊断应用

临床医学上检查缺血性脑卒中的方法为：通过使用对比剂将CT血管造影术注射进入患者外部周围的静脉组织中，等待检查的患者血管内的成像水平达到高峰的时候然后对患者进行CT检查。医师在对CT造影数据进行采集的时候，医师要从多个角度与方向对脑血管的造影图像进行全面的采集，依照造影图像情况来更加准确地评估脑循环中侧支血管的存在形式。

我院史学斌医生选取2017年1月至2018年2月进入我院治疗的缺血性脑卒中患者42例作为研究对象，研究CT灌注联合CT造影在缺血性脑卒中的诊断分析中的应用。

选取2017年1月至2018年2月进入我院治疗的患有缺血性脑卒中患者42例作为研究对象，其中男性24例，女性18例，平均年龄为（54.28±8.13）岁。纳入标准：患者经过确诊均患有缺血性脑卒中疾病。排除标准：患者对对比剂过敏、具有神经障碍以及具有凝血功能障碍的患者。患者均知情且签署同意书。

患者在使用CT灌注与CT造影技术进行联合检查的时候，患者要在进行检查的6h前禁止食用任何食物，并进行试敏。在进行扫描之前除去身上所有的金属物品，防止对扫描结果造成干扰。我院行CT灌注检测的仪器为GE128层螺旋CT扫描仪。在进行扫描的时候由OM线开始，设置管电压为120kV，管电流设置为120mA，扫描的时间一般为4～6s。CT灌注成像：首先，将扫描图像的基底层设置为感兴趣水平，将50mL的碘普胺对比剂进行静脉注射，注射时间为10～12.5min，随后选择20mL的生理盐水进行冲洗。CT血管造影：在进行CT灌注后的5min内对患者静脉注射300g/L的碘海醇，流速为3～4.5mL/s，然后使用20mL生理盐水进行冲管处理，然后扫描患者主动脉至头部。

两侧CT灌注成像指标参数比较，通过灌注成像得到的参数显示，患侧的CBV水平为（3.71±0.58）mL（100g•min），镜像区CBV水平为（3.49±0.62）mL（100g•min），差异无统计学意义（$P>0.05$）。患侧CBF的水平为（42.01±6.97）mL/100g，镜像区CBF的水平为（59.02±6.72）mL/100g，镜像区CBF水平明显高于患侧；患侧MTT水平为（6.98±3.73）s，镜像区MTT水平为（4.26±1.31）s，镜像区MTT水平明显低于患侧（$P<0.05$）。

CT灌注和CT造影的阳性率对比：42例患者中CT灌注出现异常，CT造影检查出现责任血管狭窄且异常的患者共计29例，其阳性率为69.05%；CT灌注出现异常，CT造影检查未出现血管狭窄异常的患者共计5例，其阳性率为11.90%。CT灌注未出现异常，CT造影检查责任血管异常的患者共计7例，阳性率为16.67%；CT灌注和造影检查均未出现异常的患者1例，阳性率为2.38%，两组检查结果比较差异具有统计学意义（$P<0.05$）。

进行CT灌注检测是医师获取患者活组织中血液循环的主要手段。通过对患者的头部进行连续性的扫描以获取准确的时间密度曲线。通过对时间密度曲线、CBV、CBF、MTT等数据进行整理分析，区分患者的不同灌注状态来推测出现脑梗死部分的面积。研究结果表明患侧与镜像区的CBV水平、CBF水平、MTT水平比较差异具有统计学意义（$P<0.05$）。头部CT灌注图像与颈部CT灌注图像在很大的程度上受到CT时间的分辨率的影响。通过CT灌注图像分析，我们可以得到颈内的动脉的形态特征与动态密度。理论上来讲，通过对比剂扫描灌注异常情况，医师对扫描图像分析得到患者准确的信息。这两项技术进行联合使用不仅仅可以分析血管的不同方面，而且还能后对血管的

主要形态进行观察，得到更加直观的结果。

综上所述，CT的应用可以使得病灶的所在视觉上得到显示，还可以对其进行高效评价，而且CT造影以及CT灌注表现出较高的一致性。两种技术的联合使用在临床上能够准确反映脑血流动力学，值得在临床上进行推广和使用，而且具有良好的实用性。

2. 16层螺旋CT血管成像(CTA)在后循环缺血诊断中的应用

我院王刚医生收集我院临床拟诊断为后循环缺血患者120例行头颈部CTA观察椎-基底动脉和颈内动脉有无异常，探讨了16层螺旋CTA显示椎-基底动脉和颈内动脉的形态、走行、分支等情况，并明确了CTA可以更全面地评价后循环缺血的病因。

王刚医生选取了2007年5月至2008年2月在我院临床拟诊为后循环缺血而接受头颈部CTA扫描的患者120例，其中男性68例，女性52例，年龄29～76岁，平均52.5岁。患者均有眩晕，伴或不伴恶心、呕吐、步态不稳及共济失调等。

使用西门子16层螺旋CT扫描仪，扫描范围为从主动脉弓至Willis环上方约1cm。扫描参数120kV，140mA。采用高压注射器经肘前静脉注射80mL CT对比剂(优维显300)，注射速度为3.0～4.0mL/s。采用自动跟踪技术，于主动脉弓部设定触发阈值为120Hu。采集原始数据后在工作站进行图像后处理，采用MIP、MPR、SD、VRT等成像技术，进行扫描范围内的血管三维成像，进行椎-基底动脉和颈内动脉分析。

椎动脉判定标准如下。①正常；②狭窄，又分轻度狭窄（≤29%）、中度狭窄（30%～69%）、重度狭窄（≥70%）；③血管细小(管腔一致变细，<正常侧1/3)；④走行迂曲；⑤血管闭塞。颈内动脉系统主要评价钙化、斑块、狭窄及动脉间的吻合情况。

后循环缺血120例中82例CTA显示椎-基底动脉和颈内动脉系统的各类血管异常情况，血管未见明显异常35例，椎动脉内支架术后3例。

后循环病变中，椎动脉病变38例(70%)，基底动脉病变7例(13%)，大脑后动脉病变6例(11%)，锁骨下动脉病变3例(5.6%)。其中椎动脉起始段和(或)颅内段狭窄25例，椎动脉闭塞并侧支循环形成9例，椎动脉直接开口于主动脉弓4例，锁骨下动脉开口处狭窄3例，两侧椎动脉钙化、斑块形成及一侧血管细小26例，血管走行迂曲8例，血管细小23例，基底动脉瘤样扩张3例。

血管异常中前循环病变28例，后循环病变54例，合并有前循环病变的复合病例35例。

前循环病变中，主要表现为颈总动脉分叉处和颈内动脉颅内段钙化及斑块形成以及管腔不同程度狭窄。

引起后循环缺血的原因多而复杂，主要有：①椎动脉硬化，管腔狭窄，微小血栓脱落阻塞远端血管；②舒缩功能障碍，机械压迫引起管腔狭窄，颈交感神经受到刺激而引起椎动脉痉挛。椎动脉的各种类型血管异常是最常见的后循环缺血病因。其次是基底动脉、大脑后动脉和锁骨下动脉的血管异常。虽然锁骨下动脉不参与椎-基底动脉系统的构成，但其血管狭窄或闭塞影响椎-基底动脉的血供。因此，也需将锁骨下动脉狭窄与闭塞的血管异常改变加以考虑。16层螺旋CT能够全面评价后循环缺血的病因及评估支架成形术后的改变，对于临床选择介入手术治疗方案、判断预后有着重要的临床意义。

3. Neusoft Neu Viz128CT 诊断颅内动脉瘤的应用

颅内蛛网膜下腔出血最常见的病因是颅内动脉瘤，而颅内动脉瘤破裂年发生率约8/10万，第一次出血后死亡率和致残率约30%，第2次出血的死亡率和致残率高达70%。因此，及时发现和诊断动脉瘤成为降低颅内蛛网膜下腔出血死亡率和致残率的关键。

我院王强和王琦等医生收集2015年9月至2016年2月收治的蛛网膜下腔出血患者118例进行了CT诊断颅内动脉瘤应用的实验研究。其中男性65例，女性53例；年龄37～83岁，平均58.2岁。均急诊行颅内CTA成像，并于出血后3天内行DSA检查。排除孕妇、对比剂或其他原因过敏、神经性皮炎、哮喘、心肾功能不全、风湿性心脏病、房颤、高血压[收缩压>180mmHg或舒张压>110mmHg]。使用Neusoft Neu Viz128CT机。扫描参数：120～140kV，200mA，准直128mm×0.625mm，螺距1.20，重建层厚1mm，间隔0.5mm，矩阵512×512，滤波参数F20，图像增强因子1.0。扫描范围：主动脉弓平面至颅顶。扫描方式：螺旋扫描。患者取仰卧位，头部置于头架上。使用ME-DRAD Stellant CT双筒高压注射器，经前臂肘静脉注入非离子型对比剂碘佛醇(320mgI/mL)70～80mL，流率4.0～4.5mL/s；后以相同流率注射20～40mL生理盐水。使用对比剂团注示踪技术，ROI定于主动脉弓下平面的降主动脉。

将原始数据传入Neu soft Advanced Visualization工作站进行图像后处理，对颈部动脉血管行矢状位及冠状位CPR，对颅内动脉血管行多方位MIP、VR、MPR。先由低年资诊断医师对图像诊断、分析，后由高年资医师对结果确认复核。

使用岛津大C臂X线机，采用Seldinger技术经股动脉行双侧颈内动脉、椎动脉及颅内动脉造影；对比剂为非离子型对比剂优维显（370mg/mL）。注射流率：颈内动脉4～6mL/s，椎动脉3～4mL/s，颅内动脉3～4mL/s。颈内动脉、椎动脉及颅内动脉均采集正位、侧位和斜位图像。由两名影像科医师共同观察DSA图像，描绘动脉瘤特征，测量瘤体最宽径。瘤体测量工具为岛津后处理工作站2400自带电子测量尺。

118例CTA检出动脉瘤110个，阴性12个；DSA检出动脉瘤113个，阴性9个，其中108个阳性结果一致。对108个阳性结果进行形态分析，其中无子瘤85个，检出子瘤

31个（包括1个动脉瘤有2个及2个以上子瘤），CTA与DSA结果一致。阳性结果一致者瘤体最大径，CTA测量为（8.5±1.6）cm，DSA测量为（8.7±1.9）cm，Spearman秩相关系数为4.954，$P < 0.01$，两组测量结果一致性较高。

　　随着MSCT的飞速发展，CTA在诊断颅内动脉瘤方面与DSA的对比研究中，其诊断准确性得到多方面证实。但Neusoft Neu Viz128CT投放市场时间较短，其相关研究较少。国际普遍认同MSCTA诊断颅内动脉瘤的敏感度为89.8%～98.0%、特异度为75%～100%。本研究MSCTA对颅内动脉瘤的敏感度为95.6%，特异度为87.5%，敏感性达到了国际认同度的高值，特异性达到国际认同度的平均值。本组MSCTA测量动脉瘤的最大径与DSA测量结果高度一致，说明其有较高的空间分辨力。通过本研究发现该机型具有以下优点：①扫描速度快，机架旋转一圈扫描长度为80mm，本研究大部分患者为头颈动脉联合扫描成像，扫描长度一般为300～380mm，4～5s即可完成扫描，基本保证了对比剂的峰值与扫描速度的同步，使动脉内对比剂保持较高浓度，而静脉内对比剂较少，将静脉内高密度对比剂对动脉显示的影响程度降至最低。②辐射剂量小。本研究中体质量指数（BMI）<25为86例，扫描参数为120kV，150mA，辐射剂量10～12mGy·cm；BMI>25为32例，扫描参数为140kV，160mA，辐射剂量13～14mGy·cm，图像质量均达到诊断标准。③图像质量好，图像放大数倍后依然清晰，对小动脉瘤显示较好，也可准确分辨出动脉瘤的周围解剖关系。④工作站功能强大，有MinIP、VR、MIP等图像后处理方式，可全面、多方位观察动脉瘤的位置、形态、载瘤动脉及与周围结构关系。⑤VR模板是不同密度值的组织以不同颜色显示，该工作站把CT值、阻光度、颜色表和光照等多种因素很好地融合在一起，图像色彩柔和，工作站中自带多个较好效果的模板，同时医师也可根据不同患者条件调整CT值、阻光度、颜色表和光照取得更好的VR图像，也可通过按住滚轮移动达到上述调整，便捷、实用，可比较清晰显示靠近颅骨的血管及颅底骨性结构与颅内动脉瘤的关系，这也为设计手术入路提供了重要信息。与DSA比较，Neusoft Neu Viz128 CT还可详细观察血管壁钙化、动脉瘤内是否有血栓及动脉瘤与周围结构的关系，弥补了DSA的缺陷。

　　此次研究存在的不足如下。①工作站中3D-CT仅对横向与纵向进行计算，三维图像不能达到360°任意自由旋转，对于微小动脉瘤或特殊位置动脉瘤的旋转观察造成一定困难。本组漏诊1例发生部位为颈内动脉床突段内侧，紧贴颅底骨质，由于旋转角度问题，造成诊断失误。②3D-CT图像无法测量长度，对旋转好位置的动脉瘤无法方便的测量瘤体与瘤颈大小，仅能用MPR二维图像进行测量，给医师操作及诊断带来不便，也因MPR的二维图像无法准确显示空间关系，可能造成测量值偏差。

4. 多排螺旋 CT 头颈联合 CT 血管造影扫描技术的临床应用

近年来，多排螺旋CT以其高空间、高时间分辨率等优越性在临床中得以应用，再加上其先进的图像处理技术，使得螺旋CT动脉血管造影(computed tomography angiography，CTA)扫描技术成为检查头颈部血管病的重要手段。为此，我院王刚和王琦等医生探究了多排螺旋CT头颈联合CTA扫描技术的临床应用及价值。研究回顾性选取2017年9月至2018年9月我院收治的60例疑似头颈部血管疾病患者，按照随机数表法将其分为观察组和对照组，每组30例。观察组中男性14例，女性16例；年龄35～74岁，平均年龄(60.51±2.62)岁；未见血管异常11例，血管异常19例。对照组中男性16例，女性14例；年龄33～76岁，平均年龄(60.13±2.54)岁；未见血管异常12例，血管异常18例。两组患者在年龄、性别等方面相比无差异，具有可比性，所有患者均签署知情同意书。

CT扫描参数：层厚0.6mm，管电压为120kV，管电流为125mA，X线管扫描时间0.5s/360°为宜，扫描范围设置为200mm，扫描由足部向头部方向，扫描时间为(8.3±1.4)s，范围由主动脉弓下缘至颅顶。对比剂欧苏碘海醇300mg/mL。对照组：给予对比剂浓度实时监控触发技术检查，监控层面选择的是主动脉弓断面，理论触发阈值设置为100Hu，采用手动触发结合的的方式。观察组：采用多排螺旋CT头颈联合CTA扫描技术。检查前告知患者相关注意事项，不能做吞咽动作，检查时对患者头部予以固定，实施扫描。所有患者均由同一名具有丰富临床经验的医生操作，重建原始数据，并采用软件实施三维成像。比较观察组与对照组患者椎动脉起始部、椎动脉、颈总动脉起始部及同层静脉CT值，并计算同层静脉CT值差。比较两组患者延迟扫描时间、平均对比剂用量。两组患者各项参数CT值比较：观察组椎动脉起始部、椎动脉、颈总动脉起始部及同层静脉CT值和同层静脉CT值差均显著高于对照组，差异均有统计学意义(t=36.353, t=28.482, t=26.396, t=26.496, t=37.496；P＜0.05)。两组患者延迟扫描时间和平均对比剂用量比较：观察组患者延迟扫描时间为(15.22±0.36)s、平均对比剂用量为(44.53±3.36)mL，对照组延迟扫描时间为(19.63±1.52)s、平均对比剂用量为(64.26±5.36)mL。观察组均显著低于对照组，差异有统计学意义(t=8.239, t=24.708；P＜0.05)。

临床研究报道，头颈部附近骨质结构相对特殊，加大了三维处理的难度，其对扫描技术有着较高的要求，必须确保扫描时相的准确性。通常在进行扫描时，要将血管内造影剂浓度维持在相应水平，为确保得到清晰的对比度，还需要保持静脉与附近器官处于最小增强幅度，为三维成像创造有利的条件。同时要尽可能减少对比剂的使用剂量，降低对患者的放射损伤。对比剂浓度实施监控触发技术尽管能够有效避免个体差异的影响，扫描结果相对准确，但触发阈值并不稳定，主观性较强，容易受到扫描范围、对比剂浓度等因素的影响，若阈值不确定，将会对图像质量产生影响。

头颈联合CTA检查具有较为广泛的扫描范围，同时还具有较多的观察血管数目，三维很难处理，发生这一现象的原因为临近骨质具有复杂的结构，因此具有极为严格的扫描技术要求，特别是准确把握扫描时相。为了扫描时能得到较满意的图像，首先要保证图像清晰度与对比度足够，同时为工作站进行三维处理提供良好的前提条件，就应该维持静脉与相邻器官处于最小增强幅度，而靶血管浓度在相当水平之上；其次在扫描过程中应尽可能对不必要的放射投照进行有效避免或少用对比剂，从而将受检者的放射损伤减轻到最低限度，同时将受检者的肾脏负担减少到最低限度。

近年来，多排螺旋CT头颈联合CTA扫描技术在临床中得以应用，其能够清晰显示出脑组织血流及血管狭窄情况，有利于疾病的确诊，为临床治疗提供可靠的参考依据。通常，其扫描时间多延迟15s，注射速度保持在4mL/s，有利于得到清晰、满意的图像，一般可采用小剂量对比剂延迟扫描时间，并建立曲线图。除此之外，其不仅能够满足对患者头颈部的检查，还能够实现对患者其他部位的检查，有利于临床医师精准分析病情。

相关医学研究表明，多排螺旋CT头颈联合CTA扫描检查技术诊断头颈部血管性病变患者具有较少的对比剂用量、较为清晰的图像及较为可靠的检测结果。本研究中与对照组比较，观察组椎动脉起始部、椎动脉、颈总动脉起始部及同层静脉CT值与同层静脉CT值差均显著较高，且延迟扫描时间和平均对比剂用量均显著低于对照组，与上述相关医学研究结果一致，提示其有效性。

对头颈部血管性病变患者给予多排螺旋CT头颈联合CTA扫描技术检查，其图像清晰，结果可靠，对比剂用量少，具有一定的临床应用价值。

5. 全脑血管造影在短暂性脑缺血发作中的应用

短暂性脑缺血发作（TIA）是脑梗死发生前的黄金治疗时机，未经治疗的TIA患者1/3发展成为脑梗死，1/3反复发作，1/3可自行缓解。美国TIA研究小组提出定义：TIA是由局灶性脑或视网膜缺血所至短暂的神经功能缺损，临床症状一般不超过1h，没有脑梗死的证据。按此标准，超过1h的神经功能缺损，就应考虑有急性脑梗死的可能，必须采取各种积极干预措施。

目前研究认为，TIA的重要原因是颅内外血管的狭窄。为更好地认识和防治缺血性脑血管病，我院富克非医生选取我院82例TIA患者行全脑血管造影检查，请有经验的专家诊断每一位患者的影像学资料，提供脑的颅内外血管的狭窄部位、狭窄程度、单发或者多发狭窄病变、血管狭窄病变位于颅内或颅外、狭窄病变血管的多少、侧支循环情况等。结果发现，前循环和后循环患者存在责任血管病变人数方面无明显的差别，前循环患者责任血管病变以颈内动脉窦部和大脑中动脉Ml为多；后循环患者则以椎动脉开口、大脑后动脉和基底动脉较多。

短暂性脑缺血发作是缺血性脑血管病的一种表现形式，以往此类疾病经临床及包括头CT或MRI等辅助检查确诊后，给予程序化的内科治疗。近年来，随着血管内介入治疗学的进展，为缺血性脑血管病的治疗开辟了新的途径；全脑血管造影是目前公认的诊断颅内外脑血管病变的"金标准"，从中能够获得全面准确的相关脑循环血管信息，从而为脑血管病急性期的治疗和一级、二级预防提供帮助。

6. CTA 检测缺血性脑卒中患者颈动脉硬化斑块的临床应用

我院管延刚医生选择2012年7～12月份在我院行CT血管造影(CTA)患者126例进行临床观察，评估了CTA检测缺血性脑卒中患者颈动脉硬化斑块的临床应用。

入选患者分为两组，腔隙性脑梗死58例，非腔隙性脑梗死68例。入选标准：①参照《各类脑血管疾病诊断要点》，符合动脉粥样硬化性脑梗死的诊断标准；②患者知情自愿同意；③年龄35～75岁，性别不限，CTA 检查双侧颈动脉均能清晰显示。排除标准：①患有影响临床观察的重大系统疾病；②精神情志异常，或意识不清；③既往行心脑血管介入治疗者；④合并下肢动脉粥样硬化；⑤腔隙性与非腔隙性脑梗死同时存在者。

参照诊断标准把126例患者分为腔隙性脑梗死58例及非腔隙性脑梗死68例。利用CTA检查双侧颈动脉(基本参数：轴位平扫电压120kV，电流250mA，层厚0.5cm)，经过MPR处理后每组根据"症状性颈动脉内膜剥脱术标准"(NASCET)，即狭窄20%以内为轻度、30%～69%为中度、70%～99%为重度、100%为闭塞进行分类整理；参照Wintermark M 法对颈动脉斑块进行分类，其分类中Ⅰ、Ⅱ、Ⅳ、Ⅴ型归为硬斑块，Ⅲ、Ⅵ型归为软斑块。分析斑块性质、狭窄程度与脑梗死的关系。软斑块引发疾病高于硬斑块，具有显著差异，有统计学意义($P<0.01$)；两组不同斑块中度及重度狭窄与轻度比较，差异显著，具有统计学意义($P<0.01$)；重度与中度狭窄发病情况比较，重度高于中度，但差异无统计学意义。两组患者软硬斑块及狭窄程度比较，差异无统计学意义；其非腔隙性梗死多见软斑块，与腔隙性梗死组比较，$P>0.05$，差异无统计学意义。

放射技术的不断进步，带动了临床学科的发展。过去对腔隙性脑梗死的诊断多局限于位置与大小，而现在随着设备的进步使其成为病理性诊断变为可能。即脑组织坏死、液化后被吞噬细胞移走而成为腔隙。在本次观察中发现腔隙性与非腔隙性脑梗死在软硬斑块及狭窄程度比例上并无明显区别。只是非腔隙性发病率相对高于腔隙性。从狭窄程度上看中度与重度狭窄差异没有明显统计学意义，而是斑块性质与脑梗死发病有直接关系。

我们发现软斑块即便是轻度狭窄也应高度重视，而硬斑块发病率在中重度狭窄后才会发病，但也低于软斑块轻度狭窄。再者，中重度狭窄也是重要危险因素。这对指导临床工作有着重要意义，针对斑块性质及狭窄程度调整治疗方案。CTA检查具有禁忌证少、无创、快速等诸多优势，是缺血性脑梗死检查的首选方法。有报道称CTA对斑块的检出率远高于超声检查，而对斑块性质的分析优于MRI。对于对比剂的使用，也随着设备与技术的进步而逐步减少。

综上所述，CTA是诊断缺血性脑卒中患者颈动脉粥样硬化的首选方法。对指导临床治疗给予有力证据。根据分析斑块性质对疾病的预后给予准确预测。因此，建议CTA应作为常规缺血性脑卒中患者的检查方法。颈动脉超声与CTA运用于脑梗死的诊断价值比较超声和CTA是检测颈部动脉狭窄的临床常用检测方法，各具优点。我院王丽滨医生做临床研究，将超声和CTA同时运用于脑梗死患者的诊断中，取得了良好疗效。

实验选取2015年12月至2016年12月本院进行诊治并确诊为脑梗死的患者50例作为研究对象，其中男性30例，女性20例，年龄27～89岁，平均年龄(42.4±16.9)岁；所有患者均经磁共振成像(MRI)确诊。

采用双功能彩色多普勒超声仪，探头频率70MHz，患者采取仰卧位，将颈部完全暴露，进行双侧颈动脉的检查。

采用东软128排CT扫描机，非离子型对比剂选择60mL优维显，采用高压注射器在肘前静脉进行注射，流率为4mL/s。扫描条件：120kV，300mA，扫描层厚1mm，扫描野190mm，螺距0.923，层间隔0.5mm，矩阵512×512，床速49.2mm/s，从主动脉弓到外耳孔全部进行扫面，扫描延迟时间的确定利用智能触发软件，120Hu为其出发的阈值。

两种方法检查颈动脉狭窄的情况比较：超声检查出左侧狭窄10例，右侧狭窄9例，双侧狭窄21例，与CTA检查出的10例、11例、19例比较，差异无统计学意义($P>0.05$)。

两种方法检查颈动脉斑块分布的情况比较：CTA与超声对颈动脉斑块分布情况比较，差异无统计学意义($P>0.05$)。

颈部血管超声检查在血流动力学变化和脑血管形态的检测中被大范围应用，主要是由于其操作简单且费用低。超声主要通过动态观察内膜厚度及回声来判断是否有斑块及斑块性质。通过测量血流速度及管腔直径来判断狭窄情况。超声检查能明确分辨高度狭窄的动脉到底是闭塞还是慢血流，此其为优势。

本次临床研究将超声和CTA技术同时运用于脑梗死患者中的诊断中，结合本次临床研究的结果，超声和CTA对颈动脉狭窄情况比较差异无统计学意义（$P > 0.05$）；可知，两种方法检测的颈动脉狭窄情况较一致。此外，CTA和超声对斑块检出例数比较差异无统计学意义（$P < 0.05$）；可知两种方法都利于临床行稳定斑块诊断和治疗。超声检出颈动脉重度狭窄患3例，并经DSA证实。但在CTA检查中被诊断为完全闭塞。这或许是颈内动脉血流反流引起超声涡流，还有颈动脉膨大的近端走向会出现弯曲变形的形态，导致CTA检查的敏感度下降。

综上所述，超声与CTA在评价血管狭窄程度方面具有良好的一致性，对斑块检出率差异不大，但对于重度狭窄超声检查准确性更高。

7. CT血管成像与数字减影血管造影在颅内动脉瘤方面的临床应用

我院许允发医生对118例颅内动脉瘤患者的颅内动脉瘤行CT血管成像和数字减影血管造影后，对其临床效果进行了评价。

选取2013年5月至2016年5月间我院收治的118例颅内动脉瘤患者为研究对象，其中男性42例，女性76例，年龄30～78岁，平均（55.6±3.5）岁，首发症状为蛛网膜下腔出血者89例。

对118例颅内动脉瘤患者同时行DSA检查和CTA检查。

（1）DSA检查　采用日本岛津MH-200/Digitexaplus数字减影机进行检查，碘海醇为对比剂。局部麻醉位置选取股动脉穿刺处，利用Seldinger技术穿刺经右股动脉后，采用5F单弯导管在导丝引导中，分别选择性的在两侧插入双侧颈内动脉颅内段及双侧椎动脉造影。对动脉瘤的供血、大小及形态进行确认，行常规正位、侧位造影。

（2）CTA检查　采用德国西门子Sensation16排CT扫描仪及沈阳东软NeuViz128层CT进行检查。患者入院2h内检查，扫描范围设定为第一颈椎下缘到颅顶，监测点选在主动脉弓下水平之升主动脉，均行平扫和增强扫描。对比剂碘佛醇（320mgI/mL），增强扫描时经肘部高压注射器静脉注入（流速约5mL/s），延迟时间为20～24s。开始扫描，扫描层厚0.62mm；螺距0.93；视野25cm；管电压120kV。对比剂总量1.5～2mL/kg。所有获得图像传至西门子Wizard工作站及沈阳东软AVW后处理工作站处理，综合利用最大密度投影（Maximal Intensity Projection，MIP）、容积重建（Volume Render-ing，VR）及多角度旋转图像进行图像分析。

CTA与DSA检查诊断颅内动脉瘤数目比较：118例颅内动脉瘤患者，CTA检查共发现动脉瘤123个，多发11例，假阳性3例；DSA检查共发现动脉瘤122个，多发10例，假阳性2例。两种检查方法比较，差异无统计学意义($P > 0.05$)。CTA与DSA检查瘤体直径和瘤颈宽度比较：两种检查方法所测瘤体直径及瘤颈宽度比较，差异均无统计学意义($P > 0.05$)。

CTA与DSA检查造影图像对比：CTA检查图像的最大密度投影和三维在显示大脑中动脉血管瘤大小、呈现形态及瘤颈与载瘤动脉的关系上，较DSA更清晰，而DSA在显示细小动静脉及血流方向上优于CTA。

颅内动脉瘤的主要发病原因概括为先天性和后天性。先天原因为脑动脉管壁薄，动脉交叉部位血流量大，易受冲击，后天因素集中为动脉硬化、感染及创伤等。颅内动脉瘤一旦破裂出血，引发蛛网膜下腔出血，会导致脑水肿、积水或梗死，严重则危及患者预后和生命。被视为金标准的DSA检查广泛应用于临床检查，可从不同角度观察动脉瘤，对小动脉瘤的检查尤其适用。但DSA为有创检查，操作时间长，均会加重或诱发并发症(局部血肿、感染、血管痉挛及动脉瘤破裂等)的发生，不利于患者预后。CTA因无创、耗时短、空间分辨率高等优点，已成为脑血管疾病的一种重要检查方法。

CTA临床应用优势有：①能够利用三维重建图像，从多个角度观察，可检查到颅内动脉瘤的轮廓大小，看出邻近血管之间的关系；②为手术准确入路提供指导(可显示颅内动脉瘤与颅底骨之间的结构关系)；③较好的术后评估方法，且费用低，无创伤，易接受；④操作时间较快，对急症患者的病因诊断有极大的应用价值。本研究结果显示，两种检查方法在发现颅内动脉瘤数目、测瘤体直径及瘤颈宽度差方面比较，差异均无统计学意义(均$P > 0.05$)，提示DSA和CTA两种检查方法应用价值相仿。在CTA检查图像中可以看出，其最大密度投影和三维在显示大脑中动脉血管瘤的大小、形态及瘤颈与载瘤动脉的关系上较DSA更清晰，DSA在显示细小动静脉及血流方向上优于CTA。CTA减影吸收了DSA的运行原理，增加同参数扫描，利用减影技术去除颅骨底等的组织结构，凸显血管，从而得到清晰度与DSA相当的血管图像，对微小和多发动脉瘤的检出提供依据。CTA图像质量受个人技术及参数设置等因素的影响。与DSA相比较，CTA对血流的动态情况无法显示，无法判断优势动脉的供血状况。另外，CTA无法显示如脉络膜前动脉、豆纹动脉、前交通动脉及基底动脉等细小血管。因此需弄清血管与动脉瘤之间的关系时，DSA检查更具优势。CTA在显影时易将动脉和静脉同时显影，不可避免造成干扰。当然，DSA也存在不足，无法显示三维图像，无法对血管关系复杂的部位准确显示，其有创性会引发更多并发症的发生。

总而言之，DSA在颅内动脉瘤的诊断中存在有创、操作时长的不足。CTA因无创、易操作，有效补充了DSA的缺陷。目前认为，CTA可作为原发性蛛网膜下腔出血的首要诊断根据，如CTA无法确诊时，则行DSA检查。CTA因其安全和方便的优点提示，在临床有广阔的应用前景。

8. CT血管成像技术在椎动脉型颈椎病诊断中的应用

随着社会发展和人们工作压力不断增大，颈椎病的患病人数不断上升。据有关资料显示，我国颈椎病患者已达5000万人，而且每年还在以100万的速度上升。椎动脉型颈椎病是中老年人中最常见的一种类型，占颈椎病患者的40%，临床表现为偏头痛、耳鸣、听力减弱、发音不清、突发性眩晕和猝倒，严重影响人们的日常生活质量。椎动脉型颈椎病的病因复杂，目前可将其发病因素归结为动力性、机械性、血管性因素三种。椎动脉型颈椎病在临床上容易和发生头痛的其他疾病相混乱，延误最佳治疗时机。目前临床上诊断该病的方法主要为症状、X线片和CT检查等。近年来由于医学的快速发展，临床上对椎动脉型颈椎病的诊断日趋重视起来。经颅多普勒超声能准确检测椎基底动脉系统，该方法灵敏且具有很好的效果，但其检查结果与检查者的操作技术水平息息相关，因此在很大程度上存在不稳定性。核磁共振检查由于其检查全面，且具有敏感性高、特异性强，同时成像清晰，具有良好的分辨率等优点而被广大患者和医师所青睐，临床上对椎动脉导致的椎动脉供血不全具有很高的临床价值，但其在很大程度上都依赖于血流信号，并且也无法准确显示血管壁钙化和椎动脉与周围骨性结构的关系。三维CT血管成像技术是目前临床上应用较多的一项技术，其在检查过程中对患者不造成任何损伤，采集数据快速且准确，并且不受患者情绪、运动的影响，在获得图像之后，经过系统工作站的处理，椎动脉狭窄部位、原因和畸形等情况可以在任意平面和角度进行观察，还可以测量椎动脉直径及横突孔内径，为临床治疗提供了丰富的信息，深受广大临床医生和患者的青睐。

我院史学斌医生研究选取92例椎动脉型颈椎病患者行三维CT血管成像技术，观察其临床应用效果。

选取2014年6月至2017年1月本院收治的椎动脉型颈椎病患者92例作为研究对象，其中男性48例，女性44例，年龄23～68岁，平均年龄(38.5±9.9)岁，病程7个月至18年。所有患者均符合椎动脉型颈椎病诊断标准：①颈性眩晕并伴有猝倒史；②旋颈试验阳性；颈部过伸或转动至某个方位时可出现事物旋转、恶心、呕吐，离开该方位时症状消失；③伴有恶心呕吐、胸闷心悸、耳鸣等交感神经症状。

采用东芝公司多层螺旋CT为患者检查，在检查前做常规准备工作，对患者呼吸进行训练，按常规患者应取仰卧位，首先进行定位像扫描，然后做碘皮试，使用高压注射器对肘静脉进行穿刺，快速注入对比剂(3～4mL/s)，注射剂量根据患者具体情况而定，等待20s左右后开始扫描，扫描范围从外耳道水平至主动脉弓水平，在扫描过程中嘱咐患者正常呼吸，3～5min完成整个检查过程。扫描参数设置为：扫描层厚2～3mm，电压120kV，电流250mA，速度0.8周/s，显示野250mm，矩阵512×512，床速35mm/s。

椎动脉评价主要采用容积重建图像和曲面重建图像进行观察，在临床上一般将椎动脉三维CT图像分为以下7种类型。①正常：椎动脉正常无任何病变。②椎动脉管腔变细：主要是指管腔全程纤细，比健侧细1.0mm或直径<2.8mm。③椎动脉走行异常：是指椎动脉在走行过程中没有遵循正常解剖路线，从而产生了解剖变异现象。④椎动脉血管硬化：是指血管壁没有弹性、管壁粗糙、形状不规则、粗细不均匀，还会导致串珠样改变。⑤椎动脉管腔局限性狭窄：指病变部位在一个范围内，动脉内膜有斑块形成或局部发生外压现象。⑥椎动脉血管行走迂曲：指由于椎体及椎旁软组织发生异常变化进而导致椎动脉行走迂曲。⑦椎动脉血管闭塞：指椎动脉远端血管未形成显影。

选取C5～C6横突间无病变部位进行测量，椎动脉横径和矢径在横突面进行测量，同时在三维重建图像上对直径进行测量。横突孔内侧应在轴位图像上进行测量，分别对两侧横矢径长度进行测量，若双侧横突孔直径差值<1mm则为双侧横突孔不对称，差值>1mm者为一侧横突孔狭窄。

钩突增大不明显者为轻度增生，表现为外缘不光滑，对椎动脉影响不大；钩突明显增大者为中度增生，表现为外缘不规则突出，能够对椎动脉造成推移；在中度增生基础上能够明显感到骨刺压向椎动脉，导致管腔局限性狭窄为重度增生。

92例椎动脉型颈椎病患者行三维CT血管成像技术后，结果显示：椎动脉正常者有3例(3.26%)，双侧椎动脉完全显影，血管平直，管壁平滑，基底动脉显影正常，无局限性狭窄；椎动脉相对于健侧细>1.0mm或直径<2.8mm的椎动脉纤细有36例，都为单侧变细，其中左侧变细20例，右侧变细16例；血管硬化12例；管腔局限性狭窄15例，其中5例血管内壁可见斑块变软，形状为扁平状，钙化情况未出现；钩椎关节增生压迫椎动脉6例，横突孔增生压迫椎动脉4例；血管走行迂曲23例；两侧横突孔对称且大小正常80例，两侧横突孔不对称8例，其中一侧横突孔变小4例；不同程度钩椎关节增生45例，其中C4～C5、C5～C6最为常见，分别为15例、19例。

在本次研究结果中，椎动脉相对于健侧细>1.0mm或直径<2.8mm的椎动脉纤细有36例，都为单侧变细，其中左侧变细20例，右侧变细16例；表明三维CT血管成像技术可以有效提高较小病变的检出率，高质量的三维重组图为操作人员能够检测横突孔矢径和内径及钩椎关节增生情况提供了极大的便利，提高了工作效率且对人体辐射小，对

患者副作用少。

综上所述，在椎动脉型颈椎病诊断中采用三维CT血管成像技术效果显著，能清晰显示横突孔、椎动脉异常和钩椎关节的具体情况，值得在临床上推广使用。

参考文献

[1] 周桂清. CT 在颅脑肿瘤临床诊断中的价值 [J]. 临床医药文献电子杂志，2015, 2(30): 6331.

[2] 邓锻炼. 比较 MRI 与 CT 诊断颅内肿瘤的临床价值 [J]. 中国 CT 和 MRI 杂志，2015, 13(7): 23-25.

[3] 侯广哲. CT 在颅脑肿瘤临床诊断中的价值 [J]. 吉林医学，2014, 35(31): 7026-7027.

[4] 李斌，螺旋. CT 在肿瘤骨转移诊断中的应用价值 [J]. 分析药物与人，2014, 27(6): 259.

[5] 钟贻洪，雷剑，王肇平，等. 64 排在颅脑肿瘤诊断中的应用 [J]. 临床合理用药杂志，2012, 5(33): 141.

[6] 陈永汉，李国京，肖博，等. 64 排螺旋 CT 三维成像技术在颅底肿瘤外科中的应用 [J]. 疑难病杂志，2009, 8(12): 725-727.

[7] 连曦敏，赵艳秋，李杰. 飞利浦 64 排 CT"双低"技术在颅内血管成像诊断中的应用 [J]. 中国实用神经疾病杂志，2016, 19(24): 115-116.

[8] 吴慧忠. 64 排螺旋 CT 对颅内血管性病变的诊断价值 [J]. 承德医学院学报，2010, 27(1): 16-18.

[9] 乔方，龚建平，蔡武. 64 排螺旋 CT 颅脑血管成像在诊断成人烟雾病中的应用价值 [J]. 中国血液流变学杂志，2013(2): 365-368.

[10] 王洪生，赵佩林，王长卿，等. 64 排螺旋 CT 血管造影诊断颅内镜像动脉瘤 [J]. 脑与神经疾病杂志, 2012, 20(3): 188-192.

[11] 徐建可，钱伟军，邱刚，等. 64 排螺旋 CT 血管成像诊断前循环颅内段血管狭窄的应用价值 [J]. 中国实用神经疾病杂志，2014, 17(2): 21-22.

[12] 胡广新，刘洋，袁海军，等. 64 排螺旋CT血管成像诊断颅内动脉瘤的可行性分析 [J]. 临床医学研究与实践，2016, 1(22): 136.

[13] 李敏，易宜杰，陈龙凤，等. 64 排螺旋 CT 血管成像诊断颅内动脉瘤 [J]. 实用医药杂志，2015(3): 256-257.

[14] 杨军克，黄筠洋，岑炳奎，等. 64 排 128 层 CT 血管成像诊断颅内动脉开窗畸形 [J]. 微创医学，2011, 6(6): 525-528.

[15] 万明军，王会轩. 64 排螺旋 CT 颅脑 CTA 对脑动脉瘤诊断的价值探讨 [J]. 中国伤残医学，2013(11): 284-285.

[16] 王和良，蔡少辉，陈少珍，等. 64 排 128 层 CT 在颅脑 CTA 成像诊断颅内动脉瘤

的价值 [J]. 影像技术 ,2013, 25(5): 11-12.

[17] 余东，黄伟 .64 排 128 层 CT 在颅脑 CTA 成像诊断颅内动脉瘤的价值 [J]. 中国 CT 和 MRI 杂志，2016, 14(11): 19-20.

[18] 唐纳，侯昌龙，赵光明，等 .64 排螺旋 CT 血管造影与 3D DSA 对颅内小动脉瘤诊断的比较分析 [J]. 肿瘤影像学，2012, 21(1): 33- 36.

[19] 杨欣 .64 排螺旋 CT 脑 CTP 与头颈 CTA 联合应用诊断急性缺血性脑血管病的临床研究 [J]. 山西医科大学，2011.

[20] 陈永汉，李国京，樊爱华，等 .64 排螺旋 CT 在颅底肿瘤手术前的应用 [J]. 中国医师进修杂志，2008, 31(17): 48-50.

[21] 刘禄明，都基权，姜辉，等 .CT 在立体定向治疗高血压脑出血中的应用 [J]. 放射学实践，2004, 19(8): 580-582.

[22] 刘林海 .CT 在脑出血诊断中的应用价值 [J]. 中外医疗，2011, 30(12): 169-170.

[23] 刘乾贵，越太迁，陈垦，等 .高血压性脑出血的 CT 影象分析及预后评估 [J]. 淮海医药，2004, 22(3): 202-203.

[24] 刘辉 .头颅 CT 对高血压性脑出血的诊断及预后评价 [J]. 当代医学，2012, 18(24): 96-97.

[25] 邓海 .急性高血压性脑出血 35 例 CT 表现分析 [J]. 中国现代药物应用，2013, 7(1): 38-39.

[26] 张杰 .CT 诊断高血压性脑出血的临床价值 [J]. 中国中医药咨讯，2011, 3(13): 158.

[27] 董海坤 .CT 诊断高血压性脑出血的临床分析 [J]. 中西医结合心血管病电子杂志，2015, 3(29): 20-21.

[28] 欧建宏 .高血压性脑出血的 CT 诊断及临床价值分析 [J]. 医药前沿，2014, 4(20): 159-160.

[29] 张颖 .高血压性脑出血的 CT 诊断及临床价值 [J]. 医药前沿，2015, 5(26): 189-190.

[30] 刘小顺 .高血压性脑出血患者的 CT 检查诊断及特点分析 [J]. 中西医结合心血管病电子杂志，2015, 3(28): 196.

[31] 师明钿 .高血压性脑出血常见部位 CT 诊断 [J]. 中外医疗，2011, 30(13): 177.

[32] 赵丽娜 .51 例高血压性脑出血 CT 检测与临床分析 [J]. 黑龙江医药科学，2013, 36(2): 68.

[33] 韦可聪 .脑出血病因与部位关系的研究进展 [J]. 当代医学，2016, 22(4): 11-12.

[34] 艾合买提·海力力，路连祥，吐尔洪·斯地克，等 .高血压脑出血外科疗法的规范化研究 [J]. 中国医药指南，2012, 10(21): 155-157.

[35] 任光辉 .高血压性脑出血的 CT 与临床分析 [J]. 临床医药文献电子杂志，2015(27): 5720.

[36] 王华东 .高血压性脑出血的 CT 表现 [J]. 中西医结合心血管病电子杂志，2015, 3(34): 14-15.

[37] 王维治 .神经病学 [M]. 4 版 .北京：人民卫生出版社，2001.

[38] 顾晓苏，徐得恩，周永 . 颅内静脉窦血栓形成的临床与影像学特点 [J]. 临床神经病学杂志，2012, 25(2): 111-114.

[39] 杨彦伟，王梅云，白岩 . 多模态 MRI 在颅内静脉窦血栓形成诊断中的优势 [J]. 磁共振成像，2013, 4(2): 108-111.

[40] 徐炳福 . 脑静脉窦血栓形成患者磁共振成像与磁共振静脉血管成像联合诊断的价值 [J]. 中国实用神经疾病杂志，2015, 18(5): 42-43.

[41] Ameri A, Bousser M G.Cerebral venous thrombosis.[J]. Neurolo- gic Clinics, 1992, 10: 87-111.

[42] Koopman K, Uyttenboogaart M, Hendriks H G D, et al.Thromboela- stography in patients with cerebral venous thrombosis[J]. Thrombosis Research, 2009, 124: 185-188.

[43] Wasay M, Azeem Uddin M. Neuroimaging of cerebral venous thro- mbosis[J]. J Neuroimaging, 2005, 15: 118-128.

[44] 凡平林，陈阳，屠路，等 . 脑静脉窦血栓形成的 CT 和磁共振成像诊断 [J]. 实用医学影像学杂志，2015, 16(2): 176-178.

[45] 胡俊，史树贵，陈康宁 . 三维磁共振静脉成像与 DSA 在颅内静脉窦血栓形成的诊断中的应用 [J]. 中国脑血管病杂志，2014, 11(4): 188-191.

[46] Isensee C, Reul J, Thron A. Magnetic resonance imaging of thr- ombosed dural sinuses[J]. Stroke, 1994, 25: 29-34.

[47] 李存江，王桂红，王拥军，等 . 脑静脉窦血栓形成的早期诊断与治疗 [J]. 中华神经科杂志，2002, 35(2): 66-67.

[48] 侯林，梁粟，丁承宗，等 . 脑静脉窦血栓形成 1 例 [J]. 中国中西医结合影像学杂志，2014, 12(1): 107.

[49] 周仪，陈茂刚，符益纲，等 . 磁共振影像在脑静脉和静脉窦血栓诊断中的价值 [J]. 中国 CT 和 MRI 杂志，2009, 7(6): 23-26.

[50] 赵继宗，于洮 . 复合手术在脑血管疾病治疗中的临床应用及要解决的问题 [J]. 中华医学杂志，2017, 97(11): 801-803.

[51] 聂中，王健 . 脑血管疾病 CT 与 MRI 诊断的比较研究 [J]. 中国 CT 和 MRI 杂志，2015, 13(8): 5-7.

[52] 夏黎明 . 1.5T 磁共振颅脑 MRA 成像在脑血管疾病中的应用价值 [J]. 中外医学研究，2014, 12(1): 47-48.

[53] 杨淑贞，刘婷婷，邱进，等 . 脑血流灌注 SPECT/CT 显像与脑 MRI 联合应用对缺血性脑血管疾病的诊断价值 [J]. 中华核医学与分子影像杂志，2016, 36(3): 232-236.

[54] Izumi S, Muano T, Mori A, et al. Common carotid artery stiffness, Cardiovascular function and lipid metabolism after menopause[J]. Life Sci, 2015, 78(15): 1696-1701.

[55] 彭君，周华欣，陈佳林 . 经颅彩色多普勒超声在腔隙性脑梗死患者脑血流动力学评价中的应用 [J]. 临床超声医学杂志，2012, 14(7): 497-498.

[56] 张艳，董梅 . 腔隙性脑梗死的 TCD 改变与 CT 诊断对比分 [J]. 临床医学与护理研究，2014, 13(2): 14-15.

[57] 由成金，钟镝，李国忠 . 脑卒中患者糖代谢异常率的临床分析 [J]. 卒中与神经疾病杂志，2013, 20(4): 220-222.

[58] 王春霞，徐艳国，赵仁亮 . 短暂性脑缺血发作早期脑卒中风险评估研究的进展 [J]. 中华老年心脑血管病杂志，2013, 15(8): 888-890.

[59] 夏永娣，周艳霞，肖小华 . 经颅多普勒超声对腔隙性脑梗死脑血流动力学检测方法的临床价值评价 [J]. 山西医药杂志，2015, 44(9): 999-1000.

[60] 范遂生 . 缺血性脑梗死患者的颈动脉粥样硬化多排 CT 血管造影分析 [J]. 中国现代药物应用，2016, 10(6): 62.

[61] 张保朋 . 双源 CT 评价糖尿病患者颈动脉斑块与脑梗死的关系 [J]. 中国实用神经疾病杂志，2016, 19(10): 29.

[62] 杨军 . 多层螺旋 CT 和彩色多普勒超声联合应用评价老年脑梗死患者颈动脉粥样硬化的价值 [J]. 中华老年心脑血管病杂志，2013, 15(12): 1324.

[63] 赵康仁 . 彩色多普勒超声检测颈动脉粥样硬化与脑梗死的相关研究 [J]. 临床医学工程，2013, 20(2): 129.

[64] 周恕敏 . 彩色多普勒超声探查颈动脉粥样硬化斑块声像学特征与脑梗死的相关性研究 [J]. 河北医学，2015, 21(2): 182.

[65] 张艳明 . 超声造影评估脑梗死患者颈动脉斑块晚期增强的价值 [J]. 中华医学超声杂志，2015, 12(11): 869.

[66] 任科研 . 脑梗死患者颈部 CTA 结果分析与评价 [J]. 中国医学创新，2014(2): 17-18.

[67] 纵亚利 . 脑梗死患者颈动脉狭窄检测中头颈部 CTA 和颈部血管彩超的临床应用 [J]. 延边医学，2015(12): 51.

[68] 周江鑫 . CDUS 及 CTA 对脑梗死颈部血管病变的诊断价值 [J]. 中国城乡企业卫生，2016(11): 127-128.

[69] 李东波，顾宇翔，权天龙，等 . 颅内破裂动脉瘤的外科治疗 [J]. 中华神经外科疾病研究杂志，2013, 12: 450-451.

[70] 秦雪峰，李江，狄宏峰，等 . 3D-CTA 诊断颅内多发动脉瘤 (含颅内镜像动脉瘤)[J]. 中国临床医生杂志，2014, 42: 58-60.

[71] 李郭辉，李真 . CT 灌注联合 CT 造影在缺血性脑卒中患者中的诊断研究 [J]. 中国 CT 和 MRI 杂志，2017, 15(7): 8-10.

[72] 刘俊中，王天玉，郭广涛，等 . 急性缺血性脑卒中应用 CT 脑灌注与血管造影诊断价值研究 [J]. 中国 CT 和 MRI 杂志，2015, 13(7): 4-6.

[73] 王子玉 . 缺血性脑卒中应用 CT 脑灌注与血管造影诊断价值研究 [J]. 中西医结合心血管病电子杂志，2016, 4(8): 1-2.

[74] 李卫来，郭晓玲，唐伟亮，等 . 缺血性脑卒中应用 CT 脑灌注与 CT 血管成像诊断价值研究 [J]. 中国卫生标准管理，2017, 8(8): 106-107.

[75] 熊伟坚，汤庆锋，赵忠青，等 . CT 血管造影在缺血性脑卒中颈内动脉形态评估中的效果 [J]. 泰山医学院学报，2017, 38(3): 282-284

[76] 史玉泉.实用神经病学 [M].上海:上海科学技术出版社,2004.

[77] 张兆岩,韩明,于台飞,等.椎动脉型颈椎病的 MRA 分型探讨 [J].医学影像学杂志,2005, 15(5): 364

[78] Lell M, Anders K, Klotz E, et al.Clinical evaluation of bone- sub- traction CT angiography (BSCTA) in head and neck imaging[J]. Eur Radiol, 2006, 16: 889- 897.

[79] Westerlaan H E, Gravendeel J, Fiore D, et al.Multislice CT an- giography in the selection of patients with ruptured intracranial- aneurysms suitable for clipping or coiling [J]. Neuroradiology,2007, 49: 997-1007.

[80] Yoon D Y, Kim K J, Choi C S, et al.Detection and characterization of intracranial aneurysms with 16-channel multidetector row CT angiography: a prospective comparison of volume rendered images and digital subtraction angiography[J]. ANJR Am J Neuroradiol, 2007, 28: 60-67.

[81] Agid R, Lee S K, Willinsky R, et al.Acute subarachnoid hemorrh- age: using 64- slice multidetector CT angiography to "triage" pat-ients' treatment[J]. Neuroradiology, 2006, 48: 787- 794.

[82] Lubicz B, Levivier M, Francois O, et al. Sixty- four- row multisect- ion CT angiography for detection and evaluation of rupturedintr- acranial aneurysms: interobserver and intertechnique reproducibility[J]. AJNR Am J Neuroradiol, 2007, 28: 1949- 1955.

[83] 王玉林,赵绍宏,王国兴,等.多层螺旋 CT 诊断颅内动脉瘤 [J].中国医学影像技术,2008, 24(11): 1697- 1700.

[84] McKinney A M, Palmer C S, Truwit C L, et al.Detection of aneury-sms by 64-section multidetector CT angiography in patientsacut-ely suspected of having an intracranial aneurysm and comparison with digital subtraction and 3D rotational angiography[J]. ANJR Am J Neuroradiol, 2008, 29: 594-602.

[85] 朱玉森,黄砚玲,李松柏,等.多层面螺旋 CT 血液铸型技术诊断脑动脉瘤的临床应用价值 [J].中华放射学杂志,2002, 36(8): 754- 759.

[86] 陈刘成,杨丙奎,唐路,等.64 排螺旋 CT 血管成像技术在头颈部血管病变中的临床应用 [J].蚌埠医学院学报,2015, 40(10): 1375-1377.

[87] 梁立华,林景兴,陈志军,等.64 层 CT 脑 CTP 联合头颈 CTA 对缺血性脑卒中早期诊断的临床应用研究 [J].CT 理论与应用研究,2016, 25(4): 453-461.

[88] 高思喆,张斌,赵福新,等.基于全模型迭代重组算法 (IMR) 在头颈联合动脉 CTA 双低扫描中的应用 [J].中国临床医学影像杂志,2017, 28(1): 64-67.

[89] Andreini D, Martuscelli E, Guaricci A I, et al.Clinical recommendations on Cardiac-CT in 2015: a position paper of the Working Group on Cardiac-CT and Nuclear Cardiology of the Italian Society of Cardiology[J]. J Cardiovasc Med(Hagerstown), 2016, 17(2): 73-84.

[90] 于明川,张滨,刘辉,等.多排螺旋 CT 头颈联合 CTA 扫描技术优化 [J].中国医学影像技术,2007, 23(9): 1389-1391.

[91] 薛三宝.多排螺旋 CT 头颈联合 CTA 扫描技术的临床应用价值评估及分析 [J].中

国处方药，2015, 11(11): 120-121.

[92] 曾金光，张志. 多排螺旋 CT 肝脏多期增强扫描对鉴别肝脏肿瘤的意义 [J]. 中国医学装备，2017, 14(1): 71-73, 74.

[93] 孙涛，张廉良，韩善清，等. 多排螺旋 CT 低剂量扫描技术在肋骨骨折诊断中的应用价值 [J]. 中国医学装备，2016, 13(9): 60-62.

[94] Kidoh M, Utsunomiya D, Funama Y, et al. Vectors through a cross-sectional image(VCI): A visualization method for four-dimensional motionanalysis for cardiac computed [J]. J Cardiovasc Comput Tomogr, 2017, 11(6): 468-473.

[95] 蓝玉，罗曙光，秦超，等. CT 血管造影对颈动脉粥样硬化性病变的诊断价值 [J]. 山东医药，2012, 52(25): 5-8.

[96] 中华神经科学会. 各类脑血管疾病诊断要点 [J]. 中华神经科杂志，1996, 29(6): 379-380.

[97] 李蕊，吕凤兰，史壮宏. 64 层螺旋 CTA 与 DSA 在大脑中动脉狭窄诊断中的应用 [J]. 吉林大学学报 (医学版)，2010, 36(05): 850.

[98] 陈前丽，万智勇，林建余，等. 16 层螺旋 CT 灌注成像和 CTA 在超急性期脑梗塞诊断中的应用 [J]. 上海医学影像，2009, 18(4): 304-366.

[99] 赵小兵. 对比分析 CT 和 MRI 在急性脑梗死诊断中的应用效果 [J]. 齐齐哈尔医学院学报，2013, 34(24): 3647.

[100] 杨晓松. 螺旋 CT 血管造影和颈部血管超声对急性脑梗死患者动脉系统的诊断价值 [J]. 中国实用神经疾病杂志，2015, 18(19): 119-120.

[101] 赵亮，冯佩明，胡亚军，等. 螺旋 CT 血管造影和颈部血管超声对急性脑梗死患者动脉系统评价 [J]. 重庆医学, 2014, 43(13): 1628-1630.

[102] 赵红英，王文浩，王海滨，等. 头颈部 CTA 在脑梗死患者中的应用价值 [J]. 中国实用神经疾病杂志，2015, 18(20): 58-59.

[103] 张修莉，王惠，李雪晶，等. 超声及多排 CT 颈部血管造影在脑梗死中的应用 35 例分析 [J]. 中国误诊学杂志，2008, 8(26): 6535-6536.

[104] 周益平，吴胜军，晁丽娜，等. 颈动脉彩超及 CTA 检查对脑梗死患者颈部血管病变的诊断价值 [J]. 宁夏医科大学学报，2014, 36(11): 1303-1305.

[105] 罗光华，周宏，刘文洪. 头颈部 256 层 CTA 与彩超对颈动脉颅外段病变急性脑梗死的诊断价值 [J]. 现代医药卫生，2016, 32(13): 1979-1981.

[106] 李传明，王健，戴明德，等. 双源 CT 血管减影成像在颅脑血管检查中应用及技术研究 [J]. 中华实用诊断与治疗杂志, 2010, 24: 556-563.

[107] 赵冬青，王科，李玉建. 螺旋 CT 血管成像与数字减影血管造影对颅内动脉瘤诊断的对比研究 [J]. 中国慢性病预防与控制，2013, 21: 351-352.

[108] 李雨，杜彦李，王桂杰. 三维 CT 血管造影联合三维数字减影血管造影在颅内动脉瘤的临床应用研究 [J]. 中国医学装备, 2015, 12: 110-113.

[109] Firouzian A, Mannie sing R, Metz C T, et al. Quantification of intracranial aneurysm morpho dynamics from ECG-gated CT angiography[J]. Acad Radiol, 2013, 20: 52-58.

[110] Glitz P, Struffert T, Knossalla F, et al.Angiographic CT with intravenous contrast injection compared with conventional rotation-al angiography in the diagnostic work-up of cerebral aneurysms[J]. AJN R Am J Neuroradiol, 2012, 33: 982-987.

[111] 胡广新，刘洋，袁海军，等 . 64 排螺旋 CT 血管成像诊断颅内动脉瘤的可行性分析 [J]. 临床医学研究与实践，2016, 1: 136.

[112] 孟盈盈，罗泽斌，夏俊 . 320 排 CT 全脑灌注及 4-D 血管成像在颅脑的临床应用进展 [J]. 中国 CT 和 MRI 杂志，2015, 13: 113-117.

[113] 王雁 . 64 排螺旋 CT 血管成像技术对颅内动脉瘤的诊断价值 [J]. 中国医疗前沿，2013, 8: 79.

[114] 杨吟池，杨爱东，陈进 . 动态增强螺旋 CT 和数字减影血管造影对原发性肝癌子灶诊断价值的对比研究 [J]. 中国肿瘤临床与康复，2014, 21: 1031-1033.

[115] 冯志学 . CT 螺旋扫描与轴位扫描在颈椎病诊断中的应用比较 [J]. 微创医学，2015, 10(6): 859-860.

[116] 黄祖和，徐志宾，闫剑锋，等 . 64 层 CT 精细扫描构建全颈椎三维有限元模型对椎动脉型颈椎病的应用研究 [J]. 黑龙江医学，2016, 40(7): 632-634.

[117] 莫深，林益良，卢家灵，等 . 16 层螺旋 CT 血管成像技术对椎动脉型颈椎病的应用研究 [J]. 今日健康 ,2015, 14(8): 338-339.

[118] 范炳华，许丽，林敏，等 . 椎基底动脉三维 CT 血管造影对颈性眩晕椎动脉寰枕段形态学改变的观察 [J]. 中国骨伤，2015, 28(1): 39-42.

[119] 李柏冬，张峥 . 三维 CT 血管成像技术在椎动脉型颈椎病诊断中的应用 [J]. 中国医科大学学报，2017, 46(10): 931-933.

[120] 陈家洪 . 多层螺旋 CT 增强扫描及三维后处理技术诊断椎动脉型颈椎病 [J]. 医药前沿，2017, 7(9): 29-30.

[121] 蒋蕾 . 64 排螺旋 CT 三维重建诊断不同分型颈椎病病理表现的准确性分析 [J]. 慢性病学杂志 ,2016(3): 344-345.

[122] 李卉，杜文征 . 联用多层螺旋 CT 检查与彩色多普勒超声检查诊断中青年椎动脉型颈椎病的效果 [J]. 当代医药论丛，2017, 15(14): 140-141.

[123] 陈军法，袁建华，徐健，等 . 320 排 CT 全脑动态容积成像联合颈部 CTA 在慢性脑缺血中的初步应用 [J]. 医学影像学杂志，2015, 25(1): 6-9.

　第三节　磁共振成像

磁共振指的是自旋磁共振现象，包含核磁共振(Nuclear Magnetic Resonance，NMR)、电子顺磁共振（Electron Paramagnetic Resonance，EPR）或称电子自旋共振（Electron Spin Resonance，ESR）。此外，人们日常生活中常说的磁共振是指磁共振成像

（Magnetic Resonance Imaging，MRI），是利用射频脉冲对磁场中特定原子核（通常为氢核）进行激励，在此基础上利用感应线圈采集信号并傅里叶变换进行图像重建的方法，是一类用于医学检查的成像设备。磁共振成像技术由于其无辐射、分辨率高等优点被广泛地应用于临床医学与医学研究。

一、磁共振的分类

具有不同磁性的物质在一定条件下都可能出现不同的磁共振。各种磁共振既有共性又有特性。其共性表现在基本原理可以统一地唯象描述，而特性则表现在各种共振有其产生的特定条件和不同的微观机制。

回旋共振来自载流子在轨道磁能级之间的跃迁，其激发场为与恒定磁场相垂直的高频电场，而其他来自自旋磁共振的激发场为高频磁场。

核磁矩比电子磁矩约小三个数量级，故核磁共振的频系和灵敏度都比电子磁共振的低得多。弱磁性物质的磁矩远低于强磁性物质的磁矩，故弱磁共振的灵敏度又比强磁共振低，但强磁共振却必须考虑强磁矩引起的退磁场所造成的影响。医学上所应用的为核磁共振成像技术，不但与超声成像和X线层析照相有相似的功能，而且还可能显示化学元素和弛豫时间的分布。

二、磁共振的 DWI 与 PMRI 的成像基本原理

（一）DWI 弥散成像原理

弥散运动是指水分子微观随机运动(布朗运动)。磁共振的弥散加权成像技术是根据不同的梯度脉冲强度条件下水分子的弥散运动不同而开发的。水分子的弥散现象对磁共振信号有一定的影响：在自旋回波脉冲中，它将加速组织的T2衰减。基于这种现象，设计出脉冲梯度场自旋回波技术。即在自旋回波脉冲序列中的180°再聚焦脉冲前后各加一个弥散敏感梯度磁场，以检测水分子的弥散。弥散成像使用两个强度相等、方向相反的弥散敏感梯度场，第一个梯度场使组织内质子失相位，第二个梯度场使失相位的质子再聚焦。弥散成像中，第一个梯度场使组织内质子失相位后，弥散速度较快的质子不断改变自己在磁场中的位置，本身随机地产生去相位，第二个再聚焦脉冲梯度场因不能使这些质子再聚焦，导致磁共振信号降低。弥散缓慢的质子在第二个再聚焦脉冲的作用下，大部分出现再聚焦，这样就在很大程度上维持了原有的信号强度，表现为高信号。

在活体的弥散测量比较复杂，因为人体内的弥散不仅由布朗运动造成，而且由多种运动的综合作用包括微循环中血流、脉搏运动、呼吸、脑脊液搏动等其他因素的影响。

因此，用表观弥散系数(ADC)来表示人体中所测的弥散系数。ADC值反映水分子在组织内的弥散运动能力，值越大则水分子的弥散运动能力越强。

对弥散成像来说，传统的成像方法成像较慢且区域局限，是很难应用于急性脑梗死成像，并且难以克服运动等造成的伪影。为克服这些因素对弥散测量的影响，目前的MR弥散成像多采用快速成像技术，如回波平面技术(EPI)。EPI以一系列梯度场为特征，单次激发EPI即可完成K空间的信号采集。

(二)PMRI血流灌注成像的原理与技术

灌注成像是利用MR的快速成像技术，来分析脑血流动力学的改变，通过进一步评价脑血流量(CBF)及脑血容量(CBV)以及平均通过时间(MTT)等指标来描述早期脑缺血患者脑血流量低灌注区、梗死区及缺血半暗带区。它与传统MR增强不同，血流灌注成像对时间分辨率及空间分辨率要求较高。目前临床较常用血管内对比剂技术，静脉团注磁性对比剂如Gd-DTPA，利用其在较短时间内能相应改变组织的磁化率，最终改变磁共振信号强弱来测量组织的血流动力学改变。将顺磁性对比剂经静脉团注后，动态EPI-T2扫描可获得感兴趣区的信中与时间曲线，其曲线下面积与局部脑组织血容量(rCBV)的变化呈正相关，其成立的条件是血脑屏障保持完整，即组织内微循环保持稳定。rCBV、MTT、rCBF三个参数可以精确、有效地反映局部脑组织的脑血流灌注情况。灌注成像应用EPI技术快速提高对造影剂通过脑组织时引起的T2下降的时间分辨率，它可以较敏感地反映出血管床受累区相对脑血容量改变状况，但同最终随访的梗死区面积不全相符，因而分析诊断脑梗死时必须与弥散成像结果联合分析才能实际反映梗死区的大小。

三、我院核磁共振成像的具体应用

(一)MR三维快速非对称自旋回波序列对外展神经脑池段的显示

外展神经起源于第四脑室底的神经核团，从脑干前方近中线处的脑桥延髓沟穿出，然后向前侧方上升沿斜坡通过桥池，越过颞骨岩尖部，至鞍背外侧，穿过硬脑膜进入Dorello管，最后穿过海绵窦经眶上裂进入眶内。二维MR影像上很难显示其精细复杂的解剖结构。近年来，随着MR水成像技术的发展，三维FSE序列和三维CISS序列的应用使得正常外展神经脑池段显像成为可能。然而，与三维FASE序列相比，三维CISS序列更容易出现因成像时间长和患者不自主运动所造成的脑脊液流动和磁敏感伪影。

我院王琦医生研究了在不应用对比剂的情况下，三维FASE成像序列在3min内获得外展神经影像的实验。研究中，15名健康志愿者，男性9名，女性6名。年龄

18～63岁，平均46岁。实验前15名志愿者均签署知情同意书。所有志愿者采用1.5Tesla MR（Visart，Toshiba，Tokyo，Japan）进行扫描，扫描序列3D FASE的参数如下：TR 6000ms，TE 240ms，ETL 208，FOV 160mm×160mm，矩阵384×384，层厚1.0mm。扫描范围从延髓上部到延髓顶部，扫描基线平行于听眶线。该方法体素大小为0.42mm×0.42mm×1.0mm，扫描时间2分47秒。

在原始扫描数据中，采用连续层面追踪外展神经，即可观察从桥延沟到Dorello管的外展神经脑池段。在Toshiba ALATOVIEW磁共振工作站，沿外展神经的特殊走行方向，采用MPR技术对原始影像资料进行图像重建。其中斜冠状位重建平面可以显示双侧外展神经脑池段全程；而斜矢状位重建平面可以显示与轴位平面垂直的单侧外展神经脑池段。在斜冠状位重建图像上，观测外展神经脑池段中心部分的直径。

用外展神经管作为标志，80%的病例在矢状位和冠状位重建图像上外展神经被识别和显示。其中2例双侧外展神经没有显示，2例单侧外展神经未被显示。在三维快速成像序列图像上外展神经脑池部直径范围在1.18～1.55mm，平均直径为1.35mm（表9-6）。用于评估外展神经脑池段和内耳结构的MR序列的标准：高信噪比、高的脑脊液与神经或骨骼组织对比、高空间分辨率、能任意方向重建，扫描时间短。本研究应用3D FASE序列，它是采用半傅里叶转换单次激发（一个长回波链）快速自旋回波序列扫描，利用K空间数据的相位对称性，在不降低图像空间分辨率的同时，相应缩短扫描时间，以致可以在短时间内就能够获得较高分辨的容积数据。3D FASE序列采用较长TR（6000ms）、较长TE（240ms）进行扫描，以形成重T2加权图像，这样脑池内除脑脊液外其他任何解剖结构均显示为低信号，然后按照外展神经的特殊走行方向用MPR技术进行图像重建。这样在脑池成像图像中，可以在高信号的脑脊液背景中识别低信号的外展神经脑池段的解剖形态。

表9-6　三维FASE序列对外展神经脑池段的显示

志愿者	右侧/mm	左侧/mm	志愿者	右侧/mm	左侧/mm
1	+（1.23）	+（1.28）	9	+（1.32）	+（1.38）
2	+（1.34）	+（1.29）	10	+（1.34）	+（1.29）
3	+（1.49）	+（1.45）	11	+（1.32）	+（1.39）
4	－	－	12	+（1.23）	－
5	+（1.41）	+（1.35）	13	－	－
6	+（1.49）	+（1.55）	14	+（1.37）	+（1.33）
7	+（1.20）	－	15	+（1.39）	+（1.43）
8	+（1.25）	+（1.18）			

在连续层面追踪外展神经，依照它的解剖形态、起止点及走行方向识别它，最终以Dorello管作为确认标志。Dorello管位于颞骨岩部尖端，由蛛网膜或硬脑膜形成的鞘包被外展神经进入Dorello管，因此在Dorello管内可见由脑脊液围绕的外展神经，这种特殊解剖结构使得Dorello管在3D FASE序列图像成为外展神经的确认标志。本研究中，用Dorello管作为标志，能够识别80%的外展神经（24/30），而运用三维CISS序列和三维FSE序列分别选择层厚1.0mm和0.8mm，同样80%的病例可显示出外展神经，但是选择层厚0.66mm时，因空间分辨率不同，三维CISS序列成像显示率较高。在三维FASE序列图像上，外展神经脑池段的平均直径是1.35mm，小于解剖直径（2.2mm），分析可能是因为部分容积效应模糊了外展神经的边界，以及扫描平面和外展神经间角度的影响。六根未能确认的外展神经是因为：①两例志愿者的双侧Dorello管不能确认；②在另2例志愿者的连续层面不能追踪到单侧外展神经脑池段的全程。据报道，在某些病例中，外展神经表现为两干（28.57%～40%）或三干（10.71%），各神经干进入Dorello管时通常通过一个硬膜孔，偶尔通过两个硬膜孔，因此由于这种多干的神经太细，并且所通过的硬膜孔太狭小，所以不能容纳脑脊液，使得Dorello管在三维FASE序列图像上不能显影。为了显示外展神经脑池段的全程，采用两种特殊的平面重建图像，即斜矢状位、斜冠状位重建分别显示外展神经脑池段的解剖形态和Dorello管的结构。该方法可用于评估外展神经与周围组织结构的解剖关系。

(二)MR弥散加权成像在超急性期脑梗死的应用

目前超急性期脑梗死(发病时间6h以内)溶栓治疗的指征无统一的标准。近年来随着磁共振技术的发展，基于平面回波技术(echo-planar imaging，EPI)的弥散加权成像(diffusion-weighted imaging，DWI)对缺血性脑中风超急性期诊断已成为可能。我院王琦医生前瞻性地动态观察超急性缺血性脑血管病患者21例，通过对超急性期脑梗死磁共振数据的分析从影像学角度为临床提供预后信息并指导溶栓治疗。

选取超急性期脑梗死首次发作的患者21例。其中男性9例，女性12例，平均年龄57～86岁。经CT检查排除了脑出血或其他疾病。采用东芝公司的Visart型1.5T超导磁共振扫描仪。常规磁共振扫描包括：T1WI(TR=450ms，TE=15ms)，T2WI(TR=3900ms，TE=100ms)。矩阵192×256，FOV 22.0cm×22.0cm。DWI采用SE序列的平面回波成像(EPI)，TR=5000ms，TE=110ms，矩阵128×128，FOV 27.0cm×30.0cm，层厚6mm，间距1.2mm，分别在层面选择、相位编码和频率编码方向上加弥散敏感梯度场。将3个方向的b=1000s/mm^{2}弥散加权图像进行各向同性图像重建，并将此图像作为诊断图像。在常规磁共振T2WI像和重建后的各向同性图像上分别测出不同时期缺血损伤(即异常高信号)区的体积，其体积等于异常高信号区的面积乘以层厚(加上间距)的总和。

采取国内通用的脑卒中患者临床神经功能缺陷程度标准(即改良的爱丁堡与斯堪的纳维亚研究组标准)评价各期临床症状。最高分45分，代表严重功能缺陷，最低分0分，代表无功能缺陷即正常。21例患者中，超急性期CT扫描均未检测出确切病灶，DWI扫描全部出现单发异常高信号，病灶检出率为100%。而在常规T2WI检查中，仅2例为阳性，其余均为阴性，病灶检出率为9.5%。

DWI上缺血损伤的体积在急性期、亚急性期较超急性期有增大。T2WI缺血损伤体积均比DWI相应各期的缺血损伤体积大。慢性期DWI缺血损伤的体积较超急性期呈减少趋势（表9-7）。

表9-7　各期 DWI 和 T2WI 缺血损伤体积的比较

(mL)

	超急性期	急性期	亚急性期	慢性期
DWI	30.98 ± 21.42	47.94 ± 44.34	33.55 ± 36.51	17.27 ± 10.42
T2WI		68.16 ± 60.82	40.66 ± 42.20	30.82 ± 26.21
P		< 0.01	< 0.01	< 0.05

超急性期DWI缺血损伤体积与慢性期临床评分有显著相关性($P < 0.05$)。超急性期、慢性期 DWI缺血损伤体积均与其临床症状评分有显著相关性($P < 0.05$, $P < 0.01$)。急性期、亚急性期DWI缺血损伤体积与其临床症状评分无相关性($P > 0.05$)。

弥散加权成像的临床诊断价值 Minematsu 及 Sorensen 等报道了动物模型和脑梗死患者DWI对显示脑内梗死灶的部位和范围早于常规 T2WI 。DWI异常高信号提示弥散异常可能是由于细胞内外水分分配比例的变化所引起，因为在超急性期由于脑组织缺血数分钟细胞膜离子泵就会发生功能障碍，导致细胞毒性水肿，细胞外水向细胞内移，故梗死发生后细胞内水的增加被看作是 DWI 高信号的原因。本文21例超急性期患者DWI扫描均出现异常高信号，进一步证实了磁共振弥散加权成像对识别超早期脑梗死缺血损伤的敏感性，明确了磁共振弥散加权成像的临床诊断价值。

缺血损伤体积与时间变化的关系 Baird 曾论证过随访MRI扫描脑组织缺血损伤较早期 DWI扫描缺血损伤有显著扩大，他们将随访MRI扫描的缺血损伤比早期 DWI 扫描缺血损伤大20%定义为显著增大。通过本研究观察进一步证实了在急性期、亚急性期时上述缺血损伤区体积的改变。缺血损伤体积增大可能的一个原因是损伤区周边脑组织发生再梗死；另一个原因是梗死周围血管源性水肿。而本研究全部病例慢性期的 DWI 高信号区呈逐渐减小趋势，说明这些区域的组织未向梗死方向发展，组织信号的恢复是由于组织水肿的消退。因此，DWI 可以在脑缺血尚未形成永久性损害之前显示缺血病灶部位和大小，为临床医生早期合理的治疗提供科学、可靠的依据。

通过对 21 例超急性期脑梗死患者的研究发现：预后较差的患者比预后较好的患者在超急性期 DWI 上缺血损伤的体积大，超急性期 DWI 上缺血损伤的体积与慢性期临床体征的评价有显著相关性 ($P < 0.05$)，这与文献报道基本相同，表明超急期 DWI 可以预测缺血性脑中风的临床结果。通过对超急性期 DWI 缺血损伤区大小的测量可以为临床医生提供有用的预后信息并指导其早期溶栓治疗。有文献报道，超急性期 DWI 缺血损伤 >22mL 时，应用纤溶酶原激活剂有效。本研究由于样本量小未得出具体数值，为了在超急性期建立一个精确的缺血损伤的测量值，尚需对大量患者进行更加深入的临床研究。

(三)MR 弥散与灌注成像在早期脑梗死诊断中的应用

目前 MR 弥散成像对早期脑梗死的诊断价值已被临床充分肯定。而磁共振弥散成像与血流灌注成像结合分析则更能确切反映出缺血区的大小，对早期脑梗死诊断具有重要的价值。动物实验及初步临床试验性研究均证实在早期脑梗死溶栓治疗有效，并且距发病时间越短越好。但目前选择性溶栓治疗指征仍无统一标准，主要原因就是临床缺乏判断患者脑缺血区病理变化的客观指标。常规 CT、MRI 不能在超早期 (6h 内) 发现病变，患者症状与体征也不能反映缺血区的范围与程度。多以患者自述发病时间为治疗依据，缺乏科学客观性。如何客观、合理、科学地早期诊断、早期治疗脑梗死成为广大医学工作者主要研究的方向。

DWI 产生的图像与以往常规 MR 的图像完全不同，不论在实验性和人体脑梗死，DWI 都可在梗死的超急性期显示脑内梗死灶的部位和范围，早于常规 T2WI。实验性脑梗死模型中，异常弥散可在数分钟至数十分钟内发生，梗死区 ADC 值迅速下降，DWI 呈高信号，ADC 成像上则呈低信号；多次进行 DWI，梗死损害在时间和空间上的进展均得到追踪，并可判明梗死进展的部位。同时缺血早期 DWI 上测量缺血区不同部分，其 ADC 值不同，由周围向中心递减趋势，周围部分下降较少，这部分为可逆性损伤区即半暗区。Minematsu 等报道了大鼠局部脑梗死后 DWI 和 T2 的连续变化，30min 后 DWI 变为异常，而 T2WI 正常，梗死区神经病理的改变与 DWI 相关，动物模型上显示的损害范围在 2 ~ 3h 最大。Sorensen 等报道了 9 例超急性期脑梗死患者，8 例 CT 和 T2WI 显示正常，但 DWI 上有异常信号。DWI 可显示 <4mm 的病灶，ADC 值的差异在发病 24h 最大，与正常脑组织比较，梗死组织 ADC 值下降多达 40 以上。Lee 等所做的动物实验和临床试验证实了脑梗死发病后 DWI 图像上 ADC 值呈一定变化规律。在突然发生的完全缺血缺氧后几分钟即会出现 ADC 值开始下降，在 DWI 图像上会出现异常高信号。如果

脑组织缺血缺氧情况得不到改善，那么ADC值很快下降，一般在几小时内即可达到最低水平。以后，随着细胞毒性水肿的进展和血管源性水肿的出现ADC值将维持在一个较低的水平。当细胞损伤发展到细胞内甚至整个细胞的膜系统崩溃时，ADC值开始上升。当组织内有形成分液化消失后，ADC值达到高峰并维持在高水平(在ADC值上升的过程中会有一个恢复到原有基础水平时期)。利用这种规律DWI可用于判断缺血组织活性。梗死组织ADC值下降的确切生物物理学机制尚不清楚。

目前存在细胞毒性水肿、微循环障碍、温度、膜通透性变化等的学说，多数学者认为与细胞毒性水肿有关。在常规T1、T2及质子加权像上早期脑缺血无异常变化，说明组织总水含量在这个阶段并无增加，提示弥散异常可能是由于细胞内外水分分配比例的变化所引起。缺血数分钟后，钠/钾ATP酶活性下降，导致离子平衡破坏，钠离子大量外流，钾、钙和氯离子向细胞内流动，水也从细胞外间隙内移，由于细胞内水的扩散能力较低，故细胞外水的减少被看作是ADC值下降的原因。急性脑缺血发作早期，局部脑血流量灌注均有下降，其中局部脑组织血容量的减少是最直接指标，它反映单位质量脑组织内血容量的减少。PMRI可以用来测定局灶性脑缺血区域、脑出血灶周围缺血区域的血液供应和血流动力学的改变，通过动物模型研究观察到，闭塞2h后T2WI仍未有信号改变，而同时PMRI已出现缺血区域持续高信号，并且信号强度逐渐下降，说明局部区域灌注功能已被破坏。因此，PMRI能如实地反映出缺血区域脑血流量与脑容量的改变情况，从而无创伤地研究脑组织的灌注情况。

脑组织对缺血缺氧非常敏感。目前脑缺血可以通过功能性磁共振成像检测到，近年来，实验性的研究也已经证实了临床应用的可行性。尽管早期脑血流量下降不能影响形态学上的成像，常规CT、MRI不能检测，但超早期脑梗死可以在弥散加权图像和血流灌注图像上得以发现。目前，对超早期脑梗死的溶栓治疗问题尚有争议。一方面，从治疗的角度看，动脉溶栓方法不一，包括给药剂量、种类、部位、速度等，尚无大规模临床对比实验证实其疗效，仅大多数小样本临床试验证实超早期动脉溶栓有效。另一方面，从诊断角度看，临床症状及体征不能真正反映脑缺血的范围及程度；脑梗死超早期溶栓时机多由起病时间来决定不够准确和客观；而且超早期治疗的时机不仅与缺血区病理形态变化有关，而且还与局部脑组织的血流量下降、生化改变等功能性指标有关。弥散成像能够早期发现缺血病灶，及其有一定的演变规律，解决了超早期脑缺血的定位问题。而PMRI反映的主要是血管床受累区信号改变情况，可以提供必要的血流动力学参数，通过综合分析这些参数，可以掌握局部组织血液供给的具体情况。弥散成像与灌注成像相结合可提供更精确、无创的评价方法。此外，DWI还用于监测脑梗死治疗后病灶的变化情况，通过弥散成像的动态观察及定量分析，有可能确定可逆性损伤区即半暗区，对于早期脑梗死患者，如果给予治疗，恢复血液灌注功能，可使这部分缺血区域不向更严重的方向发展，在临床上有重要意义。所以磁共振弥散成像结合血流灌注，在病理、病理生理、生化基础研究将为治疗方法的疗效评价提供客观指标。对早期、科学、合理进行脑梗死治疗及康复期脑功能的恢复有重要的指导意义。同时也为溶栓药物在临床应用的疗效评价提供重要的影像学依据。

参考文献

[1] Hirose Y, et al. Moya Moya disease: evaluation with diffusion-weighted and perfusion echo-planar MR imaging [J]. Radiology, 1999, 212(2): 340-347.

[2] 戴建平 . 磁共振弥散成像 [J]. 引进国外医药技术与设备，1998, 4(4): 76-81.

[3] Kloof L, Peter M J, Qun Chen，et al. Turbo spin -echo diffusion-weighted M R of ischemic stroke[J]. AJN R，1998, 19201-19208.

[4] Mine Matsu K, Li L, Sokak C H, et al. Reversible focal ischemic injury demonstrated by diffusion－weighted magnetic resonance imaging in rats[J]. Stroke, 1992, 23:304-310.

[5] Williams P L, Bannister L H, Berry M M, et al. Gray's anatomy[M]//Berry M M, Standring S M, Bannister L H. Nervous System. New York: Churchill Livingstone, 1995, 1240-1243.

[6] Umansky F, Valarezo A，Elidan J. The microsurgical anatomy of the abducens nerve in its intracranial course [J]. Laryngoscope, 1992, 102: 1285-1292.

[7] Yousry I，Camelio S, Wiesmann M, et al. Detailed magnetic resonance imaging anatomy of the cisternal segment of the abducent nerve: Dorello's canal and neurovascular relationships and land- marks[J]. J Neurosurg, 1999, 91: 276-283.

[8] Lemmeling M, De Praeter G, Mortele K, et al.Imaging of the normal pontine cisternal segment of the abducens nerve，using three -dimensional constructive interference in the steady state MRI[J]. Neuroradiology, 1999, 41: 384-386.

[9] Bobek-Billewicz B, Dziewiatkowski J. The value of the heavily T2-weighted sequence in evaluation of the cisternal and petrocli-val segment of the abducent nerve[J]. Folia Morphol (Warsz), 2001, 60: 69-72.

[10] Naganawa S, Koshikawa T, Fukatsu H, et al. MR cisternography of the cerebellopontine angle: comparison of three-dimensional fast asymmetrical spin-echo and three -dimensional constructive interference in the steady-state sequences[J]. AJNR, 2001, 22: 1179-1185.

[11] Yang D, Kodama T, Tamura S, et al. Evaluation of the inner ear by 3D fast asymmetric spin echo(fast) MR imaging: phantom and volunteer studies[J]. Magn Reson Imaging, 1999, 17: 171-182.

[12] Ono K, Arai H, Endo T. Detailed MR Imaging Anatomy of the Abducent Nerve: Evagina-

tion of CSF into Dorello Canal[J]. AJNR，2004, 25: 623-626.

[13] 梁长虎，柳澄，武乐斌，等 . 3D-CISS 序列在脑池段动眼神经及其神经血管关系显示中的应用 [J]. 实用放射学杂志，2006, 22: 1297- 1300.

[14] Yamakawa K, Naganawa S, Maruyama K, et al. Clinical evaluation of three-dimensional MR-cholangiopancreatography using three-dimensional Fourier transform fast asymmetric spin echo method (3DFT-FASE): usefulness of observation by multi-planar reconstruc-tion[J]. Radiat Med, 1999, 17: 15-19.

[15] Destrieux C, Velut S, Kakou M K, et al. A new concept in Dorello's canal microanatomy: the Petro clival venous confluence[J]. J Neurosurg, 1997, 87: 67-72.

[16] Marinkovic S V, Gibo H, Stimec B.The neurovascular relation-ships and the blood supply of the abducent nerve: surgical anatomy of its cisternal segment[J]. Neurosurgery, 1994, 34: 1017-1026.

[17] Du Y P，Parker D L，Davis W L，et al.Reduction of partialvolume artifacts with ze-ro-filled interpolation in three-dimensional MR angiography[J]. J Magn Reson Imaging, 1994, 4: 733-741.

[18] Jain K K. Aberrant roots of the abducent nerve [J]. J Neurosurg，1964, 21: 349-351.

[19] Nathan H, Ouaknine G, Kosary I Z. The abducens nerve: anatomical variations in its course [J]. J Neurosurg, 1974, 41: 561-566.

[20] 韩鸿宾，谢敬霞 .MR 扩散与灌注成像在脑缺血诊断中的应用 [J]. 中华放射学杂志，1998, 32(6) :364-369.

[21] Minematsu K，Fisher M，Davis M A，et al.Diffusion-weighted magnetic resonance im-aging :rapid and quantitative detection of focal brain ischemic[J]. Neurology，1992, 42(3) : 235.

[22] Sorensen A G, Buonanno F S, Gonzalez R G, et al. Hyperacute stroke : evaluation with combined multiexciton diffusion weighted and hemodynamically weighted echo-planar MR imaging[J]. Radiology，1996, 199(2): 391-401.

[23] Baird A E, Benfield A, Schlage G, et al. Enlargement of hum an cerebral ischemic lesion volumes measured by diffusion-weigh ted magnetic reso-nance imaging[J]. Ann Neurol, 1997, 41(5): 581-589.

[24] Kluytmans M, Van Everdingen K J, Kapelle L J，et al .Prognostic value of perfusion and diffusion-weighted MR imaging in first 3 days of stroke[J].Eur Radiol, 2000, 10(9): 1434-1441.

[25] Van Everdingen K J, Van Der Grond J, Kappelle L J, et al. Diffusion- weighted magnetic resonance imaging in acute stroke[J]. Stroke，1998, 29(9): 1783-1790.

[26] Memezawa H, Smith M L, Siesjo B K. Penumbral tissues salvaged by reperfusion following middle cerebral artery occlusion in rats[J]. Stroke, 1992, 23: 552-559.

[27] Minematsu K, Fisher M, et al. Diffusion-weighted magnetic resonance imaging: rapid and

quantitative detection of focal brain ischemia[J]. Neurology, 1992, 42: 235.

[28] Sorensen A G, Buonanno F S, Gonzalez R G, et al. Hyperacute stroke: evaluation with combined multisession diffusion weighted and hemodynamically weighted echo-planar MR imaging[J]. Radiology, 1996, 199: 403.

[29] Lee V, Burdett N, Carpenter A, et al. Evolution of photochemically induced focal cerebral ischemia in the rat: Magnetic resonance imaging and histology[J]. Stroke, 1996, 2110.

[30] Moseley M E, Crespigny A J, Roberts T P, et al. Early detection of regional cerebral ischemia using high speed M RI[J]. Stroke, 1993, 24 (12suppl): 160-165.

[31] Muller T B, Harald Seth O, Jones R A, et al. Combined perfusion and diffusion -weighted MRI in a rat model of reversible middle ere bra artery occlusion[J]. Stroke, 1995, 26(3): 451-458.

[32] Berry I, Manelfe C. Results of magnetic resonance imaging in the acute phase of cerebral infarction. J Mal Vasc, 1995, 20(3): 184-188.

[33] Rempp K，Brix G，Wenz F, et al. Quantification of regional cerebral blood flow and volume with dynamic susceptibility contrast enhance MR imaging [J]. Radiology, 1994, 193: 637.

[34] 王东. 磁共振弥散成像 [J]. China JMIT, 1999, 15(1) :68-69.

[35] Warach S, et al. Clinical outcome in ischemia stroke predicted by early diffusion-weighted and perfusion MRI: a preliminary analysis[J]. Journal Of Cerebral Blood Flow And Metabolism, 1996, 16(1): 53-59.